米飯変敗の科学

微生物的変敗とその制御

内藤　茂三　著

建帛社
KENPAKUSHA

Science of Cooked rice
Causing Microorganisms Deterioration and Control

by

Shigezou Naitou

©Shigezou Naitou, 2025, Printed in Japan

Published by

KENPAKUSHA Co., Ltd.

2-15 Sengoku 4-chome, Bunkyoku, Tokyo 112-0011, Japan

まえがき

　現在，米飯市場には日配米飯をはじめとして，レトルト米飯，冷凍米飯，無菌充填包装米飯，チルド米飯，缶詰米飯などのさまざまに加工された米飯が広がっている。このような急速な米飯業界の成長の要因として，世帯人数の減少，単身赴任者の増加，女性の社会進出による簡便化ニーズの高まりや美味しくて安いおにぎりや弁当などの米飯を販売するコンビニエンスストアーの発達があげられる。また，米飯食品は地域ブランドとして育てるため各地域の行政や有志によってこれらを盛り上げる組織が結成されている。

　米飯はでんぷん質を主成分とし水分量が多いので変敗を生じやすい。高温で保存すると糸を引くようになり食べられなくなるが，変敗が激しくなると米粒が軟化・溶解することはよく知られている。米飯の変敗は極めて単純で，関係する微生物も複雑なものではない。それは，米飯の成分組成はでんぷんを主体としたもので，100℃で炊き上げるために炊飯直後の変敗細菌は *Bacillus subtilis* に限られるが，そのほか米飯を炊いた後に蓋を開いた直後から汚染する微生物に由来する。

　また *Bacillus* が産生する多糖類などが原因となるロープ，ネトといったバイオフィルム形成が見られる。*Bacillus* が産生する多糖類は多く，細胞内，細胞壁および細胞外に産生するが，生存のための自己防衛や，ほかの生物や食品に付着しやすくするために産生していることが多い。*Bacillus* のバイオフィルム形成はクロラムセンシングにより行われ，ほかの微生物や防腐剤などから細胞を守るために行われる。食品変敗過程ではこれらの現象は単独に起こるのではなく，2つ以上の現象が同時に進行している場合が多い。これらの食品変敗機構を解明することにより，微生物の知恵を学ぶことは有益であると思われる。

　米飯業界は，科学的精神で自社の食品変敗の問題に近接すべきであり，問題を解決させるために必要かつ正確な情報を持つべきであるという，一般的な健

全な感情が広く存在しているけれども，米飯変敗の問題については比較的最近まで主としてこれまでの経験に基づいて行われてきた。しかし業界でも米飯変敗の原因に対する正確な情報を持つために，研究論文や統計資料を調べ，原因追究をする研究部門が設置されるようになった。だが，これらの研究部門で得られた事実および結論は内部秘密とされ，これがほかの企業のそれと比較されることは少なかった。

微生物による米飯変敗は一定の規則に従って生成するので，原因解明および対策標準の設定は米飯産業全体に貢献すると考えられる。

いろいろな米飯に対し，さまざまな条件の下で効果があることが立証されている方法は，基本的な関係に従って収集し分類されるならば，同一または異なった条件の下での他の食品において，さまざまな条件下で効果的であると立証された方法と比較することができる。したがって，この基本的原理は，合理的な思考の方向および健全な判断の形成を示すものとなる。

米飯変敗に関してできるだけ多くのことを紹介するように努めたが，行き届かない点や不十分な点も多く残っていると思う。また，著者が間違って理解している点があるかもしれない。この点については読者の方々からのご意見やご批判をいただきたい。

本書が米飯変敗の機構に注意を喚起し，この分野で研究する端緒になれば著者の望外の喜びになるであろうと信じている。

おわりに，本書の出版にあたり精神的支援をいただいた内藤まさ氏，ご尽力・ご協力を賜った建帛社の編集部の方々に感謝する。

2025年2月

内 藤 茂 三

目　次

第1章　寿司の微生物変敗と制御
1.1　寿司の歴史と社会性 …………………………………………… 1
1.2　寿司と微生物 …………………………………………………… 4
　1.2.1　ホンナレ寿司の微生物　4
　1.2.2　ナマナレ寿司の微生物　6
　1.2.3　飯寿司（いずし）の微生物　12
　1.2.4　各地の代表的な寿司と微生物　20
1.3　寿司の微生物変敗と制御 …………………………………… 35
　1.3.1　米飯の微生物変敗と制御　35
　1.3.2　散らし寿司の微生物変敗と制御　37
　1.3.3　巻き寿司の微生物変敗と制御　43
　1.3.4　握り寿司の微生物変敗と制御　52

第2章　混ぜ飯および炊き込み飯の微生物変敗と制御
2.1　混ぜ飯の微生物変敗と制御 ………………………………… 63
　2.1.1　混ぜ飯の特徴　63
　2.1.2　混ぜ飯の微生物　65
　2.1.3　各地の代表的な混ぜ飯と微生物　66
　2.1.4　混ぜ飯の微生物変敗　88
　2.1.5　混ぜ飯の微生物制御　91
2.2　炊き込み飯の微生物変敗と制御 …………………………… 96
　2.2.1　炊き込み飯の特徴　96
　2.2.2　炊き込み飯の微生物　99
　2.2.3　各地の代表的な炊き込み飯と微生物　101
　2.2.4　炊き込み飯の微生物変敗　116
　2.2.5　炊き込み飯の微生物制御　118

目　次

第3章　炒飯の微生物変敗と制御

- 3.1　炒飯の歴史 …………………………………………………………127
- 3.2　炒飯の調理技術 ……………………………………………………127
  - 3.2.1　炒飯のこつ　127
  - 3.2.2　炒め方の技術　129
- 3.3　炒飯の種類と微生物 ………………………………………………131
  - 3.3.1　具材による微生物の特徴　131
  - 3.3.2　各地の炒飯と微生物　142
- 3.4　炒飯の変敗微生物 …………………………………………………143
  - 3.4.1　炒飯の食中毒に関連する微生物　143
  - 3.4.2　炒飯の変敗に関連する微生物　156
- 3.5　炒飯の微生物変敗制御 ……………………………………………160
  - 3.5.1　炒飯製造工場における二次汚染制御　160
  - 3.5.2　炒飯原材料の一次汚染制御　161

第4章　おにぎりの微生物変敗と制御

- 4.1　おにぎりの歴史と特徴 ……………………………………………177
  - 4.1.1　おにぎりの歴史　177
  - 4.1.2　おにぎりの特徴　179
  - 4.1.3　おにぎり用の米　187
- 4.2　おにぎりに組み合わせる食品 ……………………………………192
  - 4.2.1　おにぎりに合う惣菜と微生物　192
  - 4.2.2　おにぎりの副菜と微生物　195
- 4.3　おにぎりの微生物変敗と制御 ……………………………………202
  - 4.3.1　おにぎりの包装と微生物制御　202
  - 4.3.2　おにぎりによる食中毒　204
  - 4.3.3　おにぎりの微生物変敗　207
- 4.4　おにぎりの微生物制御 ……………………………………………211

4.4.1　おにぎりの製造工程での微生物汚染制御　211

　4.4.2　おにぎりの微生物変敗抑制と制御　212

第5章　粥，雑炊の微生物変敗と制御

5.1　粥，雑炊の歴史と社会性……………………………………………227

　5.1.1　粥，雑炊の細菌　228

　5.1.2　粥，雑炊の酵母　230

　5.1.3　粥，雑炊の微生物制御　231

5.2　粥と微生物変敗……………………………………………………232

　5.2.1　粥の特質　232

　5.2.2　粥の微生物変敗と制御　237

5.3　雑炊の微生物変敗…………………………………………………249

　5.3.1　雑炊の特質　249

　5.3.2　雑炊の微生物変敗　251

　5.3.3　雑炊の微生物変敗制御　259

第6章　赤飯とおこわの微生物変敗と制御

6.1　もち米の歴史と社会性………………………………………………265

6.2　もち米と微生物………………………………………………………266

　6.2.1　もち米の品種と微生物　266

　6.2.2　モチ米の変敗微生物　269

6.3　赤飯と微生物変敗……………………………………………………272

　6.3.1　赤飯の歴史と郷土色　272

　6.3.2　赤飯の微生物変敗　277

　6.3.3　赤飯の微生物変敗制御　283

　6.3.4　赤飯の保存形態と微生物　286

6.4　おこわと微生物変敗…………………………………………………287

　6.4.1　おこわの歴史と郷土色　287

6.4.2　おこわの微生物変敗と制御　291

　　6.4.3　おこわの保存形態　303

　6.5　赤飯，おこわの惣菜の微生物……………………………………304

第7章　丼物の微生物変敗と制御

　7.1　丼物の歴史と特徴………………………………………………315

　　7.1.1　丼物の歴史　315

　　7.1.2　丼物の特徴　316

　7.2　主な丼物と微生物制御…………………………………………318

　　7.2.1　ウナギ丼　318

　　7.2.2　天丼　325

　　7.2.3　親子丼　331

　　7.2.4　牛丼　336

　　7.2.5　豚丼　342

　　7.2.6　カツ丼　347

　　7.2.7　海鮮丼　354

第8章　米飯弁当の微生物変敗と制御

　8.1　米飯弁当の歴史と社会性………………………………………365

　　8.1.1　米飯弁当の歴史　365

　　8.1.2　米飯弁当と社会性　367

　8.2　代表的な米飯弁当………………………………………………375

　　8.2.1　日の丸弁当　375

　　8.2.2　海苔弁当　375

　　8.2.3　駅弁　377

　　8.2.4　幕の内弁当　379

　　8.2.5　懐石弁当　385

　8.3　米飯弁当による食中毒…………………………………………388

8.3.1　米飯弁当の食中毒菌　388
　　8.3.2　米飯弁当による食中毒事例と対策　390
　8.4　米飯弁当の微生物変敗と制御 ································394
　　8.4.1　弁当および惣菜の衛生規範の廃止と微生物管理　394
　　8.4.2　弁当製造工場における微生物汚染制御　402

第9章　レトルト米飯および無菌包装米飯の微生物変敗と制御

　9.1　レトルト米飯の歴史と特徴 ································409
　　9.1.1　レトルト米飯の歴史　409
　　9.1.2　レトルト米飯の製法と包装形態　410
　　9.1.3　レトルト米飯の特徴　414
　9.2　レトルト米飯と微生物 ································415
　　9.2.1　レトルト米飯の微生物による変敗様式　415
　　9.2.2　レトルト米飯と *Bacillus*　420
　　9.2.3　レトルト米飯の変敗微生物　425
　9.3　無菌包装米飯の歴史と特徴 ································432
　　9.3.1　無菌包装米飯の歴史　432
　　9.3.2　無菌包装米飯の特徴　433
　　9.3.3　無菌包装米飯の製造方法　437
　9.4　無菌包装米飯の微生物 ································441
　　9.4.1　無菌包装米飯の微生物による変敗様式　441
　　9.4.1　無菌包装米飯の変敗微生物と制御　442

第10章　チルド米飯および冷凍米飯の微生物変敗と制御

　10.1　チルド米飯の歴史と特徴 ································455
　　10.1.1　チルド米飯の歴史　455
　　10.1.2　チルド米飯の特徴　457
　10.2　チルド米飯加工の科学 ································459

目　次

　10.2.1　チルド米飯における米の洗浄と浸漬　459
　10.2.2　米の洗浄による微生物制御　460
　10.2.3　米の浸漬と水加減　461
　10.2.4　米の加熱および蒸らしと微生物　462
　10.2.5　チルド米飯の冷却温度と微生物　463
　10.2.6　チルド米飯の老化と制御　464
　10.2.7　チルドの温度帯区分　465
10.3　チルド米飯と微生物 …………………………………………467
　10.3.1　原料米由来の微生物　467
　10.3.2　チルド米飯の変敗微生物　468
　10.3.3　チルド米飯における食中毒　471
10.4　チルド米飯の微生物変敗制御 ………………………………473
　10.4.1　チルド米飯の微生物変敗対策　473
　10.4.2　チルド米飯の二次汚染による微生物変敗と制御　473
10.5　冷凍米飯の歴史と特徴 ………………………………………476
　10.5.1　冷凍米飯の歴史　476
　10.5.2　冷凍米飯の特徴　477
　10.5.3　冷凍米飯の製造工程　480
10.6　冷凍米飯加工の科学 …………………………………………483
　10.6.1　冷凍米飯における米の洗浄と浸漬　483
　10.6.2　冷凍米飯の冷却　484
10.7　冷凍米飯の微生物変敗と制御 ………………………………485
　10.7.1　冷凍米飯の微生物変敗　485
　10.7.2　冷凍米飯による食中毒　488
　10.7.3　冷凍米飯の微生物変敗制御　489

索　引……………………………………………………………………497

第1章　寿司の微生物変敗と制御

1.1　寿司の歴史と社会性

　寿司とされる料理には，酢をあてて酸味を呈する早寿司と，酢を使わずに自然発酵によって酸味を得るナレ寿司がある。寿司のルーツは東南アジアの山地民の魚肉保存食だと考えられ，高地ゆえ入手困難な魚肉を長期保存するために食塩とでんぷん質の中で発酵させ，酸味がついた食品が寿司の起源であるとされている[1]。

　また一説によれば，この種の食品は東南アジアに広く分布し，盛んに作られるのは東南アジアでも低地の稲作地帯で，そこでは水田耕作と密接に関連した自給的な漁業が展開されている。魚肉を米などのでんぷん質の中で発酵させる方法は，山間部よりも水田地帯で稲作とともに成立したとされている[2]。

　この東南アジアの発酵食品が中国に伝わった。文献的初出は3世紀に編まれた字典『節文解字（せつもんかいじ）』で，塩と米とで醸し出した魚の漬物を寿司と表記する旨が記載されている[3]。

　日本における寿司は中国大陸から稲作が伝来した奈良時代（710～794年）にこれと一緒に伝わった加工法のひとつとされている。隋（581～618年）から唐（618～907年）は中国における寿司の勃興期でもあり[1]，わが国が律令制度をはじめ中国の文化を積極的に導入した奈良時代には日本でも盛んに寿司が作られていた。

　寿司は奈良時代の木簡や平安時代（927年）に完成した『延喜式（えんぎしき）』という宮中における技行や制度を記載した律令中にも記載され，各地の郷土の産物として数多くが献納されている。なかでも，大和，伊勢，美濃の年魚（アユ）寿司

1

や近江のフナ寿司は現在においてもそれぞれの地域の伝統食とされている。古代の寿司は，魚に塩を合わせて米飯に漬け，乳酸発酵させたナレ寿司（ホンナレ寿司）で，熟成発酵させて液状化した飯は食べるものではなく，こそげ落として魚だけを食べていたが，室町時代中期以降は発酵を早い段階で止めて飯も一緒に食べるナマナレ寿司が主流となった。寿司が飯料理となるのは，この時期からである[3]。ナレ寿司は川魚を用いることが多く，発酵させて保存すると数か月から数年は保存できると言われているが，ナマナレ寿司が主流となって以降は長期保存の意図が減少したと言える。

　日本の代表的な伝統食品であり，食文化である寿司は，異文化との接触や地域産物の利用，嗜好の変化に伴って，長い年月の間に姿，形，作り方，食べ方が大きく変化してきた。

　寿司には箱で形を作る箱寿司をはじめとして，押し寿司，巻き寿司，稲荷寿司，茶巾寿司，握り寿司など多くの種類がある。西日本で一般的な箱寿司は大阪寿司や岩国寿司で，成形に箱を用いる。これらは箱に入れてから押すので押し寿司，あるいは切り分けて食べるので切り寿司とも呼ばれている。姿寿司，棒寿司は成形に布巾や巻簾（まきす）を用いるが，寿司箱に入れて押しをかける場合もあり，丸寿司，魚寿司とも呼ばれている。

　巻き寿司を巻く食材としては，浅草海苔（岩海苔，有明海苔を含む），笹，菊の花，漬物（高菜，青菜），ミョウガの葉，アブラギリの葉，柿の葉，朴（ほお）の葉，ワカメ，トロロ昆布，薄焼き卵，湯葉などが見られ，巻簾にはフグの皮，紙，藁などが使用される。

　日本全国にはその地域の特産物を活かしたさまざまな行事食がある。それらは，海辺の地域では海産物類，山地の地域では山菜類，平地の地域ではそこで採れた野菜や穀類を盛り込んだ社会性のあるものである。米と魚が融合して作り出されたのが寿司であり，ハレの日の食事であり，行事食でもある。寿司は米飯とおかずが合体したものであるため，利用する側から見ても作る側から見ても，都合がよいと考えられる。

　発酵させるものも酢を混ぜるものも，また，箱に入れてしっかり押し付けるものも全く押さえないものも，握るものも巻くものも，手提げ袋に詰めるものも寿司である。718年に制定された法典『養老律令（ようろうりつりょう）』は，日本における寿司の

最古の文献とされている[1]。

発酵時間の短縮のために発酵促進剤として米麹，酒，酒粕，酢が混和された。これが東北・北陸地方で見られる発酵寿司である秋田県のハタハタ寿司，山形県の粥寿司，富山県，石川県の蕪寿司，福井県のニシン寿司，飛騨の寝寿司である。飯が乳酸になるためには，その中のでんぷんがまず糖化される必要があるため，この糖化を促進するアミラーゼに富んだ米麹を添加する。また，わが国の寿司は2通りの形式により発展してきた。一つはアユやサバなどの尾頭付きの魚をそのまま用いて，腹に飯を詰めるもので，姿寿司と呼ばれる。もう一つは魚をおろし身や切り身にしたものを寿司として漬けるもので，切り身漬け寿司と呼ばれる[3]。

江戸時代初期に名物になった寿司には奈良県のアユの釣瓶寿司，大阪府のエブナ（江ブナ）の雀寿司，京都府の六条飯寿司などがある。稲荷寿司は『守貞謾稿』によると1840年ごろに，油揚げの小袋に五目寿司を詰め，稲荷寿司，篠田寿司として売られたと記録されている[4]。

握り寿司は1820年ごろ江戸両国で販売された。それは，小さく握った飯の上に魚を置き，箱の中に詰めて押したものであった。この押した寿司は魚の脂分が抜けるので，改良されたのが握り早漬けという，現在の握り寿司である。『守貞謾稿』によると，当時の握り寿司の寿司種は卵焼き，アナゴ，シラウオ，マグロの刺身，コハダで，巻き物は海苔巻き，卵焼きの太巻きであった。この時代はマグロの刺身とコハダを握るときにのみ，間にワサビを挟んだ。明治時代になって握り寿司が寿司の標準になった。また戦後の1947年には飲食営業緊急措置令が発布された。これは戦後の食糧難により，飲食業の営業を事実上禁止したものであるが，東京の寿司組合は，1合の米と引き換えに握り寿司を10個渡すというかたちで，営業を飲食業ではなく，委託加工業の寿司商という正当な商売として続行させた。各地の組合もこれに準じて同様に許可を受けたが，その際，米1合が握り寿司10個という割合も踏襲された。したがって，いずれの地域においても握り寿司でなければ寿司商売はできなくなり，ここにおいて握り寿司1個当たり米1勺（1合の1/10）なるサイズの握り寿司が全国的に定着した[3]。また寿司の社会性は，1958年に大阪で誕生し，1970年の大阪万博で大きく普及した回転寿司の隆盛，およびテイクアウト寿司の多様化により大

きく変化した。

　各地の代表的な寿司には，ホンナレ寿司，ナマナレ寿司，飯寿司（いずし），姿寿司，卯の花寿司，握り寿司，散らし寿司，五目寿司，巻き寿司，印籠寿司，変わり寿司などがある。

　先述したようにナレ寿司にはナマナレ寿司とホンナレ寿司の2つの系統があるが，主流となっているナマナレ寿司は日本海側から北海道にかけての飯寿司の系統で，米飯以外に麹を使用する寿司である。代表的な寿司は，北海道のサケ・マスの飯寿司，青森県のホッケの寿司とサケの飯寿司，岩手県のカブの寿司漬け，秋田県のハタハタの寿司，山形県の飯寿司，新潟県のサケの飯寿司，富山県のサバ寿司，福井県のサケ，アジ，イワシ，フグなどのヘシコを用いた寿司，石川県の蕪寿司，鳥取県のアユやシイラを用いた寿司である[5]。

　また，早寿司系統の寿司としては，東京の江戸前握り寿司，静岡県のゲンナリ寿司，三重県の手捏ね寿司，沖縄県の大東寿司がある。福島県，栃木県，岐阜県，和歌山県，三重県でもアユ寿司が知られている。その他の魚種としては，ドジョウ，ナマズ，ウナギがある。ウナギのナレ寿司である宇治丸，ドジョウのナレ寿司，コイのナレ寿司，魚類以外ではイノシシのナレ寿司は最近ほとんど作られていない。アマゴの荒巻き寿司もナレ寿司で，縄で巻き締めたものである[5]。日本で寿司が改良・進化を遂げた理由は，日本で主に栽培されているジャポニカ種の米に由来している。ジャポニカ米は冷めても美味しいという特徴があるため，寿司の社会性の発展に大きく寄与した。

1.2　寿司と微生物

1.2.1　ホンナレ寿司の微生物

　日本のホンナレ寿司の分布は極めて少なく，ほぼ滋賀県のフナ寿司のみだと考えられる。フナ寿司はわが国の寿司のルーツとも言われ，現存する唯一のホンナレ寿司で，一緒に漬け込んである飯は食べずにフナだけを食べる。

　ホンナレ寿司は，主に魚を塩と米飯で乳酸発酵させた食品である。ホンナレ寿司は乳酸菌による乳酸発酵により酢酸，乳酸などの有機酸を生じさせるもので，現在の酢飯を用いる握り寿司を中心とした早寿司とは全く異なる。乳酸菌

などの乳酸発酵作用によって生成された乳酸，酢酸，リンゴ酸などの有機酸によってpH（水素イオン濃度指数）を低下させて有害菌の増殖を阻止しつつ，タンパク質の分解に伴うアミノ酸の生成により旨みを増加させる。その代表格がフナ寿司であり，琵琶湖固有種のニゴロブナを塩漬けにし，米飯に漬けて発酵させた郷土料理である。フナ寿司のフナは子持ちのニゴロブナで琵琶湖畔で獲れる。食べる時には飯を取り，魚だけを薄く筒切りにして皿に盛る。フナ寿司の起源は奈良時代以前に遡り，寿司の起源とも言われている。フナ寿司は，かつては夏に漬け込み正月に食べる寿司で，その伝統は受け継がれている。しかし，乳酸発酵は嫌気性発酵であるため嫌気性グラム陽性細菌の*Clostridium*の増殖により，食中毒の原因となる場合がある。

フナ寿司はフナと米飯よりなり，米飯の乳酸菌による乳酸発酵によりできるので，漬け床となった米飯の形は全くなくドロドロになっている。フナは切り身にせず丸ごと漬けてあり，骨ごとスライスして供する。フナを数か月塩漬けにした後，米飯と一緒に漬け込んで6か月から1年間，桶に入れて乳酸発酵させる。

フナ寿司から分離される乳酸菌は*Lactobacillus plantarum*[6]，*L. pentoaceticum*[6]，*Enterococcus faecium*[6,7]，*E. faecalis*[7]，*Streptococcus thermophilus*[4]，*L. amylovorus*[7]，*L. buchneri*[8]などであり，そのほか*Bacillus*が分離されている[8]。

塩漬けのフナと米飯の微生物叢の変化は非常に類似しており，本漬け後に大きく増加していることから，塩漬けのフナに付着していた微生物が米飯中で増殖し，これが再び塩漬けのフナに移行し，フナ寿司を熟成させていると思われる[9]。これはフナ寿司の熟成に6か月以上かかると言われている原因であると考えられる。フナ寿司の熟成中の成分である水分，タンパク質，灰分は漬け込み後1～2か月までの初期に変化するが，アミノ酸，有機酸ができるまでに6か月かかることからもうなずける[10]。フナ寿司の味には微生物が大きく関与している。フナ寿司は漬け込み初期に急速かつ十分な発酵を行うために漬け込み時期を通常は土用の盛夏を越すようにして行われている。フナ寿司から分離された微生物を表1.1に示した。

フナ寿司の臭いは，熟成させる*Lactobacillus*, *Enterococcus*, *Pediococcus*

第1章 寿司の微生物変敗と制御

表1.1 フナ寿司から分離された微生物

微生物の種類	微生物名	文献
乳酸菌	*Enterococcus faecium*	6, 7
	Enterococcus faecalis	7
	Streptococcus thermophilus	7
	Lactobacillus plantarum	6, 11, 15
	L. pentoaceticum	6
	L. amylovorus	7
	L. buchneri	8, 9, 10
	L. acidipiscis	11
	L. alimentarius	12
	L. sakei	12
	L. sanfrancisco	12
	L. kefiri	12
	L. paracasei	15
	L. fermentum	12
	Pediococcus parvulus	12
グラム陽性細菌	*Bacillus*	8

といった乳酸菌,酵母の *Debaryomyces*,*Saccharomyces* が生み出すもので,変敗防止に寄与している。その主なものは,酸とアルコールとそのエステルで,乳酸,酢酸,クエン酸,酪酸,プロピオン酸,エタノール,アミルアルコールなどが混ざっており,さらに熟成が進むとタンパク質分解によって生成したアミノ酸が脱炭酸されてできたアミン類に起因する独特の臭いを生じる[11]。

1.2.2 ナマナレ寿司の微生物

(1) ナマナレ寿司

中世(室町時代)になると寿司の世界にも変革が起き,ナマナレ寿司が誕生する。15世紀後半の『蜷川親元日記(ながわちかもと)』にはフナ寿司やアメノ寿司などが記され

ている。ナマナレ寿司はこれまで主流であった本ナマナレ寿司よりも発酵期間が短いので臭気が強く発生したところから，タデ，ユズなど香りの強い植物が利用されるようになった。米飯も捨てることなく食べるようになり，当時貴重な米の有効利用であった。

ホンナレ寿司のフナ寿司が完全にナレるには1年近くかかるが，ナマナレ寿司は米飯がある程度乳酸発酵し，魚にも乳酸の味が移ったころに食べる寿司である。魚，米飯，食塩のみで作るものを古式ナマナレ寿司，魚，米飯，食塩のほか，酒，酒粕，麹などの発酵促進剤を加えたものを改良型ナマナレ寿司と呼んでいる[12]。

ナレ寿司は，種々な魚種を用いて日本各地で伝承的に製造されており，製法についても地域性がある。近畿地方では塩と魚と飯だけで漬け込む製法（ナレ寿司系），関東以北では麹を加えることによって発酵を早める製法（飯寿司系）が多い。一方，北陸地域はその中間に位置することから両方の食文化が残るとされており[13]，北陸地域の東部に位置する富山県では，サバを用いてナレ寿司系と飯寿司系両方の製法が伝えられている[14]。

現在，ナマナレ寿司の製法が伝えられているのは，奈良県の釣瓶寿司，兵庫県のアユのナマナレ寿司，福井県のサバのナマナレ寿司，滋賀県のオイカワのメ寿司，和歌山県のナマナレ寿司，三重県のコノシロ寿司，徳島県のイナ（ボラの幼魚）のナマナレ寿司などである。

日本のナマナレ寿司は発酵期間がやや長いので，検出される微生物は，*Lactobacillus buchneri*, *L. plantarum*, *L. parabuchneri*, *L. sakei*, *L. acetotolerans* などの *Lactobacillus* 属, *Enterococcus faecalis*, *E. faecium* などの *Enterococcus* 属, *Tetragenococcus* 属の乳酸菌が多く，一般生菌としては *Micrococcus*, *Bacillus*, *Clostridium* が検出される。表1.2にナマナレ寿司から分離された微生物を示す。

（2）各地のナマナレ寿司

1）滋賀県

滋賀県の初夏の名物寿司であるメ寿司にはオイカワを用いる。オイカワは，ハイとかハイジャコ，ハエなどとも呼ばれるコイ科の淡水魚の一種である。メ

第1章 寿司の微生物変敗と制御

表1.2 ナマナレ寿司から分離された微生物

微生物の種類	微生物名	ナマナレ寿司
乳酸菌	Lactobacillus coryniformis	サバのナレ寿司
	L. alimentarius, L. plantarum	サバのナレ寿司
	Streptococcus lactis	サバのナレ寿司
	L. buchneri, L. plantarum	アユのナレ寿司
	L. acetotolerans, Tetragenococcus	アユのナレ寿司
	Pediococccus	アユのナレ寿司
	L. plantarum, L. alimentarius	オイカワのメ寿司
	L. sakei, L. sanfrancisco, L. fermentum	オイカワのメ寿司
	Enterococcus faecalis	オイカワのメ寿司
	Pediococcus parvulus	オイカワのメ寿司
	L. buchneri, L. plantarum	粥寿司
	L. acetotolerans, Pediococcus	粥寿司
	Leuconostoc mesenteroides	粥寿司
	L. plantarum, E. faecium	イワシのナレ寿司
	Streptococcus thermophilus	イワシのナレ寿司
その他の細菌	Micrococcus, Bacillus, Clostridium	ナマナレ寿司
酵母	Debaryomyces hansenii	ナマナレ寿司，粥寿司

寿司は夏場に食べられるナレの浅い寿司で，ナマナレ寿司の代名詞のように使われている。オイカワは皮が堅いが小ぶりで，そのまま皿に盛れるのでよく寿司が作られる。寿司漬けにするのは真夏で，魚を塩漬け後に水で塩抜きをし，水気を切った後，背を開き頭を残して中骨を取り酢に晒す。桶に塩を振り飯を敷いた上にオイカワを並べて2〜3日間重石で押す。

モロコも同様にして漬けるが，魚が小さいので米飯と混ぜて作る。琵琶マス，すなわちアメノウオは形が大きいので，切り身にして漬ける。卵を必ず一緒にして漬け込むので，乳酸菌が産生する乳酸によって半透明になったスズコが米

飯と混合したようになる[1]。

検出される微生物は，*Lactobacillus plantarum*, *L. alimentarius*, *L. sakei*, *L. sanfrancisco*, *L. kefiri*, *L. fermentum* などの *Lactobacillus* 属，*Enterococcus faecalis*, *Pediococcus parvulus* などの乳酸菌が多く，一般生菌として *Mirococcus*, *Bacillus*, *Clostridium* が検出される。

2) 和歌山県

和歌山県のナマナレ寿司の分布は広く，夏を除いて一年中作られている。サバのナマナレ寿司は，塩サバを一夜塩出しし，腹から割き，骨と目玉を抜き，魚の内部に米飯を詰める。米飯は古米を用い，塩加減をする。この魚をアセの葉で包み，寿司桶に入れて夏は4日間，冬は7日間熟成させる。サバが主流であるが，アジ，ムロ，カマス，タチウオ，イトヨリ，アユ，フナなども使用される。

熟成期間が短く，臭いやナレ具合も弱いため，ナマナレ寿司と言われているが，その風味形成には乳酸菌をはじめ各種の微生物群が関与している。乳酸菌としては *Lactobacillus coryniformis*, *L. alimentarius*, *L. plantarum*, *Streptococcus lactis* が検出され，そのほか *Bacillus*, *Corynebacterium*, グラム陰性桿菌，酵母が検出される[15]。そのほか，乳酸菌の *L. sakei*, *Leuconostoc mesenteroides*, *Pediococcus parvulus*, 酵母の *Debaryomyces hansenii* が検出されている。

また乳酸などの含量もフナ寿司に比べるとかなり低い[16]。ナレ寿司の微生物叢や成分は製造方法や熟成期間により大きく異なる。

3) 奈良県

奈良県のアユ寿司は，アユを酢で洗い，姿寿司に仕立てたものである。アユは香りが高く，縁起のよい魚とされている。昔はアユの発酵したナレ寿司であったが，現在では酢飯を用いた姿寿司になっている。アユを腹開きし，内臓と骨を取り，塩と酢で締め，腹に寿司飯を抱かせたものである。アユ寿司の微生物は *Lactobacillus* などの乳酸菌，*Bacillus*, *Micrococcus* などの一般細菌が多いので，これらの細菌により変敗する場合が多い。

ナレ寿司類では *Clostridium botulinum* を原因とする食中毒が過去に発生している。本菌は20℃，3日で毒素を出す場合もあり，増殖を阻止するためには

pHを5.5以下とすることが必要であるとされている[17]。そのほかに，*Lactobacillus buchneri*，*L. plantarum*，*L. acetotolerans* などの *Lactobacillus* 属，*Tetragenococcus* 属，*Pediococcus* 属の乳酸菌も検出されている。

4） 兵庫県

兵庫県のクサレ寿司は，ツナシ（コノシロの幼魚）のナマナレ寿司である。ツナシを背開きし，内臓を取り，塩で締め，その後塩出しし，酢で締め寿司飯を詰め，寿司桶にタデの葉を敷き，重石をして約2週間発酵させる。微生物変敗は乳酸菌の *Lactobacillus*，*Enterococcus* による酸敗が中心である。

5） 富山県

富山県に伝承されるアユナレ寿司は，麹を使って漬け込み，40日間の熟成後が食べごろとされる。

6） 岐阜県

岐阜県のアユナレ寿司には産卵に向けて川を下り始めたオスの落ちアユを使用する。腹に抱えた白子や内臓，エラを取ってきれいに洗い，20日間塩に漬けた後，真水で塩抜きをしてから乾燥させ，木桶にアユと飯を交互に並べながら詰め，重石を載せてから木桶のふちまで水を張って外気と遮断したら，冷暗所で1か月発酵させる。発酵後，桶をひっくり返して丸一日水抜きをしてから取り出して食べる。乳酸発酵により頭や骨，ひれなども軟らかくなっている。

アユナレ寿司中の微生物を選択培地で分離した結果，乳酸菌は$2.57±0.2×10^4$〜$1.13±0.46×10^9$/g，カビ・酵母は$2.95±0.7×10^4$〜$2.0±0.0×10^8$/g，*Bacillus* は$2.83±0.74×10^3$〜$2.26±0.23×10^4$/gが存在し，次世代シーケンサによる細菌叢解析から *Lactobacillus*，*Tetragenococcus*，*Staphylococcus* が主属で，その割合は桶の部位により異なった[18]。アユ寿司の微生物は最初から原料に存在する *Bacillus*，*Micrococcus* と，発酵工程で増殖する乳酸菌の *Enterococcus*，*Lactobacillus* が主である。米麹を使用して製造したアユナレ寿司の乳酸菌は本漬け直前の魚体に$1.9×10^5$/gであったが，本漬け後は8日後にpH 4.8になり，乳酸菌は$9.8×10^7$/gに増加し，以後40日後まで$1.0×10^8$/gを保ち，60日以降は若干減少したものの，本漬け後の細菌数は乳酸菌が優占した[19]。なお，真菌数は本漬け8日後に$7.3×10^5$/g検出され，その後$1.0×10^5$〜$1.0×10^6$/gで推移した。

また，ミョウガ寿司は，握り寿司の一種で，寿司飯の上にマスやサバの切り身を置いて握り，ミョウガの青葉2枚を十文字にして包む。これを箱に入れ，重石をして半日ほど置くと味がなじむが，ミョウガ根茎腐敗病による *Pythium myriotylum* が増殖する。ミョウガは永年性作物であるので *P. myriotylum* 防除対策は，薬剤散布だけでは困難である[20]。

7） 栃木県

栃木県のアユのナレ寿司は，内臓やエラ等を取り，塩漬けにしたアユを米飯とともに寿司樽に仕込んで発酵させ，棒状の寿司にしたものである。一般のナレ寿司に対し，漬け込む期間が短いので早寿司とも言われ，*Lactobacillus* は少なく，*Bacillus*, *Micrococcus* が検出される。

8） 千葉県

クサリ寿司は，千葉県九十九里浜に伝わる伝統的保存食で，ナレ寿司の一種である。クサリ寿司は秋から冬にかけてのイワシ漁の最盛期にイワシを保存する方法として生まれた。カタクチイワシの頭と内臓を取り除き血抜きしたものを塩漬けし，コショウ，醤油，ユズ，赤トウガラシとともに酢漬けしたもので，重石をして2～3日すると食べごろになる。

イワシのナレ寿司は千葉県の特産品である。イワシの内臓等を取り，一日水に晒して血抜きをして水気を切り，イワシの内部に米飯を詰めて食酢をふり，ユズの葉，ショウガ，トウガラシなどを敷いた樽に，米飯を詰めたイワシと米飯を交互に敷き，重石をして約1か月漬けて発酵させる。塩締め，酢締めを行うことにより *Pseudomonas*, *Vibrio* は増殖できなくなり，*Enterococcus faecium*, *Streptococcus thermophilus*, *Lactobacillus plantarum* などの乳酸菌により発酵するが，乳酸菌が増殖して酸敗することもある。米飯も食べるのでナマナレ寿司にあたる。発酵させる時にアミノ酸調味料や焼酎を使用する場合もある。

9） 長野県

長野県の万年寿司は木曾地方で麹を使用しないで米，魚と食塩だけで作られるナマナレ寿司である。ナレ寿司に近く，長く保存できることから万年寿司と言う。用いる魚はかつてはイワナであったが現在ではニジマスが多い。マス寿司は保存するとマスおよび飯に一般細菌の *Bacillus*, *Micrococcus* および乳酸

菌の *Enterococcus*, *Lactobacillus* が増殖する。また，謙信寿司（笹寿司）は，笹の葉の裏面に寿司飯を載せ，容器に並べる。寿司飯の上に山菜，シイタケ，ニンジン，クルミ，錦糸卵，ショウガを載せる工程を繰り返し，3～4段重ね，一番上を笹で覆い隠し，重石をして寿司飯と具をなじませる。重石を施す時間は約30分間である。微生物変敗は山菜などの野菜に由来する *Bacillus*, *Micrococcus*, *Pseudomonas* などの細菌や *Pichia* などの酵母に由来する場合が多い。

1.2.3 飯寿司（いずし）の微生物

（1） 飯寿司

飯寿司は北海道，青森県，秋田県，石川県，福井県にまで広範囲に分布する寿司で，麹を使う改良型ナマナレ寿司である。一般細菌では *Bacillus*, *Micrococcus*, 乳酸菌では *Leuconostoc mesenteroides* subsp. *cremoris*, *Lactobacillus plantarum*, *L. buchneri* が，酵母では *Debaryomyces hansenii*, *Saccharomyces cerevisiae* が優勢種となる場合が多い。

飯寿司はイワナやホッケなどと一緒にダイコンやニンジンなどの野菜を混ぜ，麹を使用して漬け込むので甘味が多く，かつ水分も多い。石川県の蕪寿司，岐阜県の寝寿司，秋田県のハタハタ寿司，山形県の粥寿司，鹿児島県の酒寿司，岡山県のジャコ寿司がある。

飯寿司を製造する場合，最も注意しなければならないのは *Clostridium botulinum* による食中毒であるが，5～6％食塩の存在，またはpH 5.5以下で毒素の産生が阻止されると考えられている[21]。また，食中毒は不注意に温度を上げたことによって起こると考えられ，水晒し時の水温が10℃以下では毒化しないと報告されている[22]。これらのことに基づき，製造方法を改良して水晒しを省略したり，最初から魚肉を塩漬けまたは酢で締めるようになってからはほとんど中毒事件は起きていない[21]。しかし，飯寿司では *C. butyricum* によるボツリヌスE型食中毒が発生しやすい。滋賀県のフナ寿司と異なる点は魚を米飯と漬ける際に麹や野菜を使うことと，米飯も一緒に食べることである。麹を用いることにより米飯の糖化が進み，乳酸菌による乳酸発酵も促進される。このような飯寿司の作り方は，東北地方の日本海側から北海道全体に見られる。

表1.3 飯寿司の微生物

微生物の種類	微生物名
乳酸菌	*Lactobacillus buchneri, L. sakei, L. curvatus, L. plantarum*
	Enterococcus, Streptococcus, Lactococcus, Pediococcus
	Leuconostoc mesenteroides
その他の細菌	*Clostridium botulinum, Staphylococcus aureus*
	Pseudomonas, Salmonella, Micrococcus, Flavobacterium
	Chromobacterium, Corynebacterium, Moraxella
酵母	*Debaryomyces hansenii, Saccharomyces cerevisiae*

北海道では季節的に獲れる旬の魚（ニシン，サケ，ホッケなど）でも作られる。

飯寿司は野菜を入れることが特徴である。使用される野菜にはキャベツ，ダイコン，カブ，ニンジン，ショウガ，キュウリ，タマネギ，サンショウなどがあり，土壌由来の*Bacillus*や*Micrococcus*が多い。また，使用される魚はハタハタ，サケ，ニシン，サンマ，ホッケ，キンキ，カレイが多く，微生物的には*Pseudomonas*や*Moraxella*が多い。ほかのナレ寿司に比較すると漬ける期間は短いため*Lactobacillus*，*Pediococcus*，*Tetragencoccus*などの乳酸菌の増殖が抑制されるので香りは穏やかで，米の甘味があり，乳酸の酸味も強くない。

また，飯寿司は低塩分で水分の多い食品のため，常温では貯蔵性に欠け，微生物による変敗が多い。飯寿司の熟成過程で最も影響を与える微生物は酵母と乳酸菌で，乳酸菌としては主に*Enterococcus*であるが[23]，サケの飯寿司からは*Lactobacillus*や*Streptococcus*といった乳酸菌も分離されている。

表1.3に飯寿司の微生物を示した。

（2） いろいろな飯寿司

1） 粥寿司

山形県に伝わる伝統寿司の粥寿司は，自家製の麹にサケ，数の子，青豆，昆布などを混ぜ，さらに寝かせて作る発酵寿司である。粥寿司は普通の発酵寿司

に麹や野菜類を一緒に漬けた飯寿司である。以前は飯を硬めに炊き，麹を混ぜて寿司箱に入れ，酒に塩を加えたものを振りかけ，レンコン，ニンジン，ユズの皮，青豆，昆布，カズノコ，ゴボウ，トウガラシを刻んだものを混ぜて酒を振りかけ，笹を上に敷き蓋をして3週間程度発酵させていた。

粥寿司の名前でわかるとおり，できあがりは，杓子ですくわなければならないほどに飯が軟らかく，2週間で食べられるが，1か月半も漬ける場合もあり，長く漬けておいたほうが，発酵が進み軟らかくなる。

最近ではあらかじめ飯と麹を発酵させておき，そこに具材を漬けておくやり方が多い。そのため微生物としては，*Lactobacillus plantarum*，*L. buchneri*，*L. acetotolerans* などの *Lactobacillus* 属，*Pediococcus* 属，*Leuconostoc mesenteroides* などの乳酸菌や酵母の *Debaryomyces hansenii* が検出される。

2） サケの飯寿司

前処理および熟成過程におけるサケの飯寿司の各部位からは一般細菌82株が分離され，そのうち26株はグラム陽性の有芽胞桿菌の *Bacillus* であった。そのほか，24株が *Staphylococcus*，18株が *Micrococcus*，6株が *Flavobacterium*，3株が *Arthrobacter*，2株が *Pseudomonas*，1株が *Chromobacterium*，1株が *Corynebacterium*，1株が *Enterobacteriaceae* 科に包含される菌株であった[24]。

別の調査では前処理および熟成過程におけるサケの飯寿司の各部位から乳酸菌が合計358株分離された。そのうち，233株はヘテロ発酵型乳酸球菌の *Leuconostoc* に属し，69株はホモ発酵型乳酸球菌の *Streptococcus*（*Lactococcus*，*Enterococcus* を含む），32株は乳酸桿菌 *Lactobacillus*，24株はホモ発酵四連乳酸球菌 *Pediococcus* と同定され，全分離乳酸菌株の65％は *Leuconostoc mesenteroides* であった[24]。

原料の生サケ肉には *Lactobacillus* ほか2属，塩蔵肉には *Streptococcus* ほか2属，生サケ水晒し肉には *Streptococcus* ほか1属，塩蔵サケ水晒し肉では *Streptococcus*，*Lactobacillus*，*Leuconostoc mesenteroides* subsp. *cremoris*，仮酢漬け肉には *Streptococcus* ほか1属の乳酸菌が認められた。また，米飯・麹類では *Leuconostoc mesenteroides* subsp. *cremoris* ほか *Leuconostoc* の2種と1属，野菜類では *Streptococcus* ほか2属の乳酸菌が認められた。

飯寿司熟成過程における乳酸菌の菌叢の変化は，生サケを用いた場合の魚肉

部では,全熟成期間を通して*Leuconostoc*が優勢となり,特に*Leuconostoc mesenteroides* subsp. *cremoris*が50〜72％を占めた。熟成前期の漬け込み2日後,19日後では*Leuconostoc*の4種と*Streptococcus*, *Pediococcus*, *Lactobacillus*属の乳酸菌が認められたが,熟成後期の漬け込み36日後,51日後(製品)では*Leuconostoc*以外の球菌は検出されず,*Leuconostoc*属の4種と*Lactobacillus*の乳酸菌が認められた。

また,副原料部の漬け込み2日後は*Leuconostoc mesenteroides* subsp. *cremoris*は29％であったが,漬け込み19〜51日後では44.67％であった。

熟成後期には,*Leuconostoc*以外では*Lactobacillus*のみが認められた。

塩サケにおいても生サケとほぼ同様の菌叢変化の傾向を示し,魚肉部では全熟成期間を通して*Leuconostoc*が優勢となり,*Leuconostoc mesenteroides* subsp. *cremoris*が38.68％を占めた。

熟成前期には*Leuconostoc*のほかに*Streptococcus*, *Pediococcus*, *Lactobacillus*が,熟成後の製品飯寿司では*Leuconostoc*のほか乳酸菌の*Lactobacillus*が認められた。

副原料部でも*Leuconostoc mesenteroides* subsp. *cremoris*が26〜61％を占めた。すなわち,生サケ,塩サケともに漬け込みの当初は,原料に由来する乳酸菌が認められたが,熟成36日以降になると*Leuconostoc*がより優勢となり,なかでも*Leuconostoc mesenteroides* subsp. *cremoris*が最優勢種となった[24]。

また,酵母では最初は*Pichia pastoris*が認められたが,熟成が進行するに伴い*Debaryomyces hansenii*が多くなった。

3) 蕪寿司およびダイコン寿司

蕪寿司およびダイコン寿司は石川県を中心に北陸地方に伝わる伝統的な発酵食品で,これらは北海道や東北地方の飯寿司や秋田県のハタハタ寿司とともに飯寿司に分類される。

蕪寿司は江戸時代初期から作られており,豊漁と安全を願う飯寿司とされている。蕪寿司は,塩漬けしたカブを5mmの厚さに切り,このカブの間に塩漬けしたブリを挟み,米麹,ニンジン,昆布,トウガラシとともに1か月間漬け込んだものであるが,麹とともに本漬けに入る前に,原料のカブとブリをそれぞれ別の樽で塩漬けしている。長い間,蕪寿司はカブが収穫される初冬に作ら

れてきたが，現在では一年中生産されている。

　蕪寿司の発酵に関与する乳酸菌は *Lactobacillus sakei*, *Leuconostoc mesenteroides*, *Leuc. gasicomitatum* であるが[25]，製造元，または製造時期によって大きく異なる。また，発酵当初は原料に起因する耐熱性芽胞菌や *Staphylococcus aureus* が多いが，低温下で発酵が進むにつれて *Lactobacillus* が増加し，*L. sakei* が主要菌種になる[26]。

　ダイコン寿司は，カブの代わりにダイコンを，ブリの代わりに身欠きニシンやサバを米麹などとともに漬け込んだもので，11月になると出揃い，正月料理として親しまれている発酵食品である。

　蕪寿司で検出される微生物は *L. sakei* と *Leuc. carnosum* が多く，ダイコン寿司では *L. sakei* と *Leuc. mesenteroides* が検出されている[27]。いずれも *Lactobacillus* が優勢であるが，蕪寿司ではダイコン寿司よりも多く検出され，pHも低かった[28]。

　蕪寿司のカブの部分には *Streptococcus* が多く検出され，*Bacillus* はすべての部分から$1.0 \times 10^3 \sim 1.0 \times 10^5$/g検出された。またダイコン寿司からは大腸菌群が検出された。

　市販の蕪寿司およびダイコン寿司の微生物は各製品とも *Lactobacillus*, *Lactococcus* が優勢細菌であり，その菌数は各社で異なり，$1.0 \times 10^4 \sim 1.0 \times 1.0 \times 10^8$/gであった[29]。

　検出される微生物は *L. sakei*, *L. curvatus*, *Bacillus*, *Enterococcus* が多い。蕪寿司の一般生菌数は6.1×10^5/g，乳酸菌数は4.8×10^5/g，嫌気性菌数は5.1×10^5/gで，ニシンとダイコンを使ったダイコン寿司では一般生菌数4.8×10^6/g，乳酸菌数1.7×10^7/g，嫌気性菌数1.6×10^6/gであった[30]。蕪寿司は *L. sakei* が1週間で優勢になる。ダイコン寿司ではニシンの発酵が進行するにつれてグラム陰性菌は減少し，野菜由来の *Lactococcus* が主流となり，$1.0 \times 10^5 \sim 1.0 \times 10^6$g存在するが，*Lactobacillus* は少なく，1.0×10^3/g以下である。

　また，ダイコン寿司は生菌数が多い。この原因は製造工程中に *Bacillus subtilis* などの二次汚染菌が混入しやすいため，ダイコン，ニシン，米麹，トウガラシを混ぜ込んで24～48時間後に変敗して異臭が発生することがある。

4） ハタハタ寿司

　秋田県の郷土料理であるハタハタ寿司には1匹のまま漬ける一匹寿司，頭だけ落として漬ける全寿司，切り身にして漬ける切り寿司があり，それぞれ前処理が異なる。

　一匹寿司と全寿司は，魚のエラを除き内臓を抜いた後，魚のまま4～5日水に浸けて血抜きし，麹，米飯，野菜，海藻，食塩と一緒に漬け込み，上部を笹の葉で覆い，木の蓋をして重石をかけて10～30日熟成する。切り寿司はハタハタを4つに切り，血抜きして麹，米飯，野菜，海藻，食塩とともに1か月熟成させる。各家庭によりトウガラシなどで味を付ける。滋賀県のフナ寿司と異なる点は，魚と飯を漬ける際に麹や野菜を使うこと，および米飯も一緒に食べることである。

　秋田県中央部のハタハタ寿司は，原料にハタハタ，米飯，野菜，米麹を主に使用し，乳酸発酵させるナマナレ寿司であるが，使用原材料では飯寿司に近い。

　秋田県沿岸北部のハタハタ寿司は，原料にハタハタ，米飯，野菜を主に用い，発酵期間が短く乳酸発酵のない早寿司である。製品中の乳酸菌や酵母は少なく，主に食酢処理による酢酸の浸透で微生物を抑制している。

　秋田県南部のハタハタ寿司は，原料にハタハタ，米飯，米麹，野菜を主に使用し，米飯の米麹による糖化を行っているが，乳酸発酵のない早寿司である。使用原料は飯寿司に近いが，食酢処理による酢酸の浸透および米飯の米麹による糖化と砂糖添加による水分活性（Aw）低下で微生物を抑制している[31]。

　秋田県の市販のハタハタ寿司の乳酸菌は1.0×10～1.0×10^8/g，酵母は1.0×10～1.0×10^6/gで，製品間のばらつきが大きい[32]。ほとんどの製品の微生物叢は乳酸菌と酵母であり，これまでのナレ寿司や飯寿司の微生物叢と一致している。

　ハタハタ寿司の一般生菌数，乳酸菌数，嫌気性菌数および低温性菌数は，それぞれ対数平均値で5.74/g，5.66/g，5.46/g，および4.34/gであった。また，大腸菌群はいずれの検体からも検出されず，低温性の脂肪分解菌である *Pseudomonas* が検出されるが，本菌は品質を劣化させる[31,32]。

　ハタハタ寿司の漬け込み期間中，飯の還元糖およびpHは漬け込み初期からほぼ一定を保っている[33]。ハタハタ寿司に含まれる有機酸は13種類あり，主要

なものは酢酸，乳酸，ピルビン酸，フマル酸，リンゴ酸およびクエン酸であった[34]。

（3） 飯寿司の食中毒

飯寿司では *Clostridium butyricum*（E型）による食中毒が北海道，東北地方で多発する。

1995年10月23日，北海道でサケの飯寿司に由来する *C. butyricum*（E型）の食中毒が発生した。自家製のサケの飯寿司を食べた家族8人中6人が発症したものであった。*C. butyricum* は，海や河川などの泥砂およびそこに生息する魚介類などに広く分布している。原因食品である自家製サケの飯寿司は9月下旬に作られたものであるが，使用したサケの洗浄が不十分で，付着していた *C. butyricum* が嫌気状態で増殖し，毒素を産生したものと考えられる[35]。

イワナの飯寿司による *C. botulinum* 中毒が1997年福島県で発生した。患者は69歳の男性で，イワナの飯寿司を3日にわたって2匹摂食したことによる *C. botulinum* 食中毒で，腹部の膨満感，悪心，嘔吐の症状を呈した[36]。

青森県で発生したウグイの飯寿司の食中毒は，発症前日の夕食に摂食したものであった。患者の便および飯寿司の残品より *C. butyricum*（E型）毒素が分離された[35]。

福島県のハヤ寿司（ウグイ寿司）は，ハヤ（ウグイ）を塩で締め，飯，サンショウ葉とともに段々と桶に重ね，上に重石を置いて漬け込む飯寿司であるが，*Clostridium* による食中毒が発生することがある。ハヤ（ウグイ）は滋賀県においてフナ寿司のフナの代用としても使用される。

飯寿司が *C. butyricum*（E型）食中毒の原因食品になりやすいのは，飯寿司の原料になった食材が *C. butyricum* に汚染されているからである。本菌は魚，水，容器などに由来し，芽胞の形態で海岸の砂や河川の泥土の中に広く分布している。

C. botulinum は20℃では3日で毒素を産生することがあり，増殖を阻止するためには増殖する前のpHを5.5以下にする必要がある。また，飯寿司に用いる魚の加工時に血抜きをすると水中で *C. botulinum* が増殖するので血抜きをしない。

表1.4　飯寿司の *Clostridium botulinum* 食中毒の発生状況[37,38)]

発生年	発生地	患者数（死者数）	原因食品	毒素型
1984	青森市	1（0）	イワシの飯寿司	E
1984	栃木県	1（0）	不明	B
1984	北海道	6（0）	ハタハタ，サケの飯寿司	E
1985	北海道	1（1）	イワシの飯寿司	E
1988	岡山県	1（0）	不明	A
1989	北海道	1（0）	ニシンの飯寿司	E
1989	北海道	2（0）	カレイの飯寿司	E
1989	滋賀県	3（0）	自家製ハス寿司	E
1991	青森県	1（0）	ウグイの飯寿司	E
1991	青森県	1（0）	アユの飯寿司	E
1991	広島市	1（0）	不明	A
1993	大阪府	1（0）	不明	不明
1995	青森県	1（0）	コハダの飯寿司	E
1995	青森県	3（0）	ウグイの飯寿司	E
1995	北海道	6（0）	サケの飯寿司	E
1996	千葉県	1（0）	不明	A
1997	福島県	3（0）	ハヤの飯寿司	E
1997	福島県	1（0）	イワナの飯寿司	E
2007	岩手県	1（0）	アユの飯寿司	E

　また，*C. botulinum* が増殖できないように塩漬けは6.0％以上で行い，水分活性（Aw）を0.94以下にする。乳酸発酵を早く進め，pHを4.5以下にする。塩切り時間を3～5か月と長くすると *C. botulinum* は増殖しない。飯寿司の発酵にスターターを用いると *C. botulinum* の増殖を防止することができる。

　飯寿司の *C. botulinum* 食中毒の発生状況を表1.4に示した[37,38)]。

　C. botulinum 以外で飯寿司で中毒を起こす可能性のある菌種は *Staphylococcus aureus*, *Salmonella* である。

1.2.4　各地の代表的な寿司と微生物

（1）　飯の代わりにおからを使った寿司

おからを使った寿司は地方によって卯の花寿司，おから寿司，キラズマ寿司，ママカリ寿司，コノシロ寿司，吹雪寿司，あずま寿司，唐(とう)寿司，オマン寿司，オカベ寿司，シロハタ寿司，いずみや，ろくたやなどとさまざまな名称で呼ばれている。5か所以上のおから工場の微生物は乳酸菌が$1.0×10^2$～$1.0×10^6$/g，一般生菌が$1.0×10^3$～$1.0×10^5$/g，耐熱性芽胞菌が$1.0×10^2$～$1.0×10^3$/g検出された[39]。

おからは排出される工場により微生物汚染の程度が大きく異なるが，水分が75％前後，pHが6.5～6.8であるため，短期間に腐敗する。

岡山県のママカリ寿司は，瀬戸内海の特産のママカリ（小魚）を用いた寿司で，昔は飯の代わりにおからを用いていたため微生物変敗はおからに由来する*Bacillus*による異臭が多かった。また，ママカリ酢漬け製品の酵母 *Debaryomyces hansenii*[40]や乳酸菌 *Lactobacillus brevis* の影響でガスが発生すると，膨張現象[41]が起こる。

広島県，岡山県，愛媛県の瀬戸内地域の郷土料理であるあずま寿司は，おからと小魚を使った寿司で，卯の花寿司とも呼ばれる。あずま寿司と呼ばれるのは主に沿岸部で作られるものである。イワシ，コノシロ，ママカリ，タナゴなどの小魚を頭がついたまま酢で締めた握り寿司であり，酢飯の代わりに酢で味付けしたおからを使うのが特徴である。おからは煮付けたニンジン，シイタケ，油揚げなどを刻んで混ぜ合わせたものを炒め煮する。

広島県三次(みよし)の卯の花寿司はアユの寿司であり，アユは開いて内臓を取り，塩で締めた後，酢に浸す。卯の花は軽く炒って酢と砂糖で味付け後，炒ったアサの実や刻みショウガを載せる。

島根県のオマン寿司は石見地方の飯の代わりにおからを使った姿寿司である。イワシ，コノシロ，サバなどの腹にゴマ，キクラゲ，アサの実とともに味付けして炒ったおからを詰めたものである。岡山県，広島県のあずま寿司と似ている。微生物は魚に詰めるおから由来で，酸処理したおからでも *Lactobacillus*, *Enterococcus* などの乳酸菌や耐熱性芽胞菌の *Bacillus*, *Micrococcus* などの細

菌が含まれており，変敗の原因菌となる場合がある．

鳥取県のシロハタ寿司は，小さなシロハタを焼いたものと，寿司飯，薄焼き卵を重ねて作る．シロハタはハタハタの別名である．酢で酸味をつけたおからにアサの実をふり混ぜ，塩漬け後に塩出しして甘酢に一夜漬けておいたシロハタの腹に詰め，寿司桶に並べておからを散らし，一様になったら落とし蓋をして軽く押し，1～3日後ぐらいに食べる．変敗を起こす原因菌はシロハタの低温性細菌 *Pseudomonas* とおからの *Bacillus* である．山口県の唐寿司は合わせ酢をあてたおからを用い，酢締めをしたイワシやコノシロで切り身寿司や姿寿司にする．

愛媛県のいずみや（丸寿司）は小ダイ，イワシ，アジなどを背開きして骨や内臓を除き，塩で締めて甘酢に浸す．おからは空炒りし，刻みショウガやアサの実を混ぜる．祭りや祝事でも食べられる愛媛県の代表的な味である．使われる魚は地元で獲れる旬の小魚が主であるが，時にはタイやアマギなどを使うこともある．小魚に由来する *Pseudomonas fluorescens*，おからに由来する *Bacillus subtilis* による変敗がある．

高知県の中村市付近ではおからとイワシを使った寿司をろくたやと呼ぶ．イワシは骨や内臓を取って一晩塩漬けし，酢に浸す．おからは合わせ酢とカツオ節を混ぜて炒り上げる．おからに由来する *B. subtilis* による変敗がある．

長崎の郷土料理であるオカベ寿司は，寿司飯の代わりにおからを用いた握り寿司である．古くは江戸時代から食されてきた．オカベとは豆腐の異名で，豆腐が白壁に似ていることから付いた名である．魚はマイワシやアジを使う．丸く握ったおからに締めておいた魚を水切りし，貼りつけて成形する．主な微生物はおからに由来する *Bacillus*，*Micrococcus*，*Lactobacillus* である．

（2）サバの寿司

福井県の焼きサバ寿司は，若狭地方のサバを使う場合が多い．サバ寿司に使うサバはヘシコと呼ばれる．ヘシコとは糠漬けの魚のことで，この地方ではサバのほか，イワシ，アジ，フグなども使用する．ヘシコサバは1週間の塩漬けの後，糠床に漬けておく．ヘシコは6か月程度で食用になるが，さらに6か月は保存できる．これを塩抜きして飯と麹と混ぜ合わせ，寿司桶の中で約半月か

ら1か月発酵させたものがヘシコ寿司である。発酵後のヘシコサバを焼き,寿司飯に載せる。ヘシコサバより分離同定した乳酸菌は *Pediococcus halophilus*,*P. pentosaceus*, *P. urinaeequi* が優勢種であった。そのほかに *Enterococcus faecalis*, *Lactobacillus plantarum*, *Leuconostoc mesenteroides* を分離同定した。また,酵母では *Zygosaccharomyces rouxii* をはじめ *Zygosaccharomyces* 属が優勢種であった。漬け込み初期に分離される乳酸菌はヘテロ型桿菌,ホモ型の連鎖球菌(もしくは桿菌)であった。乳酸菌数が増加する7日目以降は,ほとんどが好塩性四連球菌の *Tetragenococcus halophilus* であり,サバ糠漬けヘシコの主要乳酸菌であった[42]。

　京都府のサバ寿司は春,夏,秋,冬といずれの京都の祭りにも欠かせない寿司である。京サバ寿司の特徴は,昆布を使い旨みを出すことにある。サバ,寿司飯,昆布のバランスのとれた味でサバの棒寿司と言われる。サバは塩サバにした後,よく洗ってから酢に浸し,身が白くなったら酢から上げ,表皮を取り,身の内側の厚い部分をそぎ取っておく。寿司飯をサバの大きさに合わせて棒状にし,サバの身を貼る。尾のほうは身が細くなっているため,先にそぎ取った身をここに足す。全体を茶巾で包んで成形した後,竹皮に包んで一晩押しにかける。サバ寿司の微生物は乳酸菌の *Lactobacillus*, *Streptococcus*,一般細菌の *Bacillus*, *Corynebacterium* であり,これらの微生物により酸敗,着色,軟化することがある。

　大阪府のバッテラ寿司(サバ寿司)は,以前は尾頭を付けた姿寿司であったが,現在では塩サバを三枚におろし,食塩にあてた後,水洗いして酢で締め,半身を棒寿司とする。昆布を巻くので松前寿司とも言われる。サバの身を薄くして,バッテラ型(オランダ語でボートの意味)に入れ,酢飯を載せ,上から押して下へ抜いて作ったのがバッテラ寿司の語源であるが,現在は長方形である。バッテラ寿司の微生物は乳酸菌の *Lactobacillus*, *Enterococcus* や一般細菌の *Bacillus*, *Micrococcus* である。

　岡山県のサバ寿司は,秋祭りの料理として作られる尾頭つきの姿寿司である。塩サバを背開きして塩出しを行い,小骨,中骨,ひれを取り,2日ほど酢に漬けて身を締める。これに寿司飯を詰め込んで竹の皮で包み,寿司桶に並べて軽く押して仕上げる。検出される微生物は乳酸菌の *Lactobacillus*, *Enterococcus*

が多い。また，葉ワサビ寿司は，散らし寿司の上に2杯酢で漬けた葉ワサビを散らす。寿司との相性のよさ，色合いの鮮やかさで奈義町の行事食になっている。ワサビには *Escherichia coli* と *Staphylococcus epidermidis* が多い。*E. coli* と *S. epidermidis* に対する生ワサビの揮発性成分と水溶性成分の抗菌効果を検討した結果，*S. epidermidis* に対する抗菌効果が認められた[43]。

島根県の焼きサバ寿司は，焼きサバをほぐして寿司酢に漬けておき，飯の上に焼きサバ入りの寿司酢をかけ，寿司飯をならし，錦糸卵，カマボコ，インゲンマメ，海苔，ニンジン，シイタケ，タケノコなどを混ぜる散らし寿司である。微生物変敗は焼きサバの耐熱性芽胞菌 *Bacillus* と乳酸菌の *Lactobacillus* に由来する場合が多い。

熊本県のサバの散らし寿司は，薄切りにした酢締めのサバを飯に混ぜ込んだ散らし寿司である。野菜を入れない，サバだけを使った散らし寿司である。サバを三枚におろし，身を塩で締めた後，さらに酢で締めてから小口の切り身にする。これを酢，砂糖，塩，醤油，ショウガ汁を合わせたつけ汁に浸し，つけ汁ごと寿司飯を混ぜる。微生物は細菌の *Lactobacillus*, *Bacillus*, *Micrococcus* と酵母の *Saccharomyces* が多い。また，ネマリ寿司は発酵寿司である。ネマルとは腐るの意味で，クサレ寿司（ナマナレ寿司）ということになる。魚は主にアユであったが，コノシロも使われる。魚を背開きにして内臓と中骨を取り，約1か月塩に漬けておく。その後，塩出しして，腹に麹と刻みショウガを混ぜた飯を詰め込み，寿司桶に並べ，隙間にユズを散らしながら重ねていく。重石は最初は軽く，次第に重くする。2週間から1か月で発酵するので麹寿司とも呼ばれている。微生物は乳酸菌の *Lactobacillus*, *Enterococcus* と一般細菌の *Bacillus* が多い。サバ寿司は，低温で保存すると寿司飯が老化してしまうことから，常温で保存するのが一般的である。このことから夏季の高温時には微生物の増加が早く，包装袋の膨張が生じることがある。包装サバ寿司の膨張原因菌は *Lactobacillus plantarum* と *Pediococcus pentosaceus* である[44]。

また，富山県のオセ寿司は，焼いてほぐしたサバを飯と飯の間に挟み，一番上に海苔を載せ，重石をかけて一晩おくと完成する。発酵が進むと *Enterococcus*, *Lactobacillus* などの乳酸菌が増加する。

和歌山県のサバ寿司からは *Lactobacillus plantarum* が多く検出され[25]，また

表1.5　サバ寿司の微生物

微生物の種類	微生物名
乳酸菌	*Pediococcus halophilus*, *P. faecalis*, *P. pentosaceus*, *P. urinaeequi*
	Enterococcus faecalis, *Lactobacillus plantarum*, *L. otakiensis*
	Leuconostoc mesenteroides, *Tetragenococcus halophilus*
その他の細菌	*Escherichia coli*, *Staphylococcus epidermidis*, *Micrococcus*
	Bacillus, *Corynebacterium*
酵母	*Zygosaccharomyces rouxii*

L. alimentarius, *L. coryniformis* が検出されている[45,46]。

表1.5にサバ寿司の微生物を示す。

（3）ジャコ（雑魚）の寿司

和歌山県紀ノ川流域や広島県の因島、生口島、高根島にかけてのジャコ寿司はシバ寿司とも言われている飯寿司である。5cm内外の雑魚を使った発酵寿司で、改良型ナマナレ寿司に属する。

昔は紀ノ川で雑魚が豊富に獲れたことから、これを素焼きして煮付けたものを寿司にした。この寿司は、夏は握りで食べ、秋祭りのころになると寿司箱に押して、1日たって味がなじんだものを食べた。現在ジャコ寿司は商品化され、紀の川市などの特産品になっている。一般的に使用される魚はサンマ、ホッケ、キンキ、カレイなどが多い。野菜はキャベツ、ダイコン、ニンジン、ショウガ、キュウリ、タマネギ、サンショウなどが使われる。米、米麹を用いるので乳酸菌の *Lactobacillus* が多い。雑魚は一度蒸し焼きにし、煎茶や番茶で下煮して魚の臭みをとる。

広島県の因島近辺のジャコ寿司はシバ寿司とも言われ、約1か月の発酵がなされる。麹併用の発酵寿司であり、魚はタイ、キス、ママカリ、タコなどをまとめて漬ける。瀬戸内海地域で麹入りの発酵寿司は少ない。

また、雑魚を焼き、甘辛く味付けてから寿司飯とともに握るジャコ寿司の場

合，イワシ類（カタクチイワシ，マイワシ，ウルメイワシ，シロウオ，イカナゴなど）の仔稚魚（シラス）を食塩水で煮た後，天日などで干したものを使うので，検出される微生物は，*Pseudomonas* 属，*Bacillus* 属，*Alteromonas* 属が中心である。

(4) サンマの寿司

サンマ寿司は，脂の少ないサンマにユズの果汁を使用した押し寿司である。サンマは頭を落とさないようにして腹開きにし，内臓を取り塩をふって5～6時間おく。これを酢で洗い，腹骨と小骨を取りユズのしぼり汁，酢，砂糖，塩をかけ，裏返してそのまま約1時間漬ける。これをネタにして寿司飯で握る。サンマ寿司にヒスタミン産生菌（*Morganella morganii*，*Klebsiella oxytoca*）が付着していると，保存温度が不適切な場合や長期保存した場合，菌が増殖した結果，ヒスタミンが魚肉中に蓄積するため，これらを喫食すると食中毒になる。

また，三重県のサンマ寿司は，サンマの頭を落とし内臓を取り，腹から三枚におろし，腹骨をすいて塩をまぶして約1時間おく。水分を切って，ユズの輪切りを入れた酢に漬ける。寿司にするには，酢からあげて一昼夜寝かせたものを使う。ラップを広げ，その上にサンマを置き，カラシをぬり，寿司飯を載せてラップで巻き，包丁で切る。サンマ寿司の微生物は *Bacillus*, *Pseudomonas*, *Vibrio*, *Staphylococcus* の4属で全体の70%以上を占めていたが，その後 *Pseudomonas* と *Vibrio* 属の割合が減少し，逆に，*Bacillus* と *Staphylococcus* 属の割合が増加してきた。嫌気培養では，*Bacteroides*, *Clostridium*, *Lactobacillus*, *Staphylococcus*, *Enterobacteriaceae* 科などの細菌が検出された[47]。

和歌山県のサンマ寿司は，秋から冬にかけてサンマを用いて作られ，発酵寿司と早寿司がある。サンマの頭と中骨を取り，酢で洗った後，身が浸かるほどの酢の中に2時間くらい漬けてから引き上げる。サンマの大きさに細長く酢飯を握り，サンマを上に載せて，魚と酢飯がなじむように押さえて成形する。サンマは別名，サエラ，サイラとも言われるため，サエラ寿司，サイラ寿司とも呼ばれている。サンマ寿司より分離される微生物は乳酸菌の *Lactobacillus*, *Enterococcus*, *Streptococcus* が多く，これらの菌により酸敗する場合が多い。特

に，*L. curvatus*，*L. brevis* が検出されているが，主要な乳酸菌は *L. sakei* であり，食味や風味に寄与している[48]。

（5） マスの寿司

富山県のマス寿司は，川マスで作る押し寿司である。寿司飯の上に酢締めのマスを載せ，笹の葉で包み，曲物の容器に入れたもので，伝統的な富山の名物である。微生物菌叢は保存期間が経過するとともに乳酸菌の *Lactobacillus*, *Enterococcus* が増加した。マス寿司は20～25℃で流通することが必要で，消費期限は48時間が適当である[49]。

マス寿司の一般生菌数については，マスの部分は保存開始時6.1×10/gで，15℃では48時間まで増加せず，72時間で急激に増加し1.2×10^6/gとなり，20℃では24時間まで増加せず，48時間で増加し，72時間で4.4×10^7/gとなった。飯の部分は保存開始後1.1×10^3/gであったが，20℃で72時間後には3.2×10^7/gとなった。また乳酸菌の *Lactobacillus*, *Pediococcus* はマス部，飯部ともに時間の経過とともに増殖し，1.0×10^7/gとなった。

（6） 稲荷寿司（油揚げ寿司）

埼玉県の油揚げ寿司は細長い稲荷寿司である。稲荷寿司の変敗によるシンナー臭生成は二次汚染された *Wickerhamomyces anomalus* の酵母に由来する。

愛知県の油揚げ寿司は，甘辛く煮た油揚げの中に寿司飯を詰めた寿司である。基本は油揚げを半分に切り，内側をはがして袋にし，さっと茹でて油抜きをして水気を切っておくことである。油揚げ寿司の微生物は野菜に由来する *Micrococcus*, *Bacillus* などの一般細菌と油揚げに由来する酵母の *W. anomalus* が多い。

大阪の稲荷寿司は，寿司飯に具を調味したものを混ぜて三角形に切った油揚げに詰める。具はニンジン，ゴボウが中心である。微生物変敗は二次汚染菌である酵母の *W. anomalus* によるシンナー臭の生成が多い。

市販の寿司用油揚げに黒色斑点が生成している場合がある。黒色斑点の原因菌は *Cladosporium* であり，この油揚げは160～180℃で10～15分間の加熱工程を経て製造されているので，原因菌は揚げ工程以後の包装までの工程であると

思われる．さらにこの原因菌はリパーゼを産生しないので，油揚げの表面に付着している豆腐の微粒子を資化していると思われる[50]．

稲荷寿司用の油揚げは油抜きを行い，ダシで煮込んでいるので微生物は少ない．また稲荷寿司用の寿司酢は砂糖が多く入っており，寿司飯にもち米を混ぜる場合もあり，比較的微生物は生育しにくい．

(7) 棒寿司

姿寿司は，魚の頭や骨，尾を取り，おろし身だけを寿司にする棒寿司となった．この棒寿司の飯と魚の外側をさまざまなもので巻いたのが巻き寿司である．

千葉県の太巻き寿司（細工寿司）は，祭り寿司と言われ，ホウレンソウ，ニンジン，漬け物類などを加えて，切り口が花柄や幾何学的な図柄になるように細工をして巻くことから細工寿司とも言う．太巻き寿司の微生物変敗はシンナー臭生成による変敗が多く，これは二次汚染された *Wickerhamomyces anomalus* の酵母に由来する．また，*Enterococcus*，*Lactobacillus* の乳酸菌による酸敗もある．

京都府の地海苔の巻き寿司は，寿司飯にカンピョウ，ゴボウ，ニンジン，厚焼き卵，ホウレンソウ，ガンギ，たくあんを載せて岩海苔で巻く京丹後市の行事食である．一般的に巻き寿司の微生物変敗は酵母の *W. anomalus*，*Saccharomyces cerevisiae* による変敗と乳酸菌の *E. faecalis*，*L. fructivorans* による酸敗が多い．

京都府の雀寿司は，昔は大阪市福島区の雀寿司として有名であった．エブナ（江ブナ，イナ：ボラの稚魚）を発酵寿司にした姿寿司で尾を立たせて酢飯を詰め，胴体を丸くして雀に似せた．その後，小ダイを用いた早寿司になった．現在では成魚タイの切り身を貼った棒寿司になったが，雀寿司として親しまれている．小ダイの雀寿司には低温細菌の *Pseudomonas* や *Vibrio* などの付着が知られているが，*Pseudomonas* には寿司の変敗と関係した細菌が多い．

(8) 押し寿司

山形県の塩引き寿司は，塩漬けした紅サケの押し寿司で，塩引きの薄い切り身を寿司飯に載せて1個ずつ押し抜く方法と，数個分まとめて抜いて後から切

り分ける方法とがある。サケの紅と寿司飯の白の色合いから，婚礼などの祝い事や節目の膳には欠かせぬ1品である。近年は，三枚におろしてからさらに塩にあてて，冷蔵庫で一晩締める方法が一般的である。検出される微生物は乳酸菌の *Enterococcus*，*Lactobacillus* が中心である。

　静岡県のゲンナリ寿司は，その大きさにゲンナリすることから名づけられたが，「ゲン（縁起）が成る」を語源とする説もある，祝いの時に作られる寿司である。寿司飯にキンメダイ，厚焼き卵，ニンジン，シイタケ，紅白のオボロを載せて押し寿司にする。伊豆稲取のキンメダイ漁は明治時代から始まっている。キンメダイの微生物は飼料生物が関係している。キンメダイの主要な飼料生物としては，ハダカイワシ類やワニトカゲギス類，キュウリエソやホウライエソなどの魚類，イカ類，エビ類，オキアミ類などが知られている[51]。検出される微生物は *Bacillus*，*Pseudomonas*，*Enterococcus* が多い。

　大阪寿司は，木枠にアナゴ，エビ，タイ，イカ，厚焼き卵などを並べて押し寿司にしたものである。昆布ダシをきかせた寿司飯と具の調和が特徴の寿司である。大阪寿司は押し寿司3種と太巻き寿司，伊達巻き寿司を盛りつける。大阪寿司の微生物は厚焼き卵の *Bacillus*，*Micrococcus* の一般細菌と魚類に由来する *Pseudomonas*，*Lactobacillus* が混在する。

　岡山県のコケラ寿司は，寿司飯を平らに広げ，これに具を順に重ねて押し寿司にしたもので，具にはシラス干し，カンピョウ，シイタケ，高野豆腐，ニンジン，カマボコ，錦糸卵，締めサバ，サンマ，アジなどを使用している。検出される微生物は野菜類に由来する一般細菌の *Micrococcus*，*Bacillus* と締めサバ，サンマ，アジに由来する *Pseudomonas* であるが，押し寿司にすると *Enterococcus* や *Lactobacillus* などの乳酸菌が増えてくる。

　広島県の角寿司は芸北地域周辺の郷土食で，押し抜き寿司である。締めサバ，アナゴ，薄焼き卵，シイタケなどを細の目切りにし，桜デンブ，木の芽，アサリなどの具を使い，木箱に詰めた酢飯の上に載せて押し出す押し寿司である。変敗微生物は締めサバ，アナゴ由来の乳酸菌 *Lactobacillus*，*Enterococcus* と，野菜や薄焼き卵の *Bacillus*，*Micrococcus* が中心となる。

　山口県東部のアンコ寿司は，白米が貴重だった時に米を節約するために考えられた押し寿司で，飯の中に野菜などの具をあんとして包み込むところからき

ており，小豆のあんこではない。変敗微生物は，あんと寿司飯に共通する *Bacillus* の増殖による軟化と異臭である。宇部市に伝わるゆうれい寿司は，もともとは真っ白な寿司飯の上に柳の葉を載せただけの寿司であったが，寿司飯の下にイカ，エビ，タコ，山菜，ツナ（マグロ），味付けシイタケ，アナゴなどが隠されており，その下に五目散らし寿司が配されている。微生物変敗は，*Staphylococcus aureus*, *Salmonella*, *Lactobacillus* による食中毒，酸敗と酵母の *Wickerhamomyces anomalus* によるシンナー臭である。

愛知県，岐阜県方面の郷土料理であるモロコ寿司は，甘辛く煮たモロコ（小魚）を使った押し寿司である。モロコは腹が裂けると苦味が出るので，弱火で煮る。酢，ショウガを用いると川魚独特の臭みが抜ける。モロコ寿司の微生物は川魚に由来する *Pseudomonas*, *Bacillus*, *Micrococcus* の細菌が主である。

（9） 箱寿司

長崎県の大村寿司は，昆布味の寿司飯と具を交互に重ね，まとめて押さえつける箱寿司である。寿司飯を箱の中に敷き，具を散らした後，再び寿司飯を敷いて具を載せる。具は甘辛く煮付けたゴボウ，シイタケ，カンピョウ，タケノコ，フキなどの野菜と錦糸卵，オボロなどである。タイ，ヒラメ，サバ，エビ，アジなどの旬の魚が使用される。これらを入れた後，落とし蓋をして重石を載せて味をなじませる。多くの具材を使用するので *Bacillus*, *Micrococcus*, *Lactobacillus*, *Enterococcus* などの微生物が多く，特に野菜，錦糸卵，オボロに起因する *Bacillus*, *Enterococcus* が多い。

福岡県の柿の葉寿司は，筑前，筑後地方の郷土料理である。寿司飯にシイタケ，ニンジン，ゴボウ，鶏肉などを細かく刻んで甘辛く味付けしたものを混ぜ，ひと口サイズに握り，上にコノシロ，シイラ，サバなどの魚の酢締めの切り身やソボロ，錦糸卵などを載せ，これを柿の葉で包み木箱に詰めて一晩おき，味を馴らしてから食べる。柿の葉寿司の微生物変敗は塩サバの *Lactobacillus*, *Streptococcus*, *Staphylococcus*, *Bacillus*, *Corynebacterium* によるものである。また，野菜類に起因する *Bacillus*, *Micrococcus*, *Escherichia coli* などの細菌と魚類に起因する *Lactobacillus* などの乳酸菌が検出される。

山口県の岩国寿司は殿様寿司とも言われ，サワラやアジなどの魚とレンコン

のほか甘辛く煮たニンジン，シイタケ，ゴボウなどの野菜，さらに錦糸卵やシュンギク，サンショウ，青ジソなどを寿司飯の上に載せた箱寿司である。変敗微生物はサワラやアジの *Pseudomonas*, *Vibrio* と，野菜類の *Micrococcus*, *Bacillus*, *Lactobacillus* が中心となる場合が多い

　香川県の石切り寿司は，小豆島に伝わる箱寿司で，具はサワラなどの旬の魚を用い，これを塩で締めた後，切り身にしてさらに酢で締め，エビやシイタケ，卵焼きを寿司飯の上に載せる。魚の上には臭みとりを兼ねて飾りとしてサンショウの葉を添えている。石切りとは，寿司箱の上で石を押して抜き出して切るという意味で，木枠に酢飯を詰め，具材を並べた後，重石を載せて一昼夜寝かせて飯を固める。変敗微生物はエビ，サワラ，アナゴに由来する *Pseudomonas*, *Vibrio* と，シイタケ，卵焼きには *Pseudomonas*, *Moraxella*, *Acinetobacter*, *Arthrobacter*, *Micrococcus*, *Staphylococcus* が検出される。

(10) 赤身魚の味付け寿司

　神奈川県のアジ寿司は，アジのゼイゴとウロコ，頭と内臓を取り，水気をきって三枚におろす。このアジを塩で締め，身をザルに載せ，さらに塩で1〜2時間締める。このアジを三杯酢で身が白っぽくなるまで30分間ほど漬けて皮を剥ぎ取り，三杯酢で酢締めにし，さらに身を引き締めて味を含ませる。これをネタにして寿司飯で丸く握る。アジには筋肉に水性細菌の *Pseudomonas*, *Vibrio* が多く付着している。また好塩細菌である *Vibrio parahaemolyticus* は一般細菌よりも増殖が速く，アジの表面を優占する。

　三重県の手捏ね寿司はタレに漬け込んだカツオやマグロの刺身と寿司飯を手で混ぜて食べる漁師料理である，手捏ね寿司の微生物変敗はマグロの発光菌である *Photobacterium phosphoreum* によるものが多い。

　宮崎県の魚寿司は，イワシ，アジ，サバなどを用いた姿寿司である。イワシは頭を取って腹開きに，アジとサバは背開きにして内臓と骨を取り，これらを食塩で締めた後，さらに酢で締める。イワシは寿司飯を飯に貼りつけ，アジやサバは背中から寿司飯を詰めこんで成形した後，寿司箱に入れ，重石を掛けてなじませる。微生物は魚介類に由来する *Pseudomonas* が中心であるが，重石を掛けてなじませると乳酸菌の *Lactobacillus* が増殖してくる。

沖縄県の大東島だけに見られる大東寿司は，沖縄県唯一の郷土料理としての握り寿司である。醤油やみりんなどをブレンドしたタレに，サワラやマグロを漬け込んだ握り寿司である。漬ける時間は短く，寿司飯の間に挟むのはワサビではなく，練りカラシである。微生物はネタの魚介類に由来する *Pseudomonas*, *Vibrio* が多い。

マグロ，カツオ，カジキ，サバ，イワシ，アジ，シイラ，サンマ，ブリ，サワラなどの赤身魚はヒスタミンの前駆物質となる遊離ヒスチジンが700～1,800 mg/100g と非常に多いので，微生物の産生する脱炭酸酵素によりヒスチジンを産生してヒスタミン食中毒になる場合がある。

ヒスタミン産生菌は大きく分けると海水中に存在する海洋性細菌と，ヒトや動物の腸管内にいる腸内細菌の2種類がある。海洋性ヒスタミン産生菌は，漁獲時にすでに魚に付着している可能性があり，*Photobacterium phosphoreum*, *P. damselae* がある。腸内細菌のヒスタミン産生菌は漁獲時に魚を処理する時に魚に付着してしまう菌で，*Morganella morganii*, *Raoultella planticola*, *Citrobacter freundii*, *Enterobacter aerogenes*, *E. cloacae*, *Hafnia alvei* がある。これらには25～40℃で発育する中温菌と，0～10℃で発育する低温菌がある。

(11) その他の各地の代表的な寿司

北海道のシシャモ寿司のシシャモは皮を剥いて三枚に下ろし，寿司飯で握る。シシャモの微生物の増殖はpHの影響を強く受け，pH 5.0以下では低温性細菌の増殖が止まり，変敗性の *Pseudomonas* や食中毒菌である *Vibrio*, *Staphylococcus aureus* の増殖も停止するが，*Lactobacillus*, *Pediococcus* の乳酸菌が増殖する。

青森県のイカ寿司はイカの足と内臓を取って茹で，イカの中にキャベツ，ニンジン，ショウガ，酒，酢，塩を詰めて重石を載せて1～2週間漬け込む。イカには発光性細菌が生息しており，中でも発光強度が高い *Photobacterium phosphoreum* の波長は475nmで青色に発光し，*Vibrio fischeri* Y-1株は最大発光波長535nmで黄色に発光する。また，ニシン寿司はニシン，津軽のもち米，本醸造酢，ショウガ，ニンジンで漬け込み，熟成させて棒寿司や押し寿司にする。通常は麹を使用しない。ニシン寿司には乳酸菌の *Lactobacillus* およ

び酵母の *Pichia* が増殖して変敗することが多い。

　また，秋田県のコハゼ寿司は，コハゼの実で色づけした漬物を利用した紫紺色の寿司で甘味があり，酸味もある。作り方はもち米の飯と砂糖を合わせ，寿司桶にコハゼの実漬けと寿司飯を重ね，笹の葉で覆い，押し蓋をして重石を載せ，3～5日間熟成させる。微生物は一般細菌である *Micrococcus*, *Bacillus* が多い。秋田県には赤シソやヤマブドウの実で色づけした赤寿司もある。鶏頭の花を思わせる赤色から，「けいとまま」とも言われる。うるち米もしくはもち米の飯に梅漬けにした赤シソやキュウリの古漬けを混ぜ，塩と麹と合わせて寿司桶に入れて，押して通常2日間漬け込み，軽く発酵させる。漬け込み直後から多くの乳酸菌が確認され，pH が4.5以下の食品では *Clostridium botulinum* の生育が抑制されるが，漬け込み12時間以降，pH は4.5以下になり，漬け込み24時間以降には，食中毒菌の *Salmonella*, *Staphylococcus aureus* が陰性になる[52]。

　また，秋田県のナス寿司は，小ナスを飯とともに漬けたもので，ナスだけを漬けるものと食用菊を入れるものとがある。前者はふかしナス，ふかけ漬け，後者はナスの花寿司，菊花漬けと呼ばれる。微生物はナスに由来する *Bacillus*, *Micrococcus*, *Lactobacillus* が中心である。

　東京神田の笹巻きぬきすしは，江戸の握り寿司の古い形をとどめる寿司である。寿司ネタを載せた握り寿司を殺菌効果があると言われる笹の葉で巻いたもので，笹の特有の香りで魚の生臭さを抑えている。けぬきすしとは魚のおろし身に残った小骨を毛抜きで抜き取ったことからついた名である。魚は塩で締めてから酢をくぐらせて使用する。用いる魚はタイ，サワラ，アザイ，サヨリ，コハダ，アジ，貝柱などである。江戸前握り寿司の原型と考えられる。また寿司ネタにおぼろ，卵焼き，岩海苔を用いることもあるので，*Pseudomonas*, *Micrococcus*, *Bacillus* の一般細菌や酵母による汚染もある。

　伊豆諸島の島寿司は，季節に応じてメダイやメカジキなどを用い醬油とみりんを使ったタレに漬けて握ったものである。伊豆諸島ではワサビが手に入りにくいのでカラシを使う。温暖な気候であるため微生物変敗は多く，*Bacillus*, *Micrococcus*, *Lactobacillus* などの細菌および *Pichia*, *Hansenula* などの酵母によるものもある。

静岡県の田子寿司は西伊豆田子地区に伝わる郷土料理で，甘く煮たシイタケ，ニンジン，カンピョウを寿司飯の間に挟んだものを山ミョウガの葉で挟んで重石をして作る押し寿司である。微生物変敗は山菜などの野菜に由来する細菌の *Bacillus*，*Micrococcus*，*Pseudomonas* や *Pichia* などの酵母に由来する場合が多い。

　三重県のコノシロ寿司は桶に漬ける前に飯をコノシロの腹に詰め，コノシロとコノシロの間にも飯を詰める。この飯をアイサノ飯という。飯に多い *Bacillus subtilis* がコノシロ寿司の軟化変敗の中心菌である。

　京都のハモ寿司のハモは高級食材として扱われるが，ハモは骨切りが必要である。ハモの身を開いて熱湯にくぐらせ，すぐに冷水で仕上げたものを使い，上に裏ごしをした梅肉を添えたものは握り寿司，箱寿司にし，蒲焼きにしたハモを載せた棒寿司や，海苔巻きの芯にしたものもある。ハモの食性は肉食性で小魚，甲殻類，頭足類などを捕食するのでハモに多いのは海洋性微生物である *Pseudomonas*，*Vibrio*，*Alteromonas*，*Bacillus* が多い。

　また，冬場に作られる京都の蒸し寿司は，散らし寿司（五目寿司）を茶碗蒸し風にセイロに入れて蒸してから食べる。温かいので温寿司とも言う。湯気で酢が飛んでしまわないように後からかける場合もある。具はシイタケ，焼きアナゴ，クリ，オボロ，キヌサヤ，錦糸卵，すだれ麩など旬のものを混ぜている。セイロに入れて蒸すので微生物による変敗は少ないが，植物性素材に由来する *Bacillus*，*Micrococcus*，*Pseudomonas* により軟化変敗することがある。

　京都のナス寿司はサバとナスを使った発酵寿司であるが，この寿司の特徴は廃棄物を使用する点である。サバ寿司を作る時に大量に出る頭やヒレ，骨などを利用し，10〜14日間発酵させる。このため二次汚染微生物が多いので，早く食べる必要がある。

　岡山県のサワラのコウコ寿司は，サワラを刺身のように切り，酢に漬け，寿司飯にサワラ，小さく切ったたくあん，アラスカエンドウ，木の芽などを混ぜた散らし寿司である。サワラのコウコ寿司は，陸揚げされたサワラを使って豊漁を祝い，漁業の安全を願って，明治の中ごろから作り始められた。サワラより *Escherichia coli*，*Pseudomonas fluorescens*，*Pasteurella pneumotropica*，*Brevundimonas vesicularis*，*Serratia fonticola*，*Burkholderia pseudomallei* お

よび *Aeromonas salmonicida* が検出された[53]。

　また，祭り寿司は，飯の中に具を混ぜ込む寿司である。これは時の領主の施策に従ったもので，魚介類と山野菜をふんだんに混ぜ込んだ寿司である。春はサワラ，フキやタケノコ，秋にはマツタケなど，時季によって入れる具材はさまざまである。このため検出される微生物も季節により異なり，野菜類に由来する *Bacillus*，*Micrococcus*，魚に由来する *Pseudomonas*，*Vibrio* が多い。

　また，島根県のめのは寿司は，ワカメを使用した寿司である。カマスのほぐしたものとめのは（板ワカメ）を寿司飯に混ぜる散らし寿司である。変敗微生物は板ワカメの *Micrococcus*，*Bacillus*，*Staphylococcus* とカマスの *Pseudomonas*，*Bacillus* が原因となる場合が多い。

　徳島県のボウゼの姿寿司は，ボウゼを酢締めした後，背開きにして酢に浸し，寿司飯を詰めるように押さえ込み成形する。ボウゼのほかにアジやコノシロを使うこともあるが，主に活用されているのはボウゼである。ボウゼの身が程よく収まるよう，ある程度大きめに握る。飯に由来する *Bacillus* により変敗することがある。

　高知県の寿司皿鉢は，サバの姿寿司，タチウオの押し寿司，アジの姿寿司など新鮮な魚身を使った寿司を皿に盛る。さらに昆布巻き寿司，海苔巻き寿司なども盛り込まれる。高知県では刺身を大皿に盛る料理を皿鉢料理と言う。微生物変敗はサバやタチウオ，アジに由来する低温性細菌 *Pseudomonas* が中心である。

　また，同じ高知県の田舎寿司はリュウキュウ（ハスイモの茎）を用いたリュウキュウ寿司，ミョウガを用いたミョウガ寿司，コンニャクを用いたコンニャク寿司，タケノコを用いたタケノコ寿司を1～2貫ずつ盛り合わせたものである。微生物変敗は野菜類に由来する乳酸菌の *Lactobacillus*，*Enterococcus* や *Bacillus*，*Micrococcus* などの一般細菌が多い。また，ギンブロウ寿司は，軟らかく煮たインゲン豆の一種であるギンブロウと，味付けしたコンニャク，シイタケ，切干しダイコンを混ぜ合わせた五目寿司である。微生物変敗は，野菜類に由来する *Bacillus*，*Serratia*，*Lactobacillus* などの細菌や酵母の *Candida*，*Pichia* による場合が多い。

　佐賀県の須古寿司は，ムツゴロウを使った押し寿司である。寿司飯を寿司箱

に詰め，小分けに区切りを入れ，ムツゴロウの蒲焼き，錦糸卵，カマボコ，ゴボウ，紅ショウガなどの具材を載せ，軽く押して切り分ける。須古寿司による中毒では佐賀県での法事参加者のうち202名が下痢，発熱などの症状を呈したことがある。原因菌として *Salmonella* Enteritidis が検出され，原因食品として法事で提供された須古寿司が疑われた[54]。

また，大分県のヒタン寿司は，日田発祥と言われる高菜巻きを中心に，アユ，ウナギ，ドンコ，漬物，納豆，ヤマイモ，ネギを利用した一口サイズの握り寿司である。微生物はアユ，ウナギに由来する *Pseudomonas*, *Bacillus* と，野菜に由来する *Micrococcus* が多い。

鹿児島県の酒寿司は，寿司桶に甘味の強い地酒をふりかけながら寿司飯と具を交互に重ね，一番上にはきれいな具材を置いて，落とし蓋をし，重石をして軽く押して作る散らし寿司である。具材はタケノコ，ニンジン，シイタケ，カンピョウ，キクラゲ，錦糸卵，サンショウ，木の芽などである。桶に酒で味付けされた飯とさまざまな野菜を盛り発酵させた寿司であるので，微生物は野菜に由来する *Bacillus*, *Micrococcus* などの細菌と，酒に増殖する酵母の *Saccharomyces*, *Pichia*, *Wickerhamomyces* が多い。

また，サツマスモジはニンジン，ゴボウ，カンピョウ，卵焼きを入れた散らし寿司のことで，「スモジ」とは，宮中の女房言葉から出たものである。サツマスモジは高級な材料は使わず，身近で採れる季節の食材を使って作る庶民の寿司として親しまれてきた。使用する具材は野菜と卵焼きであるので，変敗する微生物は食材に由来する *Bacillus subtilis* などの細菌と，酵母の *Saccharomyces cerevisiae* で，異臭が発生することがある。

1.3 寿司の微生物変敗と制御

1.3.1 米飯の微生物変敗と制御

電子ジャーへの入飯試験の結果，グリセリンカプリル酸エステルを含む配合剤を容器内壁に最低25mg付着残存させることにより，変敗臭を著しく減少させることが可能であることを認めた[55]。

米飯に使用されているpH調整剤による細菌抑制効果を検証したところ，お

にぎりなどの米飯にpH調整剤を添加する場合は，混ぜ合わせ法よりも炊き込み法のほうがpH値が一定する。また無調整弁当におけるpH域は6.5～6.7である。pH調整剤を0.3%添加するとpH域は5.6～6.0になった。pHを低下させることにより一般細菌数，大腸菌群の急激な増殖を抑制することができた[56]。なお，pH調整剤の成分は，氷酢酸，酢酸ナトリウム（無水），ポリリン酸ナトリウム，グリシン，その他天然物である。

酢酸pH調整米飯中での細菌数の変化を検討した[57]。10%酢酸水をもって炊飯に使う水道水をpH 3.02, 3.40, 3.68および4.77に調整した炊飯水で炊き上げた米飯のpHは，それぞれpH 4.56, 5.00, 5.42および6.00となった。対照の水道水炊飯米飯はpH 6.44であった。これに，*Escherichia coli* と *Staphylococcus aureus* を接種して，室温に放置して経時的に細菌を検討した結果，pH 4.56の米飯については3日後でもほとんど菌の増殖は認められず，*E. coli* と *S. aureus* も検出されず，直後からの変化は認められなかった。しかし，pH 5.00の米飯は一般細菌数は2日後で1.0×10^6/gに上昇し，*S. aureus* も1.0×10^5/gまで増殖した。

これに反して *E. coli* は3日目になっても増殖は抑制され，変化は認められなかった。pH 5.42以上の米飯では両菌種に対してほとんど抑制効果は認められなかった。

米飯の保存温度は25～37℃で最も細菌の増殖が速く，50℃付近やそれ以上，あるいは4℃以下では細菌の増殖は抑制される[58]。

米飯の変敗は単純である。その理由は米飯の成分は単一のでんぷんであり，100℃で炊き上げるので残存微生物は *Bacillus* に限られ，通気性があるので嫌気性菌は増殖しないことによる[57,59]。

米飯の変敗には炊飯後に空気中や器具から混入する二次汚染菌の影響も考えられるが，むしろ釜に付着して残存していた *Bacillus* 芽胞が変敗原因菌として重要である。

加工米飯では *Bacillus* による食中毒が生じている。多く検出されるのは *B. subtilis*, *B. megaterium*, *B. cereus* であり，でんぷん分解力を示さない *B. laterosporus*, *Brevibacterium brevis* は米飯の変敗には関与しない。*Bacillus* の菌数が1.0×10^7～1.0×10^8/gになると，米飯はほとんどすえた臭いがする[60]。

洗米後，一夜室温に放置し，翌朝炊飯したところ米飯が茶色に変色した事例の原因は，土壌に生息する B. subtilis の変種であるエクアドル茶米菌(ちゃまいきん)であった。エクアドル茶米菌は，米に付着して輸送時や保管時に湿度95％以上の多湿状態におかれたり，洗米後，高温多湿の状態で保管すると増殖してスブテノリンという物質を産生する。スブテノリンは炊飯により酸化が進むと褐色化して米飯を変色させる[61]。

また，冷蔵庫に入れておいた米飯が赤色になる場合があるが，これは低温細菌の一種である *Serratia marcescens* に起因する。

オゾン処理した精白米を用いて製造した米飯は貯蔵中において微生物増殖速度が抑制され，オゾン水で洗米および浸漬処理した精白米で製造した米飯では保存中における微生物の増殖が抑制された[62]。

グリセリン脂肪酸エステル配合剤による米飯の変敗防止を検討した結果，変敗米飯より分離した細菌に対する抗菌効果は，グリセリンカプリル酸エステル単独よりも，それにショ糖脂肪酸エステル，ピロリン酸カリウムなどを配合したほうが優れていた[55]。

米飯の微生物変敗に及ぼす細菌を表1.6に示す[63,64]。

1.3.2　散らし寿司の微生物変敗と制御

（1）　散らし寿司の特徴

散らし寿司誕生には諸説あるが，一説としては，1654年に備前で大洪水があり，当時の藩主であった池田光政公が一汁一菜令という倹約令を出した。災害復旧のため，食事まで制約された人々は，そのような状況の中で満足のいく食事をしたいという思いから，できる限りの具材を飯に混ぜ込んだ。その時の混ぜ飯が，現在の散らし寿司の原型となったというものである。

一般的には，散らし寿司とは調味した具材が混ぜ込まれた酢飯の上に，さまざまな具材が散らされている寿司を言い，東日本では主に酢飯の上に握り寿司に使われる生もの（魚など）を載せた海鮮丼のようなスタイルであるが，西日本では酢飯に野菜などさまざまな具を混ぜ込んだカヤク飯のようなスタイルが多い。

表1.6　米飯の変敗に及ぼす細菌[63,64]

米飯の変敗	原因細菌
異臭	*Geobacillus thermoleovorans*
赤色斑点	*Bacillus subtilis*（エクアドル茶米菌），*Serratia marcescens*
ピンク色斑点	*B. subtilis*（エクアドル茶米菌），*Kocuria rosea*
オレンジ色斑点	*B. subtilis*（エクアドル茶米菌）
黄色斑点	*B. subtilis*（エクアドル茶米菌），*Micrococcus luteus*
蛍光	*Pseudomonas fluorescens*
軟化	*Alcaligenes faecalis*
紫色斑点	*Janthinobacterium lividum*
酸味	*Lactobacillus plantarum*, *Leuconostoc mesenteroides*
すえた異臭	*B. megaterium*, *B. mycoides*, *Paenibacills macerans*
シンナー臭	*Wickerhamomyces anomalus*
アルコール臭	*Saccharomyces cerevisiae*
ムレ臭	*Candida versatilis*

　五目寿司は古くから日本の家庭料理として，ひな祭りや祝い事の時に食べられているものであり，酢飯に，干しシイタケやカンピョウを醤油ベースで煮しめたものや，ニンジン，酢レンコン，タケノコ，チクワやカマボコ，甘く煮しめた油揚げなどといった具材を混ぜ込んだもので，具はその土地でよく採れる食材が使われる。握り寿司や巻き寿司のように成形せず，適量を取り分けるタイプの寿司であり，地域，家庭によって作り方，具などが異なっている。野菜のほかにタコやエビなどの海産物，果物なども入れる地域がある。散らし寿司の寿司飯は熱いうちに寿司酢を加えた後，冷却しておくことが多い。これは寿司飯の余分な水分を飛ばして寿司酢を吸いやすくするためと，微生物の増殖を抑制するためである。また，高温で寿司酢が飛ばないようにするためでもある。寿司飯は冷却されると老化して水分を吸わなくなり，固まりやすくなる。
　バラ寿司とは京都府北部，丹後地方の郷土料理であり，サバのオボロを用いるのが特徴である。丹後地方以外で食べられているバラ寿司は，いわゆる散らし寿司と同様か，それに近いものを言う。用いる具材が多いので酢飯を用いて

1.3 寿司の微生物変敗と制御

表1.7 全国の散らし寿司[65]

地域	名称	原材料
京都府綾部市	散らし寿司	高野豆腐, ニンジン, カンピョウ, カマボコ, シイタケ
大阪府全般	バラ寿司	高野豆腐, レンコン, ニンジン, ゴボウ
岡山県全般	祭り寿司	魚介類, ニンジン, ゴボウ, シイタケ, カンピョウ
岡山県全般	トドメセ	シイタケ, エンドウ, カンピョウ, 鶏肉, ゴボウ
三重県紀州	カキマゼ	サワラ, サンマ, 高野豆腐, シイタケ, カマボコ
三重県志摩市	手捏ね寿司	カツオ, マグロ, サトイモ, ニンジン, ゴボウ
和歌山県全般	バラ寿司	カンピョウ, 金時豆, 麩, シイタケ, 高野豆腐
徳島県全般	カキマゼ	金時豆, 昆布, エンドウ, シイタケ, ダイコン
愛媛県全般	モブリ飯	小魚, ニンジン, ゴボウ, シイタケ, カンピョウ
長崎県全般	大村寿司	昆布, シイタケ, カンピョウ, フキ, タイ, エビ
熊本県全般	サバの散らし寿司	サバ, シイタケ, 昆布, カンピョウ, ゴボウ
熊本県全般	ブエン寿司	シイタケ, ダイコン, ゴボウ, ニンジン, 酒, タイ
大分県宇佐市	カチエビ散らし寿司	赤海苔, フキ, エビ, ブロッコリー
島根県全般	スモジ	焼きサバ, ニンジン, フキ, シイタケ, 錦糸卵
鹿児島県全般	サツマスモジ	シイタケ, キクラゲ, ゴボウ, フキ, ニンジン
富山県全般	ミョウガ寿司	マス, ミョウガ, シソ, ゴマ
石川県全般	オニエ寿司	魚介類, ニンジン, ショウガ, ユズの皮

いても微生物菌数は多い。全国の散らし寿司を表1.7に示した[65]。

(2) 散らし寿司の変敗と制御
1) 散らし寿司変敗による食中毒

2013年4月,埼玉県において花見をし,昼食に散らし寿司を喫食したところ54名中12名が喫食して3～5時間後に嘔吐,下痢の症状を呈した。この食中毒事例において,残品の散らし寿司から7.5×10^7/g の *Staphylococcus aureus* が分離された。本事例は,4月ということでまだ気温がそれほど高くないことから,散らし寿司を室温放置しておいたことが原因と考えられた。散らし寿司中

の菌数は，凍結・解凍による変化は少なかったが，52℃の加熱条件下では大きく減少し，菌分離には食塩選択性の培地よりも Baird-Parker（BP）培地のほうが優れていた。加熱処理した検体においては，培養時間を48時間よりも72時間あるいは96時間と長くしたほうが培地上に発育する集落数が多くなることが示された[66]。

一般的に散らし寿司の微生物変敗は *Wickerhamomyces anomalus*, *Saccharomyces cerevisiae* の酵母による変敗が多い。2006年9月，奈良県桜井市の家庭で発生した散らし寿司の食中毒は *Salmonella* が原因であった。また，患者数は8名であった。患者便より *Salmonella* を検出し，共通食の家庭調理品散らし寿司からも同一菌を検出した。血清型はO：4，H：eh，NTの型別不能で，食品の菌数は7.0×10^2/g であった。PFGE（パルスフィルド電気泳動）解析および薬剤感受性試験を実施し，患者便との一致を認めたので，原因食品を散らし寿司と断定した[67]。

山口県山口健康福祉センターでは2015年10月15日，弁当製造施設で収去した散らし寿司から6.5×10^5/gの細菌数を検出した。弁当・惣菜の衛生規範の未加熱品の基準は逸脱していないが，衛生改善を指導した。容器はプラスチック製のトレーと蓋を使用し，味付け寿司飯の上に具材としてニンジン，錦糸卵，カマボコ，レンコン，シイタケ，山菜，オボロを盛りつけたもので，消費期限は18℃設定で36時間であった。具材の細菌数を検討した結果，多くの具材が3.0×10^2/g 以下であったが，ニンジンのみが6.9×10^3/gであった。この原因は，茹でる時に70℃，1分間が保持できていなかったことによる。対策としてニンジンを茹でる際に品質保持剤を添加することでより菌数を低減することができた。

1985年11月17日長野県佐久地方で発生した *Staphylococcus aureus* による食中毒は，給食センターで製造された散らし寿司弁当の錦糸卵が原因菌と推定された[68]。患者発生が認められた2団体に共通しているのは給食センターで製造された散らし寿司弁当であったこと，およびこの弁当を家庭へ持ち帰り，家族が摂食して発症した事例も認められたことから，散らし寿司弁当が原因食品とされた。本散らし寿司は酢飯，シュウマイ，みどり漬け，中華クラゲ，桜デンブ，紅ショウガ，ふくめ煮，錦糸卵からなり，冷却保存してから再加熱し，錦

表1.8 散らし寿司の微生物変敗[65]

変敗現象	原因微生物	菌数	防止対策
食中毒	Staphylococcus aureus	7.5×10^7/g	加熱
食中毒	Salmonella sp.	7.2×10^2/g	加熱
菌数増加	細菌	6.9×10^5/g	品質保持剤
食中毒	S. aureus	$1.0 \times 10^{7\sim 9}$/g	工程殺菌
シンナー臭	Wickerhamomyces anomalus	$1.0 \times 10^{6\sim 7}$/g	工程殺菌
異臭	Saccharomyces cerevisiae	$1.0 \times 10^{4\sim 6}$/g	工程殺菌
異臭	Lactobacillus fructivorans	$1.0 \times 10^{3\sim 5}$/g	工程殺菌
異臭	L. plantarum	$1.0 \times 10^{6\sim 7}$/g	工程殺菌

糸卵は冷却保存したものを細切りした後に散らし寿司に加えている。細菌検査の結果，Staphylococcus aureus が患者16名中12名から検出されたが，従業員の手指，便からは検出されなかった。さらに検討した結果，使用した具の中では錦糸卵から S. aureus が$1.0 \times 10^7 \sim 1.0 \times 10^9$/g 検出され，これが原因と推定された。散らし寿司の微生物変敗を表1.8に示した[65]。

2） 散らし寿司変敗と制御

寿司飯のpHは3.0付近で，Escherichia coli は死滅し，Staphylococcus aureus も死滅するが，Bacillus subtilis は死滅しない。寿司の原材料中の栄養価の高いものは鶏肉，削り節，カマボコである。散らし寿司の原材料の割合は最上の献立でも鶏肉17％，カマボコ９％，醤油８％で，pHが4.5以上になると細菌が増殖する。散らし寿司の原材料に砂糖を少し加えることで細菌を増殖させないが，ほかの微生物が増殖して酸が生成し，変敗菌の発育を阻害するため，散らし寿司の変敗が遅れる[69]。

酢飯と具材を混ぜる時には飯の温度が重要である。炊き立て飯が一番よいが，保温した飯を使う時は電子レンジで加熱して使用する。熱々でないと具材の汁気を十分吸わず水気が多くなり，微生物が増殖して異臭を発生する場合があるからである。

散らし寿司の異臭発生は酵母によることが多い。最も多いのがシンナー臭やセメダイン臭であり，主成分は酢酸エチルである。散らし寿司のシンナー臭は

Wickerhamomyces anomalus に起因する。これらの原因酵母はほとんどがエタノールを資化し，シンナー臭の原因である酢酸エチルを生成する。つまりシンナー臭の生成した散らし寿司は，エタノールを寿司の製造工程殺菌に使用，または原材料にエタノールを添加している場合が多い。応急措置としてエタノールの使用を停止すればシンナー臭の生成は防止できる[70,71]。

多くの具材を味付けして作る散らし寿司は，保存性に気を使う必要がある。具材を多く作っておき，冷凍保存するのもひとつの方法である。

飯に載せる錦糸卵も冷凍保存することができる。具材を冷凍する時にラップで包む場合は微生物の生育阻止と酸化を防止するために空気を抜くようにして行う。微生物は凍結する時間が長いと増殖するので短時間で行う。温かい具材は冷却してからラップで包装し，アルミ製のバットに並べて冷凍庫に入れる。アルミは熱伝導率が高いので早く凍結する。常温で解凍する場合にはアルミ製のバットで挟むと解凍スピードが速くなり，微生物の増殖も抑制される。

散らし寿司の具材を冷凍庫に長期間保存すると，微生物は増殖しないが冷凍した水分が水蒸気となり乾燥が進み，冷凍焼けが生じて具材の酸化や臭い移りが起こり品質が劣化する。

微生物変敗防止を考えて散らし寿司を作る場合は，炊き立ての飯に寿司酢を混ぜたらすぐ具材を入れ，飯の固まりがなくなるまで切り混ぜ手早く仕上げる方法が最適である。

散らし寿司の標準的な具の菌数は，シイタケ，ニンジン，サヤエンドウ豆，ゴボウ，レンコンは$1.0 \times 10^3 \sim 1.0 \times 10^6/g$，タケノコ，フキ，ワラビ，青豆，ミツバは$1.0 \times 10^4 \sim 1.0 \times 10^6/g$，錦糸卵は$1.0 \times 10^4 \sim 1.0 \times 10^7/g$，アナゴ，タイ，サワラ，エビ，サバ，シラス干しは$1.0 \times 10^5 \sim 1.0 \times 10^8/g$であり，微生物変敗は早い。

散らし寿司から検出される変敗微生物は，*Wickerhamomyces anomalus*, *Saccharomyces cerevisiae*, *Bacillus subtilis*, *B. cereus*, *Kocuria rosea*, *Staphylococcus aureus*, *Salmonella*, *Lactobacills fructivorans*, *L. plantarum* である。

3） 散らし寿司の変敗対策

散らし寿司は温度管理の良し悪しで食中毒のリスクが高くなる。また，微生物増殖制御としては散らし寿司の酢や濃い味付け，硬めに炊き上げた飯などの

条件により微生物菌数は少なくなる。細切りした具材は火が通りやすく，物性を保持するために長く煮ないことがあるので残存する微生物は多い。具材は少し長く火を通したほうがよい。また，うちわであおいで冷まし，錦糸卵，キヌサヤなどを載せるので，この時に酵母を中心にした真菌の二次汚染が多い。

散らし寿司の具の量は米飯の30〜50％程度であるので，具の添加量が多いと早く変敗する。また青味のものは，米飯の中に混ぜると酢によって化学的に変色する。

散らし寿司の期限表示を設定するにあたっては，経験値から設定されている場合が多いが，散らし寿司の特性から安全性や品質を客観的に評価するために，具材の種類と添加量を考慮するべきである。各店舗におけるショーケース温度の実態調査では，10℃以下に設定しているところから15℃以上に設定しているところまでさまざまであったが，消費期限については大半が7〜8時間に設定されていた[62]。

米飯の冷却工程でオゾン処理を行った寿司飯の保存性について検討したところ[72]，米飯を炊飯した後，15分間蒸らしてその後合わせ酢を添加した寿司飯を20℃で0.5ppm，10分間オゾン処理をして冷却することにより，貯蔵中の菌数の増殖が抑制された。また，具材のオゾン処理によっても菌数が減少した[73]。

1.3.3　巻き寿司の微生物変敗と制御

（1）　巻き寿司の特徴

巻き寿司は，具と酢飯を海苔などで細長く巻いた寿司で，巻き物，海苔巻きとも言い，巻き簾の上に海苔などを広げ，酢飯と具を載せて巻いたものである。太さの違いにより細巻き，中巻き，太巻きがあるが，巻き簾を使わず握り酢飯の側面に海苔を巻いて上にイクラ，ウニなどの壊れやすい具を載せた軍艦巻きもある。

巻き寿司は散らし寿司と同様に基本的には精進であり，仏事用あるいは家庭用に工夫されたものである。起源は江戸時代中期前と思われる。散らし寿司を箱に入れて押す際，底やへだてに笹の葉，バラン，竹の皮を敷く，その代わりに食用になる昆布，湯葉，浅草海苔を使えば，それも一緒に食用になり，丸め

れば巻き寿司になる³⁾。巻く材料は幅が広く食用になるものであれば何でもよく，湯葉，漬物，海苔，惣菜，昆布，卵焼き，ワカメ，南関あげ（熊本の油揚げ）が多く用いられている。

　巻き寿司用の巻き材料は，色，艶，香りがよいだけではなく，寿司に巻いて湿っても伸び縮せず，微生物の増殖が抑制されることが要求される。

　巻き寿司の具は，カンピョウが主であるが，そのほかの材料は地域によって異なる。京阪ではカンピョウ，高野豆腐を中心としてカマボコ，卵，ミツバ，シイタケ，山陽ではカンピョウが中心で，卵，アナゴ，高野豆腐，ゴボウ，山陰ではカンピョウが中心で，デンブ，カマボコ，ゴボウ，シイタケ，ホウレンソウ，ニンジン，遠州ではカンピョウが中心でカマボコ，キュウリ，たくあん，オボロ，ニンジンが用いられる¹⁾。

　チクワやニンジン，ゴボウを巻いた巻き寿司は群馬県中部の渋川市で作られている。特に桃の節句には雛人形とともに巻き寿司を添えて祝う。基本の具はニンジン，ゴボウ，シイタケ，カンピョウ，青菜，野菜の乾物の煮物，チクワ，桜デンブである。

　千葉県の太巻き寿司は行事食として作られ，海苔や卵焼きで巻き，いくつかの地域では独自の絵柄が伝えられている。寿司飯は，主に白とピンクが用いられるが，黄色や緑色もある。黄色は茹で卵の卵黄，緑は青海苔が使用されている。南房総の細巻き寿司では青海苔やはば海苔を使用している。セリの細巻き寿司は早春から春（2～4月ごろ）にかけての味で，セリのさわやかな香りが春の訪れを感じさせてくれる。

　神奈川県の太巻き寿司は海苔ではなく卵で飯を巻く太巻き寿司で，神奈川県中央部の伊勢原では氏神様の祭りには欠かせない。使用する具はキュウリ，シイタケ，カンピョウ，ホウレンソウ，デンブが中心である。卵焼きは焼き立てを使用し，熱いうちに巻くとよく飯に付着する。

　クルミ入り太巻き寿司は新潟市の行事食で，必ずクルミの甘辛煮が入り，ほかの具と大きく異なる食感がある。その他の具は卵焼き，カンピョウ，シイタケ，奈良漬け，キュウリ，桜デンブ，ショウガである。外巻きは海苔である。

　昆布の巻き寿司は，奈良県，和歌山県，三重県で作られ，具はゴボウ，ニンジン，カンピョウ，シイタケ，桜デンブで，祭り，結婚式，長寿祝いの行事食

である。昆布を巻くには技術が必要である。

　和歌山県のワカメ寿司は，新ワカメが採れる春の寿司で，行事食として地元に長く伝えられてきた。必ず入れる具はたくあんで，ワカメの風味と塩味にたくあんの味とパリパリした食感が合う。そのほかの具はシイタケ，高野豆腐，ニンジン，キュウリである。ワカメの巻き寿司は，板状に乾燥させたワカメで巻いた寿司である。芯はカンピョウ，卵焼き，軸ミツバなどを用いるものと，新香の細巻き寿司がある。

　高知県の甘海苔の巻き寿司は，甘海苔をかきとり板干しにした海苔巻きである。具には干しダイコンやニンジンを甘辛く煮て用いる。

　大分県では海苔の代わりに高菜を使った巻き寿司が作られる。具には練り梅やヤマイモ，納豆が使用される。

　静岡県の岩海苔の巻き寿司は，岩海苔を乾燥させて板状にして巻く巻き寿司である。甘煮のニンジン，シイタケ，カンピョウを芯にして巻く。海苔は浅草海苔よりも粗いため，かなりバリバリした表皮になる。

　三重県の昆布巻き寿司は，海苔の代わりに白板昆布で巻いた巻き寿司である。具には甘辛く煮たカンピョウ，ニンジン，ゴボウを用いる。

　熊本県の南関あげ巻き寿司は，硬くて大きな南関あげを海苔の代わりに使った巻き寿司で，正月，祭り，祝い事には必ず作られてきた行事食である。使われる具は南関あげ，シイタケ，昆布，カンピョウ，ニンジン，厚焼き卵，ホウレンソウ，桜デンブである。

　高知県の昆布巻き寿司は，魚を焼き，身をほぐして酢に漬け，この酢で寿司飯に味付けをする。芯はカンピョウが中心であり，そのほかの具はシイタケ，高野豆腐，ホウレンソウ，ミツバ，ニンジン，ワラビ，イタドリを入れる。黄色い薄い昆布に甘い味を付け，棹にかけて干し，手にねばねばがつかなくなったら，これで巻く。

　和歌山県の湯葉巻き寿司は，大判の生湯葉が簡単に手に入った時代によく作られていた。湯葉に味は付けず，代わりに色を付けて，湯葉本来の薄黄色と赤色の組み合わせは祝い事に，不祝儀には緑色を組み合わせる。

　栃木県の揚げ湯葉巻き寿司は，揚げ湯葉に砂糖，醤油，ダシで味を付けておき，キュウリ，タケノコの煮物，ニンジン，卵焼きを並べて揚げ湯葉で巻く。

第1章　寿司の微生物変敗と制御

表1.9　全国各地の巻き寿司[1,3,74,75]

地域	具材
京阪	カンピョウ，高野豆腐，カマボコ，卵，シイタケ，ミツバ
山陽	カンピョウ，卵，ホウレンソウ，穴子，高野豆腐，ゴボウ
山陰	カンピョウ，デンブ，カマボコ，ゴボウ，シイタケ，ホウレンソウ
遠州	カンピョウ，カマボコ，キュウリ，たくあん，オボロ，ニンジン
群馬県	カンピョウ，チクワ，ニンジン，ゴボウ，シイタケ，青菜，デンブ
千葉県	カンピョウ，卵焼き，漬物，野菜，チーズ，ソーセージ，果実，青海苔，ハバ海苔
神奈川県	卵焼き，キュウリ，シイタケ，ホウレンソウ，デンブ
奈良県，三重県	昆布，ゴボウ，ニンジン，シイタケ，カンピョウ，桜デンブ
和歌山県	新ワカメ，たくあん，シイタケ，高野豆腐，キュウリ

　山梨県のイモがら入り太巻き寿司は，イモがらを甘辛く煮て，カンピョウのように中に入れる具として使ったもので，古くから冠婚葬祭や人が集う時に作られた。使用する具はシイタケ，昆布，卵，キュウリ，桜デンブ，焼き海苔，イモがら，甘酢ショウガである。イモがらは，サトイモの茎の皮を剥いて乾燥させたもので，味はあまりクセがなく食感はカンピョウに似ている。

　新潟県の卵の太巻き寿司は，卵を四角に焼き，具にカンピョウ，桜デンブ，ヒジキ，紅ショウガを用いる。

　全国各地の巻き寿司を表1.9に示した[1,3,74,75]。

（2）　巻き寿司の変敗と制御
1)　巻き寿司変敗による食中毒

　多数の具によって作られる巻き寿司の形状は有体物であり，市場で流通する動産であるから法上の物品に該当し，工業上利用することができるので意匠登録の対象となる（意匠法2条第1項，3条第1項）。このため，独創的な巻き寿司が作られ，多くの微生物汚染を招いている。巻き簾を使用せず手で海苔などと酢飯と具を巻く手巻き寿司は微生物が多く，汚染される傾向がある。

　海苔の微生物は多く，吸湿によって変質する場合が多い。乾海苔の製造工程

1.3 寿司の微生物変敗と制御

の微生物を検討した結果，原藻のミンチ，熟成，すき，脱水，乾燥など多くの工程で *Micrococcus*，*Bacillus*，*B. cereus*，大腸菌群（coliforms），*Staphylococcus*，カビが検出された。

Bacillus cereus はグラム陽性の桿菌で，食中毒症状としては潜伏期は8〜16時間で，嘔吐などの症状は1〜5時間後に出る。腹痛，水溶性下痢が起こることもあるが，圧倒的に嘔吐が多い。食中毒は海苔以外の食品では毎年発生しているが，発病には$1.0 \times 10^6/g$以上の量の菌が必要である。

Staphylococcus aureus はグラム陽性の球菌で，潜伏期は1〜6時間，吐き気，嘔吐，水溶性下痢を起こす。中毒は本菌の産生する毒素，エンテロトキシンによるものである。この毒素は熱に極めて強く，100℃，1時間の加熱でも失活しない。

海苔葉状休細菌に及ぼす酸処理の影響を検討した[76]。その結果，試験管内試験で，海苔葉状体をpH 1.5で1,5分間，pH 2.0で5,10分間処理を行うと，$1.0 \times 10^7/g$から$1.0 \times 10^3/g$に減少させることができた。

紅藻スサビノリ葉状体から単離した *Marinobacter* にエタノールを添加すると，アセトアルデヒドを産生して枯死を誘導した[77]。

2024年2月1〜2日にかけて島根県の業者が製造し提供した恵方巻きを食べた138人が下痢や嘔吐などの症状を訴える食中毒が発生した。検査の結果，患者6人と製造業者11人の便から *Norovirus* が検出された。また2月14日に東京都の飲食店で6〜88歳の163人が下痢や嘔吐などの症状を訴える食中毒が発生したが，こちらも主な原因となったのは恵方巻きであり，その原因菌も *Norovirus* であった。

2024年2月8日に兵庫県で発生した食中毒では，業者が販売した恵方巻きを喫食した男女に下痢や嘔吐などの症状が出た。恵方巻きはウナギ，焼きアナゴ，エビ，キュウリ，卵を用いたものであった。保健所は当初34人だった患者が最終的に150人に増加したと発表した。調査の結果，調理に携わった従業員のうち1人の手指から *Staphylococcus aureus* を検出した。従業員は使い捨て手袋を着用していたものの，手洗いが不十分で具材を汚染したものと考えられた。

Norovirus は11〜2月にかけて発生することが多く，潜伏期間は24〜48時間で下痢，腹痛，吐き気，嘔吐の症状を引き起こす。主に海産物に付着しており，

第1章　寿司の微生物変敗と制御

表1.10　巻き寿司の微生物変敗[75]

巻き寿司の種類	変敗現象	検出された微生物
海苔太巻き寿司	食中毒	大腸菌群
海苔巻き寿司	白斑点	Saccharomyces, Pichia, Wickerhamomyces
卵焼き握り寿司	発光	Pseudomonas posporeum
ヤマイモウズラ軍艦巻き	食中毒	Salmonella Typhimurium
海苔巻き寿司	エタノール臭	Lactobacillus fructivorans
海苔巻き寿司	シンナー臭	Wickerhamomyces anomalus

これらを食べたり，感染者の糞便や嘔吐物が人の手指に付着することで二次的に経口感染する。

2）　巻き寿司変敗と制御

巻き寿司は具が多く，水分も多いため，保存温度により微生物数が大きく変化する。巻き寿司の細菌による変敗現象は，表面がぬるぬるする，糸を引く，米粒が溶けている，酸臭，酸味が中心で，酵母による変敗現象は異臭，酸敗，斑点生成が多い。賞味期限が比較的短いため，カビによる変敗現象は少ない。

海苔巻き寿司に見られる表面の白斑点の原因を検討するために，原材料，器具，製造過程における酵母の分布を調べた結果，カンピョウ，デンブ，キュウリなどの具より$1.0 \times 10^4 \sim 1.0 \times 10^5/g$の酵母を検出した。甘酢，米飯からは酵母は検出されなかった。また使用中の巻き簾，まな板などの器具からも酵母が検出された。具および用具から分離した酵母は18菌株のうち13菌株がSaccharomyces，3株がPichia，2株がHansenulaであった。海苔巻きの白斑点はSaccharomycesに由来していた[78]。

巻き寿司のシンナー臭の生成はWickerhamomyces anomalusであり，エタノール臭の生成はSaccharomyces cerevisiae, Lactobacillus fructivoransにより多く発生している。軍艦巻きではヤマイモの軍艦巻きのみが持ち帰り可能で，持ち帰りには，ウズラの卵は載せない。回転寿司でSalmonella Typhimuriumよる食中毒が起きているので卵の微生物汚染を考慮したものであると考えられる。

巻き寿司の微生物変敗を表1.10に示した[75]。

1.3 寿司の微生物変敗と制御

①海苔の微生物制御

巻き寿司は海苔を巻くと微生物が増殖しやすくなることが知られている。この原因は海苔に含まれるミネラルが大きく影響している。特にヨウ素が微生物の増殖を促進することが知られている。

焼き海苔は高温で加熱するため、生菌数は原料の乾海苔よりかなり減少する。乾海苔の生菌数は1.0×10^4〜1.0×10^5/gであるが、焼き海苔は1.0×10^3〜6.0×10^3/gとなる。しかし原藻の微生物がそのまま移行するため、原藻の菌数低減は重要である。乾海苔の生菌数に及ぼす原藻の菌数の影響は大きい。

味付け海苔は乾海苔に調味液を付けて製造するために生菌数は多くなる。乾海苔の生菌数は1.0×10^4〜1.0×10^5/gであるが、味付け海苔は5.0×10^5〜8.0×10^6/gである。この微生物の汚染源は調味液を付けるローラーであり、一般生菌数は1.0×10^6〜1.0×10^7/gである。味付け海苔の菌数低減は製造工程の殺菌にある。味付け海苔の調味液用ローラーの殺菌にオゾン水を用いることは有効である。

②カンピョウの微生物制御

巻き寿司の具材のひとつであるカンピョウは、直径30cm程度に育った夕顔の果肉を薄く剥いで乾燥させた食品である。日本で消費されるカンピョウの8割近くが中国から輸入されたものである。

カンピョウは早朝剥皮し天日乾燥後、夕刻硫黄燻蒸処理され、さらに翌日乾燥された後、再度硫黄燻蒸が行われ、製品として貯蔵あるいは流通している。この硫黄燻蒸は製品を漂白し外観をよくするとともに、貯蔵中のカビの発生を抑制するためである。しかし燻蒸する硫黄の使用量が多いと硬いカンピョウになる。硫黄燻蒸による二酸化硫黄の含有量は製品1kg当たり4g未満である。

調理前に変敗したカンピョウは黒く変色しており、異臭が生成している。さらに貯蔵中にカビが生育している場合もある。特に無漂白のカンピョウにはカビが発生しやすい。このため、水分調節と低温保存が必要である。

貯蔵中のカビの発生は常温保存（20℃）では360日まで抑制され、10℃、水分25％および15℃、水分25％では貯蔵120日後までにカンピョウの全面に見られた[78]。干して水分が抜けたものにもカビが生えるということは、カビが内部の深いところにまで浸食していることが考えられる。

表1.11 カンピョウの貯蔵後のカビ発生[78]

温度（℃）	水分（%）	カビの発生		
		120日	240日	360日
5	15	—	—	—
	20	—	—	—
	25	—	—	—
10	15	—	—	—
	20	—	—	—
	25	＋＋＋＋		
15	15	—	—	—
	20	—	—	—
	25	＋＋＋＋		
常温	20	—	—	＋＋＋＋

―：発生せず，＋：微量発生，＋＋：少量発生，
＋＋＋：中量発生，＋＋＋＋：多量発生。

カンピョウの黒色から深暗緑色の斑点は，夕顔の葉上に生育するカビの *Cladosporium cladosporioides* によるものである。

カンピョウ貯蔵後のカビの発生程度を表1.11に示した[78]。

③湯葉の微生物制御

海苔の代わりに湯葉を使用した巻き寿司は，三重県，奈良県，和歌山県で作られている。乾燥湯葉を酢に浸して軟らかくしてから寿司飯を載せ，甘く煮付けたシイタケ，高野豆腐，ワリナ（サトイモの葉柄），サンマの酢漬けなどを芯にして巻き簾で巻く。外側の湯葉が淡泊な味わいであるため，具はやや濃いくらいの味を付ける。湯葉をそのまま使うばかりでなく，色粉で赤や緑に染めたものを一緒に盛り合わせて，三色巻きとする場合もある。

湯葉には大豆由来の耐熱性芽胞菌 *Bacillus licheniformis*, *B. subtilis*, *B. sphaericus*, *B. megaterium* が存在し，一般細菌数は$1.0×10^3$～$1.0×10^4$/gと多いため変敗が早く，生湯葉は冷蔵2～3日で変敗する[79]。湯葉の微生物変敗

1.3 寿司の微生物変敗と制御

防止には水分調整と低温保存，揚げるなどの加工が必要であることから，乾燥湯葉や揚げ湯葉として用いられることが多い。乾燥湯葉の水分含量は約 5 〜 8 %，水分活性（Aw）は0.2〜0.6であるため保存性はよい。

3） 巻き寿司の変敗対策

巻き寿司に用いる野菜にも細菌や酵母が多く付着している。例えばキュウリの菌数などは，冬と夏では大きく異なり冬場は1.0×10^3/g，夏場は1.0×10^6/gで，殺菌しても菌数は下がらない。オゾン水や次亜塩素酸ナトリウムで殺菌しているが，巻き寿司にすると，夏には菌数が増加する[73]。キュウリの表面にはクチクラ層という部分があり，その部分はワックスのようになっているため，外部からの殺菌剤の効果は少ない。巻き寿司の具のキュウリは太めにカットするので，殺菌剤や静菌剤が十分に作用せず，菌数的に 1 /10〜 1 /20になる程度である。また，カット後の水洗の際に細胞が吸い込んだ水分が米飯に浸み出し，15〜20℃，28時間で細菌や酵母が増殖し，海苔の表面に酵母の*Saccharomyces*による白斑点が生成することがある。このため夏場は，巻き寿司の芯をしば漬けや軸ミツバにしている場合がある。しかし，細切りや薄切りキュウリでは殺菌剤の効果が認められ，加熱処理でも効果が認められる。

0.9〜5.0ppm のオゾン水で殺菌処理をした結果，キュウリの外側に見られた2.5×10^7/gの*Micrococcus*および3.8×10^2/gの酵母が，1 /10〜 1 /100に減少した[80]。

衛生管理を施した太巻き寿司に衛生基準を下回る量ではあるが大腸菌群が検出された。その原因食品を把握するため，素材の付着菌数について検討した結果，各素材から検出された一般細菌は，海苔 平均1.9×10^3/g，桜デンブ 平均1.8×10^3/g，野沢菜漬け平均6.4×10^2/g，山ゴボウ 平均1.1×10^2/g，紅ショウガ 平均1.5×10/g，卵焼き・寿司飯 平均1.0×10/gの順であった。

大腸菌群は野沢菜漬けの10試料中 5 試料から平均2.0×10^2/g検出されたが，ほかの素材からはまったく検出されなかった。販売形態別に付着細菌を見ると，量り売り，袋入り（工場詰め）のいずれからも細菌が検出され，5.0×10/g 以上の一般細菌の検出率は，量り売りは90%，袋入り（工場詰め）では50%であった。以上のことから，使用にあたっては洗浄や加熱による細菌の付着抑制を行うなどの対応が考えられる[81]。

また，海苔巻きの芯となる具材をまとめて，使用するまで冷凍保存することにより菌数を低減できる。

1.3.4 握り寿司の微生物変敗と制御

（1） 握り寿司の特徴

握り寿司は，人間の手で変敗しやすい生鮮魚介類と酢飯に直接接触する工程を伴うため，その過程で細菌や酵母が付着することは避けられない。生鮮魚介類を寿司ネタとする場合は，刺身と同様に厳しい鮮度・温度管理が行われる。特に夏期においては握ったものをすぐ食べることが望ましい。米やネタに臭いが移ることがあるので，寿司職人は臭いを発する強力な洗剤や殺菌剤などで手を洗うことは避け，用を足した後，ていねいな手洗いに努めている。日本国外では，手で握る作業を不潔なものと見なし，職人が薄いゴム手袋やビニール手袋を着用することを求める場合があるが，日本では生食する魚介の調理を素手で行うことはごく一般的であるうえ，手袋は職人の微妙な手指の感覚を阻害するものであると見なされ，そのような習慣はない。ただし，日本国内でもスーパーマーケットなどで持ち帰りの寿司を提供する場合や，回転寿司店では手袋の着用が見られる。

また，酢（酢酸）には殺菌の効果がある。さらに，ワサビをネタとシャリの間に挟むのは，鮮魚の運搬に時間がかかる時代に殺菌剤として挟んでいたものの名残りとされている。

握り寿司で好まれるネタは，東日本では赤身魚のマグロであるが，西日本では白身魚のタイである。

冷蔵保存できるのはアナゴ，ハモ，卵，イクラで1～3日，アジ，イワシは当日のみである。赤身のネタにはマグロ，メバチ，ビンナガ，キワダなどがあり，白身のネタにはサワラ，カレイ，スズキ，カンパチ，シマアジ，ブリ，ハマチなどがある。光もののネタにはコハダ，アジ，キス，サヨリ，イワシ，サンマ，イボダイなどがあり，これらは酢で締められて使われる。

握り寿司のネタの賞味期限を表1.12に示した[82]。

表1.12 握り寿司のネタの賞味期限[82]

期限（冷蔵保存）	握り寿司のネタ
当日	アジ，イワシ，マス，カツオ
1日	マグロ，サケ，イカ，タコ，貝類，締めサバ，エビ，タイ
2日	サワラ，カレイ，スズキ，カンパチ，ブリ，サヨリ，コハダ
3日	イクラ，ハモ，アナゴ，卵，オボロ，岩海苔

（2） 握り寿司の変敗と制御
1） 握り寿司変敗による食中毒

回転寿司店舗において非加熱で提供される2店舗の回転寿司ネタを対象に，その安全性について細菌学的および食品衛生学的に検討した結果，一般細菌の平均菌数はいずれも基準値以下を示し，問題のないことが認められた。しかし，大腸菌群の検出率はA店舗が70～95％，B店舗が80～93％と，いずれも高率に認められた。さらに，回転寿司店の寿司ネタ8試料（ツブ貝，トリ貝，アジ，イワシ，中トロ，トロサーモン，タイ，エビを対象に細菌学的に検討し，以下の結果を得た[83]。

一般細菌は$1.0×10^2$～$1.0×10^4$/g，大腸菌群の検出率は70～95％が検出され，また，*Vibrio parahaemolyticus* も検出された。

金沢市内の回転寿司店で赤痢菌（*Shigella sonnei*）による食中毒事件が発生し，同じ食材を仕入れて使用しているチェーン店において患者の発生がないことから，食材は原因でないと判断され，人からの汚染が強く疑われた。十分な手洗いが常になされていれば，予防することができたと思われる[84]。

握り寿司をネタ，寿司飯に分けて検査した結果，一般生菌数はネタ，寿司飯とも適正であったが，大腸菌群は基準を上回って検出された。汚染源の調査の結果，最大の汚染源は職人の手指であるため，汚染を防止するには逆性石鹸などで消毒する必要がある[85]。

日本の寿司店で最も多い食中毒の原因は卵焼きである。魚を触った器具で卵焼きを処理して微生物に二次汚染することが多い。特にイカを調理した庖丁で卵焼きを切り揃えた結果，発光性細菌に汚染される。発光性細菌は生のイカには普通に付着している。暗所で光る卵焼き握り寿司が問題となり検討した結果，

Photobacterium phosphoreum が$1.0×10^6$〜$1.0×10^7$/g 検出された[86]。この分離菌の菌液を卵焼きに塗抹し，10℃および25℃に保温した結果，発光が認められた。さらにイカ，マグロ，コノシロの酢漬け，ボイルエビおよび焼きチクワなどの魚肉練製品を用いて，卵焼きと同様の実験を行ったところ，イカ，ボイルエビおよび焼きチクワでも発光が認められた。*P. phosphoreum* は元来，腐敗細菌のひとつとされている[87]。

　無殺菌液卵には *Salmonella*，*Staphylococcus aureus* などの食中毒菌，大腸菌群，大腸菌，腸球菌などの汚染指標菌で汚染されている場合があり，また変敗細菌として腸内細菌，あるいは *Aeromonas*，*Alcaligenes*，*Flavobacterium*，*Pseudomonas* などのグラム陰性細菌，さらに *Micrococcus*，*Staphylococcus*，*Streptococcus*，*Bacillus* などのグラム陽性細菌が検出される。これらのうち *Bacillus* の芽胞以外は焼成の過程で死滅する。したがって，焼成の過程における加熱温度と時間の管理が重要である[88]。

2） 握り寿司変敗と制御

　アナゴの握り寿司は，最近では塩をふって味わう場合もあるが，基本は「つめ」という甘タレで食べる。甘タレはアナゴの骨と頭を焼いてからアナゴを煮た汁に入れ，さらに砂糖と醤油を加えて"煮詰め"て作ることから，短縮されて「つめ」と言われるようになった。この「つめ」に酵母が増殖してわずかな異臭が生成する場合がある。原因は *Saccharomyces cerevisiae*，*Zygosaccharomyces rouxii* などの酵母による二次汚染である。

　ハモの握り寿司は，活け締めハモを骨切りし，湯に通したものに醤油をたらし，梅肉を載せる。ハモは脂がのっているので口に入れるとほろりと崩れて甘味が強い。寿司飯との相性もよく，梅肉を載せることでより味わい深くなる。ハモの握り寿司は夏の京料理を代表するもので，ハモはその強い生命力ゆえ，冷蔵技術や輸送技術の乏しかった時代に瀬戸内から運んできても生きていた。湯引きしてもハモが生臭い場合は，微生物による変敗が考えられる。典型的なハモの変敗は，ぬるぬるしてヌメリがあり，ねっとりしており，腹がぶよぶよ軟らかく，強烈に生臭い。

　また，ハモチリ鍋，湯葉揚げハモ，ハモ握り寿司の3種類のハモ料理から食中毒の原因菌として知られている *Staphylococcus* が$1.0×10^3$/g 検出されたこ

1.3 寿司の微生物変敗と制御

表1.13 握り寿司の微生物変敗[82]

握り寿司の種類	変敗現象	検出された微生物
卵焼き握り寿司	発光	*Pseudomonas posporeum*
握り寿司	食中毒	*Shigella sonnei*
握り寿司	糞便性大腸菌	*Escherichia coli*
握り寿司	大腸菌群	*Enterobacter cloacae*
握り寿司	食中毒	*Vibrio parahaemolyticus*
イカ握り寿司	発光	*P. posphoreum*
マグロ握り寿司	発光	*P. posphoreum*
アナゴ握り寿司	異臭	*Saccharomyces, Zygosaccharomyces*
ハモ握り寿司	食中毒	*Staphylococcus*

とがある。

ハモチリ用ハモを熱湯で湯通しした後，冷風で冷却後に冷蔵保存した後の一般細菌数は1.0×10^6/gであり，湯葉揚げハモは生のハモに小麦粉を付け，切り湯葉をまぶして冷蔵保存した後の一般細菌数が1.0×10^9/gであった。寿司用焼きハモはハモに薄い塩をふりかけ，両面を素焼きした後，醤油とみりんを合わせた調味料をかけながら両面を焼き，冷風で冷却後に冷蔵保存したもので，一般細菌数はハモチリ用ハモと同様に1.0×10^6/gであった[89]。

イカの握り寿司は，足を取り，皮を剥いでよく洗い，丸ごと半日以上酢に浸けておき，その後，開いて適当な大きさに切り，握った寿司飯の上に載せる。表面に切り目のないイカは，ほぼ100％冷凍品と考えられる。

表面に切り目を入れるのは，食べやすくするのと同時に，アニサキスを殺す目的もある。したがって，もし生のイカを使っていながら，表面に切り目を入れていない場合，イカの表面にはアニサキスがいるおそれがある。

表1.13に握り寿司の微生物変敗を示した[82]。

赤身の寿司ネタにはマグロの赤身や中トロ，大トロ，カツオがあり，また，サケやマスも伝統的な赤身ネタである

白身の寿司ネタにはタイ，ヒラメ，サワラ，カレイ，スズキ，カンパチ，シマアジ，ブリ，ハマチ，イサキなどが使われる。

煮物の寿司ネタはアナゴをはじめ，イカ，アワビ，ハマグリ，タコ，シャコなどがあり，加熱調理したネタという観点から，卵焼きもここに加える。

貝類はアワビ，イガイ，赤貝，トリ貝，タイラ貝（タイラギ），アオヤギ（バカ貝），ホタテなどが標準のネタとされる。

これらの寿司ネタは水分量が多く，肉質が軟らかい。また，下処理のすんでいない魚体には内臓やエラが付いているため，自己消化酵素の作用が大きく，変敗・腐敗が早い。

一般には健康な魚介類の筋肉組織は無菌であるが，魚体外部表面の粘質物，エラおよび消化管内には多くの細菌が存在する。サバ，ニシンなどの魚体表面1cm^{2}当たり1.0×10^2～1.0×10^6，コイの組織1g中に1.0×10^3～1.0×10^5，また消化管内含有物1mL中に4～8×10^6の細菌が存在する。*Achromobacter*, *Micrococcus*, *Flavobacterium*, *Pseudomonas* などの細菌が見られるが，腸管内の細菌の90％以上は *Vibrio* である[90]。なお表皮では貯蔵中に *Pseudomonas*, *Vibrio* の比率が高くなる。

また，寿司職人の爪，手指，脇の下に *Candida* が生育している場合があり，寿司に白色斑点が生成することがある。*Candida* 感染症全体の約70～80％は *Candida albicans* であるが，そのほかの菌種として *C. glabrata*, *C. tropicalis*, *C. krusei* がある。感染した寿司職人の感部には赤色斑点，白色斑点が生成している場合がある。握り寿司の一般生菌数は1.0×10^6/g以上が多く，大腸菌群，*Escherichia coli*, *Staphylococcus aureus*, *Bacillus cereus*, *Vibrio parahaemolyticus* などが検出される[91]。

3） 握り寿司の変敗対策

市販されている刺身の細菌汚染状況を明らかにするために，鮮魚店とスーパーマーケットの店舗別に一般細菌，低温細菌，大腸菌群，*E. coli*, *Enterococcus*, *S. aureus*, *CNS*（コアグラーゼ陰性ブドウ球菌属），*Vibrio* について，1年間にわたり細菌汚染状況を調べた[92]。店舗別による刺身の細菌汚染状況の違いを検討すると，一般細菌ではすべての月において鮮魚店のほうがスーパーマーケットよりも多く認められた。低温細菌が検出されることから刺身の冷蔵保存期間が長いことが示唆される。市販の刺身は流通段階で冷蔵されているが，*Enterococcus* は冷凍や冷蔵の条件下でも生存するので検出された。また，*S.*

aureus が検出されたことから，調理従事者の手指による直接の汚染と調理器具からの二次汚染が示唆された。

市販の刺身の *S. aureus* による汚染状況調査において，増菌培養法による平版培養の検出率が2.2倍に増加した[93]。また，市販の刺身の一般生菌数は$1.0×10^3〜1.0×10^4$/g，大腸菌群は$1.0×10^2〜1.0×10^3$/gであったと報告されている[94]。

生鮮魚介類にはそれぞれ微生物叢があり，この中でタンパク質分解性の強い細菌が変敗の主原因となる。魚介類の変敗には温度が大きな影響を与えるが，0.5℃で変敗させた魚の菌叢を調べた結果では *Pseudomonas*，*Vibrio* が優勢種であった[95]。

最近，鮮魚および水産加工食品の殺菌，鮮度保持にオゾン水が用いられるようになってきた。これは鮮魚，水産加工食品に多い大腸菌群，コレラ菌，*Vibrio*，発光細菌の一種である *Pseudomonas* のグラム陰性細菌にオゾンが有効であるからで，ウナギ，ヒラメ，タコ，イカ，マグロ，サバ，カキ，貝類，モズク，海苔類などの加工工程で利用されている。

鮮魚のオゾン処理は一度だけよりも間欠的，あるいは時間をかけて処理を行ったほうが有効である。それによると表皮生菌数の増加はほぼ4日の遅れが認められた。また官能試験による鮮度には1週間以上の差異が認められた。アジおよびシマアジを用いてオゾン処理を行った結果，オゾンを希薄塩水中に溶かし，これに鮮魚を浸漬する方法は大きな保存効果が認められた[96]。

なお，鮮魚を塩水に浸漬して30〜60分間処理することにより，鮮魚の表皮付着細菌数が1/100〜1/1,000に減少し，また鮮魚の生臭さも減少した。

文　献

1) 篠田　統：『すしの本』，岩波現代文庫，岩波書店（2002）
2) 石毛直道，ケネス・ラドル：『漁醬とナレズシの研究』岩波書店（1990）
3) 日比野光敏：『すしの事典』東京堂出版（2001）
4) 喜田川守貞著，宇佐美英樹校訂：『近世風俗志（守貞謾稿）』，岩波書店（1996）
5) 農文協，奥村彪生：『『聞き書　ふるさとの家庭料理』1．すし　なれずし，農山漁村文

化協会（2002）
6）松下憲治：フナ寿司に関する研究（第2報），農化，13，635-638（1937）
7）串井光雄，野本浄次：耐酸性乳酸菌の検索と利用（Ⅳ），愛媛県工技研究報告，27，29-31（1989）
8）百瀬洋夫，青木　恵，武藤　円，篠田律子：鮒すしより分離した乳酸菌，実践女子大学生活科学部紀要，36，46-49（1999）
9）磯部由香，水橋津奈美，成田美代：ふなずしの微生物相，家政誌，53，61-64（2002）
10）成田美代，磯部由香：ふなずし熟成中の栄養成分の移動と消長，日本家政学会第52回大会要旨集，149（2000）
11）小島朝子，北村真一，堀越昌子：『ふなずしの謎，新装版』，滋賀の食事文化研究会編，サンライズ出版（2011）
12）日比野光敏：『すしの歴史を訪ねる』，岩波書店（1999）
13）久田　孝，矢野俊博：魚介類の乳酸発酵食品—能登のナレズシと加賀のカブラ寿司，日食微誌，27，185-195（2010）
14）中川　眸：越中の小寺に継承されている鯖の馴れすしの食事的研究，調理科学，7，23-29（1974）
15）藤井建夫，佐々木達夫，奥積昌世：さば馴れすしの化学成分と微生物叢，日水誌，58，891-894（1992）
16）黒田栄一，毛呂恒三：フナすしに関する研究，第1報フナの成分とすし加工中における成分変化について，滋賀大紀要，5，26-30（1954）
17）横関源延，藤井建夫：食品におけるボツリヌス菌の増殖と毒生成，日食工誌，24，420-431（1977）
18）長野宏子，泉　善七，上原　葵，Head A.，磯部由香，柳瀬笑子，野村　泉，鈴木　徹：岐阜のアユなれずしの成分と菌叢の特徴，日食科工誌，67，101-108（2020）
19）野村幸司，横井健二，田子泰彦：米麹を使用して製造したあゆなれずしの熟成中の生菌数，pH，有機酸および遊離アミノ酸の変化，日食科工誌，62，465-469（2015）
20）小倉寛典，吉本　均：ショウガ根茎腐敗病に対する薬剤および微生物管理，四国植防，19，15-24（1984）
21）横関源延，藤井建夫：．食品におけるボツリヌス菌の増殖と毒生成，日食科工誌　24：420-431．（1977）
22）安藤芳明，唐島田隆，井上勝弘：いずしにおけるボツリヌスE中毒発生防止に関する研究　第5報　魚肉の水晒し期間におけるボツリヌスE型菌の発育と毒素産生について，道衛研報；12，44-47（1961）
23）吉村花子：飯鮨の研究　|Ⅱ」，飯鮨の熟成と微生物の関係，北学大紀要（第二部），7，

159-162 (1992)

24) 佐々木政則, 河合祐史, 吉永　守, 信濃晴雄：サケいずしの化学的, 微生物学的性状に及ぼす原料サケの塩蔵の影響, 日水誌, 71, 618-627 (2005)

25) 入澤友啓, 田中尚人, 高野克己, 岡田早苗：かぶらすしに生息する乳酸菌の分離と同定, 日食保科誌, 36, 83-87 (2010)

26) Koyanagi, T., Nakagawa, A., Kiyohara, M., Matsui, H., Yamamoto, K., Barla, F., Take, H., Katuyama, Y., Tsuji, A., Shijimaya, M., Nakamura, S., Minami, H., Enomoto, T., Katayama, T., Kumagai, H：Pyrosequencing analysis of microbiota in Kaburazushi, a traditional medieval sushi in Japan, Biosci Biotechnol Biochem, 77, 2125-2130 (2013)

27) 藤原　翠, 萩原博和：伝統的発酵すしの微生物分布とその乳酸菌叢, 日本食生活学会誌, 33, 99-105 (2022)

28) 久田　孝, 浅井順子, 横山理雄：金沢産かぶらずしの細菌フローラ, 日食微誌, 14, 111-114 (1997)

29) 久田　孝, 庄田麻美, 森村奈々, 横山理雄：金沢産かぶらずしおよびだいこんずしの微生物フローラ, 日水誌, 64, 1053-1059 (1998)

30) 会田久仁子, 角野　猛：かぶらずしおよび大根ずしの諸成分と微生物, 日食生活学会誌, 18, 51-58 (2007)

31) 塚本研一, 戸枝一喜, 船木　勉, 大久長範, 松永隆司：秋田産はたはたすしの化学成分と微生物相の地域特性, 日食科工誌, 54, 313-319 (2007)

32) 室　香鈴, 角野　猛：市販はたはたずしの諸成分と微生物, 日本食生活学会誌, 18, 370-375 (2008)

33) 安部輝雄, 露木英男：ハタハタすしの漬け込み中における成分変化, 日食工誌, 14, 78-80 (1967)

34) 安部輝雄, 露木英男：ハタハタすしにおける有機酸の変動, 日食工誌, 18, 24-27(1971)

35) 高橋俊幸：サケのいずしによるボツリヌス菌食中毒, 食衛誌, 37, J246 (1996)

36) 大友良光, 豊川安延：1991年青森県内で発生した2事例のE型ボツリヌス食中毒, 食品と微生物, 9, 177-181 (1992)

37) 渡部勝彦：いわなのいずしによるボツリヌス中毒, 食衛誌, 39, J196-197 (1998)

38) 小崎俊司, 幸田知子, 梅田　薫：ボツリヌス症, 日獣会誌, 67, 275-282 (2014)

39) 日渡美世, 加納早緒里, 加藤丈朗：乳酸発酵におけるオカラの腐敗防止方法の開発, 日食科工誌, 62, 572-578 (2015)

40) 合意晏秀, 花井玲子, 斉藤昌義, 中村宗一郎：ママカリ酢漬包装品のガス発生による膨張の防止対策, 日食科工誌, 46, 170-176 (1999)

41) 河野勇人：ママカリ酢漬製品の乳酸菌による膨化現象，日食微誌，24，39-43（2007）
42) 百木華奈子，駒野小百合，小林恭一，谷　政八：鯖糠漬"へしこ"からの乳酸菌の分離と発酵微生物の変化，仁愛女子短期大学研究紀要，41，43-50（2009）
43) 芋川　浩，古谷弥椰：常在菌に対する生ワサビ抗菌効果の解析，福岡県立大学看護学研究紀要，17，17-25（2020）
44) 小谷幸敏，秋田幸一，野口　誠，景山拓一：：サバすしの微生物制御に関する研究 I，鳥取県食品加工研究所研究報告，34，37-40（1998）
45) 藤井建夫，佐々木達夫，奥積昌世：さば馴れすしの化学成分と微生物相，日水誌，58，891-894（1992）
46) Nakagawa, T., Kawase, T., Hayakawa, T.: Analysis of bacterial biota determinated using MiSeq sequencing and culture-based investigation in Kishu saba-narezushi (mackerel narezushi), Food Preservation Science, 42, 243-246 (2006)
47) 角田　出，油谷弘毅，高波清美：サンマ速醸魚醤の醸造過程におけるタンパク質分解酵素と微生物の動態，石巻専修大学研究紀要，28，1-12（2017）
48) Matsui, H., Tsuchiya, R., Isobe, Y., Maeda, H., Narita,, M.: Diversity of the bacterial community found in samma-narezushi (Saury Narezushi) revealed by the 16 SrRNA Gene Clone Library, Biocontrol Sci, 13, 891-894 (1992)
49) 鍋島祐佳子，中川義久：マス寿司保存中の微生物相と成分の変化および製造工程における大腸菌群の制御方法，富山県食品研究所報告，6，9-14（2008）
50) 白川武志，田村桂子：油揚げの黴用斑点の発生，香川県食品試験場研究報告，36，58-61（1993）
51) 竹内啓明：キンメダイの生物学的特徴ならびに神奈川県における漁業および資源管理，神水セ研究報告，7，17-35（2014）
52) 佐々木康子，菅原真理，芝本憲夫：秋田県伝統食品「赤寿司」に関する研究，秋田県総合食品研究所報告，4，6-10（2002）
53) Zhong, Z, Hong, Land, Zhenxing, L: Isolation, and identification of histamine-forming bacteria from spanish mackerel meat, Shipin Kexue, 32, 194-199 (2011)
54) 本田己喜子，桶脇　弘，小田隆弘：福岡市におけるサルモネラ食中毒，福岡市衛生試験所報，18，82-86（1992）
55) 毛利善一，西沢一徳，葛見　衛：グリセリン脂肪酸エステル配合剤による米飯の変敗防止効果，栄養と食糧，28，263-269（1975）
56) 大野　治：米飯に使用されているpH調整剤の細菌抑制効果についての一考察，食品衛生研究，32，899-903（1982）
57) 渡邉昭宣：米飯の腐敗および食中毒防止対策としての有機酸の効果，New Food Indus-

try, 35, 65-78（1993）

58）高井道子：米飯の腐敗及び保存について（2），家事と衛生, 10, 10-14（1934）
59）好井久雄，金子安之，山口和夫編著：『食品微生物学ハンドブック』，技報堂（1995）
60）内藤茂三：『食品変敗の科学』，幸書房（2020）
61）全国食品衛生監視員協議会：『食品苦情処理事例集』，中央法規出版（1992）
62）内藤茂三：食品保存へのオゾン利用に関する研究（第12報），米飯およびすし飯のオゾン処理効果，愛知食工試年報, 31, 70-87（1990）
63）内藤茂三：米飯の微生物変敗と制御，アサマパートナーニュース, 202, 1-3（2021）
64）内藤茂三：加工米飯の微生物変敗，アサマパートナーニュース, 203, 1-3（2021）
65）内藤茂三：散らし寿司の微生物変敗と制御，アサマパートナーニュース, 201, 1-3（2021）
66）小野一晃：散らし寿司による食中毒例と冷凍及び加熱処理した検体からの黄色ブドウ球菌の分離状況，日畜会誌, 67, 143-146（2014）
67）健康被害危機管理事例データーベース：ちらし寿司を原因としたサルモネラ食中毒事例，国立保健医療科学院，奈良県保健環境研究センター, No. 1347（2006）
68）村松紘一：文化祭の弁当による黄色ぶどう球菌食中毒，食衛誌, 27, 602-603（1986）
69）松下アヤ子：寿司の細菌学的研究，家政誌, 1（4），17-22（1952）
70）内藤茂三：『食品変敗の科学』，幸書房（2020）
71）内藤茂三：『食品の変敗微生物』，幸書房（2019）
72）吉田啓子：小売段階における寿司製品の消費期限について，鎌倉女子大学紀要, 14, 79-88（2007）
73）内藤茂三：『増補食品とオゾンの科学』，建帛社（2018）
74）日本調理科学会創立50周年記念出版委員会：すし，別冊うかたま，農村漁村文化協会（2017）
75）内藤茂三：巻寿司の微生物変敗と制御，アサマパートナーニュース, 205, 1-3（2021）
76）川村嘉応，馬場浴文，山下康夫，楠田理一：ノリ葉状体付着細菌に及ぼす酸処理の影響，水産増殖, 40, 105-110（1992）
77）前田義昌：第21マリンバイオテクノロジ学会大会，マリンバイオテクノロジ学会ニュース, D. 魚介類（2021）
78）石原良行，須崎隆幸，高野邦治：かんぴょうの低温貯蔵，栃木農研報, 38, 87-92（1991）
79）国正重乃：ゆばの日持ち向上，月間フードケミカル, 2002-11, 82-85（2002）
80）内藤茂三：食品保存へのオゾンの利用に関する研究（第23報），果実および蔬菜のオゾン処理，愛知食工試年報, 32, 138-151（1991）
81）杉崎幸子，渡邉智子，村松芳多子，内藤準也，土橋　昇：太巻き寿司素材に付着してい

る一般細菌及び大腸菌群の調査,千葉県立衛生短期大学紀要20(1),17-21,(2001)
82) 内藤茂三:握り寿司の微生物変敗と制御,アサマパートナーニュース,206,1-3(2022)
83) 薩田清明,小野かお里,柴田真理子,阿部瑶子,吉川直美,糸永美穂,貞富春花,奥村千絵,国府田都,池田早希,三代絢子,柳 宏美,中島亜由美,須永有貴,田所 薫,石原由実子,原島千夏,柴田寛子,古賀千奈津:飲食物の安全性に関する細菌学的研究(第11報)―回転寿司ネタを対象として―,東京家政学院大学紀要,51,31-43(2011)
84) 岡部佐都瑠,吉田裕雪,澤村範保:回転寿司店における赤痢菌の食中毒事例―金沢市,IASR,27,340-341(2006)
85) 宮川豊美,千々和富子,川村一男:持ち帰り寿司の細菌汚染状況とその原因について,家政誌,37,421-424(1986)
86) 板屋民子,飯島正雅,斉藤貢一,正木宏幸,青木敦子,斉藤章暢,安藤佳代子,徳丸雅一,坂東正明:発光する卵焼にぎり寿司から分離した発光細菌の検討,食品と微生物,8,203-212(1992)
87) 飯田宏美:食品細菌としての発光菌(*Photobacterium* 属)の研究,日衛誌,15,103-113(1960)
88) 日本食品保全研究会:『惣菜の製造管理とHACCP』,中央法規出版(1997)
89) 浅尾 勉,河合高生:食品内で毒素を産生する食中毒菌について―加熱調理は食品安全を確保できるか―,SUNATEC e-Magagine,42,(5),1-6(2008)
90) 木村 光,河合 章:『食品微生物学』,培風館(1983)
91) 十川みさ子,吉原丘二子,香西傚行,岡崎秀信:成分規格のない食品の細菌汚染について(第5報),刺身,にぎり寿司,弁当について,香川県衛生研究所報,12,54-60(1983)
92) 肥田 崇,岩崎啓子,野村秀一:市販刺身の細菌汚染状況,長崎国際大学論叢,14,205-214(2014)
93) 野村秀一,原賀壮勇,花木秀明,永山在明:市販刺身の黄色ブドウ球菌による汚染状況調査―平板培養法と増菌培養法での比較検討,日食微誌,19,17-20(2002)
94) 清水英世,渡辺優子:市販刺身の細菌汚染実態調査,岐阜市立女子短期大学研究紀要,53,101-102(2004)
95) 堀江 進,奥積昌世,木村正幸,赤堀正光,川前政幸:冷蔵海産魚の腐敗細菌(第1報)鮮魚の腐敗した場合のミクロフローラ,食衛誌,13,410-417(1972)
96) 原口達一,清水 潮,相磯和嘉:オゾンによる鮮魚の保存,日水誌,35,915-919(1969)

第2章 混ぜ飯および炊き込み飯の微生物変敗と制御

2.1 混ぜ飯の微生物変敗と制御

2.1.1 混ぜ飯の特徴

　混ぜ飯は飯が炊き上がる前後に具材を混ぜ合わせるもので,「かきまわし」とも言う。それに対し炊き込み飯は最初から具材を米に加えて炊き上げたものであるが,その短所を改良するために調理方法に改良が加えられ,ダシ汁で炊き上げる前後に具材を入れるようになったために,現在では混ぜ飯が多い。

　江戸時代の庶民の混ぜ飯の主流は菜飯であり,共通の特徴は,菜は塩で下味を付けて茹でられ,細かく刻んで飯が炊き上がる直前に加えて蒸らす。いずれも炊き上げた後に具材を混ぜることが多いので,時間が経過すると微生物が増殖して,飯に変色,異臭,ネバネバが生じることが多かったと思われる。クリを混ぜたクリ飯,ムカゴを混ぜたムカゴ飯,ギンナンを混ぜたギンナン飯,サトイモを混ぜたサトイモ飯,マメ類を混ぜたマメ飯,ツクシを混ぜたツクシ飯が作られた。これらはいずれも土壌に由来する $Bacillus\ subtilis$ の汚染が多い。

　混ぜ飯は飯に肉や野菜,魚などの具材を混ぜて作る。散らし寿司やビビンバも混ぜ飯の一種である。混ぜ飯には塩味,醤油味,油脂味があり,増殖する主な微生物の種類も異なる。水加減は,添加材料が加熱により水分を出す場合はその分少なめにするが,調味料の水分も合わせて普通の水加減にする。添加材料を入れる時間は,食品の適度な加熱時間に合わせる。調味は塩分を水分量の1.0%,米重量の1.5%とする。そうするとできあがり飯の塩分は0.6～0.7%になる。塩や醤油の割合は添加材料により加減するので,微生物量も異なる。

　沸騰が終わってから火を止めるまでの時間は比較的短く,米のでんぷんが完

第2章 混ぜ飯および炊き込み飯の微生物変敗と制御

表2.1 各種混ぜ飯の具材の混合割合[1]

分類	具材と割合	
	具材	米に対する割合（%）
塩味飯	サツマイモ グリーンピース，ソラマメ，エダマメ，クリ 青菜（シュンギク，ダイコン葉，カブの葉），野草 小豆，大豆	米の重量の50～70 米の重量の30～40 米の重量の15 米の重量の10～15
油味を付けた塩味飯	貝類，エビ，鶏肉，ハム タマネギ，ピーマン，キノコ	米の重量の40～50 米の重量の40～50
醤油味飯	鶏肉，ゴボウ，ニンジン，シイタケ カキ，アサリ，タケノコ 鶏肉，シメジ	米の重量の50 米の重量の40～50 米の重量の30

全に糊化するにはまだ不十分である。でんぷんは理論上60～65℃以上になれば糊化するが，米の組織の細胞膜に包まれたでんぷんは，実際には98℃で20分間以上加熱を続けないと，完全には糊化しない。そこで消火後10～15分間そのままおいて米の芯まで軟らかくなるように蒸らすが，この時に具材を加える場合が多い。炊き上がりの米飯を蒸らすもうひとつの目的は，米粒の表面の余分な水をなくして耐熱性微生物 Bacillus の増殖を防止することである。蒸らしが不十分であったり，具材の大量の添加により温度が急激に下がった場合，米粒の表面に水滴が付き，Bacillus が増殖して粘稠性のある米飯になる場合がある。

表2.1に各種混ぜ飯の具材の混合割合を示した[1]。

混ぜ飯では具の水分量や入れる具の量で水加減を調節する。

水分の多い菜類は，アク抜きを兼ねて下茹での後，水切りをする。また小豆や大豆は水に浸して下煮をして水分を含ませておく。したがってこういう混ぜ飯はほとんど水加減の調節をしない。シソ飯は青シソを塩水で洗浄し，風乾してパリパリにして米飯の火を引く時にシソを手で揉んで釜の中に入れる。

一方，醤油味の混ぜ飯では，醤油，酒などを加える液体調味料の分を水加減から差し引くことが必要である。

混ぜ飯は混ぜ合わせると具材が全面に散る貝類とも相性がよい。ホタテ貝，

2.1 混ぜ飯の微生物変敗と制御

アサリ，シジミ，ハマグリなどが具材として混ぜ飯に利用される。

混ぜ飯は，普通の米と浸漬条件が異なる。混ぜ飯の調味液浸漬は水浸漬に比べると吸水が遅れるため，浸漬中溶出固形分が少なくなり，飯の炊き上がり重量は増加する。これは加熱の際の炊飯液の挙動に関係している[2]。混ぜ飯はどんな具材でも自由に混ぜることができる料理である。

鶏肉の混ぜ飯は醬油味で焦げやすいので弱火にして長く炊くが，塩分の浸透に時間がかかり，水引きが悪くなるので時間調整が必要である。醬油が加わると比較的沸騰時の泡立ちが少ないので沸騰を見逃さないことが必要である。醬油味飯は添加材料と調味料を混ぜて炊き込む方法と，醬油味で具のない桜飯(さくらめし)を炊き，混ぜる材料を別に調理して，炊飯後に混ぜる方法がある[3]。

牛肉飯は牛肉を細かく刻んでみりんと醬油と水で煮ておき，その煮汁で刻んだゴボウ，ニンジン，糸コンニャク，シイタケなどを煮て，これを飯に混ぜる。豚ソボロ飯は豚肉を糸切りにして，ゴボウ，キクラゲ，糸コンニャク，野菜と炊き合わせたものを飯に混ぜる。バター飯は炊き立ての飯にバターを溶かし混ぜ，醬油で味付けする。焼豚の混ぜ飯は，焼豚を細かく切り，青菜やネギと一緒に炒めて飯に混ぜ合わせる。韓国混ぜ飯は，キムチとシジミの佃煮を刻み，飯に混ぜ合わせる。また，ウナギの混ぜ飯は，ウナギの蒲焼きを飯に混ぜたもので，身がほぐれて旨みが飯の一粒一粒に絡みつく。

混ぜ飯の魚飯は臭いの出る魚を用いる場合や生の食感を出す時に作られる。カツオ飯は，一口大の角切りにして醬油に漬け込んだカツオを炊き立ての飯に混ぜ合わせる。この混ぜ飯は新鮮な魚であればあらゆる刺身に応用できる。

2.1.2 混ぜ飯の微生物

乾燥している米は急速に吸水するが，最初に加えた水には汚れや米糠の微生物を多く含んでいる。穀類に由来する微生物は *Bacillus subtilis*，*B. licheniformis*，*B. cereus* などの *Bacillus* 属菌が中心である。

豊後（大分県）の黄飯はクチナシで黄色に色付けしたもので，魚菜類の炒め煮を上に載せて正月料理とした。クチナシに含まれるクロセチンには殺菌効果，殺虫効果，抗酸化効果があるが，クチナシより分離された *Saccharomyces cerevisiae* により黄色から緑へと変色変敗することがある。白米は *Bacillus cereus*

の汚染は低いことから，混ぜ飯の B. cereus 食中毒の原因は，混ぜ飯の食材として多く使用される肉，ニンジン，ゴボウの下処理工程からの汚染が考えられる。肉は細断する，ニンジンは皮を剥く，ゴボウは皮をこそげてからさらに洗う，といった下処理工程が，細菌汚染の原因となる。ニンジンから B. subtilis, 未加熱のゴボウから B. cereus が検出されることがある。また生肉の表面には Campylobacter jejuni や Enterohemorrhagic Escherichia coli（EHEC；腸管出血性大腸菌），Salmonella などの食中毒菌が付着しており，生肉を洗う際に水しぶきとともに飛び散った菌が周囲の調理器具や食品に付着する可能性がある。また，せん切りキャベツやレタスを使用している混ぜ飯も変敗が促進される。B. cereus の本来の棲息箇所はほかの芽胞形成細菌と同様に土壌である。これら土壌微生物は塵埃とともに食品を汚染することになる。日本を含む諸外国の食品中の B. cereus の食品一般における汚染菌量は概して低く，$1.0 \times 10 \sim 1.0 \times 10^3/g$ の範囲にあることが知られている。混ぜ飯の保存期間は炊飯器で保存した場合は5〜12時間，お櫃で保存した場合は10〜12時間，冷蔵庫で保存した場合は1〜2日，冷凍庫で保存した場合は15〜20日である。

2.1.3 各地の代表的な混ぜ飯と微生物

（1） 北海道・東北地域
1） 北海道
カニ飯は，味付けカニの身をほぐして，炊き立ての飯に混ぜる。カニが原因となる食中毒のほとんどは Vibrio parahaemolyticus, Staphylococcus aureus である。これらの微生物がほぐしたカニを汚染した可能性が高い。V. parahaemolyticus はカニを食べることにより感染し，潜伏期間は5〜92時間である。列車内販売のカニ飯弁当による S. aureus による食中毒は弁当喫食者48名，患者数25名，発症率は52.1％であった[4]。また，カニ飯における S. aureus 食中毒の対策の検討が行われている[5]。

2） 青森県
ウニ飯は蒸しウニを煮付けて，炊き上がった飯に混ぜる。Bacillus subtilis, Staphylococcus aureus がウニ飯の変敗の原因菌である。生ウニは鮮度低下が

早いので衛生管理に注意する。また，生ウニは衛生管理状況の判断指標とされている大腸菌群と生ウニの日持ちに影響する低温細菌が重要である。

3） 岩手県

シイタケワカメ飯はニンジン，シラス，シイタケ，ワカメを炒めて飯に混ぜる。キノコはカビと同じく菌類の細胞が集まったもので，増殖するためにできる子実体のことである。胞子に付着する微生物の種類は多く，細菌には *Micrococcus* などの球菌や *Bacillus*, *Clostridium* などの桿菌がある。シイタケを宿主とする主要な腐敗微生物は *Pseudomonas tolaasii* が中心で，そのほか *Bacillus subtilis*, *Curtobacterium*, *Burkholderia* が検出される。シイタケから検出される微生物は多く，傘の子実体が周囲の微生物を寄せ集めているので，混ぜ飯の変敗の原因になる場合がある。また，生ワカメも海水中には多くの微生物が存在しており，常に細菌の供給がなされるため，細菌数は多い。

4） 宮城県

ハラコ飯は，サケの身とハラコ（サケの卵）を使って作る。ハラコはボウルに入れ，塩をふり熱湯をかけると卵を包む膜（卵巣膜）が縮れてくるので手早く取り除き，ザルに取り塩をふり冷水を流しながら残りの膜を取り除き，水気を切ってみりんと醤油に1時間浸漬する。サケは煮崩れしにくくするために尾のほうからそぎ切りし，醤油，砂糖，酒，みりんで煮る。飯が炊き上がったら，サケを載せハラコを散らす。

ホッキ飯は，ホッキ貝のダシで炊いた混ぜ飯である。ホッキ貝は2～3％の食塩水で洗い，醤油，酒，みりんを入れて煮る。その貝のダシに水を足して炊飯し，炊き上がったら貝を入れて蒸らし，かき混ぜる。ホッキ貝を食べた家族全員が下痢・腹痛などの食中毒様症状を呈し，保健所で便を検査したところ *Vibrio parahaemolyticus* が検出された[6]。

コウタケ飯はコウタケ（エノハナともいう）というキノコの混ぜ飯である。味よりも香りが好まれるキノコで，採集した後，乾燥させてから利用する。戻したコウタケを細かく切って油揚げやニンジンと一緒に醤油，砂糖で煮しめ，これを炊き上がった飯に混ぜる。コウタケは，外生菌根菌と呼ばれる生きている樹木と共生関係を結んで生活するキノコであるため，検出される微生物は多く，カビの *Trichoderma viride* や酵母の *Geotrichum candidum* が検出される

第2章 混ぜ飯および炊き込み飯の微生物変敗と制御

ことがある。キノコ自体の成長要因は温度であり、成長速度は日平均気温が9.5～16.9℃の時期で、付着して生育する微生物は真菌が中心であると思われる[7]。

5) 山形県

ウコギ飯は山形県に古くから伝わる郷土料理で、ウコギの芽を使った混ぜ飯は春の香りを楽しめる。下茹でしたウコギの芽を細かく刻み、塩を入れて炊いた飯に混ぜ合わせる混ぜ飯である。ウコギの熱水抽出液で処理したキャベツは細菌数の増加が抑制される。ウコギ葉（*Acanthopanax sieblianum*）はグラム陰性細菌への抗菌効果があり、*Escherichia coli*, *Staphylococcus aureus* に対しても抗菌効果が認められる[8]。具材から検出される微生物は *Clostridium perfringens*, *S. aureus* が中心である。

米沢牛の混ぜ飯は米沢牛をゴボウ、ニンジン、シイタケで甘辛く煮込んで仕上げたもので、牛肉などの具材はもとより、米沢牛の旨みを吸ったタレとショウガの風味が特徴である。変敗の原因菌は具材より検出される *Bacillus subtilis*, *Campylobacter jejuni* である。

6) 福島県

福島県のキノコ飯にはシメジ、シシタケ（コウタケ）などが使われる。緑色の *Trichoderma viride*、黒色の *Aureobasidium pullulans*, *Cladosporium cladosporioides* などのカビが付着していることがあるので、水で洗う必要がある。きれいに洗ったキノコを手で割いて醤油味で煮ておく。これを炊き上がった飯に混ぜ込む混ぜ飯である。クサウラベニタケやイッポンシメジは食中毒を起こすことが多い毒キノコであるため、採取にあたっては注意が必要である[9]。

また、福島県でもウコギ飯が郷土料理として伝わっている。

ワッパ飯はヒノキやスギの木を曲げて作る容器である曲げワッパに米と具材を入れて混ぜ込む料理で、具材を炊き立ての飯に混ぜる。名前の由来は容器である「曲げワッパ」から来ている。多くの具材から検出される微生物は *Bacillus subtilis*, *Enterococcus faecalis* であり、変敗の原因となる場合も多い。

北海道・東北地域の混ぜ飯の特徴と微生物を表2.2に示した。

表2.2 北海道・東北地域の混ぜ飯の特徴と微生物

地域	混ぜ飯		特徴と微生物
北海道	カニ飯	特徴	味付けカニの身をほぐして炊き立ての飯に混ぜる
		微生物	*Vibrio parahaemolyticus*, *Staphylococcus aureus*
青森県	ウニ飯	特徴	蒸しウニを煮付けて炊き上げた飯に混ぜる
		微生物	*S. aureus*, *Bacillus subtilis*
秋田県	笹巻	特徴	もち米にきな粉と砂糖を混ぜ笹に巻いてイグサで結んで蒸し上げたもの
		微生物	*Aureobasidium pullulans*, *Geotrichum candidum*
岩手県	シイタケワカメ飯	特徴	シラス, シイタケ, ワカメを炒めて飯に混ぜる
		微生物	*Pseudomonas tolaasii*, *B. subtilis*, *Curtobacterium*
山形県 福島県	ウコギ飯	特徴	ウコギの芽を飯に混ぜ込んだもの
		微生物	*Escherichia coli*, *Clostridium perfringens*, *S. aureus*
山形県	米沢牛混ぜ飯	特徴	米沢牛, ゴボウ, シイタケを煮しめて飯に混ぜる
		微生物	*B. subtilis*, *Campylobacter jejuni*
宮城県	コウタケ飯	特徴	コウタケ, 油揚げ, ゴボウを煮しめて飯に混ぜる
		微生物	*Trichoderma viride*, *G. candidum*
宮城県	ハラコ飯	特徴	飯にサケの身を載せ, ハラコを散らす
		微生物	Pathogenic *Escherichia coli*, *S. aureus*
宮城県	ホッキ飯	特徴	煮汁で炊いた飯に煮しめたホッキ貝の身を混ぜる
		微生物	*V. parahaeomolyticus*, *S. aureus*
福島県	ワッパ飯	特徴	曲げワッパに飯を入れ, 煮しめた山菜, 魚を混ぜ込む
		微生物	*B. subtilis*, *Enterococcus faecalis*
福島県	キノコ飯	特徴	シメジ, シシタケを煮付けて炊き立ての飯に混ぜる
		微生物	*Trichoderma viride*, *Aureobasidium pullulans*

(2) 関東地域

1) 栃木県

カモ肉の五目飯は，カモ肉，油揚げ，ニンジン，ゴボウ，カンピョウを砂糖，醤油で煮付けた具材を混ぜ込む混ぜ飯である。カモ肉，油揚げは短冊に切り，ゴボウ，ニンジンはささがきにし，カンピョウは水で戻し小さく切りそろえる。これらの具材を油，水，砂糖，醤油を入れて炒め，炊き上がった飯にこれらの具材を混ぜ合わせる。

2009年に飲食店を利用した10名中8名が下痢，腹痛，発熱等の症状を呈し，患者の便から *Campylobacter jejuni* が検出されたが，原因食品はカモのササ身とミツバのワサビ浸しで，原材料のカモ肉には生食不可の表示があったにもかかわらず，軽く湯通しした程度で提供されていた。同時期に京都市内および仙台市内においても，同じ製造元から出荷されたカモ肉が原因と推定される苦情事件が発生している[10]。

2) 群馬県

群馬県の混ぜ飯は，具材のニンジン，ゴボウ，カンピョウ，チクワ，油揚げ，イモがら（サトイモの茎を干したもの），コンニャクを細かく切って，醤油，酒，砂糖，みりんで味付けして煮たものを，炊き立ての飯に混ぜ込む。検出される微生物は具材の一般細菌である *Bacillus subtilis*, *B. licheniformis*, *Micrococcus luteus* が多い。

3) 埼玉県

埼玉県のカテ（糅）飯は油揚げ，ニンジン，ゴボウ，マツタケ，タケノコを醤油と塩で煮付け，汁を絞って炊き立ての飯に混ぜ込む。飯にタケノコやマツタケなどの季節の食材を混ぜ合わせて作るので，検出される微生物は野菜に付着している *Bacillus subtilis*, *B. licheniformis*, *Micrococcus luteus* などの一般細菌が多い。具材の野菜やキノコをカツオのダシ汁とみりん，醤油で煮込み，最後に炊き上がった白米と混ぜるので，具材の残存微生物がそのまま移行する。

4) 千葉県

千葉県のゼンナ飯はハマグリ，油揚げ，ニンジン，昆布，カンピョウを細く切り，醤油，砂糖で煮付けたものを，炊き立ての飯と混ぜ合わせたものである。ゼンナはハマグリの稚貝で，*Bacillus subtilis*, *Kocuria rosea* の汚染があり，

また Norovirus がゼンナの内臓に存在している場合がある。そのため表面を洗うだけでは除去できない。また，まな板などで調理器具を汚染する場合もある。

ハマグリ飯は，ハマグリを砂出ししてから酒と醤油で煮出し，ハマグリの貝の蓋が開くと同時に取り出し，ハマグリの煮汁を加えて飯を炊く。ハマグリ飯でみりんを使わないのは，アミノカルボニル反応で褐変するのを防止するためと，微生物の増殖を抑制するためである。みりんを加えなくても炊き上がったハマグリ飯は茶色の飯である。また，シジミ飯，トリガイ飯，カキ飯に使うむき身の貝は煮崩れしやすいため，下味を付けて飯が炊き上がる直前に形が崩れないように加えて混ぜ合わすので，貝に由来する微生物は多い。貝に多い微生物は Norovirus, Pseudomonas, Achromobacter, Corynebacterium, Flavobacterium である。

クコ飯は，クコの新芽や若葉を摘んで茹でてアクを抜き，細かく切って塩味を付けて炊き上げた飯に混ぜ込んだものである。細かく切ると水に浸けた場合は細胞内の液の濃度が高いので，外の水および微生物が細胞内に入り，変敗が促進される。クコの葉抽出液からは Lactobacillus acidophilus, L. casei, L. bulgaricus, Enterococcus faecalis が認められた[11]。

千葉県のキノコ飯はシメジ，ハツタケ，ナスを醤油，砂糖で煮たものを炊き立ての飯に混ぜ込んだもので，Bacillus subtilis, Micrococcus luteus, Enterococcus faecalis, Trichoderma viride の汚染がある。

5） 東京都

東京都の混ぜ飯にはイモがらを使った混ぜ飯や，レンコンを使った混ぜ飯がある。イモがらやレンコンのほかにもニンジン，シイタケ，油揚げ，切り昆布，コンニャク，ゴボウが入る場合もあるので，土壌菌に由来する Bacillus subtilis, Micrococcus luteus, Enterococcus faecalis の汚染がある。これらの具材にカツオ節を加え，一緒に煮て醤油と砂糖で味を付けておき，炊き上げた飯に混ぜる。イモがらはズイキとも呼ばれ，八つ頭や唐のイモ，赤芽イモなどの葉柄部分で，土壌菌の Bacillus が多い。カツオ節の細菌叢は Bacillus, Micrococcus, Staphylococcus であり，国産品は Micrococccus が主体であったのに対し，輸入品では Bacillus が主体であった。ソウダ節の細菌叢は Bacillus, Micrococcus, Staphylococcus および腸内細菌が検出された。なお，国産品では Bacillus が主体であっ

たが，輸入品では *Micrococcus* が主体であった。サバ節の細菌叢は *Bacillus*, *Micrococcus*, *Staphylococcus* および腸内細菌が検出された。国産品では *Bacillus* および *Micrococcus* が主体であったが，輸入品では *Bacillus* が主体であった[12]。

6） 神奈川県

神奈川県のカテ飯は，コンニャク，油揚げ，ニンジンを煮しめて，炊き上がった飯に混ぜる。微生物は具の野菜からの *Bacillus subtilis*, *Micrococcus luteus*, *Kocuria varians*, *Enterococcus faecalis* が多い。

また，梅飯はジャコを味付けして梅干しとともに炊き上がった飯に混ぜ込む。梅はpHが3.5前後であり，生育する微生物は酵母の *Candida versatilis*, *Saccharomyces cerevisiae* や *Trichoderma viride* などのカビによる斑点生成が中心である。ジャコは乾燥して水分含量が少ない時は *Aspergillus glaucus* が発育し，乾燥が不完全の時は *Penicillium cyclopium*, *T. ricoderma viride* が生育する。カビの発育にはジャコの水分含量のみならず環境中の湿度が影響する。工場の関係湿度が91％だと *Alternaria citri* の胞子が発芽するが，87％以下では発芽しない。細菌は乾燥によって発育が阻止されるが，死滅までには至らない。しかし乾燥が数か月に及べば死滅する。*Bacillus*, *Micrococcus*, *Pseudomonas*, *Serratia* などの細菌は乾燥に強いためジャコ中でも生育する。

7） 山梨県

山梨県の切干しダイコンの混ぜ飯は，切干しダイコンを煮付けて，炊き立ての飯に混ぜ込む。変敗はダイコンに由来する細菌の *Bacillus subtilis*, *Kocuria rosea*, *Enterococcus faecalis* による軟化，異臭生成が中心であり，切干しダイコンが吸湿した場合に多く発生する。切干しダイコンはカルシウムやビタミンB類以外に食物繊維も豊富で，コレステロールを体外に排出するため，栄養不足になりがちな冬季によく食べられる。

関東地域の混ぜ飯の特徴と微生物を表2.3に示した。

（3） 中部・北陸地域

1） 愛知県

愛知県のヘボ飯は，蜂の子（ヘボ）の佃煮の混ぜ飯である。砂糖，醤油に酒を入れて煮立て，汁がなくなるまで煮付けたヘボの佃煮を，炊き上がった飯に

表2.3 関東地域の混ぜ飯の特徴と微生物

地域	混ぜ飯	特徴と微生物	
栃木県	カモ肉の五目飯	特徴	カモ肉,ニンジン,ゴボウを煮付けて飯に混ぜ込む
		微生物	*Campylobacter jejuni*, *Bacillus subtilis*
群馬県	混ぜ飯	特徴	ニンジン,ゴボウ,チクワを煮付けて飯に混ぜる
		微生物	*B. subtilis*, *B. licheniformis*, *Micrococcus luteus*
埼玉県	カテ飯	特徴	油揚げ,ニンジン,ゴボウを煮付けて飯に混ぜ込む
		微生物	*B. subtilis*, *B. licheniformis*, *M. luteus*
千葉県	ゼンナ飯	特徴	ハマグリ,ニンジン,昆布を煮付けて飯に混ぜ込む
		微生物	*B. subtilis*, *Norovirus*, *Kocuria rosea*
千葉県	クコ飯	特徴	クコの新芽や若葉を茹でて味付け後,飯に混ぜ込む
		微生物	*Lactobacillus acidophilus*, *L. casei*, *L. burgaricus*
千葉県	キノコ飯	特徴	ハツタケ,ナスを煮付けて炊き立ての飯に混ぜ込む
		微生物	*B. subtilis*, *M. luteus*, *Enterococcus faecalis*
東京都	混ぜ飯	特徴	イモがら,シイタケ,昆布を煮付け,飯に混ぜる
		微生物	*B. subtilis*, *M. luteus*, *E. faecalis*
神奈川県	カテ飯	特徴	コンニャク,ニンジンを煮しめて飯に混ぜる
		微生物	*B. subtilis*, *K. varians*, *E. faecalis*
神奈川県	梅飯	特徴	ジャコと梅干しを味付けして飯に混ぜる
		微生物	*Candida versatilis*, *Saccharomyces cerevisiae*
山梨県	切干しダイコン混ぜ飯	特徴	切干しダイコンを煮付けて飯に混ぜ込む
		微生物	*B. subtilis*, *K. rosea*, *E. faecalis*

混ぜ合わせたものである。ヘボ飯の具材はタケノコ,ニンジン,ゴボウ,コンニャク,チクワ,油揚げ,鶏肉は細かく切り,溜まり醤油,砂糖で味を付けて煮る。変敗に関与する微生物は *Bacillus subtilis*, *Kocuria rosea*, *Enterococcus faecalis* が中心である。16S rRNA 遺伝子配列の網羅的解析によれば,働き蜂の腸内細菌集団では,わずか8属ほどの細菌が全体の95％以上を占めており,哺乳類と比べるとかなり単純な構成である[13]。

第2章　混ぜ飯および炊き込み飯の微生物変敗と制御

　愛知県では混ぜ飯のことをかき回し，鶏飯，シタジ飯とも言い，タケノコ，ニンジン，ゴボウ，コンニャク，チクワ，油揚げ，鶏肉を入れる。鶏肉は細かく切り，ニンジン，ゴボウはささがき，チクワは薄く輪切り，溜まり醬油，砂糖で味を付けて煮る。炊き上がった飯にこれらの具材を入れて混ぜ飯にする。微生物は具材である野菜類の *Bacillus subtilis*, *Micrococcus luteus*, *Enterococcus faecalis* が中心である。鶏肉に由来するものとしては，食中毒菌の *Campylobacter jejuni* がある。また，愛知県の魚飯に，よく使用される魚はボラ，タイ，スズキである。ボラは二枚におろし，砂糖，醬油で甘辛く煮る。骨を取り，身をほぐして，鍋の煮汁に戻して煮立ててよく味を浸み込ませる。炊き上がった飯に，具材やボラを混ぜ込む。魚飯の微生物は *Pseudomonas* を中心とした細菌で，*Psudomonas fluorescens*, *P. aeruginosa* が代表的な菌種である。本菌属には淡水土壌由来の菌種群と海水由来の菌種群があり，海水環境では両者が混在しているが，一般的には淡水，土壌由来の *Pseudomonas* が変敗細菌とされている。

2）　静岡県

　静岡県の混ぜ飯は，ニンジン，ゴボウ，油揚げ，タケノコ，シイタケ，コンニャクを小さく切り，醬油と砂糖で味付けをしておき，炊き上がった飯に汁ごと具材を混ぜ合わす。微生物変敗はニンジン，ゴボウに由来する *Bacillus cereus*, *B. subtilis*, *Micrococcus luteus*, *Enterococcus faecalis* による軟化や異臭が中心である。

3）　岐阜県

　岐阜県のイバラ飯はコイを使った混ぜ飯であり，砂糖と醬油で味付けする。コイは姿煮にして，飯が炊き上がった釜の中に入れ，混ぜ合わせる。マゴイとニシキゴイには *Koi herpesvirus*（KHV）感染によるコイヘルペスウイルス病が発生することがある。発病しても目立った症状は見られないが，行動が緩慢になったり餌を食べなくなり弱って死亡する，死亡率の高い病気である。感染したコイを食べてもヒトに感染することはない。野菜からは *Bacillus subtilis*, *Micrococcus luteus* が検出される。

　ウナギ飯は醬油と砂糖で甘辛く煮詰めたウナギを細かく切り，炊き立ての飯に混ぜ込んだものである。ウナギの混ぜ飯はウナギを飯と混ぜ合わせることで

身がほぐれ，旨みが飯一粒一粒にからみつく．ウナギは餌や環境から *Salmonella*，従業員から *Staphylococcus aureus* で汚染されることがある．ウナギの加工工程の作業中，二次汚染によりウナギのタレが *Salmonella* に汚染されるので，タレを付けた後は十分加熱する．焼き上がった蒲焼きを密閉容器に入れて積み上げるなど，温かいまま放置することは避ける．ウナギの *S. aureus* による食中毒は蒲焼きを手で触ること，および菌に汚染された軍手や器具を使用することによる．本菌は増殖速度が速く$1.0×10^2/g$の菌が常温で10時間後には$1.0×10^7/g$にもなり，嘔吐毒のエンテロトキシンを産生する．*Salmonella* はウナギの白焼きでは顕著に増殖し，蒲焼きでは減少せず，タレでは増殖しないものの死滅にはある程度の時間を要する．調理人が生のウナギを触った手で焼いた後のウナギを触って *Salmonella* を感染させた例が多い[14]．

4） 三重県

三重県のかき混ぜは，マグロ，サンマ，シイタケ，高野豆腐を煮しめて，飯に混ぜ込む．マグロはおろして酢に浸けるが，サンマは焼いて身をはずして使う．具材は細かく刻んで一緒に煮込み，醤油と砂糖で味付けする．微生物はマグロ，サンマに由来するヒスタミン産生菌として *Photobacterium damselae* が知られている．

また，三重県の鶏飯は鶏肉，ニンジン，シイタケを煮しめて飯に混ぜ込む．変敗菌としては野菜に由来する *Bacillus subtilis*, *Micrococcus luteus*, *Kocuria rosea* などがあり，さらに鶏肉に由来する食中毒菌では *Campylobacter jejuni* がある．

ワカメの混ぜ飯は，ワカメ，赤シソ，梅肉を味付けて，炊き立ての飯に混ぜ込む．

2017年5月19日，防災訓練で出された非常食のアルファ化米のワカメに由来する食中毒があった．ワカメは三重県が大生産地になっているが，ワカメには微生物が多く，アルファ化米に入っていたワカメ付着菌 *Clostridium perfringens* の可能性が高いと東京都が発表した．*C. perfringens* は，土壌中や健常な人の便や，家畜などの糞便，魚からも検出され，食材では，食肉や根菜類の汚染が高くなり，この細菌は，酸素が少ない環境を好む菌（嫌気性菌）で，細菌にとって環境が悪くなると芽胞を作る．芽胞の状態では熱や乾燥に強く，一度

の加熱では生き残る。

5) 富山県

富山県のキノコ飯はシイタケ,ブナシメジ,エノキを煮しめて,飯に混ぜ込む。変敗微生物はキノコ類に付着している *Bacillus subtilis*, *Micrococcus luteus* で,それによる異臭が多い。

また,ホタルイカ飯はホカルイカを干しあげて調味し,炊き立ての飯に混ぜ込む。具材に由来する *Clostridium perfringens*, *Bacillus subtilis* が検出される。

6) 石川県

石川県のサツマイモ飯は,サツマイモを蒸し上げて味付けして炊き立ての飯に混ぜ込む。*Bacillus subtilis*, *Micrococcus luteus*, *Enterococcus faecalis* による汚染が多い。サツマイモの祖先に感染した病原菌の遺伝子が植物に移動し,この遺伝子が現在のすべてのサツマイモ栽培種にも残っている[15]。また,大豆と豚肉の混ぜ飯は,豚肉,ダイコン,ニンジン,大豆を煮付けて飯に混ぜ込む。豚肉には *Salmonella*, *Campylobcter jujuni* やウイルスが感染している場合がある。

北陸新幹線の敦賀延伸で新たにできた小松駅と加賀温泉駅の近くの16の飲食店が,地元で採れた野菜や南加賀の米などの特産品を生かすというルールに基づいて料理を考案した。このうち加賀市のカニ料理店が考案した加賀飯は,県内で水揚げされたズワイガニと地元で採れた卵を使った混ぜ飯である。予測される微生物はカニに由来する *Vibrio parahaemolyticus*, *Staphylococcus aureus*, 卵に由来する *Micrococcus*, *Bacillus*, *Salmonella*, *Pseudomonas*, *Flavobacterium* である。

7) 福井県

福井県のマイタケ飯は,マイタケ,油揚げ,キャベツ,グリーンピース,ゴボウ,ニンジンを煮付けて,飯に混ぜ込む。微生物はキノコと野菜由来で,*Bacillus subtilis*, *Micrococcus luteus* が多い。

中部・北陸地域の混ぜ飯の特徴と微生物を表2.4に示す。

表2.4 中部・北陸地域の混ぜ飯の特徴と微生物

地域	混ぜ飯		特徴と微生物
愛知県	ヘボ飯	特徴	蜂の子の佃煮を炊き立ての飯に混ぜ込む
		微生物	*Bacillus subtilis*, *Kocuria rosea*, *Enterococcus faecalis*
愛知県	シタジ飯	特徴	鶏肉，タケノコ，ゴボウを煮込み，これを飯に混ぜる
		微生物	*B. subtilis*, *Micrococcus luteus*, *E. faecalis*
愛知県	魚飯	特徴	ボラ，タイ，スズキを煮付け，炊き上がった飯に混ぜる
		微生物	*Pseudomonas fluorescens*, *P. aeruginosa*
愛知県	かき回し	特徴	鶏肉，ゴボウを煮付け，炊き上がった飯に混ぜる
		微生物	*Campylobacter jejuni*, *B. subtilis*
静岡県	混ぜ飯	特徴	油揚げ，タケノコ，シイタケを煮付け，飯に混ぜる
		微生物	*B. subtilis*, *M. luteus*, *E. faecalis*
岐阜県	イバラ飯	特徴	コイを使った味飯で，コイは姿煮にして飯に混ぜ込む
		微生物	*Koi herpesvirus*, *B. subtilis*, *M. luteus*
岐阜県	ウナギ飯	特徴	ウナギを細かく切り，味付け後，炊き上がった飯に混ぜる
		微生物	*Salmonella*, *Staphylococcus aureus*
三重県	かき混ぜ	特徴	マグロ，シイタケ，高野豆腐を煮しめ，飯に混ぜ込む
		微生物	*Photobacterium damselae*, *B. subtilis*, *K. rosea*, *M. luteus*
三重県	鶏飯	特徴	鶏肉，ニンジン，シイタケを煮しめ，飯に混ぜ込む
		微生物	*C. jejuni*, *B. subtilis*, *M. luteus*
三重県	ワカメ混ぜ飯	特徴	ワカメ，赤シソ，梅肉を味付けして飯に混ぜ込む
		微生物	*Clostridium perfringens*, *B. subtilis*
富山県	キノコ飯	特徴	シイタケ，ブナシメジ，エノキを煮しめて，飯に混ぜ込む
		微生物	*B. subtilis*, *M. luteus*, *E. faecalis*
富山県	ホタルイカ飯	特徴	ホタルイカを調味して炊き立ての飯に混ぜ込む
		微生物	*C. perfringens*, *B. subtilis*
石川県	サツマイモ飯	特徴	サツマイモを蒸し，味付けして炊き立ての飯に混ぜ込む
		微生物	*B. subtilis*, *M. luteus*, *E. faecalis*
石川県	大豆と豚肉の混ぜ飯	特徴	豚肉，ダイコン，大豆を煮付けて飯に混ぜ込む
		微生物	*Salmonella*, *C. jejuni*, ウイルス
福井県	マイタケ飯	特徴	マイタケ，油揚げ，ゴボウを煮付けて飯に混ぜ込む
		微生物	*B. subtilis*, *M. luteus*, *E. faecalis*
福井県	朴葉飯（ほうば）	特徴	握った飯にきな粉，砂糖，塩を混ぜ込んで朴葉で折りたたむ
		微生物	*B. subtilis*, *M. luteus*, *E. faecalis*

(4) 関西地域

1) 奈良県

奈良県の混ぜ飯は高野豆腐，ゼンマイ，タケノコ，フキ，グリーンピース，ダイコン，干しシイタケ，コンニャクを小さく刻んで醤油味で煮て，炊き上げた飯に混ぜ込む。混ぜ飯は糸を引いたり，ネバネバと粘りが出ることがあるが，これは主要な具材である野菜に由来する *Bacillus subtilis*，*B. licheniformis* に起因するものである。白飯でも糸を引いたり，ネバネバすることがあるが，野菜中心の混ぜ飯は変敗の速度が速い。また，シンナー臭がする場合は二次汚染菌である酵母の *Wickerhamomyces anomalus* に起因する。

2) 和歌山県

和歌山県のカツオ飯は，飯が炊き上がる際に調味したコンニャクと調味液に漬け込んでおいたカツオを調味液ごと入れて手早く混ぜて蒸らす。混ぜ飯は酵母によるシンナー臭やセメダイン臭が発生することがあるが，その主成分は酢酸エチルで，製造工場の二次汚染菌による酵母の *Wickerhamomyces anomalus* に起因する。

3) 兵庫県

兵庫県のナラジャコ飯は，炒り大豆の割り豆とイリコを混ぜ込んだ醤油味の混ぜ飯である。イリコは，西日本での煮干しの呼び名である。イリコは頭，内臓，骨を取り，細かく割り，大豆は焦げ目が付く程度に炒り，こすって皮をとばして割豆だけにする。洗った米に醤油，酒，塩等の調味料を加えて割豆とイリコを載せて炊飯し，炊飯後にイリコと割豆を全体に混ぜる。イリコの原料にはカタクチイワシ，マイワシが用いられるが，イワシの全漁獲量の約半分がイリコに利用されている。JAS（日本農林規格）では「煮干魚類」を「魚類を煮熟によってタンパク質を凝固させて乾燥したもの」と規定している。水分は18%以下で，そのままでは微生物変敗はしないが，飯に含まれる水分のほかに具材の水分が加わり，*Bacillus subtilis*，*B. licheniformis*，*B. cereus*，*Micrococcus luteus*，*Kocuria varians*，*Pseudomonas fluorescens*，*Serratia marcescens* が増殖してネバネバを生成することがある。

4) 滋賀県

滋賀県のフキ飯は，フキの皮を剥いて湯がき，水に晒してアクを取り，小口

に切り，油揚げと一緒に醤油と砂糖で煮て，塩茹でしたグリーンピースとともに炊き上がった飯に混ぜ込む。グリーンピース等の原料豆類の微生物汚染状況を検討した結果，豆類の水分は10.0〜15.0%と比較的少ないため，付着する微生物も少ない（1.6×10^2〜3.1×10^3/g）。しかし，耐熱性芽胞菌は必ず存在し，その付着量は貯蔵期間や品種によりやや異なるがおおむね豆類ではほぼ一定している。耐熱性芽胞菌の種類は *Bacillus subtilis* と *Clostridium perfringens* であるが，圧倒的に *B. subtilis* が多い。このほかに埃などの空中浮遊菌に由来する *Micrococcus luteus* が検出される。貯蔵状態により菌数は著しく異なることが知られている[16]。

5）大阪府

大阪府のカヤク飯は鶏肉，ニンジン，ゴボウ，油揚げを煮しめて，炊き立ての飯に混ぜ込む。飯に醤油，砂糖，酒，みりんで味が付くと具材に付着する微生物の *Bacillus subtilis*, *Micrococcus luteus*, *Enterococcus faecalis* などの増殖速度が促進される。また，ゴボウ混ぜ飯は，ゴボウ，ニンジン，油揚げ，シイタケを煮付けて，炊き立ての飯に混ぜ込む。野菜類が具材の中心である混ぜ飯の変敗は，付着する *B. subtilis*, *B. licheniformis*, *B. cereus*, *Kocuria varians* による飯の異臭，粘りが多い。

鶏飯は鶏肉，ニンジン，ゴボウ，コンニャクを煮付けて，飯に混ぜ込む。鶏肉において *Campylobacter jejuni* と *Salmonella* の保有状況調査を行ったところ，約5割が *C. jejuni* に汚染されていた[17]。

6）京都府

京都府のキノコ飯は，シメジ，マツタケを煮しめて，炊き立ての飯に混ぜ込む。飯に混ぜるキノコをバターで炒めて味付けすると奥深い味わいが出せる。キノコ類に由来するカビの *Trichoderma viride*, 酵母の *Candida versatilis*, *Saccharomyces cerevisiae* により変色変敗することがある。

また，鶏ゴボウ混ぜ飯は，鶏肉，ゴボウ，ニンジン，シイタケを煮付けて，炊き立ての飯に混ぜ込む。変敗微生物は野菜類からの *Bacillus subtilis*, *B. cereus*, *B. licheniformis*, *Micrococcus luteus*, *Campylobacter jejuni* などの細菌と，油揚げからの酵母の *Candida versatilis*, *Saccharomyces cerevisiae* が中心である。

タケノコ飯はタケノコ，昆布，油揚げ，コンニャクを煮しめて飯に混ぜ込む。微生物変敗の中心は野菜類に起因する *Bacillus subtilis*，*Micrococcus luteus*，*Enterococcus faecalis* などの細菌およびコンニャクに由来する *B. circulans* が中心である。

カンピョウ飯は酢飯に，干しシイタケやカンピョウを醤油ベースで煮しめたものに，ニンジン，酢レンコン，タケノコ，チクワやカマボコ，甘く煮しめた油揚げなどといった具材を混ぜ込んだもので，具はその土地でよく採れる食材が混ぜ込まれる。野菜は当然であり，タコやエビなどの海産物，果物などを入れる地域もある。カンピョウに出る黒色から深暗緑色の斑点は，カビの *Cladosporium cladosporioides* である。

関西地域の混ぜ飯の特徴と微生物を表2.5に示した。

(5) 中国・四国地域
1) 岡山県

岡山県の混ぜ飯はダイコン，サトイモ，ゴボウ，ニンジン，マツタケ，ゾウタケ，ネギを砂糖と醤油で味付けして，米が炊けて蒸されたころに飯に添加して混ぜ返す。混ぜ飯は保存中に異臭が発生する場合があるが，これは野菜類や米飯からの *Bacillus subtilis*，*B. licheniformis*，*Kocuria rosea* に起因する場合が多い。

2) 広島県

広島県のもぶりはせん切りにした干しシイタケ，ささがきのゴボウをダシで煮て，ニンジン，油揚げのせん切りを加えたら砂糖，醤油で味付けして，炊き上がった飯に混ぜ，最後に黒豆を加える。季節や地域によっては茹でたり焼いたりした魚介類を混ぜることもある。もぶりとは広島の方言で「混ぜる」を意味する言葉である。

3) 山口県

山口県の貝飯は，塩茹でして身をはずした貝を甘辛く煮て，炊き上がった飯に混ぜ込む。米に由来する *Bacillus subtilis*，*B. circulans* に汚染されることがある。使用する貝はアサリ，万才貝，ニシ，ネコなど種類が多い。貝類からの微生物汚染の中心は *Norovirus* である。二枚貝は *Norovirus* を保有しておらず，

表2.5 関西地域の混ぜ飯の特徴と微生物

地域	混ぜ飯	特徴と微生物	
奈良県	混ぜ飯	特徴	高野豆腐, ゼンマイ, フキを煮付け, 飯に混ぜる
		微生物	*Wicherhamomyces anomalus*, *Bacillus subtilis*
和歌山県	カツオ飯	特徴	カツオ, コンニャクを炊き上がった飯に混ぜ込む
		微生物	*W. anomalus*, *B. subtilis*
兵庫県	ナラジャコ飯	特徴	大豆の割豆とイリコを飯に混ぜ込んだ醬油味の飯
		微生物	*B. subtilis*, *B. licheniformis*, *B. cereus*, *Kocuria varians*
滋賀県	フキ飯	特徴	フキとエンドウ豆を炊き上げた飯に混ぜ込む
		微生物	*B. subtilis*, *Micrococcus luteus*
大阪府	カヤク飯	特徴	鶏肉, ニンジン, ゴボウを煮しめて飯に混ぜ込む
		微生物	*B. subtilis*, *Enterococcus faecalis*, *K. rosea*
大阪府	ゴボウ混ぜ飯	特徴	ゴボウ, ニンジン, 油揚げを煮付けて飯に混ぜ込む
		微生物	*B. subtilis*, *B. licheniformis*, *B. cereus*, *K. varians*
大阪府	鶏飯	特徴	鶏肉, ニンジン, ゴボウを煮付けて飯に混ぜ込む
		微生物	*Campylobacter jejuni*, *Salmonella*
京都府	キノコ飯	特徴	シメジ, マツタケを煮しめて炊き立ての飯に混ぜ込む
		微生物	*Trichoderma viride*, *Candida versatilis*
京都府	鶏ゴボウ混ぜ飯	特徴	鶏肉, ゴボウ, シイタケを煮付けて飯に混ぜ込む
		微生物	*B. subtilis*, *B. licheniformis*, *B. cereus*
京都府	タケノコ飯	特徴	タケノコ, 昆布, 油揚げを煮しめて飯に混ぜ込む
		微生物	*B. subtilis*, *B. licheniformis*, *B. cereus*, *E. faecalis*

その体内でウイルスが増殖することはないにもかかわらず, *Norovirus* が検出されるのは, *Norovirus* に感染したヒトの排泄物が原因である。

4）鳥取県

　鳥取県の混ぜ飯は, タケノコ, ニンジン, シイタケ, 焼きサバを煮て火を止める前にフキを加え, これらの煮汁で炊飯し, 炊き上がった飯に具材を混ぜ合わせる。木の芽はみじん切りにして混ぜ合わせる。混ぜ飯は, 米粒の膨潤を十

第2章　混ぜ飯および炊き込み飯の微生物変敗と制御

分にさせるために米を水に浸漬後，加熱直前に調味料を加えるので[3]，変敗微生物は炊き上げ後の二次汚染菌が多い。野菜類，焼きサバ，米飯に由来する細菌の *Bacillus subtilis*，*B. licheniformis* や *Candida*，*Saccharomyces* などの酵母が多い。

5）　島根県

島根県のスモジは，焼きサバをほぐして酢飯に混ぜたものである。酢飯と具材を混ぜる時には酢飯の温度が重要で，熱々でないと具材の汁気を十分吸わず水分が多くなり，*Bacillus subtilis*，*B. licheniformis*，*Enterococcus faecalis* 等の微生物が増殖して異臭が発生することがある。

6）　香川県

香川県の梅干し入り黒豆飯は，黒豆を水に浸漬して中火で約3時間煮たものを使用し，梅干しは種を抜いて細かく切ったものを用いる。米に黒豆の煮汁，水，酒を入れて炊飯して，黒豆と梅干しをよく混ぜ込む。豆類は煮豆の原料として用いられるために微生物汚染が大きな問題となる。煮豆の水分は35%前後，pHは5.5前後で，元来保存性に乏しく，開封後は，特に薄味のものは夏期では短期間，また比較的濃厚に調味されたものでも3～7日しか保存できない。市販煮豆の微生物は製造工程における *Micrococcus luteus*，*Kocuria rosea* の二次汚染細菌に由来するものもあるが，原料豆中の *Bacillus subtilis*，*B. circulans*，*B. cereus* などの細菌がそのまま生存して変敗の原因となる場合がある。

またかき混ぜは，米を炊飯し，フグのダシでニンジン，カンピョウ，高野豆腐，コンニャク，干しエビなどを醤油味で煮た具材を炊き立ての飯に混ぜ合わせる。フグや干しエビを使用するため，*B. subtilis*，*B. licheniformis*，*Enterococcus faecalis* に汚染される。

7）　徳島県

徳島県のクサギ菜飯は，クサギの新芽のクサギ菜を飯に混ぜ込んだものである。クサギ菜はアクを抜いた後，チリメンジャコと一緒に塩を加えて炒め，炊き上がった飯にユズ酢を加え入れて混ぜ合わす。またクサギの若菜を茹でて乾燥したものを飯に混ぜ込む場合もあるが，乾燥したクサギには *Bacillus subtilis*，*B. licheniformis*，*Enterococcus faecalis* が存在しており，変敗すると異臭が発生する。クサギの葉は乾燥しているので臭いはない。

8）愛媛県

おもぶりは愛媛県の郷土料理の混ぜ飯のことで，「もぶる」とは混ぜるという意味である。切干しダイコン，干しシイタケ，コンニャク，ゴボウ，ニンジン，油揚げを醤油，塩，酒，みりん等の調味料で煮汁が少し残る程度まで煮詰めて，濃い目の味付けにして，炊き立ての飯に混ぜる。

刺身を載せた飯の上にタレと生卵，刻みネギ，ゴマなどをかけてかき混ぜたものを食べる料理は日向飯と言われているが，宇和島では生のタイを用いるので特にタイ飯と呼ばれている。タイに由来する低温微生物である *Pseudomonas fluorescens*，*Vibrio parahaemolyticus*，*Alteromonas haloplanktis*，*Moraxella*，*Lactobacillus* が検出される。しかし，タイはタンパク質を分解するプロテアーゼが少ないので変敗しにくい。

サヤエンドウ飯はサヤエンドウを塩茹でして斜め細切りにし，炊き上がった飯に混ぜ合わせる。

9）高知県

高知県のコウシ飯は岩海苔，たくあん，ジャコを煮付け，飯に混ぜる。コウシ飯とは，チリメンジャコや細かく刻んだ魚を炊き込んだ飯のことである。たくあんを細かく刻み，岩海苔は軽くあぶってもみ海苔にしておき，飯にチリメンジャコと醤油，砂糖を混ぜて具が馴染むまで置いておく。*Bacillus subtilis*，*Enterococcus faecalis* などの細菌や酵母の *Candida versatilis*，*Saccharomyces cerevisiae* の二次汚染菌が多い。ジャコに由来する *Bacillus subtilis*，*Micrococcus luteus*，*Pseudomonas fluorescens* の汚染もある。

ノイチゴ飯はサツマイモの土佐紅，大豆，ジャコを油で揚げた後，炊き立ての飯に混ぜる。変敗は *B. subtilis*，*S. cerevisiae*，*Debaryomyces hansenii* が中心である。

カツオ飯はカツオの生節，ネギ，ショウガを甘辛く煮付けて炊き立ての飯に混ぜる。甘辛く煮るので，これに由来する酵母の *S. cerevisiae* と，米飯に由来する *B. subtilis* による異臭の変敗が生じることがある。カツオの旬は初カツオが獲れる春先と，戻りカツオの晩夏から秋口である。カツオのたたきは，傷みやすいカツオを保存する目的で表面をあぶったものである。

中国・四国地域の混ぜ飯の特徴と微生物を表2.6に示した。

第2章 混ぜ飯および炊き込み飯の微生物変敗と制御

表2.6 中国・四国地域の混ぜ飯の特徴と微生物

地域	混ぜ飯		特徴と微生物
岡山県	混ぜ飯	特徴	ダイコン，サトイモ，ゴボウ，ネギを煮付けて飯に混ぜる
		微生物	*Bacillus subtilis*, *B. licheniformis*, *Kocuria rosea*
広島県	コウタケ飯	特徴	コウタケを味付けしたものを飯に混ぜ込む
		微生物	*B. subtilis*, *Trichoderma viride*, *Candida versatilis*
山口県	貝飯	特徴	アサリなどの貝類を煮しめて飯に混ぜ込む
		微生物	*Norovirus*, *B. subtilis*, *B. cereus*, *B. circulans*
鳥取県	混ぜ飯	特徴	タケノコ，ニンジン，シイタケ，焼きサバを飯に混ぜる
		微生物	*B. subtilis*, *B. licheniformis*, *C. versatilis*
島根県	スモジ	特徴	サバを煮て味付けして飯に混ぜ込む
		微生物	*B. subtilis*, *B. licheniformis*, *Enterococcus faecalis*
香川県	梅干し入黒豆飯	特徴	調味黒豆と梅干しを黒豆煮汁で炊いた飯に混ぜる
		微生物	*B. subtilis*, *B. circulans*, *E. faecalis*
香川県	かき混ぜ	特徴	フグ，干しエビ，ニンジンを煮しめ，飯に混ぜる
		微生物	*B. subtilis*, *B. licheniformis*, *Micrococcus luteus*
徳島県	クサギ菜飯	特徴	クサギ菜，ジャコを煮しめ，炊き立ての飯に混ぜ込む
		微生物	*B. subtilis*, *B. licheniformis*, *E. faecalis*
愛媛県	おもぶり	特徴	サトイモ，ニンジン，ゴボウ，油揚げを飯に混ぜる
		微生物	*Saccharomyces cerevisiae*, *M. luteus*
愛媛県	宇和島タイ飯	特徴	タイの刺身を載せた飯にタレ，生卵，ネギをかける
		微生物	*Pseudomonas fluorescens*, *Vibrio parahaemolyticus*
愛媛県	サヤエンドウ飯	特徴	サヤエンドウを茹でて飯に汁ごと混ぜる
		微生物	*B. subtilis*, *E. faecalis*
高知県	コウシ飯	特徴	岩海苔，たくあん，ジャコを煮付け，飯に混ぜる
		微生物	*B. subtilis*, *B. licheniformis*, *E. faecalis*
高知県	ノイチゴ飯	特徴	サツマイモの土佐紅，大豆，ジャコは油で揚げ，煮付けて飯に混ぜる
		微生物	*B. subtilis*, *S. cerevisiae*, *Debaryomyces hansenii*
高知県	カツオ飯	特徴	生節，ネギ，ショウガを煮付けて飯に混ぜる
		微生物	*S. cerevisiae*, *B. subtilis*, *M. luteus*

（6） 九州地域
1） 福岡県

　福岡県のカシワ飯は，鶏肉，ゴボウ，ニンジン，シイタケを煮しめて飯に混ぜる。九州地方では鶏肉のことをカシワと呼ぶ。変敗微生物は鶏肉に起因する *Staphylococcus aureus*, *Campylobacter jejuni* の細菌，*Candida* などの酵母がある。また，たくあんと青菜の混ぜ飯は，たくあん，青菜，キュウリを味付けして飯に混ぜる。具材に由来する *Bacillus subtilis*, *B. licheniformis*, *Candida versatilis* が検出される。

2） 佐賀県

　佐賀県のスサ飯は，焼きサバを使用する。シイタケを細かく切り，焼きサバは骨を除き，身をほぐす。厚手の鍋にシイタケの戻し汁を加え，酒，砂糖，塩の順に加えて具材を炒め，最後に醤油を加え，汁気がなくなるまで炒める。炊き立ての飯にこれらの具材を混ぜ込み，これに海苔，錦糸卵，紅ショウガ，カマボコを載せる。サバの温度管理が悪いとヒスチジン脱炭酸酵素を有する菌によってヒスタミンが生成され，食中毒が起きる。ヒスチジン脱炭酸酵素を有する菌としては *Morganella morganii* や *Klebsiella oxytoca* を代表とする腸内細菌，そして好塩性ヒスタミン産生菌である *Photobacterium phosphoreum* や *P. damselae* などが知られている。

　ゴボウ飯の具はゴボウ，ニンジン，シイタケ，焼きサバの身を入れ，ダシ汁に醤油，砂糖を加えて調味し汁気がなくなるまで軟らかく煮る。飯は米に昆布と水を加えてやや硬めに炊飯し，炊き上がった飯に具材を混ぜ，最後に塩を加えて味を調整する。具材に由来する *Bacillus subtilis*, *B. licheniformis*, *B. cereus* が検出される。

　ニンジンとゴボウは芽胞形成菌である *Bacillus subtilis*, *B. cereus*, *B. licheniformis* が付着していることから，混ぜ飯の微生物汚染の原因となるため，混ぜ飯にニンジンやゴボウを用いる場合，ニンジンは皮を剥く，ゴボウは皮をこそげてからさらに洗うという行為や加熱するという行為は，一般細菌数の軽減策として有効である[18]。

3） 長崎県

　長崎県の島原混ぜ飯は，鶏肉，ゴボウ，ニンジン，高野豆腐，丸天，うす揚

げ，コンニャク，キノコを煮しめて飯に混ぜ込む。

一方の鶏飯は，鶏肉，昆布，ニンジン，ゴボウを煮しめて飯に混ぜ込む。混ぜ飯の *Bacillus cereus* による食中毒は，調理時に加える具材からの汚染が多い。ゴボウ，ニンジンの下処理工程から汚染される可能性が高く，加熱後のゴボウやニンジンからも *B. cereus* が検出される場合が多い。具材は生のまま米に混ぜて炊くよりも一度加熱して炊くほうが微生物変敗は少ないと考えられる。ニンジンの微生物数は皮層部＞師部＞形成層部＞木部であり，皮層部と木部の微生物数は栽培期間中に農薬を使用しなかった有機農産物に最も多く，普通栽培農産物が最も少なかった[19]。なお，市販品の微生物は収穫直後のものよりも多かった。また，ニンジンのコブから検出された微生物は *Rhizobacter dauci* Goto and Kuwata であった[20]。

他方の鶏飯は米を硬めに炊いておき，鶏肉は細かく切り，ショウガはみじん切りにする。釜に油をなじませ，鶏肉をよく炒め，醬油，みりん，酒を加えて蓋をして煮る。この具材と飯を混ぜる。具材から検出される微生物は *Bacillus subtilis*，*B. licheniformis*，*Campylobacter jejuni*，*Salmonella* である。ブロイラーは50〜60％が *Salmonella* に汚染されており，そのほとんどが *S. Infantis* である。

4）　大分県

大分県のアミ飯はみりん，醬油，ショウガで甘辛く煮付けたオキアミの佃煮を飯の炊き上がる直前に一緒に蒸らし，よく混ぜ合わせて食べる。最近はオキアミと一緒にシイタケやニンジン，油揚げなどを入れて佃煮風にして食べることが多い。大分県高田市沿岸では昔からオキアミが豊富に採れ，採れたオキアミは塩漬けにして漬けオキアミとして利用される。また干しオキアミは旨みが多く，佃煮風にして飯に混ぜて食べる。

大分県の鶏飯は昔から農家の食事として田植えなどや人の集まる時のおもてなし料理としてふるまわれた。具材は鶏肉とゴボウのみで，鶏の脂が飯に浸み込んでいる。飯が炊き上がるタイミングに合わせて調理するのがポイントで，汁気がとんでいってしまうときれいな色に仕上がらない。変敗微生物は米飯に由来する *Bacillus subtilis*，*B. cereus*，具材に由来する *Campylobacter jejuni*，*Micrococcus luteus*，*B. cereus* である。

5） 熊本県

　熊本県の混ぜ飯は，昆布でダシを取り，鶏モモ肉，シイタケ，油揚げ，タケノコ，ニンジン，ゴボウ，サヤインゲン，卵を入れる。飯に醤油，砂糖，酒，みりんで味が付くと油揚げ，タケノコ，ニンジン，ゴボウの添加により *Bacillus* などの微生物が増殖して異臭が発生することがある。また，市販カツオ節のダシからは *Clostridium perfringens* が検出される場合がある。

　高菜飯は高菜漬けの水気を切って細かく刻み，フライパンで油が全体に回るように炒め，醤油を入れて味をなじませたら，これを炊き立ての飯にすりゴマと一緒に混ぜ合わせる。また，炒り卵を作り，細かく切った高菜漬けを炒めた後に炒り卵と一緒に飯に混ぜてさらに炒め，ゴマ，塩，醤油などの調味料で味付けをしたものもあるので，調味料に増殖する二次汚染微生物である *Bacillus subtilis, B. cereus, B. circulans, Enterococcus faecalis* などの細菌や酵母の *Saccharomyces cerevisiae, Wickerhamomyces anomalus* により変敗する場合がある。

　ヒジキ飯は，ヒジキや魚のすり身を揚げたテンプラを入れた天草地域の混ぜ飯である。乾燥ヒジキを水で戻した時に付着する *Bacillus* が増殖して異臭が発生することがあるが，保存状態が良好な乾燥ヒジキは微生物汚染がほとんどなく，品質保持期間が長い。しかし，水分が増加すると微生物は増殖する。生育に必要な最低水分活性（Aw）は，好塩性細菌が0.75，耐乾性カビが0.65であるので，これ以下であれば増殖しない。

6） 宮崎県

　宮崎県の鶏飯は季節の野菜や鶏肉を使った混ぜ飯で，農家飯として稲刈りの時に食べられる。鶏飯は多くの野菜類を用いるので野菜類に付着している *Bacillus* と鶏肉の *Campylobacter jejuni, Salmonella* などの細菌が多い。

　九州地域の混ぜ飯の特徴と微生物を表2.7に示した。

第2章 混ぜ飯および炊き込み飯の微生物変敗と制御

表2.7 九州地域の混ぜ飯の特徴と微生物

地域	混ぜ飯	特徴と微生物	
福岡県	カシワ飯	特徴	鶏肉，ゴボウ，シイタケを煮しめて飯に混ぜる
		微生物	*Staphylococcus aureus*，*Campylobacter jejuni*
福岡県	たくあんと青菜の混ぜ飯	特徴	たくあん，青菜，キュウリを飯に混ぜる
		微生物	*Bacillus subtilis*，*B. licheniformis*，*Candida versatilis*
佐賀県	スサ飯	特徴	焼きサバ，ゴボウ，シイタケを煮付け，飯に混ぜる
		微生物	*Morganella morganii*，*Klebsiella oxytoca*，*B. subtilis*
佐賀県	ゴボウ飯	特徴	ゴボウ，シイタケ，焼きサバを煮付けて飯に混ぜる
		微生物	*B. subtilis*，*B. licheniformis*，*B. cereus*
長崎県	島原混ぜ飯	特徴	鶏肉，ゴボウ，高野豆腐を煮しめて飯に混ぜ込む
		微生物	*B. subtilis*，*B. cereus*，*Kocuria rosea*
長崎県	鶏飯	特徴	鶏肉，昆布，ゴボウを煮しめて飯に混ぜ込む
		微生物	*B. subtilis*，*B. licheniformis*，*C. jejunii*，*Salmonella*
大分県	鶏飯	特徴	鶏肉とゴボウを煮しめて炊き立ての飯に混ぜる
		微生物	*B. subtilis*，*B. cereus*，*C. jejuni*
熊本県	高菜飯	特徴	炒めた高菜を味付けして，炊き立ての飯に混ぜ込む
		微生物	*B. subtilis*，*B. cereus*，*Saccharomyces cerevisiae*
熊本県	混ぜ飯	特徴	鶏モモ肉，シイタケ，ゴボウを味付け後，飯に混ぜる
		微生物	*B. subtilis*，*Clostridium perfringens*
熊本県	ヒジキ飯	特徴	ヒジキや魚のすり身を揚げたテンプラを飯に載せる
		微生物	*B. subtilis*，*B. cereus*，*Micrococcus luteus*
宮崎県	鶏飯	特徴	野菜と鶏肉を煮付けて，炊き立ての飯に混ぜ込む
		微生物	*B. subtilis*，*C. jejuni*，*Salmonella*

2.1.4 混ぜ飯の微生物変敗

　混ぜ飯は，具が入っていて味も付いているので栄養価は高いが，糸を引いたり，粘りが出ることがある。これは *Bacillus* に起因するものである。普通の白飯でも糸を引いたり，粘りが出ることはあるが，混ぜ飯はその発生速度が速

表2.8 混ぜ飯の微生物変敗

変敗現象	原因微生物	混ぜ飯	汚染源
粘稠性	*Bacillus subtilis*, *B. licheniformis*	カヤク飯	ニンジン, ゴボウ
酸臭	*B. subtilis*, *B. licheniformis*	イモ飯	ニンジン, イモ類
腐敗臭	*B. subtilis*, *B. licheniformis*	キノコ飯	ゴボウ, キノコ類
紫色着色	*Janthinobacterium lividum*	五目飯	米飯, 肉類
赤色着色	*Serratia marcescens*	カテ飯	米飯, 野菜類
発酵臭	*Lactobacillus fructivorans*	キノコ飯	野菜類, キノコ類
酸味	*L. plantarum*	五目飯	野菜類, キノコ類
シンナー臭	*Wickerhamomyces anomalus*	キノコ飯	野菜類, 米飯
アルコール臭	*Saccharomyces cerevisiae*	ゴボウ飯	ゴボウ, ニンジン
ムレ臭	*Candida versatilis*	ヒジキ飯	調味料類
食中毒	*B. cereus*	五目飯	ニンジン, ゴボウ
食中毒	*Staphylococcus aureus*	カニ飯	魚介類, 調理人
食中毒	*Salmonella* Enteritidis	鶏飯	卵, 調理人

い。混ぜ飯は具材の味を楽しめる反面, その具材によって*Bacillus*の生育を促進してしまうことがあるためである。混ぜ飯の腐り始めは臭いや味に変化はないが, 粘りで違いが表れる。混ぜ飯で納豆を混ぜたような味がすることがあるが, これは*Bacillus subtilis*, *B. licheniformis*が生育したことに起因する。

混ぜ飯の微生物変敗を表2.8に示した。

混ぜ飯が変敗しやすい理由としては, 飯に含まれる水分のほかに具材の水分が加わること, 具材由来の微生物が多いこと, 調味料の添加により微生物が増殖しやすくなることがあげられる。醬油, 砂糖, 酒, みりんなどで味が付いた飯に油揚げ, タケノコ, ニンジンなどが加わると微生物の増殖速度がさらに促進される。

混ぜ飯の調味方法は, 米粒の膨潤を十分にさせるために, まず米を水浸漬した後, 加熱直前に調味料を加える[3]。ナトリウムイオンは, 米の膨潤を阻害するので, この調味方法はでんぷんの膨化に関する点では有効である。混ぜ飯は

食塩，醬油，みりん，酢などの調味料や酒，茶の浸出液，アミノ酸などを添加することで飯の食味が改良されるが，微生物の増殖も促進されて早い段階で変敗する。特に炊き上げ後の米飯の温度が高い状態で保存されると，$Bacillus$ が急激に増殖する。タケノコやキノコ類を混ぜた場合は $B. subtilis$, $Micrococcus luteus$ が増殖する。鶏肉，牛肉，豚肉などの肉類を混ぜたものの保存中の温度管理が不適であれば，$Campylobacter jejuni$ が増殖する場合がある。

また，低温で保存中の混ぜ飯に生じる紫変色現象は，炊き上げ後の二次汚染菌である $Janthinobacterium lividum$ によるものである。本菌による紫色素の産生は20℃，pH 6 が最適で，生育には 5 ℃，pH 6 が最適である。また本菌の生育および紫色素産生には十分な酸素を必要とするため，酸素の供給が不十分な場合には生育も色素産生も認められない[21-23]。

混ぜ飯では保存中に異臭が発生する場合もある。シンナー臭がする場合の原因は，$Wickerhamomyces anomalus$ であり，アルコール臭がする場合は $Saccharomyces cerevisiae$，ムレ臭がする場合は調味料に由来する酵母の $Candida versatilis$ によるものである[22,23]。

マメ飯の場合，マメには多くの耐熱性芽胞菌が付着しているため，最初からマメを加えて炊き込むことで飯に香りが付くという長所もあるが，どうしてもマメの緑色があせてしまうと同時に，炊き上げ後にも残存している耐熱性芽胞菌が増殖して粘りが出るという欠点がある。マメの見栄えをよくするために，軟らかく塩茹でしておいたマメを炊き上げた飯に加えて蒸らすという方法もある。この方法では飯に香りが移らないが，$Bacillus$ による粘りの生成は抑制される。マメ飯の炊き上がり後に新しいマメを入れ替える方法もある。つまり分量の 2 倍のマメを用意し，まず半量を最初の米と一緒に炊き，炊き上がったところでこのマメを取り除き，代わりに色よく茹でておいた残りのマメを入れて混ぜる。こうするとマメにシワがなく，色鮮やかなマメ飯ができる。取り除いたマメはすり潰して吸い物のすり流しにしたりして，二次利用されている。このような調理方法は，見栄えおよび味は良好であるが，マメを 2 倍使用するので $Bacillus$ などの微生物が多くなり，保存性が悪い。

また，マメのサヤで香りを付けるという技術もある。マメのサヤを昆布と合わせて薄い塩味の水でゆがき，味と香りが出れば濾してマメのサヤと昆布を取

り除き，冷やしたゆで汁を使って米を炊く。炊き上がったら，茹でておいたマメを入れて蒸らす。調理的にはよい方法であるが，マメのサヤと昆布由来の耐熱性芽胞菌 *Bacillus* の増殖が促進されるため変敗が早い。マメは洗って水気を切ったら，塩を全体にまぶしてしばらくおいておく。これは色をきれいに出すためのものであるが，放置時間が長いと耐熱性芽胞菌が増殖して早く変敗するので，炊く時は水洗いをする。

　また，乾燥した米は急速に吸水するが，最初に加えた水は微生物や米糠が溶け出しやすいので素早く捨てる。混ぜ飯を変敗させる細菌は，*Bacillus* が多い。混ぜ飯は肉類，魚類，野菜類などの具材を入れるので水分が多く，50℃以下で繁殖しやすい *Bacillus subtilis* が中心の *Bacillus* 属や *Micrococcus* などの二次汚染微生物が多い。保存温度管理が不備で保存温度が高いと，白飯に比べて変敗速度は速く，また保存時間が長くなると具材から水分が滲み出し，急速に変敗する。具材の製造場所の殺菌も重要である。

　コンニャク，イモ，クリは水分量が多い食材であり，*Bacillus* が多いので，混ぜ飯が変敗しやすい。酸臭や酸味がする場合は *Lactobacillus plantarum*，包装された混ぜ飯の袋が膨張する場合は乳酸菌の *L. fructivorans* である場合が多い[22,23]。

　混ぜ飯が赤くなる場合があるが，これは炊き上げ後の保管中に *S. marcescens* が二次汚染したものである。米飯関係から検出される同菌は赤色色素産生株が多いが，ヒト由来の臨床材料から分離される多くの *S. marcescens* は色素非産生株が大部分である。

　炊飯器の保温環境という特殊な環境に好熱性芽胞形成細菌である *Geobacillus thermoleovorans* が混入し，変敗を引き起こすとともに本菌が形成する芽胞が炊飯器内に残存することにより，繰り返し変敗が起こることも考えられる[24]。

2.1.5　混ぜ飯の微生物制御

（1）　混ぜ飯の変敗微生物

　低温で保存中に生じる混ぜ飯の変敗は微生物に起因し，炊き上げ後の二次汚

染菌である場合が多い。飯が紫色になるのは *Janthinobacterium lividum*，飯が赤くなるのは *Serratia marcescens*，飯がアルカリ性になるのは *Bacillus pumilus*，*B. cereus*，飯が異臭や粘稠性を示すのは *B. subtilis*，*B. megaterium*，*B. cereus* が中心である。

　混ぜ飯に添加する副食材として使用頻度の高いニンジンとゴボウは *B. cereus* が付着していることから混ぜ飯の危害であると思われたが[25]，安全に調理し，喫食者に安心して提供することを目的とし，ニンジンとゴボウの細菌汚染状況を調査した結果，加熱（98℃，20分間）することによって菌数が減少した。下処理工程での大腸菌群数や *Bacillus* 菌数の統計学的な差は認められなかった。ニンジンは皮を剥くことにより，一般生菌数，大腸菌群が減少し，菌叢が変化する[17,26,27]。またゴボウの皮を剥き，さらに洗う，加熱するといった行為は，一般細菌数の軽減策として有効であった。

（2）　混ぜ飯の変敗微生物制御

　混ぜ飯は，微生物抑制効果があり，風味に影響の少ない乳酸，クエン酸，およびリンゴ酸などの有機酸類や糖アルコール類を食品素材に添加することで日持ちが向上する。

　米飯を炊く時や，米飯炊き上げ後にオゾン処理をすることも有効である[28-30]。

　鶏肉やキノコなどの具材を使った混ぜ飯の日持ちは，冷凍でおよそ2週間，魚介類を使ったものはおよそ1週間である。

　混ぜ飯の変敗を防止するためには，使用する具材を検討する必要がある。魚介類，肉類，コンニャク，イモ類，クリ，油揚げ，タケノコはでんぷん質やタンパク質が多く，*Bacillus*，*Lactobacillus* が多い[31]。

　マガキの汚染微生物は1〜2月ごろ海水温が10℃を切る時期に流行する *Norovirus* であり，海水温の上がる夏に旬を迎えるイワガキの汚染微生物は *Vibrio parahaemolyticus* である。*V. parahaemolyticus* は4℃以下ではほとんど増殖しないので，保存温度が重要である。

　また魚介類には旨み成分であるトリメチルアミンオキシドという無臭の成分があるが，この成分は時間とともに細菌の作用を受けて生臭い成分であるトリメチルアミンに変化する。この成分は酢で締めることにより臭みがとれ，魚体

表2.9　一般的な混ぜ飯の微生物変敗現象

変敗	変敗現象	微生物
異臭	アルコール臭	Saccharomyces cerevisiae, Zygosaccharomyces rouxii, Debaryomyces hansenii
	シンナー臭	Wickerhamomyces anomolus, Candida tropicalis
	薬品臭	Alicyclobacillus acidoterrestris
	カビ臭	Penicillium, Aspergillus, Fusarium, Rhizopus
	酸敗臭	Lactobacillus brevis, C. versatilis, Pseudomonas fluorescens
	ムレ臭	C. toropicalis
色調の変化	赤色	Serratia marcescens, Monascus, Pseudomonas
	黄色から緑色	Saccharomyces cerevisiae
	紫色	Janthinobacterium lividum
	黄色	Micrococcus luteus, Flavobacterium
	黒色	Cladosporium cladosporioides, Aureobasidium pullulans
組織軟化	ネト	Bacillus subtilis, B. licheniformis, M. candidus
	軟化	B. subtilis, B. licheniformis, B. coagulans

表面の細菌も殺菌される。一般的な混ぜ飯の微生物変敗現象を表2.9に示した。

　具材の微生物菌数にはばらつきがあり，特に野菜類は季節や産地により変動が大きい。野菜類は組織が軟らかいために，物理的に力が加わると傷みが激しく，経時的に品質も大きく劣化する。野菜類の除菌には次亜塩素酸ナトリウム（100～200ppm）および酢酸（0.3～0.5％）をそれぞれ単品で，または併用して用いているが，野菜の表面には細毛があって薬剤の作用を妨げるため，一般細菌を完全になくすことはできない。野菜類の殺菌には短時間加熱した後に急冷するブランチング（湯通し）という方法も用いられる。

　洗浄は野菜類の一般的な除菌方法であるが，表面の菌数は減少できても内部にいる微生物までは除去できない。また，カットすることにより外部の微生物が内部に多量に侵入する。正常なキュウリの内部組織中には腸内細菌群が存在することが知られている。

　通常の露地栽培キュウリの表面をよく殺菌後，その中心部の組織を取り出し，

細菌が検出されるかどうかを試験したところ、*Enterobacteriaceae*, *Pseudomonadaceae*, *Micrococcaceae* などの科に属する細菌が存在していることが認められ、正常組織中には腸内細菌群が生残することが確認された。またトマトにおいても内部組織中に微生物が存在することが報告され、測定した結果$1.0 \times 10^4 \sim 1.0 \times 10^5$/g と非常に多いことを認めた[30-34]。

従来、健全な植物組織中には微生物は少ないと考えられてきたが、混ぜ飯の具材の組織中では$1.0 \times 10^2 \sim 1.0 \times 10^5$/g の微生物が検出された。これは収穫後、貯蔵期間が長くなるにつれて内部に侵入して増殖するものと考えられる。表皮付着菌の菌叢と内部の菌叢は極めてよく似ており、いずれも *Micrococcus* が多く検出された。これらの微生物は健全な組織であっても貯蔵期間が長くなるに従って組織中で徐々に増殖しており、組織が傷つけられたような時、すなわちカットされると急速に増殖が進むものと考えられる。一般的に収穫・貯蔵後の野菜に最も多い微生物は *Micrococcus* であり、$1.0 \times 10^4 \sim 1.0 \times 10^7$/g 検出され、大腸菌群は$1.0 \times 10 \sim 1.0 \times 10^4$/g 検出された[33]。ホールの野菜を殺菌する場合、内部の微生物は殺菌剤と全く接触しないので殺菌されず、菌数が$1.0 \times 10^2 \sim 1.0 \times 10^3$/g 以下になることはない。

野菜の殺菌は極めて重要であり、次亜塩素酸ナトリウム液浸漬では臭い、ブランチングでは組織の軟化、酢酸溶液浸漬やスプレーでは酸味といった問題があるので、最近では残留しないということでオゾン水の利用や乳化剤との併用が多い[32]。

混ぜ飯に使用される具材の微生物を表2.10に示した。

市販コンニャクの生菌数は$0 \sim 1.1 \times 10^3$/g と大きく変動し、この変動は製造時の貯蔵条件に依存している。貯蔵温度が高いと、また貯蔵期間が長いほど菌数は減少する[35]。製造工程でのコンニャク中の生菌数は1.0×10^3/g で、凝固剤添加直前まで1.0×10^6/g と増加し、凝固剤添加後の急激に続く加熱により1.0×10^3/g まで減少する。製造工程中の微生物の増加原因としては、製造装置からの一次汚染が多く認められた。

野菜の主な微生物菌叢を表2.11に示す[31,32]。

2.1 混ぜ飯の微生物変敗と制御

表2.10 混ぜ飯に使用される具材の微生物

具材	生菌数（/g）	耐熱性芽胞菌数（/g）
ニンジン	$8.0 \times 10^3 \sim 2.1 \times 10^6$	$1.0 \times 10 \sim 3.2 \times 10^3$
ゴボウ	$5.0 \times 10^3 \sim 3.8 \times 10^5$	$1.0 \times 10 \sim 2.5 \times 10^3$
ネギ	$2.3 \times 10^3 \sim 5.2 \times 10^5$	$1.0 \times 10 \sim 5.6 \times 10^3$
レンコン	$1.2 \times 10^3 \sim 2.0 \times 10^4$	$1.0 \times 10 \sim 2.8 \times 10^3$
フキ	$2.5 \times 10^2 \sim 1.6 \times 10^3$	$1.0 \times 10 \sim 3.2 \times 10^2$
ショウガ	$1.4 \times 10^3 \sim 4.0 \times 10^4$	$1.0 \times 10 \sim 1.5 \times 10^3$
ダイコン	$1.2 \times 10^3 \sim 3.1 \times 10^4$	$1.0 \times 10 \sim 2.2 \times 10^2$
切干しダイコン	$4.0 \times 10^3 \sim 3.2 \times 10^5$	$1.0 \times 10 \sim 5.2 \times 10^3$
コンニャク	$3.0 \times 10^2 \sim 2.1 \times 10^3$	$1.0 \times 10 \sim 3.2 \times 10^3$
油揚げ	$9.2 \times 10^2 \sim 6.0 \times 10^4$	$1.0 \times 10 \sim 2.6 \times 10^3$
ヒジキ	$6.0 \times 10^3 \sim 3.2 \times 10^4$	$1.0 \times 10 \sim 2.7 \times 10^2$
チクワ	$9.2 \times 10^2 \sim 2.5 \times 10^4$	$1.0 \times 10 \sim 2.2 \times 10^2$
さつま揚げ	$1.8 \times 10^3 \sim 4.8 \times 10^4$	$1.0 \times 10 \sim 1.2 \times 10^2$
ハンペン	$1.5 \times 10^2 \sim 2.4 \times 10^2$	$1.0 \times 10 \sim 2.2 \times 10^2$
鶏肉	$7.3 \times 10^3 \sim 3.8 \times 10^4$	$1.0 \times 10 \sim 1.2 \times 10^2$
ハマグリ	$3.1 \times 10^4 \sim 5.1 \times 10^5$	$1.0 \times 10 \sim 2.1 \times 10^2$
タマネギ	$5.1 \times 10^3 \sim 7.2 \times 10^5$	$3.0 \times 10 \sim 6.1 \times 10^3$
ピーマン	$1.2 \times 10^3 \sim 2.2 \times 10^4$	$1.0 \times 10 \sim 3.5 \times 10^2$
シイタケ	$3.1 \times 10^3 \sim 1.2 \times 10^4$	$1.0 \times 10 \sim 2.6 \times 10^2$

第2章　混ぜ飯および炊き込み飯の微生物変敗と制御

表2.11　野菜の主な微生物菌叢

カット野菜	一般野菜
Pseudomonas	*Pseudomonas*
Erwinia	―
Klebsiella	*Klebsiella*
Escherichia coli	―
Serratia	―
Proteus	*Proteus*
Flavobacterium	*Flavobacterium*
Moraxella	*Moraxella*
Acinetobacter	*Acinetobacter*
Lactobacillus	―
Bacillus	*Bacillus*

野菜の種類：キャベツ，ハクサイ，レタス，ニンジン，カイワレダイコン，ピーマン，ダイコン，セロリー，紫タマネギ，キュウリ，ホウレンソウ。
―：検出せず。

2.2　炊き込み飯の微生物変敗と制御

2.2.1　炊き込み飯の特徴

　炊き込み飯は野菜や魚介類，肉類，貝類などの具を一緒に炊き込み，塩や醤油で味付けした飯で，米の不足を補うために雑穀などを混ぜて炊くカテ飯が，季節の味覚などの具材を楽しむ料理に発展したものである。加える材料によってグリーンピース飯，タケノコ飯，マツタケ飯，カヤク飯，魚飯などがある。青マメ，青菜などを炊き込む際は色を引き立てるために塩味にし，イモなどのでんぷん質の材料にも塩を用い，タケノコやキノコ類のように味の薄い材料や魚介類には醤油と酒が用いられる[3]。また，古米はパラッと炊けるので炊き込み飯に向いている。

表2.12 炊き込み飯の具材の水分量[36]

分類	種類	材料名	材料の水分(%)	米に対する割合(%)	水加減	塩分(%)
添加材料の水分が飯の水分65%に近いもの	イモ飯	サツマイモ	69.3	70～80	米の1.2倍	1～1.5
	グリーンピース飯	グリーンピース	73.4	30～40	米の1.5倍	1
	ソラマメ飯	ソラマメ	76.8	30～40	米の1.5倍	1
	エダマメ飯	エダマメ	69.5	30～40	米の1.5倍	1
	クリ飯	クリ	55.5	30～40	米の1.5倍	1
添加材料の水分が飯の水分以上のもの	菜飯	ダイコンの葉	83.9	15	米の1.5倍	1
	菜飯	カブの葉	91.0	15	米の1.5倍	1
	菜飯	シュンギク	92.2	15	米の1.5倍	1
	菜飯	ヨメナ	90.2	15	米の1.5倍	1
添加材料を下煮するもの	小豆飯	小豆，ササゲ	15.5	10～15	米の1.5倍	1～1.5
	大豆飯	大豆	12.2	10～15	米の1.5倍	1～1.5

　炊き込み飯を調味料別に分けると塩味，醤油味，油をつけた塩味である。
　微生物の生育は水分量と関係があるので，具材の水分量を表2.12にまとめた[36]。
　イモやマメは加熱するとでんぷんの糊化が起こり，組織中の水がでんぷん分子と結合するため，組織外へ水が出ることはない。イモ飯，グリーンピース飯，ソラマメ飯，エダマメ飯の水分は60～75％で飯の水分とほとんど同じであるため，膨潤のための水をほとんど必要としない。したがって，これらの炊き込み飯の水加減は通常の炊飯のままでよい。しかし，ダイコン，ニンジン，ゴボウなどを炊き込む場合，水分が70～90％あり，加熱すると組織外に出るので，その分水加減を調節する必要がある。ただし，添加量が米の10～15％であれば大きく変化しない。小豆飯や大豆飯は米と同様に乾物であるので水分は少なく，そのうえ，米と同じ加熱時間では煮えないので，これらは下煮して，米の加熱時間で煮える状態にしておくことが必要である。
　また，すべての具材を一緒に炊き込んでよいのではなく，軟らかく崩れやす

表2.13 炊き込み飯の具材の量と具材の混ぜ合わせ方および塩分の付け方[25]

具材の適量	
水分量が飯と同等のもの	イモ類，クリ，生のマメ類，重量比で米の30%
	色の薄いイモやクリは50%
水分量が飯より少ないもの　小豆，大豆	重量比で米の15%
具材の混ぜ方	
炊き込み	具材と一緒に炊き上げる。火が通りにくいアクの少ない具材
沸騰時に混ぜる	火を通しすぎると硬くなったり色落ちする具材
おか混ぜ	飯と具材を別々に味付けし混ぜ合わせる。アクのある具材
塩分の付け方	
具材がでんぷん質のもの	塩味にする時は，炊く水の1%，米の1.5%
具材がタンパク質のもの	醤油を併用。魚介類やタケノコを入れた場合に適用。味噌を併用
風味に特徴のある具材	塩の一部を醤油にする場合は，7倍量にする

いものや，火を通しすぎると色や味の変化するものは，炊飯後に混ぜ合わせる。

炊き込み飯は，調味料と具材が入った飯であるが，それぞれの具材を活かすためにできるだけ薄味にするので，微生物が増殖しやすい。しかしそれではどの炊き込み飯も似てしまうので，深川飯はアサリを使用した濃い味付けが本来のもので，それであれば微生物の増殖を抑制することもあった。

魚をまるごと米と一緒に炊き込む方法は，江戸の一膳飯屋の流行であったが，イワシ飯は頭を切り落としたイワシを鍋の飯に突き刺し，炊き上がったところでイワシを引き抜くと，骨だけ抜けて飯の中にイワシの身が残り，それを混ぜ合わせることで微生物の二次汚染を防止した。

炊き込み飯の出来上がり塩分は約0.7%なので，微生物が増殖しやすい濃度である。醤油を多く使用すると飯に色が付きすぎるので，塩を併用する。また，米の浸漬時に調味料を加えると，浸透圧により米の吸水を妨げ，芯のある飯になるので，調味料は点火直前に加える。調味料とともに浸漬した米は給水が遅れるが，飯の炊き上がり重量は多くなる[2]。油揚げ飯は，油揚げに熱湯をかけて油気を取り，それを細かく刻んで醤油とみりんで下煮をし，その煮た汁と一

表2.14 炊き込み飯の具材の量[37]

種類	米に対する割合（%）
ギンナン飯	10～15
グリーンピース飯	20～30
クリ飯	30～40
エダマメ飯	30～40
キノコ飯	30～40
タケノコ飯	40～50
アサリ飯	50～60
カキ飯	50～60

緒に酒と醬油を入れて飯を炊き込む。具材の量と具材の混ぜ合わせ方，塩分の付け方を表2.13に示した[25]。

炊き込み飯は水加減が重要であり，通常の水加減をした後に液体調味料を入れると水っぽくなるので，調味料を入れてから水加減をする。大量調理では，下煮した具材を炊き上げた米飯に混ぜ合わせることが多い。具材に対する塩分は0.6～0.8%で通常の飯より多目にする。また具材を入れる時期は，具材の加熱時間によっても異なり，グリーンピース，ソラマメ，クリなど炊飯時間でちょうどよいと考えられるものは，始めから入れ，加熱時間の短い貝類，魚介類は飯が沸騰してから入れる。

具材には微生物が多いので，保存性を考慮する場合は具材の種類と量の選択は重要である。具材の米に対する割合を表2.14に[37]，米に炊き込む主な具材を表2.15に示した[37]。

2.2.2 炊き込み飯の微生物

いろいろな具材と一緒に炊き込む，炊き込み飯の種類は多い。炊き込む具材はマツタケ，マイタケ，ヒラタケ，コウタケ，シメジなどのキノコ類，アサリ，イガイ，カキなどの貝類，サバ，タコ，ボラ，アユ，タイなどの魚類，そして鶏肉や山菜など土地や季節によっても変化する。飯と具材を混ぜ合わせて炊き込むと空気が多く含まれるため，空気中に漂う微生物の *Bacillus subtilis*, *B. licheni-*

第2章 混ぜ飯および炊き込み飯の微生物変敗と制御

表2.15 炊き込み飯の具材[37]

野菜類	魚貝類	キノコ類	肉類	その他
ネギ	アサリ	シメジ	鶏肉	バター
ニンジン	ホタテ	エノキ	豚肉	コンニャク
ゴボウ	ハマグリ	マイタケ	牛肉	油揚げ
ギンナン	サンマ	シイタケ	ウインナー	
エダマメ	サケ	マツタケ		
カボチャ	エビ			
サツマイモ	カニ			
サトイモ	昆布			
タケノコ	ヒジキ			
グリーンピース	コウナゴ			
ソラマメ	チリメンジャコ			
クリ	カツオ			

formis, *B. circulans*, *B. cereus* が増殖してネバネバした糸を引く現象が生じる。炊き込み飯は具材と米を一緒に炊き込むので具材の味をすべて飯に吸収させることができるが，具材に付着する微生物もすべて持ち込むことにもなる。

五目炊き込み飯は鶏モモ肉，油揚げ，ニンジン，コンニャク，ゴボウなどの具材の味がしみ込んだ飯である。五目炊き込み飯の具材で最も多いのはニンジン，次いでゴボウが多く用いられる。ともに根菜で土壌が付着している可能性が高いが，皮を剥くことにより一般生菌数，大腸菌群が減少し，菌数が変化する[17, 26, 38]。

薄切り肉や切り落とし肉，鶏肉も用いるサケメンタイ炊き込み飯は，生サケと明太子，シメジ，調味料を入れて炊き，炊き上がったらサケの皮と骨を取り除いて混ぜるので，具材からの *Bacillus subtilis* の汚染は多い。

コープの微生物基準では炊き込み飯の一般生菌数は$1.0×10^5$/g以下であり，炊き込み飯の素の一般生菌数は$1.0×10^6$〜$3.0×10^6$/g以下とされている。炊き込み飯の変敗は主に *B. subtilis* や *Staphylococcus aureus* により進行し，*B. subtilis* は米飯に芽胞の状態で残り，*S. aureus* はヒトの表面，または接触したも

のを通じて混入する。これらの微生物は栄養要求性が低く，炊き込み飯などの栄養的に糖質に偏りのあるものでも十分生育する。変敗の初期は *Bacillus* などの好気性細菌が増殖して品質低下を招く。これはエネルギー獲得率の問題で，好気性細菌は嫌気性細菌の20倍のスピードで生育するためである。

　サケバター醬油炊き込み飯は，サケを両面に焼き目が付くまで焼き，米，バター，ニンジン，ゴボウ，油揚げ，コンニャク，ダシを含めた調味料で炊き，サケの切り身を先に焼いて入れるので *B. subtilis*, *Micrococcus luteus* の汚染が多い。醬油だけで混ぜて炊き込む醬油飯，ソースを混ぜて炊き込むソース飯もある。これらは *B. subtilis* の汚染が多い。

　豚肉とキノコの炊き込み飯は，豚バラブロック，ニンニクをフライパンで炒めてから，そのほかの具材，エノキタケ，シイタケ，シメジ，ダシを入れて炊き上げるので，*B. subtilis* などの二次汚染がある。

　ダイコン飯は，なます状に切ったダイコンを，飯が炊き上がる直前に加えて蒸らし，飯と一緒に混ぜ合わせる。または，鍋の底に賽の目に切ったダイコンを敷き詰め，その上に米と麦を加えて炊き上げる。具材に由来する *B. subtilis*, *M. luteus*, *Enterococcus faecalis* に汚染されることがある。

　ダイコン葉飯は，ダイコンの葉を陰干しにしたものを刻んで飯と一緒に炊き，イモの葉飯はイモの葉を陰干しにして刻み，ダイコン葉飯と同様に飯と一緒に炊き上げるので，具材に起因する *Bacillus* が多い。

　貝類を用いた貝飯の微生物は *Pseudomonas*, *Flavobacterium*, 大腸菌群などが多い。

　サバ飯はサバ水煮を用いる時は *Lactobacillus lactis* により汚染され酸敗している場合がある。カニ飯はカニ水煮を用いる時は *Paenibacillus polymyxa*, *B. subtilis*, *Clostridium sporogenes* により異臭が発生している場合がある。

2.2.3　各地の代表的な炊き込み飯と微生物

(1)　北海道・東北地域

1)　北海道

　北海道のカキ飯は，カキを煮込み，旨みがしみ込んだダシで飯を炊く。カキ

をダイコンおろしで洗い水洗して水分を切り，細切りのたくあんをゴマ油で炒め，カキにダシ，醤油，塩を加え混ぜ，カキを取り出す。この残り汁で米とたくあんを炊き，飯が炊き上がったらカキを加えて蒸らし，小口切りのアサツキを散らす。

　カキの食中毒は $Norovirus$ でマガキの旬と同じ1〜2月ごろ，海水温が10℃を切る時期に流行する。海水温の上がる夏に旬を迎えるイワガキは $Norovirus$ よりも $Vibrio\ parahaemolyticus$ という細菌性の食中毒が多くなる。$V.\ parahaemolyticus$ は4℃以下ではほとんど繁殖しないため，カキ飯は保存温度が重要である。カキは内湾で養殖されるので，流入河川による汚染を受けやすく，内臓ぐるみで生食されるので内臓の微生物が重要である。一般的に $Pseudomonas$ が多く検出される場合が多い。

　ホタテ貝飯は，大粒のホタテ貝柱を炊き込み飯に用いるもので，海域由来の $V.\ parahaemolyticus$ による汚染の危険性がある。ホタテ貝の微生物は$1.0×10$〜$1.0×10^2$/gであり，比較的菌数は少ない。ホタテ飯はホタテ貝の旨みがしみ込んだ炊き込み飯でショウガを入れると味の深みが増す。

2）青森県

　青森県のウニ飯は，飯の上に生のウニを載せたウニ丼とは異なる料理で，ウニと米を一緒に炊く炊き込み飯で，$Bacillus\ subtilis$ などの芽胞形成菌による変敗が比較的多い。外膜と内膜の2つの膜構造を持つ $Escherichia\ coli$ などのグラム陰性菌に対して，ウニの微生物であるグラム陽性菌の $B.\ subtilis$ と古細菌（アーキア）の $Pyrococcus$ はともに1枚の膜構造しか持っていない。ウニ飯は昆布を敷いた釜に米を入れ，酒と醤油を加えて沸騰する直前に米の1割程度の生ウニを入れる。そのため生ウニの微生物は少ない。しかし，ウニの選別作業が行われる5月ごろに作業によってウニが損傷を受けて衰弱すると，$Vibrio$ がウニの体内に侵入することがある。

3）岩手県

　岩手県のエノハナ飯で用いるキノコは大型のコウタケである。コウタケは乾燥すると旨みが増す。この乾燥したコウタケを水で戻してせん切りにし，ニンジン，油揚げもせん切りにして，醤油と酒で炊き込む。$Bacillus\ subtilis$ の汚染がある。キノコは微生物の真菌類が作る糸状の菌糸が集まって塊状になった

ものである，その中に *Bacillus*，*Micrococcus* などの細菌や *Trichoderma*，*Penicillium* などのカビが付着していることがある。マツタケ飯は，マツタケを薄い塩水で洗って細く割り，薄く切って薄い塩水に浸け，洗った米にもち米を入れてマツタケ，醤油，酒，みりんを入れて水加減をして炊く。マツタケによる食中毒は *Morganella morganii*，*Klebsiella oxytoca* による。この食中毒はヒスタミンとフェネチルアミンの相乗作用により生じ，さらに毒性のマツタケ（中毒マツタケ）から分離した *Citrobacter* の *Ballerup* 菌株で同様な毒性を認めた[39,40]。

4） 山形県

山形県のクリ飯は，もち米を混ぜた米に，生グリを入れ，煮立ってきたところに醤油を加えて炊き上げる。

5） 福島県

福島県のキノコ飯はシメジ，コウタケなどのキノコを細く割いて醤油で味付けして炊く。キノコ飯はキノコを大量に使用し，鶏肉と油揚げを隠し味に用いる。マツタケ飯は，マツタケと鶏肉を細かく切り，カツオダシを入れて炊き上げる。シメジ，コウタケには褐色腐朽菌の Brown rot fungus，*Bacillus* などの土壌菌，菌根菌，アンモニア菌などさまざまな生態の微生物が存在する。シメジ，シイタケ，マイタケなどの各種キノコを混ぜ合わせるキノコ飯も多い。キノコの微生物は *Bacillus subtilis*，*Debaryomyces hansenii*，*Saccharomyces cerevisiae*，*Trichoderma viride* である。

また，ホッキ貝の炊き込み飯は，ホッキ貝を殻から取り出し水で洗って腸を取り除き，細かく切り，白砂糖と醤油で味付けして炊飯する。*Vibrio parahaemolyticus*，*Norovirus* に感染することもある。

（2） 関東地域

1） 栃木県

栃木県のマイタケ飯は飯が炊き上がるころ，へらで飯をかき混ぜ，細かく割いたマイタケと味付けに醤油を入れてかき混ぜて蒸らすので，マイタケに由来する *Bacillus subtilis*，*Debaryomyces hansenii*，*Saccharomyces cerevisiae* により異臭変敗を引き起こす。またマイタケの胞子が飛散して具材を汚染することがある[41]。

第 2 章 混ぜ飯および炊き込み飯の微生物変敗と制御

2) 群馬県

群馬県の釜飯は具材の多い炊き込み飯で，鶏肉，シイタケ，ウズラの卵，グリーンピース，クリなどが薄い醤油味のダシで炊飯されている。保存可能な期間は温度，気候，季節，冷蔵状況などによって異なるが，冷蔵庫で1～3日は保存できる。変敗に関与する微生物は野菜類に由来する *Bacillus*，鶏肉に由来する *Campylobacter* が多い。

3) 埼玉県

埼玉県のツトッコはトチの葉でもち米や小豆，きび（黍）を包んで稲ワラで結んで蒸した炊き込み飯である。変敗は稲ワラ，野菜類，マメ類，もち米に由来する *Bacillus* が中心で，軟化・異臭が発生することがある。*Bacillus* は枯草菌の仲間で，稲ワラや枯れ草に住み着いてそれらを分解するので枯草菌と呼ばれている。しかし，*Bacillus* はほかの菌に対して拮抗作用がある。

4) 千葉県

千葉県のアサリ飯は，米は普通の飯より水を控え，塩，醤油で味付け，アサリの剥き身，ニンジン，カンピョウを入れて炊飯する。加熱調理用のアサリは貝の内部にまで食中毒の原因となる *Vibrio parahaemolyticus*，*Hepatitis A virus*（A型肝炎ウイルス）などが存在するおそれがあるため，中心部まで十分に加熱する必要がある。

5) 東京都

東京の深川飯は，アサリと油揚げを具材にした醤油味の炊き込み飯である。深川飯は品川飯とも言う。アサリの剥き身を塩水で洗い，細切りしたショウガと酒で空炒りし，醤油，みりんを加え，煮汁がなくなるまで煮込み，飯が炊き上がる直前に加えて蒸らし，アサツキをかけて混ぜるので，貝類に由来する微生物が多い。また，飯にシラタキ，油揚げ，アサリ，ゴボウ，ネギを煮たものをかける場合は深川丼と言う。アサリの水煮では *Thermoanaerobacterium thermosaccharolyticum* が検出される場合がある。微生物変敗はアサリに由来する場合が多い。アサリは *Hepatitis A virus* 以外にも，エサのプランクトンが原因で毒を持つことがある。有毒プランクトンを食べたアサリは毒が体内に蓄積するため，このアサリを食べると麻痺や下痢などの食中毒症状を起こす。アサリ飯の食中毒は *Vibrio parahaemolyticus*，*Norovirus* に由来する場合が多い。

東京都大島町のサンマ飯は，サンマの頭と腹の部分を頭から斜めに切って残りを米の中に突っ込んで炊飯する．サンマが浮いてしまうので首の部分に小石を入れて浮き上がるのを防止し，梅干しを入れることにより微生物の増殖を防止する．味付けは醤油と酒でするが，醤油を多く入れない．微生物はサンマに由来する *Bacillus* が多い．炊き上がったらサンマの切り身を取り出して身をほぐし，飯に戻すので，調理場の二次汚染菌である *Candida versatilis*, *Saccharomyces cerevisiae* などの酵母による異臭を生じることがある．

6） 神奈川県

神奈川県の鶏飯は，鶏肉を醤油で味付けし，団子に丸める．ゴボウはささがきにして，米のとぎ汁に浸けてアクを取り，水で洗ってザルにあけ，水気を切る．釜に米，鶏の団子，ゴボウを入れて醤油と酒で味を付け，水加減をして炊飯する．変敗微生物は鶏肉に由来する *Campylobacter jejuni*, ゴボウに由来する *Bacillus subtilis* により異臭が生じることがある．

（3） 中部・北陸地域

1） 愛知県

愛知県のニンジン飯はニンジンを多く入れた炊き込み飯で冬至には必ず作られる．ニンジンのほかに干しシイタケ，油揚げ，鶏肉も入れる場合がある．ニンジン，干しシイタケは細切りし，油揚げは縦半分にしてから横に小口に切る．飯が炊き上がる直前に煮付けた具材を飯の上に載せ，少し炊いてから蒸らす．ニンジンは乳白色で硬い集落を形成する細菌が高率に分離される．分離菌株は *Rhizobacter dauci* Goto and Kuwata であった[18]．

キノコ飯は，マツタケ，シメジ，ロウジ（クロカワ）などのキノコに，ニンジン，油揚げを入れて炊飯する．マツタケは傘と軸を離して短冊に切り，そのほかの材料も短冊に切る．これらを溜り醤油で煮てから，煮汁を米に加えて1割増しの水加減で炊飯し，炊き上がったら具を入れて追い炊きする．キノコに付着する微生物は，傘のひだに *Bacillus subtilis*, *Micrococcus luteus*, *Escherichia coli* などの細菌や *Trichoderma viride* などのカビが多い．

2） 静岡県

静岡県のツボ飯は，ツボ（タニシ）を塩で洗い，茹でてから中身を取り出し，

醤油で煮ておき，飯が吹いてきたらツボを混ぜて炊飯する。タニシは物の表面に着生した藻類などを削り取って食べるほか，水底の沈殿物や水中の懸濁物もエラで集めて食べるので，付着する微生物の種類は多い。雑食性で主に植物を好むが，動物も食べる。水中環境の多くの微生物がタニシに付着している。

また，ハエ蜂飯は，クロスズメバチの蜂の子を混ぜて炊飯した飯である。蜂の子を砂糖，醤油で煮てから，吹いてきた飯に加えて炊飯する。蜂の子を煮る時に酒を加えると風味が向上する。付着している微生物はクロスズメバチの生育環境に生育する微生物がほとんどである。クロスズメバチの腸内微生物からその生態の状況が認識できる。

3) 岐阜県

岐阜県のサヨリ飯はサヨリ（サンマ）に塩をふって締めてから頭と腹わたを取り，筒切りにする。これを2～3回水を変えて洗って水気を切り，飯が炊き上がる直前に塩と一緒に入れる。炊飯が終了後，臭みを取るためにショウガのせん切り，ネギのみじん切りを散らす。昔は塩漬けしたサンマでサヨリ飯を作っていたが，現在では生のサンマや焼いたサンマを使用している。ヒスタミンが生成される原料となる遊離ヒスチジンはサンマなどの青魚に多く含まれていることから，ヒスタミン食中毒の原因となることもある。ヒスチジン脱炭酸酵素を有する微生物には腸内細菌の *Morganella morganii* や *Klebsiella oxytoca*，好塩性ヒスタミン産生菌である *Photobacterium phosphoreum* や *P. damselae* などが知られている[42]。

また，岐阜県のヘボ飯はヘボ（蜂の子）を炒り，これを溜まり醤油に砂糖を入れて煮上げたものを醤油，砂糖，ダシ昆布を入れて炊飯した飯に，火を切る直前に入れ，火を止めてから5分ほどしたらもう一度炊飯して仕上げる。変敗微生物としては，幼虫の体から出る分泌液を成虫がエサとするので，生育環境に生育する微生物の付着したものがほとんどである。

煮干し飯は，頭と腸，小骨を取り除いた煮干しを溜まり醤油と米と一緒に混ぜて炊飯する。煮干しの胃にはプランクトンが入っており，珪藻（けいそう）などの殻がある。付着している微生物の多くは海に浮遊する細菌が主である。そのうち耐熱性の細菌が煮干し飯に移行する。*Bacillus subtilis*, *Micrococcus luteus*, *Pseudomonas fluorescens* は乾燥に強いため，煮干しの中で生息して変敗の原因にな

る場合がある。

 4） 三重県

　三重県の鶏飯は，ニンジン，ゴボウを小さくささがきにし，細かく切った鶏肉を砂糖，醤油で味付けしておき，やや硬めに炊いた飯が煮上がったところで，先に味付けしておいた具材を飯に載せ，煮汁が混ざるように長箸でつついて，ネギの刻んだものを上に散らす。鶏肉には *Salmonella*, *Campylobacter jejuni* などの細菌が付着しているので，加熱が不十分だと保存中に増殖する。

　三重県ではマコモタケやスギタケの炊き込み飯が作られている。マコモタケはタケノコに似た食感で，味は甘く淡泊な野菜である。マコモはイネ科の多年草で水田で栽培される。2ｍほどに成長し，茎の根本に黒穂菌（くろぼ）が住み着いて肥大化した部分がマコモタケとなる。マコモタケはすぐに味が落ちるので早く食べることが必要である。またスギタケは広葉樹の切株の根本部分や枯れ木，立木の上に発生しニンニク様の香りが強い。スギタケは従来食用とされてきたが，抗腫瘍性多糖，レクチン，ハイフォミン A/B，ファシキュリン A/B などの毒成分が含まれており，腹痛や下痢などを起こすほか，アルコールと摂取すると悪酔いするため，現在では食用には不適とされている[43]。いずれも *Bacillus subtilis* などの細菌や *Trichoderma viride* などのカビが多い。

 5） 富山県

　富山県のタケノコ飯は，タケノコを輪切りにし，それを縦に6～8つに切ってから小口に切る。これを醤油で煮込んでおき，飯が炊ける直前に汁とともに入れてさらに炊き込む。セリは塩茹でして冷まし，炊いた飯に散らす。タケノコはアクを十分に取ることが必要であるが，朝掘りのタケノコをその日のうちに調理すればアクは出ない。タケノコは日をおくとアクが残り，味も落ちる。水晒し中のタケノコには乳酸菌の *Leuconostoc mesenteroides* と *Streptococcus lactis* が繁殖しやすい。これらは芽胞を形成せず熱に弱く，20℃付近の温度でよく繁殖するが，有機酸（特に乳酸）の生成能力が高いため，これらが増殖すると酸敗する[44]。

　キノコ飯は干しシイタケ，シメジ，エノキタケ，白ゴマ，醤油，酒を入れて炊き込む飯である。キノコは熱湯で30秒ほどゆがき，調味料を入れて煮立ったら1分ほど煮て取り出し，この煮汁と水を米に入れて火にかけ，途中で具材を

入れ，炊き上がった後にひねりゴマを加える。

6）　石川県

　石川県のカキ飯は，カキの身をザルに取り塩をふり，もみ洗いして水がきれいになるまで洗う。釜の下に昆布を敷いて，米，カキ，醤油，酒，水を入れて炊飯する。カキは加熱すると小さく縮むが風味が増す。市販生カキの主要微生物叢は，*Lactobacillus*, *Streptobacterium*, *Bacillus*, *Moraxella*, *Pseudomonas*, *Enterobacter*, *Klebsiella* である[45,46]。

7）　福井県

　福井県のマイタケ飯は具材にマイタケ，キャベツ，グリーンピース，ゴボウ，ニンジン，油揚げ，牛肉，サバ缶を入れて，醤油，酒，ダシで炊き込む。マイタケ飯の変敗は *Bacillus subtilis*, *Micrococcus luteus*, *Enterococcus faecalis* が中心である。

（4）　関西地域

1）　和歌山県

　和歌山県のショウガ飯，ミョウガ飯は，米に酒と塩を入れて炊飯する。ショウガ，ミョウガを縦半分に切り，斜め薄切りにして，炊き上がりの際にそれらを加え，蒸らしてかき混ぜる。ショウガ，ミョウガの根茎腐敗病は，葉鞘の地際部や幼芽が濡れたような褐色や暗緑色になり，病斑部が軟化腐敗し，地上部は倒伏するように黄褐変して枯れる。根茎は飴色となって変敗し，罹病部の表面には白い綿のようなカビが生えることがある。これは，ショウガ，ミョウガの根茎腐敗病菌で *Pythium myriotylum* である。

　また，醤油飯はダイコンをダイコン突きでおろし，炊飯する時にダイコン，ジャコ（煮干し）を加えて，煮上がりぎわに醤油を入れる。微生物はダイコンに由来する細菌とジャコに由来する白色酵母の *Saccharomyces cerevisiae* や *Bacillus subtilis*, *Pseudomonas fluorescens* などの細菌が検出される。

　南高梅の炊き込み飯は，梅干しと青シソやチリメンジャコと一緒に醤油味で炊き込んだ飯である。*Candida*, *Debaryomyces* などの酵母には梅干しの変敗の原因となる菌株もある。梅干しだけを具材にダシ汁とみりんと塩で味付けしたものである。

2.2 炊き込み飯の微生物変敗と制御

梅干しの表面に白色斑点を生成する産膜酵母は梅変敗酵母である。梅を漬けた液面上に盛り上がるように生育するので白カビと言われ，外観を損ねる。梅干しの表面に生育し，エタノールや乳酸を分解して風味を低下させて不快臭を発生する。梅干し中の有機酸が消費されて pH が上昇するため雑菌が増殖して梅干しが変敗する。梅干しの代表的な変敗酵母は *Wickerhamomyces anomalus* と *Debaryomyces hansenii* である。

和歌山県のエンドウマメを用いた青マメ飯は，さやからはずしたエンドウマメを米の上に載せて炊飯する。エンドウマメ，エダマメ，ソラマメ，大豆は調味煮した後に飯の蒸らし直前に加えるので，マメに由来する *Bacillus*, *Micrococcus* などの微生物は多い。青エンドウマメ（乾燥）は，軟らかくするために重さの3倍の水に重曹を入れ，一晩浸けておくので，この重曹の使用が保存料ソルビン酸の効果を弱めている。煮マメのネトを伴う変敗はほとんどが *Bacillus* であり，*B. subtilis* が主原因菌となる。一般に製造直後煮マメの菌数は$1.0 \times 10^2 \sim 1.0 \times 10^3$/g であり，通常原料中には *B. circulans*, *B. pumilus*, *B. megaterium*, *B. cereus*, *B. subtilis*, *B. licheniformis*, *B. coagulans*, *Geobacillus stearothermophilus* などの *Bacillus* 属菌が多く検出される[47]。

原料マメ類の微生物汚染状況を検討した結果，マメ類の水分は10.0〜15.0%と比較的少ないため，付着する微生物も少ない（$1.6 \times 10^2 \sim 3.1 \times 10^3$/g）。しかし，耐熱性芽胞菌は必ず存在し，その付着量は貯蔵期間や品種によりやや異なるものの，おおむねマメ類ではほぼ一定している。耐熱性芽胞菌の種類は *Bacillus* と *Clostridium* であるが，圧倒的に *Bacillus* が多い。このほかに埃などの空中浮遊菌に由来する *Micrococcus* が検出される。貯蔵状態により菌数は著しく異なることが知られている[48]。

グリーンピース飯はグリーンピースを別に茹でて，炊き立ての飯に混ぜる場合もあるが，マメも一緒に炊き込む場合もある。マメを炊き込むと色が悪くなりマメが潰れるが，その代わりにマメが軟らかくなって風味も増すという利点がある。炊き込み飯は炊く前の具材と米が混ざってしまうと火の入りにムラができてしまい，調味料や具材を入れてから時間をおいてしまうと，調味料が入った水では米は吸水できないため芯が残り，微生物が生存する場合があり，*Bacillus cereus* による食中毒や *B. subtilis* による異臭変敗の原因となる。また，グ

リーンピースの皮を剥いて洗って水切りをすると，微生物菌数は減少する。

2）　兵庫県

兵庫県の黒マメ飯は，煮しめた黒マメを米と一緒に炊き込むと飯がピンク色に染まるため，祝いの炊き込み飯である。マメを煮る際に一度にショ糖を入れると，マメにシワがよる。シワがよるとその中の *Bacillus subtilis* が増殖して，軟化変敗する危険性がある。一番シワのよりやすいマメは黒大豆である[49]。

タコ飯は，生のタコをブツ切りして，米に醤油，酒，砂糖，みりん，水を入れて炊飯する。桜飯とも言う。タコの足は，歯ごたえを残すために大き目に切る。またタコ飯の上に刻み海苔を散らす。タコに付着した *Vibrio parahaemolyticus* が冷蔵庫やまな板を通じてほかの具材を汚染し，タコ飯の食中毒を起こすことがある。シソをせん切りにし，水に浸け，炊けた飯に水分を切ったシソを散らす。市販の茹でダコは塩分が多いので，茹でなおして塩分を抜き，醤油とダシ汁で煮上げるので微生物は多い。炊き込み飯を作ってしばらく放置していたら，納豆のように糸を引いてしまうことがある。これは米飯および具材に存在する *B. subtilis*，*B. cereus* が増殖したためで，食べると酸味や苦味を感じる。

3）　滋賀県

滋賀県のアメノイオ飯（またはマス飯）は琵琶湖固有種のビワマスの炊き込み飯で，滋賀県の県無形民俗文化財に選ばれた郷土料理である。産卵期のマスは雨が降ると一斉に川を遡ることからアメノイオと呼ばれる。下煮した子持ちアメノイオは卵を出さずに米の上にじかに載せ醤油と酒，シイタケを入れて炊飯する。炊飯が終わったら，アメノイオの頭を持ち上げて振ると身と卵が落ちて頭と骨だけが残る。この身と卵を飯に混ぜ合わせネギを刻んで入れる。滋賀県の湖西地域ではアメノイオ飯，湖北地域ではマス飯と呼ばれている。酵母の *Debaryomyces hansenii* が生育するとエタノールを産生し，*Lactobacillus*，*Lactococcus* などの乳酸菌により乳酸も産生するので，品質低下要因にはならないが，ビワマスの冷水病菌である *Flavobacterium psychrophilum* に汚染されている場合がある。

五目飯は，米に醤油，ネギ，刻み昆布，カンピョウ，ニンジン，ゴボウを入れて炊飯する。変敗微生物は野菜類に起因する *Bacillus subtilis*，*Micrococcus luteus* で，それによる異臭や変色が多い．

4) 大阪府

大阪府のカヤク飯のカヤクとは，米に混ぜ合わせる肉類，魚類，野菜，乾物などの総称である．米に肉，ゴボウ，ニンジン，干しシイタケ，コンニャク，油揚げなどを加えるのが定番で，醤油で味を付けて炊飯する．干しシイタケは水に浸けて戻して小さい短冊形に切り，ゴボウは水に浸けてアク出しをする．洗った米を昆布ダシやジャコダシ（カタクチイワシの煮干しのダシ），干しシイタケの戻し水で加減をして30分くらい浸漬し，具材と醤油，酒を入れて炊飯する（醤油と酒の分量を差し引いて水加減をする）．カヤク飯の食中毒は調理従事者により施設内に持ち込まれた *Norovirus* を原因とする場合が多いため，患者数が多数になることが多い．カヤク飯の微生物はほとんどが肉，野菜に由来する *Bacillus*, *Campylobacter*, *Micrococcus*, *Enterococcus*, *Lactobacillus* である．一部油揚げに由来する *Candida*, *Debaryomyces*, *Saccharomyces*, *Wickerhamomyces* などの酵母が検出される．カヤク飯は関東地方では五目飯，炊き込み飯と言われている．

また，サバ飯は飯が沸騰してきたら，頭を落とした塩サバを飯の上に載せて炊飯する．炊飯したら塩サバの尾を持つと骨が抜けるので身だけを飯に混ぜる．サバは筋肉中に遊離ヒスチジンを多く含むため，死後，微生物の *Morganella morganii*, *Klebsiella oxytoca* によりヒスタミンが生成されて蓄積されやすく，脂肪酸の酸化による変質とも相まって「生き腐れ」と呼ばれるほど腐敗が早い．ヒスタミンが高濃度に蓄積したものを食べてしまうと，食後1時間ほどでじんましんや頭痛，顔の紅潮などのアレルギー様の食中毒症状になる．

(5) 中国・四国地域

1) 広島県

広島県のアナゴ飯は，アナゴを蒲焼きにし，タレと一緒に炊いた飯の上に盛りつけ，飯にアナゴを混ぜ込んだ炊き込み飯である．アナゴ由来の食中毒菌は *Campylobacter jejuni*, *Salmonella* が中心である．しかし，アナゴからは *Leuconostoc*, *Lactobacillus*, *Streptococcus*, *Erysipelothrix*, *Micrococcus*, *Lactococcus* が検出されている．アナゴの蒲焼きは水分が48〜50％，塩分2〜3％，水

第2章　混ぜ飯および炊き込み飯の微生物変敗と制御

分活性（Aw）0.86～0.90で，真空包装後加熱殺菌を行っており，貯蔵開始時の一般生菌数は$3.0×10^2$/g未満で，2週間菌数の増加は見られないが，3週間経過すると$1.0×10^5$/gにまで上昇し，官能的にも風味の低下が感じられた。*Bacillus subtilis* などの耐熱性芽胞細菌が生残していたためと考えられる。したがって，加熱温度および加熱時間は製品の大きさ，肉の厚みに応じて設定する必要がある[50]。また，広島県のタイ飯は小ダイを丸のまま釜に入れて炊く醤油味の炊き込み飯である。タイはウロコ，エラ，腹わたを取って上身に切れ目を入れ，米を水加減してしばらくおき，これにささがきのゴボウ，ニンジン，油揚げはせん切りにして釜に入れ，この上にタイをおいて最後に醤油を入れて炊飯する。炊飯し終わったらタイの骨をはずして取り出し，身をほぐして全体に混ぜ，木の芽を散らす。広島県のタイ飯の微生物は *Alteromonas*, *Pseudomonas*, *Lactobacillus*, *Moraxella*, *Vibrio* が中心である。

広島県のカキの生産量は約2万トンで，全国シェアの6割を占める。カキ飯はニンジン，ゴボウとともにカキを入れ，醤油味で炊飯する。陸から30km，約1時間ほど離れたところに養殖場があるので海の微生物は多い。カキの細菌叢は，河川水に由来する陸棲細菌と海洋細菌で構成され，海水添加の場合は，*Micrococcus*, *Bacillus*, *Vibrio*, *Chromobacterium*, *Moraxella*, *Pseudomonas*, *Flavobacterium*, 大腸菌群である[45]。

ナバ飯はマツタケ飯である。ナバ（キノコ）はマツタケのひらき（傘が開ききったもの）を使い，つぼみは蒸し焼きにする。マツタケのひらきは石づきを取り，ごみを落とす程度に洗って薄く切り，油揚げ，ニンジンはせん切りにし，ゴボウはささがきにする。米を少し硬めの水加減で具材と醤油を入れて炊飯する。マツタケに付着する細菌は，マツタケ胞子の発芽を促進することが知られている[49,50]。マツタケが発生する土壌には「シロ」と呼ばれるマツタケ菌糸の集団があり，シロ土壌には *Mortierella*, *Trichoderma*, *Pachybasium* などのカビが検出されるので，マツタケにはこれらのカビが存在する[51,52]。

2）鳥取県

鳥取県のカニ飯は，ズガニ（川カニ）を用いる。米を洗って鍋にかけズガニの甲と足をはずしてそれぞれ米の上に載せて醤油で味付けして炊飯する。おろし際にネギの刻んだものを混ぜ合わせる。茹でたカニには塩分が含まれている

ので *Vibrio parahaemolyticus* がいれば，15℃で増殖して食中毒の原因となる。しかしこの菌は真水に弱いので水道水で洗えば菌を減らすことができる。

3） 島根県

島根県の赤貝飯は，貝を水から茹でて，殻が開いたら身を取り出し，この貝の茹で汁の上澄みをダシにして飯の水加減をして炊飯する。味を醬油，砂糖で調え，ささがきゴボウ，油揚げのせん切り，ニンジン，赤貝を米の上に載せて強火で炊飯する。赤貝には *Vibrio parahaemolyticus* が付着していることが多く，ほかの具材を処理する時に冷蔵庫やまな板を通じて汚染し，食中毒を起こすことがある。

サザエ飯は，蓋の付け根のところから，とがったもので身を取り出し，洗って小さく切ったサザエを米に載せて醬油を入れて炊飯する。サザエから *Bacillus thiaminolyticus* と *Clostridium sporogenes*，*C. parabotulinum* が検出された[53]。

4） 香川県

香川県のボラ飯は，ボラの切り身や野菜の炊き込み飯である。水加減は醬油の分だけ控えめにし，米の上にボラの切り身ごと載せ，ニンジン，サトイモ，コンニャクを入れて炊飯する。ボラの消化管の中から *Vibrio parahaemolyticus* が検出された事例がある[54]。

5） 愛媛県

愛媛県のアメノウオ飯はアマゴ（アメノウオ）を使った炊き込み飯である。アマゴの甘露煮の身をほぐしたもの，油揚げ，塩，醬油を入れて炊飯する。アマゴは産卵期は大雨の日に群れで川を遡上するのでアメノウオと呼ばれている。上質な脂がほどよくのり，サケ科の中で最もおいしい。アマゴの細菌性鰓病菌は初め粘液細菌の一種と考えられていたが，その後，*Flavobacterium* に分類・命名された。この細菌は水中に常在する条件性病原菌で，グラム陰性，好気性の長桿菌（$0.3 \sim 0.5 \times 5 \sim 15 \mu m$）で，淡黄色の菌体色素（カロテノイド）を持つことも特徴である。

イオ飯とはタイ飯のことで，米の上に昆布を載せ，ブツ切りしたタイの切り身を載せて，ニンジン，油揚げ，塩，醬油で炊飯する。タイ飯はタイを刺身にして酒をふりかけて生臭みを取り，タイを焼いてから混ぜて炊飯する。または，

1匹のタイを用いる場合は酒を多めに使い，焼いた昆布を入れて炊き込む。炊き上がったら昆布を取り出し，タイの骨をより分け，身だけを飯に混ぜる。タイは魚介類の中でも腐るのが早いため，*Alteromonas*, *Pseudomonas*, *Moraxella* により黒っぽく変色していることが多い。そのほか，タイからは *Lactobacillus*, *Vibrio* も検出される。

(6) 九州地域
1) 福岡県

福岡県の鶏飯は，米に小さく切った鶏肉，ささがきゴボウ，ニンジン，シイタケを加えて醤油と塩で味付けした炊き込み飯である。鶏肉の微生物は西日本の35農場で飼育されているブロイラーの調査（1995～1998年）では，57.1％の農場が *Salmonella* に汚染され，ある県内の食鳥処理場の調査（1998～2003年）では，14％から検出されており，その血清型は93.4％が *Salmonella* Infantis であった。また，全都道府県の養鶏場における調査(2000～2003年)では，20.1％のブロイラーから *Salmonella* が検出されており，その血清型の71.4％が *Salmonella* Infantis で，*S*. Enteritidis は3.3％であった[55]。

また，ナマズ飯は，焼き干ししたナマズを火であぶり，頭と骨を除いて醤油と塩で味付けして米とともに炊く炊き込み飯である。ナマズは白身の魚で香ばしく，さっぱりしている。ナマズの感染症としては *Edwardsiella ictaluri* によるものが知られているが，この細菌に感染したナマズを食べても，人体に影響はない。

2) 長崎県

長崎県のトンボ飯は，クツゾコ（シタビラメ）などの雑魚を頭を下にして逆トンボで米につっこんで炊くのでこの名がある。飯が炊けてから尾を持って引っ張ると骨が取れるので，身を飯に混ぜる。シタビラメは白身魚で，味が淡泊で身離れのよい魚である。平たい形や両目が片方だけに付いていることからヒラメと似ているが，シタビラメはウシノシタ科であり，ヒラメ科のヒラメとは分類上別の種となる。ヒラメ料理（刺身など）には食中毒が多く，ヒラメもしくはシタビラメに含まれる物質は不明であるが，ヒラメの食後数時間で軽症の一過性嘔吐や下痢を発症する食中毒は，ヒラメに寄生する *Kudoa septem-*

punctata という寄生虫が原因であることがわかった。また，スペインでは病気のシタビラメおよびヒラメの汚水タンクより *Tenacibaculum discolor* と *T. gallaicum* を分離した[56]。

3）大分県

大分県のしょうけ飯は，醤油や塩で味を付けた飯のことで，「塩気飯」がなまって「しょうけ飯」となったと言われている。ニンジン，ささがきのゴボウ，シイタケ，油揚げ，イリコなどを入れて醤油や塩で味を付けて炊飯する炊き込み飯である。素材が多いので微生物も多い。微生物は醤油や塩に耐性のある *Enterococcus faecalis*, *Pediococcus acidilactici*, *Staphylococcus aureus*, *Micrococcus*, *Bacillus subtilis* などの細菌や，酵母の *Candida guilliermondii*, *Zygosaccharomyces bailii* が中心である。

また，大分県のアミ飯は，干しアミを醤油に浸けておき，飯が炊き上がる直前にアミを入れて炊き上げて蒸らす。シイタケ，ニンジン，ゴボウ，油揚げを入れることもある。オキアミは自ら泳ぐことはできない浮遊生物（プランクトン）で，付着する微生物は海洋性細菌である。多くの場合，幼生はやや海面表層で生活し，成熟するにつれて次第に深いところへ移動する傾向があるが，食性が異なるので付着する微生物の種類は多く，*Micrococcus*, *Corynebacterium*, *Bacillus*, *Pseudomonas*, *Vibrio*, *Moraxella*, *Cytophaga* などを含んでいるためアミ飯の保存性は悪い。

4）宮崎県

宮崎県のアザミ飯は，赤アザミの葉を茹でて水に晒してアクを抜き，小さく刻み，ダシのイリコとともに油で炒めて醤油で味を付け，トウキビ飯（引き割りしたトウモロコシ入りの米）が炊けた時に入れる。アザミは，多くの花が集まって1つの花のようになっており，オシベには多くの花粉があり真中にメシベがある。メシベは下のほうにびっしり上向きに配置しているので空中浮遊菌の汚染が多い。アザミの白絹病は *Sclerotium rolfsii*，うどんこ病は *Podosphaera fusca*, *Erysiphe mayori* による。変敗微生物はアザミの花粉に付着しているので微生物汚染を防止するのは困難である。

アユ飯は，米を普通の水加減で炊き，沸騰し始めたら，腹わたを取ったアユを頭から尾の手前まで差し込む。すぐに煮えるので尾をつかんで引き抜くと骨

と頭だけが出てくる。アユを引き抜いてから塩と醤油で味を付け，よく蒸らして混ぜ合わせる。余談であるが，アユは付着藻類の群落を珪藻類から主食としている糸状ラン藻類優先の環境へと変化させている。また，アユの冷水病菌 *Flavobacterium psychrophilum* 感染は漁獲量に大きく影響し，深刻な経済的損失を引き起こしている[57]。

5） 鹿児島県

鶏飯(けいはん)は奄美大島の代表的な郷土料理で，薩摩藩統治の時代はパパイヤの味噌漬け，干しシイタケをみりん，酒，砂糖，醤油，シイタケの戻し汁で甘辛く炊く炊き込み飯だったが，近年は調味煮した鶏肉，シイタケ，パパイヤ，錦糸卵，ネギを白い飯の上に載せ，温めた鶏スープをかけるものが主流になっている。鶏肉に由来する *Campylobacter jejuni*, *Salmonella*, ほかの具材に由来する *Bacillus subtilis*, *Micrococcus luteus* などに汚染されることがある。

2.2.4　炊き込み飯の微生物変敗

炊き込み飯は鶏肉，キノコ，野菜などいろいろな具材や，砂糖，醤油などの調味料が入るため水分が多く，微生物が繁殖しやすくなるので変敗を起こしやすい。また，調味料や具材を入れて時間をおくと，米は調味料の入った水では吸水できないため，芯ができやすい。そのため，具材は硬いものから順に米の上に載せ，具材と米が混ざらないようにしてすぐ炊飯する。米を炊く前に具材と米が混ざると，火の入りにムラができることも避けられない。また，炊飯器で長時間保存すると，時間がたつにつれて米に含まれる糖類とアミノ酸とが反応してメラノイジンが生成し，黄色に変色して味も落ち，臭いが悪くなる。

具材の肉や卵などは，加熱が不十分だと *Salmonella* Enteritidis, *Campylobacter jejuni* などの食中毒微生物が存在する場合がある。

炊き込み飯の具材の多くには耐熱性芽胞菌 *Bacillus* や *Clostridium* が付着しているので変敗が生じやすく，添加する調味料や油脂が変敗微生物の増殖を促進する場合も多い。

米の浸漬条件は飯の硬さやナトリウム吸収率に影響を与え，醤油の添加量の増減に加えて，米の浸漬条件を変化させることにより飯の味や硬さの調節が可能になることが考えられた[2,58]。このことから微生物の飯の増殖速度には米の

2.2 炊き込み飯の微生物変敗と制御

表2.16 炊き込み飯の微生物変敗

変敗現象	原因微生物	炊き込み飯	汚染源
粘稠	Bacillus subtilis, B. licheniformis	豆飯	豆類,米飯
酸臭	Lactobacillus plantarum	キノコ飯	キノコ類,調理人
腐敗臭	B. subtilis, B. mycoides	釜飯	野菜類,米飯
シンナー臭	Wickerhamomyces anomalus	ニンジン飯	ニンジン,調理人
アルコール臭	Saccharomyces cerevisiae	カヤク飯	ニンジン,ゴボウ
ムレ臭	Candida versatilis	五目飯	調味料類,調理人
食中毒	B. cereus	五目飯	ニンジン,ゴボウ
食中毒	Staphylococcus aureus	カヤク飯	野菜類,調理人
食中毒	Campylobacter jejuni	鶏ゴボウ飯	鶏肉,調理人
食中毒	Clostridium perfringens	鶏飯	鶏肉,調理人
食中毒	Salmonella Enteritidis	鶏飯	鶏肉,調理人

浸漬条件が影響すると考えられる。乳酸菌,グラム陽性細菌,グラム陰性細菌,酵母なども検出される。炊き込み飯の微生物変敗を表2.16に示した。

炊く飯の量が少ない時は,蒸らしても余分な水分が蒸発する前に米飯の温度が下がって水っぽくなってしまうが,これは残存する Bacillus subtilis が米のでんぷんを分解するためである。炊き込み飯による食中毒の場合,Staphylococcus aureus に起因するものは少ない。しかしカニ飯では S. aureus による食中毒が発生したことがある。その原因は調理従事者の手指にあり,カニをほぐす際に汚染した可能性が高かった。カニが原因となる食中毒の原因菌としては Vibrio parahaemolyticus が最も多い。

また,Bacillus cereus による食中毒は嘔吐型,下痢型のいずれも 1.0×10^5〜1.0×10^8/g 含まれる炊き込み飯を喫食した場合に発症する。鶏飯の食中毒は Clostridium perfringens による場合が多い。

炊き込み飯の微生物変敗に及ぼす Bacillus を表2.17に示した。Bacillus は栄養要求性が低く,耐熱性があるため炊き込み飯の主要変敗菌である。炊き込み飯の変敗は,精白米に付着している Bacillus 芽胞および炊飯釜に付着してい

表2.17 炊き込み飯の微生物変敗に及ぼす Bacillus

米飯の変敗タイプ	Bacillus	炊きこみ飯
米飯を酸性化	B. subtilis, B. licheniformis, B. cereus	イモ飯, 青豆飯, ダイコン飯
すえた臭気生成	B. mycoides, Paenibacillus polymyxa	クリ飯, キノコ飯, アサリ飯
糸を引く	B. circulans, B. alei	サンマ飯, 五目飯, カヤク飯
粘稠化	B. pumilus, B. cereus	ニンジン飯, キノコ飯, 鶏飯

る Bacillus 芽胞が原因となっている。通常米飯は Bacillus のアミラーゼによって加水分解されてドロドロに軟化するとともに，酸性化してすえた臭気を発生する。B. pumilus, B. cereus の特異株のみは米飯をアルカリ化する。米飯加工業者は加圧炊飯器を用いて115～120℃，15～30分間炊き上げ，米飯中の Bacillus をほとんど殺菌しているが，炊飯後の温度管理が不適切であれば Bacillus の二次汚染を招き，急激に変敗する。

炊き込み飯を凍結保存する場合，食感が変化しやすく，微生物の多い具材にコンニャクがある。コンニャクには耐熱性芽胞菌の Bacillus. circulans, B. cereus が存在し，25～35℃になると増殖してコンニャク崩壊や食中毒の原因となる場合もある。

このように，炊き込み飯は非常に早く微生物変敗を起こすため保存性が悪い。炊き込み飯の保存性を考慮して炊く場合は，炊き込み飯の具材の水分量を考慮して炊飯時の水分を調整し，味付けを控えめにし，具材の量も1/3～1/2とする。また肉や魚はあらかじめ加熱して下味を付けておく。

2.2.5　炊き込み飯の微生物制御

（1）　炊き込み飯の変敗微生物

米飯の製造には米に付着した糠などに微生物汚染があるため，白米を洗米しその後浸漬するのに90～120分間，加熱に25～30分間，蒸らしに30分間，合計3時間程度かかる。炊き込み飯の変敗微生物の中心は米飯に付着している Bacillus subtilis である。

炊き込み飯に用いられるキノコには多くの微生物が付着しており，鮮度に影響を及ぼす要因のひとつとなっている。日数の経過に伴う一般生菌数を測定した結果，収穫後10日で$1.0×10^4$〜$1.0×10^5$/gにもなる。

シジミは冷凍してから用いることにより，アルギニンが分解してオルニチンが増え，グルタミン酸，コハク酸の旨み成分が細胞外に出て微生物菌数が減少する。これは冷凍により細胞が破壊されて，成分が細胞外に出てくることによる。オルニチンが増加し，アルギニンが減少することにより海産物らしさは減少するが，グルタミン酸とコハク酸は冷凍しても壊れない。

工場内では洗浄後の水により，残存微生物が増殖する。夏季においては夜間の冷房を切ると工場内の温度が上昇し，清掃後に残存した水が水蒸気として蒸発する。その際に床の微生物も同時に上昇して舞い上がり，上部で冷却されて落下して工場を汚染する[29]。この菌が二次汚染菌となる。

米飯では *Pseudomonas* による蛍光色素の産生，*Serratia* による赤色色素の産生，*Alcaligenes* や *Bacillus* による軟化・液化が代表的な変敗現象である。

炊飯直後の炊き込み飯中の *Bacillus* の芽胞数は1g当たり$1.0×10^2$〜$1.0×10^3$程度であるが，夏季には発芽して10数時間で$1.0×10^7$〜$1.0×10^8$に達し，変敗に至る。最近の米飯では初発菌数が$3.0×10$/g以下の例も多いが，それを30℃においた場合の菌数は，24時間後で$1.0×10^4$〜$1.0×10^5$/g，48時間後で$1.0×10^6$〜$1.0×10^7$/gになる。

炊き込み飯の変敗には炊飯後に空気中や器具から混入する二次汚染菌の影響も考えられるが，むしろ釜に付着して生残していた *Bacillus* 芽胞が変敗原因菌として重要である。

（2） 炊き込み飯の変敗微生物制御

炊き込み飯の変敗微生物は *Bacillus subtilis*，*Clostridium perfringens* などの耐熱性芽胞菌が中心である。

炊き込み飯は醤油や塩で味付けしているが，油揚げ，タケノコなどの具材によって早く変敗する。糸を引いたり，粘りが出るのが早いのは，米と具材に付着している耐熱性芽胞菌の *Bacillus* に由来する。この *Bacillus* の増殖を阻止するために炊き込み飯は炊き上げた後，残った飯は粗熱を取り，冷蔵庫や冷凍

庫で保存する。

　Bacillus cereus 食中毒嘔吐型と，原因食のほとんどを占める米飯との因果関係を明らかにする基礎的な資料を得る目的で，生米における本菌の汚染実態調査と，米飯における増殖試験を行った。生米121検体のうち，76検体（62.8％）から *B. cereus* が検出され，生米が本菌によって広く汚染を受けているという結果であった[33]。生米1g当たりの *B. cereus* 菌数は$1.0 \times 10 \sim 1.0 \times 10^2$であった。

　炊き込み飯に用いられるダシの微生物，市販カツオダシ製品について *Clostridium perfringens* の汚染調査を行った結果，調査した製品32検体中14検体から *C. perfringens* が検出された。タイプ別に見ると，削り節タイプと水溶性顆粒タイプからは検出されなかったが，粉末タイプでは18検体中14検体から検出された[59]。

　C. perfringens の重要な汚染源として市販カツオダシ製品を常に考慮することが必要である。これらの製品の使用に際しては *C. perfringens* 芽胞の汚染の危険性を念頭に置き，前日調理をしない，室温に放置しない，冷蔵保存する場合には小分けにするなど，食中毒を予防するうえでの基本的な事項を遵守することが重要である[27]。

　辛子明太子炊き込み飯は，中辛の明太子を用いて作った炊き込み飯である。米にアゴダシと酒を混ぜ明太子を載せ，キノコ類は割いて加え，塩昆布を加えて炊飯し，火を止めてから15分間蒸らす。蓋を取って明太子を崩しながら混ぜ，小口切りにした万能ネギを散らす。このため，具材には多くの微生物，特に辛子明太子には *Listeria monocytogenes* が含まれるため，保存性が悪いことが知られている。

　辛子明太子は，トウガラシ調味液（以下調味液）に塩タラコを2～7日間冷蔵室内で漬け込むことで製造される日本独特の魚介類加工品である。辛子明太子の製造には加熱工程がなく，しかも消費期限が冷蔵下で7～14日間と長いため，本食品の製造過程における *L. monocytogenes* の制御は重要と考えられる。塩タラコの一般生菌数は2.0×10^2未満～3.6×10^3/gの範囲であり，乳酸菌数は3.0×10^3/g未満，塩分濃度は3.8％である。辛子明太子の製造過程における *L. monocytogenes* の消長を調べた結果，pH 5.9以下，水分活性（Aw）0.95以下

の調味液を使用して6℃以下の温度で製造すればL. monocytogenesは減少する[60]。

タケノコ飯,キノコ飯,五目飯を用いて醤油の添加による飯の性状について検討した。タケノコ飯は醤油の添加量に依存して明るさが低下し,また,醤油の添加量の増加により飯の破壊強度が増加した[61]。

醤油中の耐熱性芽胞菌は Bacillus subtilis が多いが,その原因は製麹(せいきく)時にある。B. subtilis は麹(こうじ)菌の生育を抑制し,その酵素産生を阻害することで特有の臭いを発生させる[62]。

炊き込み飯の具材の調整に用いられる味噌にも B. subtilis が多い。市販味噌の一般生菌数,細菌叢,耐熱性芽胞菌数を測定した結果,Bacillus, Micrococcus が検出され,特に B. subtilis が多かった[63]。

炊き込み飯に用いられる簡易包装されたさつま揚げは保存中に変敗しやすいが,8℃以下で保存すれば腐敗が進行しにくいので賞味期限内の保存は可能である。原材料から検出された耐熱性芽胞細菌 Bacillus と二次汚染による非耐熱性グラム陽性球菌 Micrococcus, Staphylococcus, Enterococcus が品質劣化の原因菌であった[64]。

油揚げ工程の条件では,中心温度が100℃以上になっていないので,Bacillus, Micrococcus は残存していた。

Staphylococcus aureus, Escherichia coli に対する生ワサビの揮発成分と水溶性成分の抗菌効果を検討した結果,S. aureus に対する効果が認められた[65]。

朴葉(ほうば)の抗菌力は古くから認められ,特に Salmonella や S. aureus の毒性に対し,抑制効果を持つことが知られている。また,Clostridium perfringens のエンテロトキシンによる腸管細胞への作用に対して抑制効果を持つ[66]。また,朴葉から抽出された脂溶性・水溶性物質の各種細菌に対する抗菌活性が調べられた[67]。

アシタバは具材として用いられるが,アシタバに含まれるカルコンには S. aureus, B. subtilis, Lactobacillus plantarum, L. brevis, L. sakei, Leuconostoc mesenteroides などに対する抗菌力が認められた[68]。

第 2 章　混ぜ飯および炊き込み飯の微生物変敗と制御

文　献

1) 松元文子校閲, 中野和子, 外西壽鶴子, 仁木栄子, 池田博子:『操作別調理学実習』, 同文書院 (2001)
2) 江間章子, 貝沼やす子:炊き込み飯の炊飯に関する研究―浸漬条件が飯の性状に及ぼす影響, 家政誌, 43, 897-902 (1992)
3) 日本調理科学会編:『総合調理科学事典』, 光生館 (2006)
4) 高橋広夫:列車内販売のかに弁当によるブドウ球菌食中毒, 食衛誌, 30, 467-468 (1989)
5) 中田喜子, 上林明子, 長佐古芳江, 内田　柚:カニ飯における黄色ブドウ球菌食中毒対策の検討, 獣医公衆衛生研究, 16, 6-9 (2013)
6) 清水俊一:魚介類と腸炎ビブリオ, しゃりばり, 294 (2006)
7) 宮川康之, 宮崎蕙子:島根県東部地域におけるコウタケ発生要因―子実体成長に及ぼす温度の影響―, 島根県中間セ研技報, 7, 103-109 (2011)
8) 田村朝子, 田淵三保子, 山田則子:ウコギ (*Acanthopanax sieblianum*) の抗菌性およびカット野菜に対する効果, 家政誌, 56, 451-456 (2005)
9) 東京都福祉保健局, キノコによる食中毒:https://www.fukushihoken.metro.tokyo.lg.jp/shokuhin/foods_archives/publications/summary/pdf/summary_h24/summary_h24-03.pdf　145-152.
10) 国立保健医療科学院:生食用と表示された鴨肉を原因とするカンピロバクター食中毒, 健康被害危機管理事例データーベース No1471 (2009)
11) 西山隆造:クコの成分に関する研究 (第 3 報), クコ成分の乳酸発酵に及ぼす影響について, 日食工誌, 12, 313-319 (1965)
12) 小林一博, 西田信行, 桜井史郎:削りぶし原料の細菌学的品質について, 農林規格検査所調査研究報告, 12, 126-130 (1988)
13) Kwong, W.K., Moran, N.A.: Gut microbial communities of social bees, Nature review Maicrobiology, 14, 374-384 (2016)
14) 内藤茂三:うなぎ料理の微生物変敗と制御, アサマパートナーニュース, 211, 1-3 (2022)
15) Tanaka, A., Ryder, M., Suzuki, T., Uesaka, K., Yamaguchi, N., Amimoto, T., Otani, M., Nakayachi, O., Arakawa, K., Tanaka, N., Takemoto, D.: Production of agrocinopine A by *Ipomoea batatas* agrocinopine synthase in transgenic tobacco and its effect on the rhizosphere microbial community. Mol Plant Microbe Interact, 35, 73-84 (2022)
16) 内藤茂三:豆類加工品の微生物変敗と制御 (23), アサマパートナーニュース, 173, 1-

3 (2016)

17) 農林水産省消費・安全局：『鶏肉の生産衛生管理ハンドブブック―安全な鶏肉を生産するために農場でできること』第2版（2015）
18) 加藤和子，駒込乃莉子，峯木眞知子，森田幸雄：炊き込みご飯に使用するにんじんおよびごぼうの細菌汚染状況，家政誌，70，609-616（2019）
19) 阿部一博，阿知波信夫，安藤 愛，島 昭二，草刈眞一：栽培・流通条件が異なるニンジンの組織別にみた微生物数，日食保科誌，30，277-280（2004）
20) 河原崎秀志，後藤正夫，加藤幸太郎，木嶋利男，川田宏史，山本圭祐，瀧川雄一：ニンジンおよび雑草のこぶから単利された細菌の同定，微生物応用技術研究所研究報告集，14，21-31（2010）
21) 内藤茂三，志賀一三，山口直彦：ゆで麺から分離した紫色素生産菌の同定とその防止法，日食工誌，33，752-758（1986）
22) 内藤茂三：『食品変敗の科学』，幸書房（2020）
23) 内藤茂三：『再改訂増補 食品の変敗微生物』，幸書房（2019）
24) 入澤友啓，辻井良政，岡 大貴，野口治子，内野昌孝，高野克己：炊飯器での保温中に米飯を変敗させる細菌の推定，日食保科誌，40，241-246（2014）
25) 丸山 務：『調理理論』，全国調理師養成施設協会（2011）
26) Maata, J., Leheto, M., Kuisma, R., Kymalainen, H.R., Maki, M.：Microbiolaogical quality of fresh-cut carrots and prosess water, J Food Protect, 76, 1240-1244（2013）．
27) 椿本 亮，財津修一，池田嘉子，石北隆一：市販かつおだし等のウエルシュ菌汚染状況について，福岡市保環研，24，95-98（1999）
28) 内藤茂三：食品保存へのオゾンの利用に関する研究第12報，米飯およびすし飯のオゾン処理効果，愛知食工技年報，31，71-87（1990）
29) 内藤茂三：食品工場の微生物制御へのオゾンの利用技術，SUNATEC e-Magagine, 2012，2月号，1-6（2012）
30) 内藤茂三：食品工場の乳酸菌汚染とオゾン殺菌，防菌防黴，38，729-741（2010）
31) 内藤茂三：混ぜ飯の微生物変敗と制御，アサマパートナーニュース，207，1-3（2022）
32) 内藤茂三：食品保存へのオゾン利用に関する研究（第23報），果実および蔬菜のオゾン処理，愛知食工試年報，23，138-151 （1991）
33) Meneley. J.C. and Straghellini, M.E：Detection of enteric bacteria within locular tissue of healthy cucumbers J Food Sci, 39, 1267-1268（1974）
34) Samish, Z.,Etinger-Tulczynska, R.：The microflora within the tissue of fruits and Vegeables, J Food Sci, 28, 259-266（1963）
35) 前梶健治，河村大造：こんにゃくの微生物汚染に関する研究，日食工誌，32，138-143

(1985)

36) 山崎清子，島田キミエ，渋川祥子，下村道子：『調理と理論』，同文書院（2010）
37) 殿塚婦美子編集：『大量料理』，学建書院（2014）
38) Koiv, V., Arbo, K., Maimli, Q., Kisand, V., Roosaare, M., Remm, M., Tenson, T.: Endophytic bacterial communities in peels and pulp of five root vegetables, PLoS One, 14, e0210542（2019）
39) 井上伊造：松茸に関する生化学的研究（第10報）松茸変敗菌のヒスチジンおよびフェニルアラニンの脱炭酸，栄養と食糧，17, 148-156（1964）．
40) 井上伊造：松茸に関する生化学的研究（第13報）特に松茸中毒菌の分離，栄養と食糧，23, 532-536（1970）
41) 西堀耕三，下田隆史，倉橋敦：マイタケ，生物工学，92, 572-575（2014）
42) 柴田幹良：ヒスタミン食中毒と微生物，東京都微生物検査情報（月報），26, 7号（2005）
43) 今関六也，大谷吉雄，本郷次雄編：『増補改訂新版 日本のきのこ』，山と渓谷社（2017）
44) 森 大蔵，池上義昭，澤山善二郎：たけのこ缶詰の研究—Ⅲ，水さらし中のたけのこに繁殖する微生物について，東洋食品工業短大，東洋食品研究所研究報告書，11, 160-163（1973）
45) 小沼博隆，鈴木 昭，川西 勉，高山澄江，水島久美子，高久 久，山田 満：カキの微生物叢について，食衛誌，16, 422-423（1975）
46) 小川博美：カキ衛生と微生物制御，広島県保健環境センター研究報告，6, 1-13（1998）
47) 内藤茂三：漬物の変敗現象と変敗微生物，アサマパートナーニュース，191, 1-3（2019）
48) 内藤茂三：砂糖菓子の微生物変敗と制御，アサマパートナーニュース，184, 1-3（2018）
49) 内藤茂三：散らし寿司の変敗現象と変敗微生物，アサマパートナーニュース，204, 1-3（2021）
50) 堀 玲子，井岡 久，小林治男：水産物加工品の貯蔵中における品質変化，鳥取県水産技術センター平成9年度事業報告書，131-136（1997）
51) 水谷和人：マッタケと細菌の不思議な関係，森林だより，710, 1-2（2012）
52) 小川 真：マッタケのシロ土壌と菌根における菌類相，林試研報，293, 105-170（1977）
53) 渋武真知子，吉井善作：サザエ腸管内からのアノイリナーゼ菌検出について，日本細菌学雑誌，18, 465-469（1963）
54) Mowlah, A., 柿本大壱：ボラ消化管の微生物叢Ⅶ ビブリオ菌の発育温度，鹿児島大学水産学部紀要，28, 41-45（1979）
55) 食品安全委員会：『食品健康評価のためのリスクファイル—鶏肉におけるサルモネラ属菌（改訂版）』，内閣府（2012）
56) Maximino, P.V, Ana, R. and Ysabel, S: Tenacibaculum discolor sp. nov. and Te-

文献

nacibaculum gallaicum sp. nov., isolated from sole (*Solea senegalensis*) and turbot (*Psetta maxima*) culture systems, Int J Syst Evol Microbiol, 58, 21-25 (2008)

57) 永田恵里奈, 江口　充：環境水中におけるアユ冷水病菌 *Flavobacterium psychrophilun* の定量的モニタリング, 日水誌, 73, 306-309 (2007)

58) 江間章子, 貝沼やす子：炊き込み飯の炊飯に関する研究―具（添加材料）が飯の性状に及ぼす影響, 家政誌, 45, 35-40 (1994)

59) 石田和夫：生米における *Bacillus cereus* の汚染実態と米飯での増殖, 名古屋文理短期大学紀要, 13, 25-31 (1988)

60) 樋脇　弘, 馬場　愛, 江渕寿美, 瓜生佳世, 宮崎悦子, 宮本敬久：辛子明太子製造過程における *Listeria monocytogenes* の消長, 日食微誌, 23, 85-92 (2006)

61) Mizuno, C., Iwasaka Y., TMurata, T., Tomioka, K.: Effect of soy souce on the properties of Japanese Takikomimeshi, J Cookery Sci Jpn, 39, 22-30 (2006)

62) 関根一男, 重田敏右：醤油製造工程に存在する *Bacillus* 属細菌について, 醤研, 13, 149-155 (1987)

63) 篠原信雄：市販味噌中の *Bacillus subtilis* の分布とその生育特性について, 味噌の科学と技術, 36, 371-375 (1988)

64) 鵜木隆文, 吉村浩三, 下野かおり, 間世田春作：さつま揚げの品質劣化に関する原因究明, 鹿児島県工業技術センター研究報告, 12, 15-17 (1998)

65) 芋川　浩, 古谷弥椰：常在菌に対する生ワサビ抗菌効果の解析, 福岡県立大学看護学研究紀要, 17, 17-25 (2020)

66) Kawahara, T., Fujii, K., Nakajima, K., Fujii, R., Inagaki, S., Hara, K., Yasui, H.: Suppression effects of hot-water extract of Magnolisa obovata on *Clostridium perfringens* enterotoxin-induced cytotoxicity in human intestinal Caco-2 cells, Planta Medica, 86, 198-204 (2020)

67) 武井　泰, 永井　慎, 上平公子, 藤吉恵美, 長屋江見, 武井由貴絵, 横山久美, 築地真実, 豊田淑恵, 田爪正氣：：朴葉成分の各種病原微生物に対する抗菌活性, 岐阜医療科学大学紀要, 3, 125-128 (2009)

68) 宮尾茂雄：アシタバ（明日葉）抽出物カルコン類の抗菌特性, フードケミカル, 371, 74-79 (2016)

第3章　炒飯の微生物変敗と制御

3.1　炒飯の歴史

　炒飯は細かく切った野菜や肉などとご飯を油で炒めた米飯料理である。中華料理の炒飯は隋代から宋代にかけて発祥したとされ，日本には遣唐使によって7～9世紀に伝えられた。

　炒飯は中華料理として捉えられているが，そのルーツは「プラーカ」と呼ばれるインド料理だという説がある。プラーカは豚や鶏のダシで米を炊き，最後に炒めるというもので，どちらかというとピラフに近い作り方である。プラーカは西に伝わってトルコのプラウ，フランスのピラフ，スペインのパエリヤなどと呼ばれる料理になり，東に伝わったものが中国で中華料理の炒飯に，そして日本に伝わってチキンライスや焼き飯となった。

3.2　炒飯の調理技術

3.2.1　炒飯のこつ

　炒飯を作るこつは，飯をベタつきなくパラパラに仕上げるところにある。生米を油脂で炒めると米の周辺部が加熱され水分が蒸散するので，米が乾燥し，炊くと粘りが少なく硬い飯になる。また，炒めてから炊くと短時間で炊き上がるのは，炒めることによって組織が破損され，吸水が速くなるためである。米を炒める際，米粒にブイヨンの旨みを吸収させるには，前に洗米を行わないことが多い。水加減は米の体積と同量か1割増くらいがよい。炒め時間は透明感が出て，焦げない程度の約7～8分，油脂の量は米重量の約5～10％が適当で

ある。炊飯してから炒めると適度な粘りが残っているが，米飯粒は離れやすい状態になる。炒飯の作りやすさからは冷飯を炒めたほうがよいが，供卓温度が低くなる。炊飯直後に炒める場合には，油脂量を米重量の15～17％程度にすれば炒めやすくなり，適度な供卓温度が得られる[1]。

炒飯をパラリと仕上げるためには，高温で加熱しながら手早く切るように混ぜ，飯粒の表面に油の皮膜を作って粘りを少なくする。また，溶き卵で飯をコーティングしてから炒める場合もある。米を炒めてから炊飯する方法については，使用油脂量，炒め時間，加水量，炊飯操作など種々の検討がなされている。

飯の炒め時間は，熱くなるまで弱火で炒める，軽く炒める，十分透き透るまで炒める，ほんのり焦げるまで炒めるなど，程度は種々あるが，焦げ色がつくまで十分炒めると，外観の状態が一定になることが多い。

炒め時間に従って変化する米の重量を表3.1に示した[2]。

米飯の外観は炒め時間8分，12分，16分においてその差が顕著に見られた。米の重量は炒め8分では水洗によって付着した水はほとんど蒸発してほぼ初めの重量となり，12分，16分となると付着した水が蒸発するばかりか，米自身の重量が著しく減少した。

米を茹でた後，茹で汁を取り除いて蒸す湯取り法による米飯と，普通炊飯による米飯を炒飯にし，その性状と炒め操作を比較した。その結果，湯取り法のほうが炒めやすく，炒め操作中の米飯の水分蒸発も普通炊飯のものより多かった[3]。これは，湯取り法の場合，炊飯中の水分は茹でている間に増加するが，蒸すことによる増減はほとんどなく，米飯粒の表面に付着しているネバネバが普通炊飯よりも少なく膨潤するためで[4]，炒飯の表面に付着している油脂も少なかった。

炒飯を作る際，油を加熱したら溶き卵を加え，手早くかき混ぜて，半熟程度まで加熱し，卵に油を吸収させると米飯が炒めやすい[5]。飯を炒め終わってから，その中に溶き卵を混ぜ合わせると，飯の表面の卵が付着して粘る。また，卵はから煎りした鍋で，強火で一気に炒めておいて混ぜてもよい。

エビやカニの類も炒飯と相性がよい。カニはカニ缶詰を使用してもよく，殻つきの小エビを使用する場合は，殻を取ってから塩，コショウ，酒で下味を付けておく。カレー炒飯の時は，カレー粉をまぶしておき，干しエビは，刻んで

表3.1　炒め時間による米の重量変化[2]

炒め時間（分）	米の外観	品温（℃）	米の重量（g）
0			231.5
1			227.5
2			224.0
3			220.5
4			217.5
5		85	213.0
6			210.0
7			206.5
8	やや透明	105	200.7
9			196.0
10			192.5
11			188.0
12	不透明やや焦げ色	120	186.2
13			181.5
14			179.0
15			175.5
16	焦げ色	130	171.5

初発米重量：200g，水洗による水付着量：31.5g。

炒めるほうが風味が増す。ベーコンを細かく切って炒飯に合わせる時は，ベトつく原因となるのでベーコンの脂を捨てる。

3.2.2　炒め方の技術

　炒飯は高温の鍋または鉄板の上で油脂を用いて飯および具材を撹拌しながら加熱するものである。飯および具材の混合物は鍋肌から熱伝導と飯および具材相互の熱伝導によって加熱される。その際油脂は，熱媒体であると同時に飯および具材が鍋に焦げ付くのを防ぐ離型剤として働く。また飯および具材を入れることによって鍋肌の温度が著しく低下しないよう，火力は強火にして高温の

第3章　炒飯の微生物変敗と制御

鍋肌で焼き付けることから，炒める技術は揚げる操作と焼く操作の中間になると言える[6]。

炊飯の製造にあたっては具材の下処理，炒め温度，炒め時間，炒め方，油通しが重要である。多様な具材を使用するので付着する微生物も多くなるため，炒めた具材の品温を衛生的な75℃，1分以上にすることも大切である。

油通しとは，130～150℃に加熱した油の中を10～30秒間，ピーマン，タマネギ，ハクサイ，ナス，タケノコなどの野菜や，肉類に下味を付けてでんぷんをまぶしたものをくぐらせる技術である。油通しをすることで具材の表面に付着している微生物を殺菌し，重量減少を防ぐことができるが，先に炒めた具材を別皿にとっておき，飯を炒めてから混ぜると飯が水っぽくなり，保存性が悪くなる。

米飯および具材の炒め方は好みで調理の仕上がりとするものであるが，加熱温度と時間は均一にして，微生物が増殖しないようにすることが必要である。炒め操作は揚げ物に比較して使用する油の量が非常に少なく，鍋の温度は200℃前後と高温であるが，炒めるのは短時間であるため，微生物が残存しやすい。また，飯および具材の加熱面を短時間にするため，混ぜたり，揺り動かしたりする操作が行われることから，環境からの二次汚染を受けやすい。微生物菌数の異なる具材を均質に加熱殺菌するためには形や大きさを揃えておき，熱の通りにくい具材は下処理をしておく必要がある。また，熱の通りにくい具材から先に炒め，順次，熱の通りやすい具材を加えて炒める。一般に水分の多い具材は特に強火で短時間で炒め，材料自体の変化を求めるタマネギや小麦粉を炒める際は火力を弱めて長時間炒めることで微生物菌数は減少する。油の使用量は炒める食材の種類，切り方，加熱時間により異なるが，水分の多いものほど少なくし，油を吸収しやすい具材は多めに調節して用いる。具材表面の加熱温度が70～80℃以上にならない部分ができると具材からの放水量が増加して残存微生物が多くなる。具材の量はおよそ鍋容量の1／2量が適当である。

加熱中に調味できることは，煮る操作と同様に，炒める調理技術の特徴である。炒める操作の特徴を以下にまとめる[7]。

① 比較的細かい具材を撹拌しながら加熱することにより温度分布の不均一性が少ない。

② 異なる具材同士をともに炒めることによって味の交流が起こり，おいしさが増す。
③ 高温・短時間の加熱のために食材の色が保持され，食材成分の溶出，形状，組織の崩壊は少なく，ビタミン類の安定性はよい。
④ 加熱中に水分が減少し，交替して油の香味や焦げの風味が加わり，甘味の増加，糖分のカラメル化，でんぷんの α 化と一部デキストリン化，タンパク質の熱変性，好ましいテクスチャーの変化が起きる。
⑤ 具材が油膜で覆われるので，具材の内部に調味料が浸透しにくい。炒める前に調味するなど具材により工夫が必要である。油は加熱により変質するので，傷んだ油で食材を炒めると風味が著しく低下する。

炒飯の具にはマツタケ，コウタケ，シイタケ，シメジなどのキノコ類，アサリ，イガイ，カキ，ホタテなどの貝類，ハム，ウインナー，鶏レバー，牛肉，鶏肉，焼豚などの肉類，ジャコ，サバ，タコ，ボラ，エビ，カニ，アユ，タイ，チリメンジャコ，アジの干物などの魚介類，セロリー，ゴボウ，タケノコ，シメジ，ピーマン，ホウレンソウ，レタス，野沢菜，山ゴボウ，梅，キムチなどの野菜類などがあり，いずれもよく用いられるが微生物菌数は多い。よく用いられる焼豚，特に炭焼きの焼豚は脂肪分が落ちており，特有の旨みがあって重宝されているが，*Campylobacter jejuni* の汚染がある。

主な炒飯の具材を表3.2に示した。また，日本の代表的な炒飯を表3.3に示した。

3.3 炒飯の種類と微生物

3.3.1 具材による微生物の特徴

炒飯は最初に溶き卵を入れ，飯およびほかの具材を順に入れて炒め，卵の添加後に油をふることが多いので微生物が多い。一方，焼き飯は先に具材と飯を炒めてから卵を加える。最初に飯を入れると焦げ目が付きやすく，おこげが香ばしい。

炒飯には *Bacillus cereus*，*Clostridium perfringens*，*Salmonella* などの食中毒菌の汚染もあるが，その他の微生物による変敗も多い。細菌に起因するもの

表3.2 主な炒飯の具材

キノコ類	マツタケ，コウタケ，シメジ，シイタケ，エノキ
貝　類	アサリ，イガイ，カキ，ホタテ，ハマグリ，アワビ
魚介類	ジャコ，サバ，ボラ，サケ，タイ，タコ，エビ，カニ，アユ，マス，ウナギ
肉　類	鶏肉，鶏レバー，牛肉，豚肉，焼豚，ハム，ウインナー，ベーコン
野菜類等	ネギ，タマネギ，ニンニク，ニンジン，ピーマン，パプリカ，レタス，チンゲンサイ，タケノコ，ナス，ホウレンソウ，ゴボウ，グリーンピース，梅，キムチ，野沢菜，納豆

表3.3 日本の代表的な炒飯

炒飯	主な具材
五目炒飯	ネギ，卵，焼豚，エビ，ナス，ニンジン，ピーマン，シイタケ
エビ炒飯	エビ，卵，ネギ，サヤインゲン
キノコ炒飯	ネギ，シイタケ，シメジ，エノキ，タマネギ，卵
サケ炒飯	サケ，ネギ，ニンニク，卵
ヒジキ炒飯	ヒジキ，ネギ，卵
グリーン炒飯	焼豚，サヤエンドウ，レタス，パセリ，ネギ，卵
焼豚炒飯	卵，ネギ，ニンニク，焼豚
卵炒飯	卵，ネギ
牛ひき肉炒飯	卵，ネギ，ニンニク，牛ひき肉
チキンライス	ネギ，ピーマン，ニンニク，鶏もも肉

では *Bacillus. subtilis*，*B. licheniformis* による異臭，*Paenibacillus polymyxa* による軟化，*Pseudomonas fluorescens* による蛍光，*Serratia marcescens* よる赤色斑点の生成がある。酵母に起因するものでは *Candida versatilis* による異味・異臭，*Wickerhamomyces anomalus* によるシンナー臭生成がある。

以下に具材による微生物の特徴をあげる。

（1） 五目炒飯

五目炒飯の五目というのは5種類の具ということではなく，複数の具材が

入っているという意味である。

具材としてはネギ，ナス，ピーマン，タケノコなどの野菜類，シイタケなどのキノコ類，焼豚などの肉類，搾菜(ザーサイ)などの漬物，卵，魚，エビなどがあり，種々をとり合わせることで微生物の種類も多い。

キノコ類の菌数は1.0×10^3〜1.0×10^7/gで Bacillus, Micrococcus が多く，貝類は1.0×10^4〜1.0×10^5/gで Pseudomonas が多く，肉類は1.0×10^4〜1.0×10^5/gで Lactobacillus が多く，魚類は1.0×10^2〜1.0×10^7/gで Pseudomonas, Vibrio が多く，野菜類は1.0×10^4〜1.0×10^7/gで Bacillus が多い。

表3.4に五目炒飯の具材の微生物を示した。

(2) エビ炒飯

エビの背わたは生臭く，微生物が繁殖しやすいため，あらかじめ取り除いておく。卵は溶きほぐし，ネギはみじん切り，サヤインゲンはスジとヘタを取り，小口切りにする。

フライパンに油を熱し，エビ，サヤインゲンを加え，エビの色が変わるまで軽く炒めて取り出し，フライパンに油を足して溶き卵を入れ，半熟状にしたら飯を加えてほぐしながら炒める。最後に炒めておいたエビ，サヤインゲンを加え入れ，ネギ，鶏ガラスープを加える。全体を短時間で炒め合わせるため，微生物は大きく減少しない。また，エビはエラで海水をろ過しているため海水中の微生物はエラ部分に多い。エビに付着する微生物は健康な状態で漁獲された新鮮な魚体の筋肉組織中にはいないと思われるが，魚体外部表面の粘質物，餌の入っている消化管内には存在する。エビの体表面の粘質物中および腸管内に常在する細菌としては Achromobacter, Micrococcus, Flavobacterium, Pseudomonas, Escherichia coli が検出される。これらの微生物は環境や季節により大きく影響される。また，漁獲法によって魚体表面の微生物が変化するほか，漁獲後の保存状態によっても菌数は著しく変化する。特に頭などを除去したエビは自己消化が激しいので，微生物の増殖も著しい。

エビなどの甲殻類の細菌には筋肉のみならず甲殻も分解する細菌が存在する。甲殻を構成する主成分であるキチン質を分解する細菌は Micrococcus, myxobacterium（粘液菌）などに属するキチン質分解細菌として知られている。こ

表3.4　五目炒飯の具材の微生物

	生菌数（/g）	菌種
マツタケ	$1.2\times10^5\sim2.3\times10^7$	*Bacillus, Citrobacter, Micrococcus*
シイタケ	$5.1\times10^3\sim1.5\times10^6$	*Bacillus, Trichoderma, Micrococcus*
コウタケ	$4.1\times10^5\sim1.8\times10^7$	*Bacillus, Mucor, Micrococcus*
シメジ	$6.2\times10^4\sim3.7\times10^6$	*Bacillus, Penicillium, Micrococcus*
セロリー	$1.0.\times10^3\sim3.0\times10^5$	*Bacillus, Erwinia, Micrococcus*
ゴボウ	$6.2.\times10^5\sim2.6\times10^7$	*Bacillus, Pseudomonas, Micrococcus*
タケノコ	$3.6.\times10^4\sim6.0\times10^5$	*Bacillus, Lactobacillus, Micrococcus*
ピーマン	$2.1.\times10^3\sim3.8\times10^5$	*Bacillus, Alcaligenes, Micrococcus*
キムチ	$2.0.\times10^6\sim4.0\times10^7$	*Bacillus, Leuconostoc, Micrococcus*
ホウレンソウ	$3.1.\times10^4\sim6.0\times10^6$	*Bacillus, Flavobacterium, Micrococcus*
レタス	$5.6.\times10^3\sim1.\times10^5$	*Bacillus, Lactobacillus, Micrococcus*
野沢菜	$5.1.\times10^4\sim6.2\times10^6$	*Bacillus, Enterococcus, Micrococcus*
山ゴボウ	$2.8.\times10^3\sim7.0\times10^5$	*Bacillus, Lactobacillus, Micrococcus*
鶏レバー	$5.5\times10^5\sim7.0\times10^7$	*Pseudomonas, Lactobacillus, Micrococcus*
牛肉	$3.8\times10^4\sim2.0\times10^7$	*Enterococcus faecalis, Leuconostoc, Bacillus*
鶏肉	$2.5\times10^5\sim5.0\times10^7$	*Pseudomonas, Lactobacillus, Micrococcus*
焼豚	$3.6\times10^4\sim6.0\times10^6$	*Pseudomonas, Lactobacillus, Micrococcus*
ハム	$1.5\times10^5\sim5.0\times10^7$	*Pseudomonas, Lactobacillus, Micrococcus*
ベーコン	$4.1\times10^4\sim1.5\times10^7$	*Pseudomonas, Lactobacillus, Micrococcus*
ソーセージ	$6.5\times10^2\sim2.5\times10^5$	*Bacillus, Lactobacillus, Micrococcus*
チリメンジャコ	$5.2\times10^4\sim6.5\times10^4$	*Flavobacterium, Alcaligenes, Pseudomonas*
サバ	$3.0\times10^2\sim1.0\times10^7$	*Pseudomonas, Vibrio, Moraxella*
カキ	$2.2\times10^4\sim1.5\times10^4$	*Flavobacterium, Alcaligenes, Pseudomonas*
ボラ	$2.8\times10^3\sim3.2\times10^6$	*Pseudomonas, Vibrio, Moraxella*
エビ	$1.0\times10^6\sim1.0\times10^7$	*Moraxella, Pseudomonas, Vibrio*
カニ	$3.1\times10^2\sim2.0\times10^6$	*Pseudomonas, Vibrio, Moraxella*
アユ	$3.1\times10^2\sim2.3\times10^5$	*Pseudomonas, Moraxella*
タイ	$3.1\times10^3\sim4.0\times10^6$	*Pseudomonas, Acinetobacter, Moraxella*
アサリ	$1.5\times10^5\sim3.0\times10^8$	*Pseudomonas, Lactobacillus, Micrococcus*
イガイ	$6.5\times10^4\sim2.2\times10^7$	*Pseudomonas, Enterococcus, Micrococcus*
カキ	$1.2\times10^5\sim3.2\times10^7$	*Pseudomonas, Enterococcus, Micrococcus*
ホタテ	$3.1\times10^5\sim1.2\times10^7$	*Pseudomonas, Lactobacillus, Micrococcus*

3.3 炒飯の種類と微生物

れらの細菌はエビの筋肉ならびに甲羅によく発育してエビの体を分解し，腐敗させる。これらのキチン質分解細菌は海水，土壌，海泥などから分離される。腐敗したエビはまず酸性となり，その後アルカリ性となる。これは筋肉中の微生物により糖質が分解されて酸性となり，その後別の微生物が増殖することでアルカリ性となるためである[8]。酸性に変化させる微生物には *Bacillus*, *Aerobacter*, *Esherichia* 属の細菌がある。

乾燥エビは，生のエビに比べると香りや旨みの面で非常に優れている。特にあられ，おかきなどの生地練り込みやスナック類の風味付けには根強い人気がある。

フィリピンはこれらの乾燥エビに利用されるオキアミやチヒロエビの有力産地である。フィリピンではエビの臭いをオゾン処理で消臭しているため，工場の外部ではエビの臭いは全くない。また，エビに付着する微生物をオゾン処理で減少させるシステムも開発されている。オゾンを用いてアンモニアを処理すると，窒素にまで変換される。このような理由から，オゾンは養殖産業における水処理の手段として長い間注目されてきており，エビ養殖におけるオゾンを用いた水質保全と病原体大量発生の抑制手法は効果をあげている。

(3) キノコ炒飯

キノコ炒飯はキノコ，ネギ，シイタケなどを調味して，卵と飯を加えて炒めたものである。キノコは真菌類の菌糸が集合したもので，菌糸の中に *Bacillus*, *Clostridium*, *Micrococcus* などの土壌菌やカビの *Cladosporium*, *Aureobasidium* が包まれているので変敗は早い。またキノコとカビは細胞の栄養摂取，増殖法，細胞壁の成分に共通点がある。細胞壁の主な成分はどちらもキチンとグルカンである。

現在，食用キノコの生産は，主に施設栽培により行われており，オガ粉を栄養源として米糠やフスマなどを添加した栄養豊富な培地を用いるため，オガ粉やフスマ由来の *Bacillus* やカビに汚染されやすい状態にある。また，キノコの菌糸には緑色の *Trichoderma*，灰色の *Mucor*，緑色の *Penicillium* といったカビの汚染があるため，これらのカビがキノコ炒飯を汚染し着色することがある。

(4) サケ炒飯

サケ炒飯は飯に具材のサケ，ネギ，ニンニク，ショウガ，卵を加え，混ぜながら炒め，飯がパラッとしたら塩，コショウ，醤油で味を調える。サケ炒飯はサケのフレイクを用いる場合が多い。サケ炒飯はできるだけ温かい飯を使用して弱火で炒めるので調理温度が低く，生残する微生物は多い。サケは一部食用を除いてほとんど保存加工用にされるので，*Staphylococcus aureus* などの微生物に汚染される可能性がある。サケの熟成中に生菌数の著しい増加はないが，一般細菌は初期には *Bacillus* が優勢となり，後期には乳酸菌の *Leuconostoc mesenteroides* subsp. *cremoris*，酵母の *Debaryomyces hansenii* が優勢種となる場合が多い。

(5) ヒジキ炒飯

ヒジキ炒飯は具材にネギ，ヒジキ，卵，飯を混ぜて炒める。

ヒジキなどの海藻は微生物が増殖しやすいことが古くから知られている。この原因には海藻に含まれるミネラルが大きく影響している。特にヒジキに多く含まれるヨウ素は微生物の増殖を促進する。

乾燥ヒジキは高温で加熱するため，生菌数は原料のヒジキよりかなり減少し，$1.0 \times 10^4 \sim 1.0 \times 10^5$/g である。しかし乾燥ヒジキは吸湿すると変質する場合が多い。乾燥ヒジキの製造工程には，原藻のミンチ，熟成，スキ，脱水，乾燥など多くの工程があり，これらの工程で検出される微生物は *Micrococcus*，*Bacillus cereus*，大腸菌群，*Staphylococcus*，カビなどである。

B. cereus はグラム陽性の桿菌で，中毒の潜伏期は 8～16時間であるが，嘔吐などの症状は 1～5 時間後に出る。腹痛，水溶性下痢が起こることもあるが，圧倒的に嘔吐が多い。ヒジキ以外の食品では毎年発生しているが，発症には 1.0×10^6/g 以上の量の菌が必要である。

Staphylococcus aureus はグラム陽性の球菌で，中毒の潜伏期は 1～6 時間，悪心，嘔吐，水溶性下痢を起こす。中毒は本菌の産生する毒素エンテロトキシンによるものである。この毒素は熱に極めて強く，100℃，1時間の加熱でも失活しない。

焼きヒジキは高温で加熱するため生菌数は原料の乾燥ヒジキよりかなり減少

し，$1.0 \times 10^3 \sim 6.0 \times 10^3$/gとなる。しかし原藻の微生物はそのまま移行するため，原藻の菌数低減は極めて重要である[9]。

（6） グリーン炒飯

グリーン炒飯は豚肉，サヤエンドウ，レタス，パセリ，ネギ，卵，飯を炒め合わせ調味したものである。マメ類は炒飯の原料として用いられるために微生物汚染が大きな問題となる。煮マメの水分は35%前後，pHは5.5前後で，元来保存性に乏しく，開封後は特に薄味のものは夏期では短期間，また比較的濃厚に調味されたものでも3～7日しか保存できない。

レタスにはグラム陰性細菌の *Pseudomonas*，*Erwinia*，*Serratia*，酵母の *Candida*，*Cryptococcus*，カビでは *Rhizopus*，*Cladosporium*，*Aspergillus*，*Penicillium* などが検出される。

エンドウマメの微生物は製造工程における二次汚染に由来するものもあるが，原料マメ中の微生物がそのまま生存して変敗の原因となる場合がある。原料マメ類の微生物汚染状況を検討した結果，マメ類の水分は10～15%と比較的少ないため，付着する微生物も少ない（$1.6 \times 10^2 \sim 3.1 \times 10^3$/g）。しかし，耐熱性芽胞菌が必ず存在し，その付着量は貯蔵期間や品種によりやや異なるものの，おおむねマメ類ではほぼ一定している。耐熱性芽胞菌の種類は *Bacillus* と *Clostridium* であるが，圧倒的に *Bacillus* が多い。このほかに埃などの空中浮遊菌に由来する *Micrococcus* が検出されるが，貯蔵状態により菌数は著しく異なることが知られている[10]。

（7） 焼豚炒飯

焼豚炒飯はネギ，ニンニク，ショウガ，焼豚，卵，飯を入れて炒めたものである。焼豚などの豚肉製品には微生物が多い。製造工程は肉解凍，成形，ピックル注入，タンブリング，焙焼，蒸煮，冷却，包装，再加熱，保管である。

食肉加工製品の変敗細菌を表3.5に示した。グラム陽性菌には乳酸菌が多い。ガス膨張の原因菌は乳酸菌である。乳酸菌は食肉工場の常在菌で，工場を適切な殺菌剤で殺菌する。ガスの発生量は乳酸および保存期間により程度が異なる。食肉加工品の保存温度をできるだけ低く，出荷までの保存期間を短くすること

表3.5 食肉加工製品の変敗細菌

グラム陰性細菌	グラム陽性細菌
Pseudomonas	*Lactobacillus*
Flavobacterium	*Leuconostoc*
Achromobacter	*Enterococcus*
Maraxella	*Bacillus*
Acinetobacter	*Micrococcus*

が必要である。

ネトには2種類ある。1つのネト生成現象は食品中の糖類から生成される粘り状の物質で，透明で臭いはない。その成分はデキストランで，水産練製品に多く発生する。もう1つは食品中のタンパク質やアミノ酸から生成される粘性物質で，強烈な臭いがある。焼豚やハムなどの食肉加工製品に多く発生する。菌数は多く$1.0 \times 10^7 \sim 1.0 \times 10^8$/gとなる。

ネトの原因菌はグラム陽性細菌，グラム陰性細菌，酵母，カビである。汚染源は製品に付着した水分，汚染手指，器具，作業台，空中浮遊菌，加熱後の残存菌である。食肉の粘質物，いわゆるネト，ヌメリ，スライムの形成は，乳酸菌などの低温細菌による変敗が最初の段階となることが多い。汚染度が同じなら温度が低いほど保存期間は長くなるが，汚染度の高いものはたとえ低温で保存しても，それより高い温度で保存した汚染度の低いものより保存性が悪いことが知られている。

残存菌はほとんどの場合，乳酸菌である*Leuconostoc mesenteroides*で，この菌が工場より二次汚染して有機酸やデキストランを生成したことによる。その原因はスモークハウスでの蒸煮（規定63℃，30分）の加熱不足である。

燻製豚肉の変敗過程に包装形態による大きな違いはない。5℃，48日保存した場合に，真空包装では初発は*Flavobacterium*, *Arthrobacter*, *Pseudomonas*, *Corynebacterium*で菌数は1.0×10^2/g，保存後には1.0×10^7/gとなり，ほとんどが乳酸菌となる。炭酸ガス包装でも，窒素ガス包装でもすべてほぼ同じ結果となる。これは低温下でも増殖する微生物は乳酸菌であることによる。

食肉工場では多くの油脂が床や壁に分散している。この油脂が微生物の汚染源となる。豚肉加工工場の油脂を拭き取りキットで分析すると，油脂の量に比例して生菌数が増加する。つまり油脂量が増大すると生菌数も増大することがわかる。これは食肉工場の油脂を分解する*Pseudomonas fluorescens*に由来する。工場の床などに付着した油脂を*P. fluorescens*が分解することで，乳酸菌などのほかの微生物が増殖しやすい環境に変わることが原因である。その結果，

3.3 炒飯の種類と微生物

これらの菌が食肉製品に二次汚染して製品を変敗させる。以前は肉を扱っている工場では，油脂が工場に分散している場合が多く，製品の変敗の原因となっていた[11]。

(8) 卵炒飯

フライパンでサラダ油を熱し，卵を入れた後すぐ飯を入れ，大きく混ぜ合わせると卵が飯にからんでパラパラになる。パラパラになったら塩，コショウ，鶏ガラスープの素を加えて混ぜ，最後にゴマ油を回しかけて全体に混ぜる。原料として使う液卵（含凍結卵）に対しては液卵メーカーで殺菌を行うことが原則であるが，無殺菌液卵もある。無殺菌液卵には *Salmonella*, *Staphylococcus aureus* などの食中毒菌，大腸菌群，大腸菌，腸球菌で汚染されているものもある。*Aeromonas*, *Alcaligenes*, *Flavobacterium*, *Pseudomonas* などのグラム陰性細菌，*Micrococcus*, *Staphylococcus*, *Streptococcus*, *Bacillus* などのグラム陽性細菌に汚染されている場合もある。これらのうち *Bacillus* の芽胞以外は焼成の過程において殺菌されるため，中心温度が85℃以上となるように加熱の温度と時間の管理が重要となる。*Bacillus* 芽胞は焼成過程や湯中殺菌では死滅しないが，製品の保蔵と流通を低温で行えば増殖が抑制される。

冷却工程で二次汚染され，加熱殺菌で生き延びた乳酸菌（*Lactobacillus fructivorans*, *Leuconostoc mesenteroides*）はネトを生成して膨張するヘテロ型乳酸菌が多く，湯殺菌製品のトラブルのひとつとなっている。原料卵の微生物のほかに，各加工工程，環境，従業員による微生物の影響を受ける。流通段階で増殖する微生物はその条件により異なる。低温流通の場合は *Pseudomonas*, *Aeromonas*, *Alcaligenes*, *Flavobacterium* などの低温細菌や酵母，カビが製品を汚染する場合もある。

正常な産卵鶏が産んだ殻付き卵の内部は通常無菌であるが，保存環境によっては産卵時に殻に付着する鶏糞や腸管内に存在する細菌が卵殻の気孔やヒビなどから殻の内部に侵入し，増殖して変敗の原因となることがある。*Aeromonas*, *Alcaligenes*, *Flavobacterium*, *Pseudomonas* などのグラム陰性細菌は卵白に含まれるリゾチームに抵抗性があり，卵の抗菌性のバリアーをすり抜け変敗の原因となる。低温保蔵した殻付き卵では低温性細菌による変敗があり，*Pseudo-*

monas による蛍光，緑色卵，*Aeromonas* による黒色あるいは混濁卵，*Flavobacterium* による黄色卵，*Serratia* による赤色卵，*Proteus* による黒色卵が知られている。カビによる変敗は表面が緑色になる *Penicillium* が中心である。また，鶏の腸内に由来する *Enterococcus* などの腸球菌や大腸菌群，大腸菌などの微生物も変敗に関係する。

これまで卵焼きからはネトおよび異臭の原因となった *Bacillus*，蛍光および色調が変化した原因となった *Pseudomonas aeruginosa*，*Pseudomonas fluorescens*，*Photobacterium phosphoreum* などの低温細菌が検出されている。多く見られるのが厚焼き卵を冷蔵庫で保存しておいたら，蛍光を発していたという事例である。本製品は暗所で全表面から強い蛍光を発していたが，切断面に蛍光は認められなかった。原因は緑色蛍光発色性を持つ *P. fluorescens* が冷蔵庫中で増殖したものであった。*P. fluorescens* は絶対好気性であるので包装した製品には発生しない。

卵の微生物変敗は製品の特性により大きく異なる。朝に多くの炒飯を作り置きし，客の注文があったら小分けして加熱して提供する中華料理店では，回転の悪い店だと *Bacillus cereus* が増殖して食中毒になる場合がある[12]。しかし5℃の低温で保存すれば *B. cereus* の増殖は抑制される。

（9） 牛ひき肉炒飯

牛ひき肉炒飯はネギ，ニンニクを入れて炒め，これに牛ひき肉を入れてさらに炒め，肉の色が変わったら飯を加えて，ほぐしながら炒める。

具材として用いる市販ひき肉の生菌数は全試料とも1.0×10^5/g 以上で，そのほぼ80%は1.0×10^7/g 以上であった。

Salmonella は全試料の17.1%に検出され，菌種としては *Salmonella* Typhimurium が多く認められた。*Staphylococcus aureus* は全試料のほぼ70%で検出された[13]。

加熱を完了したひき肉の中には細菌の栄養細胞は存在しないが，芽胞が存在するので *Bacillus*，*Clostridium* が検出される。その菌数は比較的少ないが，そのほかの微生物は炒飯加工後に汚染するもので，*Micrococcus*，*Kocuria*，大腸菌群，*Kurthia* がある。また，多く見られるカビの種類は *Rhizopus nigricans*，

Penicillium glaucum であり,酵母のうち発生しやすい種属は *Saccharomyces cerevisiae* である。

(10) ホタテ貝炒飯

ホタテ貝の炒飯は茹でたホタテ貝を用いて調製する。また冷凍ホタテ貝柱には *Vibrio parahaemolyticus* が含まれているため,衛生管理が重要である。飯を炒めて卵,ホタテ貝,ネギを入れて飯の塊がなくなるまで炒める。この過程で表面の *V. parahaemolyticus* は死滅するが,生殖巣および中腸腺に分布する場合は死滅しない。ホタテ貝はホタテ貝工場に搬送され,コンテナに詰め替えられた後,フォークリフトで原料搬入室まで運ばれ,さらに工場内専用のフォークリフトに積み替えられて一次処理室に運ばれる。一次処理室では脱殻および内臓の除去が行われる。採取した貝柱はベルトコンベアを経て合成樹脂性の網カゴに集められる。多くの工場では夜間にオゾン発生装置を用いて工場内の殺菌が効果的に行われている[14]。

ホタテ貝における *V. parahaemolyticus* の広汎かつ濃厚な汚染については,海水温度の上昇のみならず,ホタテ貝の増殖環境にも大きく影響を受けることが知られているため,冷凍ホタテ貝製造工程における微生物危害防止および衛生管理システムの確立のためにホタテ貝加工の調査を行った[14]。ホタテ貝の *V. parahaemolyticus* による汚染は,臓器別に見ると生殖巣および中腸腺に多く分布していた。ホタテ貝加工工場における一般生菌数は 1.0×10^4/g 以下であった。また,ホタテ貝の洗浄にオゾン殺菌海水を用いると殺菌効果が認められた。

(11) チキンライス

チキンライスはネギ,ピーマン,ニンジンをみじん切りにしておき,鶏もも肉は1.5cm角に切って塩,コショウをふり,酒で漬け込んでおく。野菜から炒め,野菜に火が通ったら,鶏肉も炒め,具材を炒め終わったら,温かい飯を加えてなじませる。フライパンの中で飯をドーナツ状によけたら,真ん中にケチャップを入れて軽く炒め,ケチャップがフツフツとしてきたら全体を混ぜ合わせ,塩,コショウで味を調える。

米国バージニア州では,1993年の7月21日,2か所の保育園で,チキンライ

スを食べて集団で胃腸症状を起こした事件がある。レストランなどから配食された食事を80人中67人が食べ、チキンライスを食べた48人中14人（29％）が胃腸症状を起こした。残ったチキンライスと子どもの吐物とから *Bacillus cereus* が分離され、チキンライスが原因の食中毒事件と考えられた[15]。

チキンライスを冷蔵下で保存した時に発育できる微生物は *Pseudomonas*, *Acinetobacter*, *Moraxella*, *Shewanella putrefaciens*, *Flavobacterium* である。

3.3.2 各地の炒飯と微生物

三重県のうな玉焼き飯は、タレの付いたウナギの蒲焼きを炒飯にするものである。フライパンにサラダ油をひき、卵を入れ、軽く焼いて取り出し、同じフライパンに飯を入れ、ネギ、蒲焼き、軽く焼いた卵を加えて炒め、醤油を加えて焼き付けて焦がし、仕上げにサンショウをふる。うなぎの蒲焼きに起因する *Salmonalla* による酸敗、ネギに起因する *Micrococcus luteus* による変色がある。

同じく三重県のネギ油風味炒飯は、焦がしたネギと醬油の香り、焼き目をつけた飯の軽い食感が特徴であり、飯に少量の醬油をまぶしてから炒め、具材にはベーコン、焼豚などの塩気のあるものを使用する。微生物としては *Micrococcus*, *Leuconostoc*, *Lactobacillus*, *Enterococcus*, *Proteus* が検出される。

愛知県のレタス炒飯は、あらかじめほぐしたサケに酒をまぶし、レタスは一口大にちぎっておき、フライパンに油を熱し、溶きほぐした卵を入れ、飯を加えてパラパラになるまで炒め、サケ、醬油を加えてさらに炒め、最後にレタスを混ぜて火を止め、コショウで味を調える。検出される微生物は具材に起因する *Bacillus subtilis*, *Micrococcus*, *Pediococcus*, *Enterococcus* が中心である。

同じく愛知県の納豆炒飯は、あらかじめ納豆をザルに入れて水で洗って水気を切っておき、ホウレンソウは茹でておく。フライパンに油を熱し、溶きほぐした卵と飯を入れる。パラパラになるまで炒めたら、納豆、ホウレンソウ、すりゴマ、コショウを加える。微生物としては納豆に起因する *Bacillus subtilis*, 野菜に起因する *Micrococcus*, *Enterococcus* が検出される。

和歌山県の梅炒り飯は、油を熱したフライパンに小口切りにした万能ネギ、溶きほぐした卵と米飯を加えてパラパラになるまで炒め、粗く刻んだ梅、ゴマ

を加えて炒め合わせ，めんつゆを入れて塩，コショウで味を調える。万能ネギに起因する微生物として *Bacillus*, *Micrococcus*, *Enterococcus*, *Lactobacillus* が検出される。

大阪府のジャコ炒飯は，油を熱したフライパンに溶きほぐした卵を入れ，飯を加えてパラパラになるまで炒め，ジャコ，みじん切りにした長ネギ，鶏ガラスープの素を加え，仕上げに青シソを加える。微生物はジャコに起因する *Kocuria varians*, *Bacillus subtilis* が検出される。

同じく大阪府のカレー炒飯は，油を熱したフライパンに，みじん切りにしたタマネギ，小さく切ったピーマンを炒め合わせた後，飯，ダシの素，カレー粉を加え，塩，コショウで味を調えたものである。微生物としては野菜に起因する *Bacillus*, *Micrococcus*, *Enterococcus*, *Lactobacillus* が検出される。

兵庫県のキムチ炒飯は，油を熱したフライパンで小さく切った豚肉，キムチ，塩昆布を炒め，米飯を加えて最後にみじん切りにした長ネギを加えて炒める。微生物としてはキムチに起因する *Lactobacillus plantarum*, *Leuconostoc mesenteroides* が検出される。

同じく兵庫県のスパイシー炒飯は，油を熱したフライパンでみじん切りにしたタマネギ，小さく切ったピーマン，ソーセージを炒め，これに飯，ウスターソース，ケチャップ，ニンニクのすりおろし，粗挽きコショウを加えて炒める。微生物としては野菜に起因する *Bacillus*, *Micrococcus*, *Enterococcus*, *Lactobacillus* が検出される。

徳島県の炒飯は農作業が忙しい人々が畑でも昼食を摂れるように，酢飯にイリコを混ぜて作ったとされる炒飯である。チリメンジャコを炒り，味付けをし，油揚げ，ニンジン，シイタケ，ゴボウ，チクワ，コンニャクを薄切りにして煮しめ，飯に混ぜ合わせて炒めたものである。ジャコに起因する *Kocuria varians*, *Bacillus subtilis* が検出される。

3.4　炒飯の変敗微生物

3.4.1　炒飯の食中毒に関連する微生物

炒飯食後数時間内に激しい嘔吐が起きたならば *Bacillus cereus* か *Staphylo-*

coccus aureus の食中毒であり，嘔吐以外に発熱や下痢もあるなら *Norovirus* が疑われる。

激しい腹痛と下痢があれば *Salmonella*, Enterohemorrhagic *Escherichia coli* (EHEC；腸管出血性大腸菌 O157：H7), *Campylobacter*, *Vibrio parahaemolyticus* の可能性がある。今までの炒飯食中毒概念では *B. cereus* のように $1.0 \times 10^5 \sim 1.0 \times 10^{12}$/g 摂取しない限り発病しないと考えられてきた。それ故に微生物を付けない，増やさない，殺菌が食中毒予防の三原則とされた。しかし，*Norovirus*, *Campylobacter*, EHEC などは $1.0 \times 10 \sim 1.0 \times 10^2$/g 程度の非常に少ない量の摂取でも感染が成立することがある。そのため，当該菌数を増やさないことは予防につながりにくく，付けないことと殺菌することの二原則の徹底が求められている。少量で感染する食中毒微生物は *Norovirus*, *Campylobacter*, EHEC, *Salmonella*, *Clostridium boturinum* で，*Campylobacter* は 5.0×10^2/g の摂取で食中毒になる場合がある。また大量に摂取して感染する食中毒微生物としては *Vibrio parahaemolyticus* の $1.0 \times 10^4 \sim 1.0 \times 10^7$/g, *Staphylococcus aureus* の $1.0 \times 10^5 \sim 1.0 \times 10^6$/g, *B. cereus* の $1.0 \times 10^7 \sim 1.0 \times 10^{12}$/g がある。

(1) Bacillus cereus

1) B. cereus の特徴

製造後24時間室温放置後の炒飯からは56.5％もの高率で *B. cereus* が検出された[16]。*B. cereus* 芽胞は $1.0 \times 10^7 \sim 10 \times 10^{11}$/g の摂取で発症する。*B. cereus* による食中毒は炒飯については白飯が大きな要因を占める。施設の拭き取り試験によれば，炊飯に用いる白飯が *B. cereus* に汚染されて食中毒に至るのは，施設汚染の影響が大きい。また，炒飯で *B. cereus* による食中毒が起こる要因は，炒飯を調製した残りを別の容器にとっておき，再加熱することである。芽胞状態にあった *B. cereus* は，再加熱してヒートショックを与えられると，芽胞が栄養細胞に変化しやすくなって増殖する[16]。

常温で一晩放置した冷や飯で炒飯を作ったことで *B. cereus* の食中毒になる場合もある。一般的な炒飯以外でもガーリック炒飯，海鮮炒飯において *B. cereus* は良好に増殖する。

B. cereus のD値（decimal reduction time；殺菌により元の菌数の1/10に

なるのに必要な時間）は100℃で3分前後であるので，100℃で30分間加熱すればほぼ死滅する。しかし B. cereus は精白過程で菌数は減少するものの，白米に芽胞の状態で存在するものは乾燥，熱，酸，アルカリなどに対して耐性を持っており，通常の加熱調理で死滅させることは困難である。

3.0×10^2 以下/g の B. cereus に汚染された米を用いて炒飯を大量に調製した場合，調理時の加熱により大部分の菌が死滅するが，熱のかかりが弱かった部分に存在していた一部の芽胞が生き残ることがあり，炒飯が徐々に冷えると芽胞の状態から栄養型細胞へと変化し，冷蔵条件になっても増殖する。

原料である生米について B. cereus による汚染実態調査が各国で行われた結果，いずれの国においても本菌に汚染されていることが明らかになった。イギリスで発生した嘔吐型食中毒のうち110事例中108事例が焼き飯，米飯で起きている[17]。

日本における B. cereus の嘔吐型食中毒の発生と原因食品を表3.6に示した[18]。

2）B. cereus による食中毒

加工米飯には多くの具材が用いられているので，残存する微生物の種類は多い。しかしその中でも B. cereus は土壌細菌であり，米などの農産物に広く付着している。

B. cereus による食中毒事例は1978〜2011年の34年間に422件見られ，その患者数は11,172人と，特に注意を要する菌である。1件当たりの患者数は平均26人である。

B. cereus 食中毒発生頻度は，全食中毒事例の0.3〜2.3％である。また，月別発生状況を見ると，ほぼ86％が6〜10月の間に発生している。原因施設は，飲食店がほぼ58％と最も多く，次いで家庭，事業所，学校，仕出し屋，食品製造所の順になっている。原因食品は炒飯類，米飯類の穀類およびその加工品が最も多く，次いで弁当などの複合調理食品となっている。

B. cereus は炒飯中に大量に増殖しても，味・香りともにほとんど変化しないので気がつくことは困難である。そのため，常温で一夜放置した冷や飯で炒飯を作って食中毒になる場合がある。

B. cereus による食中毒には嘔吐型と下痢型があるが，日本では圧倒的に嘔吐型が多い。また嘔吐型は米飯関係に多く，炒飯，ピラフ，チキンライスなど

表3.6 日本における *Bacillus cereus* の嘔吐型食中毒の発生と原因食品（1985）[18]

	食品	発生件数	摂食者数	患者数（死者数）	発症率（％）
米飯類	焼き飯，ピラフ	26	370	231（2）	62.4
	オムライス	3	48	47	97.9
	チキンライス	1	61	46	75.4
	カレーライス	1	2	2	100
	弁当	3	74	39	52.7
	握り飯	2	163	65	39.9
	寿司	2	208	35	16.8
	握り飯と寿司	1	1,809	211	11.7
麺類	スパゲティ	7	46	31	67.4
	焼きそば	2	61	58	95.1
	その他	6	597	239	40.0
	計	54	3,439	1,004（2）	29.2

の焼き飯類では *B. cereus* が $1.0 \times 10 \sim 1.0 \times 10^3$/g 検出され，嘔吐型，下痢型ともに認められるが，嘔吐型が多く検出される。*B. cereus* による食中毒の発症には，1.0×10^7/g 以上の菌数が必要になる。*B. cereus* による食中毒では免疫を獲得することはなく，何度でも *B. cereus* 食中毒になる。

　嘔吐型 *B. cereus* 食中毒は炒飯に多い。*B. cereus* の嘔吐型毒素であるセレウリドに汚染された炒飯を食べておよそ1～5時間で発症する。*B. cereus* 芽胞には鞭毛にさまざまな型（ギルバートのH型）が認められるが，嘔吐型食中毒はほとんどがH1型で，そのほかH2型，H3型がある。セレウリドは *B. cereus* が炒飯中に 1.0×10^5/g 以上増殖しなければ産生されないが，セレウリドの産生される至適温度は25～30℃で耐熱性があり，126℃，90分間の加熱処理でも失活せず，再加熱によっても食中毒は防止できない。しかし *B. cereus* の嘔吐毒セレウリドによる食中毒は菌数が $1.0 \times 10^7 \sim 1.0 \times 10^8$/g 以上でなければ発症せず，たとえ感染しても経過が良好であり，ほとんど一両日中に回復す

るので防止方法についてはあまり研究されていない。

下痢型は，食品として体内に入った菌が小腸で増殖して下痢型毒素エンテロトキシンを作ることで発症する。このため，下痢型の潜伏期間は6～15時間と長い。

B. cereus に感受性がある抗生物質はクロラムフェニコール，アミノグリコシド，バンコマイシン，クリンダマイシン，エリスロマイシンであるが，抗生物質を使用しない対処としては脱水に対する点滴がある。点滴治療しただけで短期間に回復することから，抗生物質は使用しない場合が多い。B. cereus による食中毒は人から人へは感染しない。

3) B. cereus による食中毒事例

1971年9～11月にかけて，イギリスで4事例の焼き飯，米飯による嘔吐型食中毒が起こった。潜伏期間は1～6時間で，下痢や腹痛はほとんど見られず，悪心，嘔吐を主症状とするもので，B. cereus による食中毒事例として報告された[19]。

1993年，米国バージニア州の養護施設においてチキンライスによる B. cereus の食中毒が発生した事例では，平均潜伏期間は2時間，症状は発症後4時間で治まった。炒飯に用いられた飯は前日の夜に炊飯された後，冷蔵前に室温で放置され，翌朝調理した鶏肉とともに炒められた。

2009年6月，福岡市内の学生寮で発生した食中毒は食後1.5～3.0時間に発生したが，原因は B. cereus の産生した嘔吐型毒素であった。本事例においては疫学調査結果から炒飯が原因食品とされた[20]。炒飯は，前日に前処理して冷蔵庫に保管しておいた具材を加熱後，前日に炊いて室温で放置しておいた白飯と当日に炊いた白飯を混ぜて炒め，短時間のうちに寮生に提供された。なお，本事例の加熱済みの具材から検出された菌量は4.2×10^3/g であった。

4) B. cereus 食中毒の制御

B. cereus を少量摂取しても食中毒は起きない。B. cereus を増殖させないようにするには本菌の芽胞を破壊することのみならず，発芽を抑制し，さらに食品中の栄養細胞の増殖を防ぐ必要がある。B. cereus 食中毒の発生要因となるのは衛生管理の欠陥，油炒めの原材料や炒飯の取り扱いの管理，その中でも炒飯の長時間室温放置や前日に調理した炒飯の使用が多い。

B. cereus 芽胞の熱抵抗性は，100℃における D 値が1.2～7.5分である[12]。米飯由来株は100℃，10分間加熱で70％，30分で39％が残存するのに対して，米飯の原材料である生米由来菌は100℃，10分で26％，30分で10％の残存と，両由来菌には明らかな差異が見られる[21]。

　このことは通常の米飯の調理・加熱条件でも *B. cereus* は残存するが，本菌は調理環境からの二次汚染を中心に防止する必要性を示している。

　炒飯および米飯の食中毒防止には，一度に大量の炊飯をしないで炒飯の調理加工までの時間を短時間にし，炊飯後の米飯は50℃以上の高温か，すばやく冷却して保存する。また炒飯調理後は10℃以下で保存し，卵は新鮮なものを用いる[22]。

（2） *Clostridium perfringens*
1） *C. perfringens* の特徴

　C. perfringens は，人や動物の大腸管内の常在菌であり，下水，土壌，海洋沈殿物，海，河川，糞便などに常在し，食品からも頻繁に検出される。

　C. perfringens は食中毒原因菌であると同時に，耐熱性芽胞を形成するため加熱処理によっても完全に死滅せず，調理食品や加工食品からも検出されることもあり，食品品質管理上重要視しなければならない菌である。中毒症状は下痢，腹痛が中心であり，潜伏期間は8～12時間である。また *C. perfringens* には，食中毒原因菌としての側面と食品変敗細菌としての側面がある。

2） *C. perfringens* による食中毒

　C. perfringens 食中毒（腸炎）は，多量に摂取された栄養型の本菌が小腸内で芽胞を形成する際に産生するエンテロトキシンによって起きる（生体内毒素産生型）。産生する毒素は抗原特異性により A～E の5つの型に分類され，食中毒原因菌の大部分は A 型に属する。腸炎起因性の *C. perfringens* は常在 *C. perfringens* に比較して芽胞の耐熱性が強く，1～4時間の煮沸に耐える特徴がある。しかし，A 型菌の産生するエンテロトキシンは100℃で容易に失活する。このエンテロトキシンは芽胞形成に伴う芽胞嚢の自己融解時に菌体外に放出される。治療にはペニシリンが有効である。

　C. perfringens 食中毒は多くは食肉あるいは魚介類などのタンパク質食品を

原因としており，これは材料に用いた肉や魚介類が C. perfringens に汚染されている可能性が高いためである。牛糞便22%，家禽糞便10%との報告もある[23]。

原因食品は欧米ではほとんど食肉であるが，わが国では各種加熱調理食品が常温下で数時間から一夜放置された場合に発生しやすい。本菌は$10×10^6$〜$1.0×10^{12}$/g の摂取により感染する。

C. perfringens 食中毒の発生には$10×10^8$〜$1.0×10^9$/g の摂取が必要で，潜伏期間は6〜18時間，平均10時間である。患者発生のピークは鋭く，喫食後24時間以降に発病するものはほとんどない。主要症状は腹痛と下痢であり，下痢の回数は1日，1〜3回程度のものが多く，大部分が水様便と軟便である。腹部膨満感を訴える患者もいるが，嘔吐や発熱などの症状は少ない。一般に本中毒の症状は軽く，1〜2日で回復する。C. perfringns 食中毒は，ほかの細菌性食中毒に比べて一般に症状が軽く，医師の治療を受けない場合が多いため，大規模な集団発生でない限り届け出されない。実際は届出数よりも多数の C. perfringens 食中毒が発生していると推定される。

日本では肉を用いた炒飯やピラフで C. perfringens 食中毒になる場合がある。ピラフは本来は米を油で炒めてから炊く料理であるが，日本ではインディカ米が一般的でないために，日本人の好みにアレンジされて炊いた白飯をピラフ風に味付けして炒めた焼き飯がピラフとされていることが多い。また近年，大規模に炒飯が調理されている場合が多くなり，C. perfringens の生育に有利な条件を与えているものと考えられる。

食肉類にはグルタチオンが多く含まれるために酸化還元電位が下がる傾向があり，大量調理で加熱された食品は内部に含まれる酸素が追い出されて嫌気状態になりやすく，芽胞の発芽を促進すると同時に C. perfringens の発育に好条件が与えられていることになる。

大量に作った炒飯を冷蔵庫で保管し，小分けして温めて提供することが多いが，冷蔵庫内で保管して温度が徐々に低下するまでに C. perfringens が急激に増殖する[24]。また，本菌は嫌気性菌であるため，炒飯の回転が悪いと炒めた油が酸化されて嫌気状態になり，C. perfringens が増殖しやすくなる。

C. perfringens 食中毒の原因食品は，食肉調理食品（牛肉，豚肉，鶏肉，ひき肉），魚介類等調理食品（魚，エビ，クジラ肉），カレー（カレーライス，ド

表3.7 *C. perfringens* 食中毒の主な原因食品

食肉	魚介類	カレー	その他
牛肉	魚	カレーライス	グラタン，稲荷寿司
豚肉	エビ	ドライカレー	スープ，炊き込み飯
鶏肉	クジラ	肉ジャガカレー	炒飯，オムレツ
ひき肉	カニ	カレーシチュー	ピラフ，スパゲティ

ライカレー，肉ジャガカレー，カレーシチュー），グラタン，スープ，炒飯，ピラフ，稲荷寿司，炊き込み飯，オムレツ，スパゲティが多い[25]。表3.7に *C. perfringrns* 食中毒の主な原因食品を示した。

(3) *Staphylococcus aureus*
1) *S. aureus* の特徴

ブドウ球菌は，『Bergey's Manual of Determinative Bacteriology』の第7版（1957年）では，*S. aureus*（黄色ブドウ球菌）と *S. epidermidis*（表皮ブドウ球菌）の2菌種にすぎなかったが，その後新しい菌種が次々と追加され，2009年には36菌種，19亜種に及んでいる（内閣府食品安全委員会資料より）。この中で特に *S. aureus* は，食品中で増殖するとエンテロトキシンを産生し，ブドウ球菌食中毒の原因となる。中毒症状は嘔気・嘔吐，腹痛，下痢で，潜伏期間は1～3時間である。

S. aureus は食肉生産動物を含む各種動物や健常な人の鼻腔，咽頭，腸管内などに常在し，食品の製造，調理環境などからも比較的高率に検出され，しばしば本菌による食中毒が引き起こされている。*S. aureus* による食中毒は，菌が食物内で増殖して，食中毒を引き起こすのに必要な毒素量を産生した食物を喫食することによって起こるものであり，代表的な毒素型食中毒である。*S. aureus* は65℃以上の加熱で死滅するが，毒素は耐熱性が強く，120℃，20分の加熱でも完全に破壊されない。ほとんどの菌株が普通寒天平板上で黄色の色素を産生する。

2) *S. aureus* による食中毒

S. aureus 食中毒は，*Vibrio parahaemolyticus* 食中毒のように極端に季節的

な偏りはないが，夏場を中心にして多発し，約70％は5～10月にかけて発生している。しかし本菌は人や動物に常在し，手指を介して食品を汚染する機会も多いため，夏季以外の食中毒の発生も増加してきている。わが国における *S. aureus* による食中毒の発生は，1980年代までは家庭においておにぎりを原因とする事例が最も多く見られたが，最近は飲食店の占める割合が高まり，市販の弁当類による事例も増加してきている。

S. aureus によりエンテロトキシンが産生された食品を喫食すると，約3時間後に激しい嘔気・嘔吐，疝痛性腹痛，下痢を伴う急激な急性胃腸炎を発症する。ブドウ球菌は広義には *S. aureus* を含む *Staphylococcus* 属全般の菌を指すが，食中毒を起こすのは *S. aureus* だけである。

S. aureus により人が食中毒を発症する最小エンテロトキシン量は約100ngと推定されており，菌が炒飯中で増殖して$1.0×10^6$～$1.0×10^8$/g以上になると，その過程で産生されるエンテロトキシンが発症量に達すると考えられている[26]。

S. aureus 食中毒の原因食品中には，$1.0×10^6$/g以上の *S. aureus* が認められても味覚や風味には変化をきたさず，特殊な臭気も感じさせないので，知らずに喫食して被害を被る結果となる[27]。このエンテロトキシンは分子量27,000～34,000のタンパク質で抗原特異性によりA～E型の5種類に分類されている。これまで報告されている食中毒原因食品の毒素型はA型が多く，90％以上である。

市販食品における *S. aureus* の汚染はかなり高率に認められており，菓子類13.6％，惣菜類12.2％，サラダ11.3％，ハム・ソーセージ37.0％，豆腐6.6％に及んでいたと報告されている[28]。しかしこれらの食品中の菌数は高くはなく，大部分は$1.0×10^2$/g以下であった。この程度の菌数であれば食中毒には結び付かない。食品の保存状態が悪いと菌が増殖し，それに伴ってエンテロトキシンが産生されると食中毒発生の危険性がある。別の市販食品の調査では *S. aureus* の検出率は14.8％で，食品別では団子25.0％，おにぎり13.3％，卵焼き4.3％であった[29]。

市販の和菓子および菓子パンについては *S. aureus* は193サンプルから23検出された[30]。市販の豚，牛および豚ミンチにおける *S. aureus* の検出率は豚ミンチ75.0％，牛ミンチ65.0％，鶏ミンチ80.0％であった[31]。

表3.8 *Staphylococcus aureus* の生育条件と毒素の産生条件

		最低	最適	最高
生育条件	温度	5℃	30～40℃	50℃
	pH	4.0	6.0～7.0	10.0
	水分活性	0.83	0.98	0.99
産生条件	温度	10℃	40～45℃	48℃
	pH	4.5	7.0～8.0	9.6
	水分活性	0.86	0.98	0.99

米飯の種類では，白飯よりも鶏五目飯のほうがエンテロトキシン量が多く，増加する傾向にあり，全国の食中毒統計資料においても炒飯が S. aureus 食中毒の原因食品とされている[32]。

米飯における S. aureus の生育条件と毒素の産生条件を表3.8に示した。

3) S. aureus による食中毒事例

S. aureus はタンパク質や多糖類を多く含む食品で増殖し，中毒症状発症量のエンテロトキシンを産生するが，その食品の風味や味覚に異常をきたすことはない。このため，加熱によって S. aureus が検出されないにもかかわらず食品中のエンテロトキシンによって食中毒が発生したという事例が報告されている[33]。喫食されたエンテロトキシンは，胃および小腸上部で吸収され，その刺激は自律神経を経て嘔吐中枢に達して嘔吐を発現させると考えられている。

2000年6月，関西で製造された低脂肪乳等による S. aureus による食中毒が発生，約15,000人以上が被害にあった。この中毒の直接の原因は，S. aureus によって産生されたエンテロトキシンによって汚染された脱脂粉乳を使用したためであったが，その後の調査により，脱脂粉乳製造工場における製造管理，品質管理，衛生管理の不備がみつかった。

茨城県は2018年2月7日，水戸市見和3丁目の中川学園調理技術専門学校で2月3日にあった文化祭で，校内向けの五目炒飯を食べた18～23歳の学生26人が嘔吐や発熱などの食中毒症状を訴えた，と発表した。うち7人が一時入院し

たが，2月5日までに全員退院した。食事の一部から S. aureus が検出されたことから，水戸保健所は同校の食事を原因とする食中毒と断定した[34]。

4) S. aureus 食中毒の制御

食中毒事件由来 S. aureus（エンテロトキシン A 産生株 A）を供試菌とし，米飯（容器包装詰加圧加熱殺菌食品）へ接種した。培養開始時の菌数，温度，米飯の種類等の条件を設定し，菌数とエンテロトキシン量を経時的に測定した結果，培養開始時菌数，温度に加え米飯の種類によりエンテロトキシン産生量が異なることが明らかになった。また製造直後に電子レンジによる加熱を行った検体は，24時間培養後も菌数やエンテロトキシンが検出されなかったことから，菌数抑制に一定の効果があることが示唆された[35]。

炒飯中のエンテロトキシン産生は中性付近，食塩濃度10％以下で濃度が低くなるにつれてよく産生される。わが国での本菌食中毒原因食品は穀類，魚介類加工品であるが，両者を使用する炒飯に多い。本菌による食中毒の予防はヒト常在細菌と言える本菌を炒飯に二次汚染させないことである。

炒飯中でのエンテロトキシンは中性付近，温度30～50℃，水分活性が高くなるにつれて多く産生される。小田らは，28種の市販食品に食中毒由来株を接種して菌の増殖とエンテロトキシン産生量を検討した。菌数が $1.0 \times 10^7/g$ 以下では毒素は検出されず，また20℃以下もしくは50℃の保存では120時間後でも毒素は検出されなかった。したがって，S. aureus の場合20℃を食品の保存温度の目安とするのが妥当であるとしている[36]。

米飯における S. aureus の食中毒発生要因の検討を行った結果，米飯の種類によりエンテロトキシン産生量が異なった[35]。米飯における S. aureus の生育およびエンテロトキシン産生には，2.0％および5.0％グリシンを添加することで産生が少なくなった[37]。食品のバイオフィルム形成による変敗は S. aureus が関与している[38]。

(4) Enterohemorrhagic *Escheriia coli*（EHEC；腸管出血性大腸菌）

本菌はウシ，ヤギ，ヒツジなどの動物の腸管内に生息しており，糞尿を介して食品や飲料水を汚染する。

Enterohemorrhagic *Escheriia coli* は腸内の無害の *E. coli* と区別するため，

EHECと呼ばれるようになった。その後この群に属する *Escherichia coli* の血清型が次々と報告され，現在では，O26，O44，O55，O86，O111，O114，O119，O125，O126，O128，O142，O146，O158などが確認されている。本菌は生体内毒素型で少量の菌数で食中毒を発症し，中毒症状は下痢，腹痛，発熱，嘔気で，潜伏期間は1～10日間である。

炒飯の食中毒の原因となる本菌は血清型O157が多くを占め，$1.0 \times 10 \sim 1.0 \times 10^2$/gというわずかな菌量でも発症することがある。また，炒飯の具材に用いる食肉を汚染することがあるが，食肉を中心部75℃，1分以上加熱することにより死滅する。米国では炒飯は中華料理店でしか食べず，ハンバーグパテのEHEC汚染は有名で，ミンチ加工肉の生焼けには注意をはらっている。

EHECによる食中毒は腸炎起病性を持つ大腸菌によるものであり，年間を通じて発生している。EHECで汚染された食品を摂取すると，人から人への二次感染が起こる。特に炒飯の調理器具または調理人の糞便に直接・間接的に汚染された手指を介した二次汚染が多い。防止方法としては加熱，手洗い，水の殺菌，低温保存，食肉の選定がある。

(5) *Salmonella*
1) ***Salmonella*の特徴**

*Salmonella*は分類学的には腸管細菌に属する通性嫌気性のグラム陰性桿菌で，大部分が周毛性の鞭毛を持ち，運動性を有する。また，本菌は動物の腸管，水，土壌に広く分布しており，鶏肉と卵を汚染する場合が多く，ほかのグラム陰性細菌に比べて乾燥に強い菌である。*Salmonella*の最低発育温度は5℃，pHは3.8，水分活性0.94である。*Salmonella*の食中毒の発症菌量は$1.0 \times 10^5 \sim 1.0 \times 10^6$/gとされているが，チョコレートバーでは$5.0 \times 10 \sim 1.0 \times 10^2$/gで食中毒になる。しかし，発症菌量は食品の種類や人の感受性の影響を受け，特に幼児，高齢者，基礎疾患者は感染率が高い。

2) ***Salmonella*による食中毒**

Salmonella Enteritidisは$1.0 \times 10^2 \sim 1.0 \times 10^3$/gで感染し，潜伏期間は2～3日である。従来は*S.* Typhimuriumが圧倒的に多いが，卵製品には*S.* Enteritidisが多い。*S.* Enteritidisはスーパー*Salmonella*と呼ばれており，マヨネー

ズ，タルタルソースなどの生卵や半生卵を使用した食品で多くの食中毒が発生している。中毒症状は腹痛，下痢，発熱，嘔吐であり，潜伏期間は6～72時間である。

3) *Salmonella* による食中毒事例

納豆と生卵を食べた53歳の男性が S. Enteritidis 食中毒で死亡した事例[39]では，割卵後すぐに食べれば食中毒に至らなかっが，2～3時間経過した後であったため菌が増殖したと考えられた。

4) *Salmonella* 食中毒の制御

Salmonella 食中毒の主な発生要因は，原材料汚染27.5%，手指汚染19.7%，調理器具・施設汚染16.2%，長時間放置14.0%である。本菌の世代交代時間は5℃で66.7分，10℃で13.3分，30℃で1.0分，焼いた鶏肉中では30～40分で，75℃，1分以上の加熱で死滅する。

炒飯は一般的に加熱されているので安全であるが，卵を使用する場合は新鮮な賞味期限内のものを使用する。茹で卵の場合は卵黄も卵白もしっかり固まった状態であれば75℃，1分以上加熱されている。卵を扱った手や調理器具は，そのたびごとに洗浄することで炒飯具材の食中毒菌の汚染を防止することができる。

炒飯の S. Enteritidis による食中毒は炒り卵の汚染事例が多く，S. Enteritidis により汚染された鶏卵を使用した食品での増加がそのまま食中毒につながった。汚染具材となる生卵，鶏肉，豚肉，牛肉などでは加熱による予防が可能で，牛肉の場合は表面1cmのところまで，豚肉，鶏肉は中心部まで火を通すと予防できる。

(6) *Norovirus*

微生物が原因とされる食中毒でも原因となる細菌が検出されない場合があるが，その多くが *Norovirus* によるウイルス性食中毒である。ウイルスは生きた細胞がなければ増殖できないため，細菌のように合成培地では増殖しない。*Norovirus* は汚水の流入する河口付近に生息するカキなどの二枚貝の体内に蓄積され，これらを生や加熱不足の状態で摂食することにより感染する。しかし，*Norovirus* を原因とする食中毒は，貝類などの具材を摂食していなくても起こ

る場合がある。それらの多くが，調理者を介して汚染された食品であり，炒飯も例外ではない。Norovirus は病原体保菌者の排泄物を原因として人から人へと感染し，少量でも感染する（ウイルス量$1.0×10〜1.0×10^2$/g）。中毒症状は嘔吐，下痢，腹痛，発熱や頭痛，筋肉痛を伴う場合もあり，症状は1〜3日継続する。

　2008年に大阪市内で食中毒が疑われた170事例について，検体から下痢原性微生物の検出を行ったところ，下痢原性微生物が検出された75事件（44.1%）のうち，Norovirus が検出されたものが38件（50.7%），Campylobacter 20件（26.7%），Salmonella 9件（12.0%），Staphylococcus aureus 4件（5.3%），Clostridium perfringens 2件，Bacillus 1件，EHEC 1件であった[40]。

3.4.2　炒飯の変敗に関連する微生物

（1）　Bacillus 属菌による変敗

　米飯は水分，栄養ともに多いので細菌の増殖しやすい食品である。炊いた飯をそのままおいておくと，やがてすえた臭いがして腐ってくるが，その腐敗の様相は単純で，関係する菌群も限られる。その理由は，米飯の主成分が細菌が生育しやすいでんぷんであり，炊飯直後に生残する細菌は Bacillus 芽胞に限られるためである。Bacillus 芽胞は多くが原料米に由来し，原料玄米には$1.0×10^6$/gの細菌が付着している。日持ちをよくするには Bacillus 汚染の少ない原料米を使用することが重要である。

　B. cereus は精米過程で菌数は減少するが，白米になっても残っており，加熱しても死滅せず大量に増殖しても味も臭いも変わらないため気づくのが困難である。そのため常温で一晩放置した冷飯で炒飯を作って食中毒になる場合がある。B. cereus の増殖を防ぐ方法は炊いた飯を小分けして速やかに冷蔵庫へ入れるか，炊飯ジャーの保温機能を使い55℃以上に保存すれば増殖を防止できる。

　米の収穫された年産および品種を異にした3試料を供試し，洗米時の研ぎ回数1回および3回で炊飯後，ジャー炊飯器内保温を24時間まで行い，保温時間の経過に伴う品質・食味差を検証した。炊飯食味計測定値，色調およびにおい

3.4 炒飯の変敗微生物

識別値の測定結果から，保温時間の経過に伴う研ぎ回数別の傾向は，研ぎ回数1回よりも3回のほうが品質劣化の度合が小さく，主成分分析により，研ぎ回数を増やすことは炊飯米の保温中の品質保持に効果があった[41]。

炊飯直後の米飯中の $Bacillus$ 芽胞数は1.0×10^2～1.0×10^3/gで，夏季には10数時間で1.0×10^7～1.0×10^8/gに達して変敗する。最近の米飯では初発菌数が3.0×10^2/g以下の例も多いが，温度30℃においた場合の菌数は，24時間後で1.0×10^4～1.0×10^5/g，48時間後で1.0×10^6～1.0×10^7/gになる。

米飯の変敗には炊飯後に空気中や器具から混入する二次汚染菌の影響も考えられるが，むしろ釜に付着して生残していた $Bacillus$ 芽胞が変敗原因菌として重要であると言われている。$B.\ cereus$ による炒飯の食中毒発生は，炒飯用に冷飯を用いること，および調製済みの炒飯を再利用することが主要原因であると考えられる。加工米飯に有機酸の利用をすることにより選択的に $Bacillus$ を制御できる[42]が，有機酸に抵抗力のある酵母と乳酸菌による変敗が発生する。

炒飯はでんぷん質を主成分として，油脂含量，水分含量が多いので微生物増殖による異臭現象を生じやすい。20～30℃の温度で炒飯を保存すると，すえた臭いが出て，pHが低下して食べられなくなるが，さらに変敗が進行すると糸を引くようになり，軟化・溶解する。米飯は100℃以上で炊き上げるため，米飯の変敗に関与する微生物は好気性の耐熱性芽胞菌である $Bacillus$ 属菌がほとんどである。その原因菌としては，$B.\ megaterium$，$B.\ lentus$，$B.\ subtilis$，$B.\ coagulans$ である。一般的にすえた臭気を与える原因菌としては $B.\ subtilis$，$B.\ megaterium$，$B.\ mycoides$，$Paenibacillus\ polymyxa$，$B.\ circulans$，$B.\ alvei$，$B.\ licheniformis$ が多く検出されている[43]。

$Bacillus$ 属菌は加工米飯の変敗の主たる原因菌であり，にぎり飯，稲荷寿司，巻き寿司，五目飯，炒飯で最も起こりやすい。$Bacillus$ 属菌に汚染された米を用いて炊飯された米飯を60℃に保温すると，5時間後から急激な細菌の増殖が確認され，その原因菌は $Geobacillus\ stearothermophilus$ であった[44]。本菌の最高増殖温度以上の73℃で米飯を保存した結果，増殖は抑制されたが，熱により米飯が乾き，特に高温になりやすい釜の底部でバリバリになった。このことから，米飯の保温は70℃以上にはできない。$G.\ stearothermophilus$ は自然界に広く分布し，土壌中からも検出されることから，市販の精米段階から米に芽

表3.9 炒飯の細菌による変敗

炒飯の変敗	原因細菌
異臭	Geobacillus thermolevorans
赤色斑点	Bacillus subtilis
ピンク色斑点	Kocuria rosae
オレンジ色斑点	Micrococcus luteus
黄色斑点	B.subtilis
赤色斑点	Serratia marcescens
アルカリ性化	B.pumilus
アルカリ性化	B.cereus
酸性化	B.subtilis, B.licheniformis, Paenibacillus polymyxa
すえた異臭	B.megaterium, B.mycoides, P.macerans

胞として汚染したものと考えられる。この菌は炊飯温度約100℃, 20分間では死滅せず，米飯の保温に適した70℃で発芽・増殖してくるため，保温機能付き炊飯器で米飯変敗が生じる。表3.9に炒飯の細菌による変敗を示した。

(2) *Leuconostoc mesenteroides* および *Pseudomonas* による変敗

炒飯の変敗に関与する菌は *L. mesenteroides* などの乳酸菌が多い。袋入り炒飯のガス膨張の原因菌は乳酸菌である。ガスの発生量は乳酸および保存期間によりその程度が決定する。このことは，炒飯の乳酸菌の汚染は避けられないことを示している。また，炒飯のネトの原因も乳酸菌である。ネトの本体はデキストランであり，このデキストランの生成は，本菌が菌体外に産生する酵素により行われる。糖類を使用する炒飯工場で汚染が多い。本菌は酸素などの電子受容体が存在する条件および好気的条件でグルコースに対する増殖収率が高くなる。これを防止するためには保存温度をできるだけ低くし，保存期間を短くする必要がある。

また，炒飯は油脂を使用するため，油脂を資化する *Pseudomonas* による変敗もある。炒飯工場では油脂が多く床や壁に分散しているため，油脂を分解す

る *P. fluorescens* が多いことに由来する。工場の床などに付着した油脂を *P. fluorescens* が分解して環境を変化させ，乳酸菌などのほかの微生物が増殖する。その結果，これらの菌が二次汚染して炒飯を変敗させる原因となっていた。

（3） 酵母による変敗

　加工米飯の酵母による異臭生成現象が多発している。最も多いのがシンナー臭やセメダイン臭であり，主成分は酢酸エチルである。エビ炒飯，五目炒飯，キノコ炒飯のシンナー臭は *Wickerhamomyces anomalus* に起因する。これらの原因酵母はほとんどがエチルアルコールを資化するために，シンナー臭の原因である酢酸エチルを生成する。シンナー臭の生成した食品を製造している工場のほとんどは工場殺菌剤や原材料としてエチルアルコールを使用していることから，応急措置としてエチルアルコールの使用を停止すれば，シンナー臭は生じない。

　炒飯，ピラフなどの油で炒める加工米飯は，炒める方法により油を資化する *Candida* などが増殖して，異臭や変色の原因となる。

　炒飯にはあらかじめ味付け調理した魚介類，野菜類を白飯に混ぜ合わせて炒めるものと，米飯を炒めてから炊飯するピラフなどがある。これらの炒飯類は副原材料および製造工程で一次・二次汚染される微生物が多く，変敗が促進される。でんぷん系およびタンパク質系加工食品では，乳酸菌と酵母が存在すると変敗の生成が早いことが知られている。乳酸菌はカタラーゼを保有せず，酸化ストレスに対する感受性が高いが，酵母はカタラーゼを保有しており，乳酸菌が好気的環境で生育できる要素となる。酵母と乳酸菌の食品変敗に関しては，乳酸菌の共生特性，乳酸菌と酵母の共生による増殖促進，加工食品の乳酸菌と酵母の共生による変敗現象がある。

　一般に米飯食品などで増殖する酵母，特に *Saccharomyces cerevisiae* は多糖類，タンパク質，脂質を分解する酵素を菌体外に分泌できないが，乳酸菌はこれらの酵素を菌体外に分泌する場合が多いので共生が成り立つと考えられる。

　炒飯には塩，醤油，酒が用いられるが，調味の割合は塩分で飯の約0.6％で，これは米に対する割合では1.5％に相当し，酵母にとっては生育しやすい条件である。塩と醤油の割合は，飯の種類により変えるが，酒は米の5％くらいが

第3章　炒飯の微生物変敗と制御

一般的である。加水量は予定の加水量から調味液料を差し引いた分量とする。醤油や酒は米の吸水を阻害するので，調味料は水浸漬によって十分吸水させてから加熱の直前に加える[45]。

調味料は炒飯を長持ちさせる働きがあるが，酵母の増殖も促進する。米飯に存在する *Bacillus* などの細菌の生育は抑制される。微生物の多い具の取り扱いは，米と一緒に炊く場合と，具は別に下煮しておき，煮汁を加えて炒めた飯に混ぜ合わせる場合とでは異なる。

炒飯の場合は，*Bacillus* 以外の微生物はほとんど死滅するが，調味した具を煮汁と一緒に飯に混ぜる場合は多くの微生物が増殖し，常温2〜3日で異臭が生成する。炒飯から検出される細菌は *Bacillus subtilis*，酵母は *Wickerhamomyces anomalus* であるが，カビでは *Aspergillus*，*Penicillium* が検出されることがある。

ピラフは米をバターなどの油で炒めてから炊飯するものであるが，米は炒め操作によって重量が減少するので，単位重量当たりの微生物数は多くなる。また，炒め時間が長くなると飯の硬粘度が高くなり，微生物増殖速度も増大する。

大量にピラフを調製する場合，飯の炒め操作が十分に行えず，飯の焦げない程度の火加減にすると低温で炒めることになり，油が飯の表面に付着した状態となって油を資化する微生物，特に *Candida* を中心とする酵母が増殖することになる。炒めた直後にすぐに食べればよいが，1〜2日間保存すると，異臭が発生したり，変色することがある[46]。

炒飯の微生物による食中毒および変敗制御を表3.10に示した[47]。

3.5　炒飯の微生物変敗制御

3.5.1　炒飯製造工場における二次汚染制御

炒飯製造工程での微生物の二次汚染は乳酸菌，酵母，大腸菌群，グラム陰性細菌が多い。二次汚染は具材となる各種食材に付着している細菌や製造工場からの汚染が考えられる。工場洗浄後の水に残存していた微生物が増殖し，室内温度の上昇により床から舞い上がり，上部で冷却され，落下して工場を汚染することによっても引き起こされる[48]。

表3.10 炒飯の微生物による食中毒および変敗制御[47]

変敗現象	原因微生物	制御法
食中毒	*Bacillus cereus*	米の殺菌，pH調整，環境殺菌
食中毒	*Clostridium perfringens*	米の殺菌，pH調整，環境殺菌
食中毒	*Salmonella*	米の殺菌，pH調整，環境殺菌
食中毒	*Staphylococcus aureus*	手指の殺菌，pH調整，環境殺菌
異臭	*Geobacillus stearothermophilus*	副材料の殺菌，pH調整
蛍光	*Pseudomonas fluorescens*	副材料の殺菌，環境殺菌
赤色	*Serratia marcescens*	副材料の殺菌，環境殺菌
軟化	*Alcaligenes faecalis*	副資材の殺菌，環境殺菌
シンナー臭	*Hanseniaspora guilliermondii*	環境殺菌
シンナー臭	*Wickerhamomyces anomalus*	環境殺菌
アルコール臭	*Lactobacillus fructivorans*	環境殺菌
異臭，変色	*Candida*	環境殺菌

　二次汚染防止には加工米飯工場環境の殺菌が必要であり，日中に床や側溝をオゾン水で洗浄すると効果がある。また，床に傾斜をつけオゾン水を流して洗浄・殺菌する。オゾン水による洗浄は，ほかの薬剤で殺菌できない乳酸菌や大腸菌群がターゲットとなる。このように，米飯加工工場ではオゾンの利用が有効であると考えられる[49]ため，オゾン水で床を洗浄・殺菌および脱臭し，オゾンガスを夜間に工場に散布することが実用化されている[50]。

3.5.2 炒飯原材料の一次汚染制御

（1）油脂を分解する微生物による炒飯の変敗
 1）油脂を分解する微生物
　炒飯には多くの油脂が用いられているため，油脂に由来する微生物変敗も多い。
　油脂はグリセリンに各種脂肪酸が3個結合したものであるが，この3個の脂

肪酸をすべて切断する位置特性の低いリパーゼや，一部だけを切る特異性の高いリパーゼがある．また，リパーゼは本来油脂の加水分解酵素であるが，反応系中の水分が減少すればその逆反応であるエステル合成やエステル交換反応も触媒する．そのため微生物の産生するリパーゼによる食品変敗は，広く食用油脂分解から食品残存油脂にまで及んでいる．

　リパーゼは動植物から微生物に至るまで自然界に広く分布しているが，炒飯の変敗は微生物起源のものがほとんどである．油脂分解微生物による炒飯中の油脂の分解は，一般的な生物分解と同様に，リパーゼによってグリセリンと高級脂肪酸とに加水分解された後，グリセリンは解糖経路に入り，高級脂肪酸はβ-酸化経路に入って最終的にはTCAサイクルにより炭酸ガスと水に分解される．食品中のエマルジョン化した油脂には微生物が存在する．

　油脂を含む炒飯は，微生物の増殖により異臭などを生成する場合がある．1 vol%油脂を含むNutrient broth 5 mLを検索培地として大豆油，オリーブ油，サラダ油に対する分解能を検討した結果を表3.11に示す[51]．

　Bacillus subtilis IFO3009はサラダ油に，*Micrococcus luteus*は大豆油，サラダ油に，*Pseudomonas putida*は大豆油，オリーブ油，サラダ油に対して油脂分解能を示した．

　油脂を特異的に分解する細菌としては*Acinetobacter*，*Pseudomonas*，*Rhodococcus*などが発見されている．

　*Rhodococcus*は，広範囲の化合物を異化する*Nocardia*科の真性細菌である．*Nocardia*科の微生物は油脂の分解に関与しており，菌体内外で加水分解酵素であるリパーゼや高級脂肪酸のβ-酸化に関与する酵素を産生する能力があるものと考えられる[52]．

　リパーゼには膵臓リパーゼ，ミルクリパーゼ，植物リパーゼ，微生物リパーゼがある．微生物リパーゼには糸状菌リパーゼ，細菌リパーゼ，酵母リパーゼがあるが，圧倒的に糸状菌リパーゼが多い．リパーゼを産生する糸状菌には*Rhizopus*，*Aspergillus*，*Penicillium*，*Geotrichum*がある．*Aspergillus*は固形食品中でも産生することが知られている．*Penicillium cyclopium*は2種のリパーゼを産生するが，その産生量は培養液のpHにより支配されることもわかってきた．*Aspergillus*により産生されたリパーゼは中性から酸性領域で安

表3.11 油脂分解微生物と分解能[51]

菌種	大豆油	オリーブ油	サラダ油
Alcaligenes xylosoxidans	×	×	×
Arthrobacter globiformis	×	×	×
Bacillus atrophaeus	×	×	×
Bacillus subtilis IFO3009	×	×	○
Micrococcus luteus	○	×	○
Nocardioides simplex	×	×	×
Paracoccus denitrificans	×	×	×
Pseudomonas putida	○	○	○

定であり，*Penicillium*より産生されたリパーゼは中性からアルカリ性で安定である。*Rhizopus*より産生されたリパーゼは菌株によって大きな差異があり，*Geotrichum*より産生されたリパーゼは最も広いpH領域で安定性がある。

2） 炒飯工場における微生物と油脂による汚染と制御

最近，炒飯工場では屠殺体や環境由来の微生物および油脂による工場汚染が問題となっている。現在までの現場での経験では，工場の油脂汚染が多くなると変敗品が多くなる傾向が認められており，屠畜場および食肉加工工場において分散汚染する油脂量が，その工場の清潔度を判定するひとつの材料になる。

炒飯には食肉が素材として用いられることが多い。豚肉加工工場において使用される設備や器具から検出された油脂量は，拭き取り面積当たり0.1〜30mg，一般生菌数は，拭き取り面積当たり$1.0 \times 10 \sim 1.8 \times 10^7$であった。また，検出される油脂量が多い場合には一般生菌数も多くなる傾向が見られ，油脂と微生物汚染の相関性が示された。設備や器具から分離されたグラム陰性桿菌を同定した結果，腐敗の原因となる*Pseudomonas fluorescens*が優占していることが明らかになり，食肉の変敗リスクが示唆された[53]。

*Pseudomonas*は極めて強い酸化力で油脂を分解する。本菌が炒飯油脂を分解してグリセリンと脂肪酸にすることで，ほかの微生物が増殖して変敗が進行する。したがって，炒飯工場の油脂汚染を少なくすることにより*Pseudomonas*

表3.12 食肉表面のネト発生期間[43]

温度（℃）	ネト発生期間（日）
0	10
1	7
3	4
5	3
10	2
16	1

が減少し，微生物の増殖を抑制すると考えられる[47]。

また，炒飯の製造工程ではバターなどが用いられることが多い。マーガリン類に包含されるファットスプレッドはマーガリンより低脂肪で低カロリーの製品であるが，従来のマーガリンより水分や乳製品の使用が多く，また果実やナッツ類の加工品や香辛料などの風味原料を加えたもの，および加糖製品もあり，業務用ではあるがバタークリーム用として消費される製品も出荷されている。そのため微生物の発生・増殖による品質劣化の危険性がある。マーガリンではほとんど微生物は検出されないが，時々 $3.0×10^2/g$ 以下の生菌数が検出され，ファットスプレッドではマーガリンよりも多くの生菌数が検出された。

乳製品やパーム油などの低級脂肪酸を含む油脂を使用した食品に *Aspergillus oryzae* や *Penicillium* sp. が増殖すると，これらのカビの産生する酵素によって，低級脂肪酸がケト酸を経て炭素数の少ないケトンを生成する。これをケトン生成型酸敗と言い[54]，オフフレーバーの原因となる。

3） 炒飯の乳酸菌による変敗と制御

炒飯を変敗させる細菌としては，グラム陽性菌では乳酸菌が多い。乳酸菌は食肉工場の常在菌であるので，工場を適切な殺菌剤で殺菌する必要がある。

炒飯のネトは *Leuconostoc mesenteroides* が工場より二次汚染して有機酸やデキストランを生成したことによる場合が多い。その原因はスモークハウスで行っている蒸煮（規定63℃，30分）の加熱不足である[11]。食肉表面のネト発生期間を表3.12に示した[43]。

（2） 野菜などの微生物汚染による炒飯の変敗

1） 野菜の微生物

微生物による野菜の品質低下の実態は，微生物の繁殖による汚染と変敗であり，これまで約150種以上の微生物の関与が明らかにされている。収穫直後の

表3.13 野菜のオゾン水殺菌効果[55]

野菜	オゾン水濃度（ppm）	効果
レタス	0.3〜0.8	鮮度保持，着色良好
パセリ	0.3〜0.8	鮮度保持，着色良好
キャベツ	0.5〜1.0	大腸菌群減少
モヤシ	1.0〜3.0	大腸菌群減少
キュウリ	0.5〜0.8	鮮度保持，着色良好
ジャガイモ	1.0〜3.0	大腸菌群，芽胞菌減少
レンコン	1.0〜3.0	大腸菌群，芽胞菌減少
サトイモ	1.0〜3.0	大腸菌群，芽胞菌減少
ニンジン	1.0〜3.0	大腸菌群，芽胞菌減少
ダイコン	0.5〜0.8	大腸菌群，芽胞菌減少
ハクサイ	0.3〜0.5	鮮度保持
ショウガ	1.0〜3.0	大腸菌群，芽胞菌減少

野菜の表面には正常な微生物のほか，環境微生物が付着しているが，それらの割合，総菌数は部位や栽培および貯蔵環境条件により著しく異なっている。野菜の表皮に付着した多数の微生物は，サラダなどの無加熱食品の主要な変敗原因となっている。このため野菜は水で洗浄後，殺菌が行われているが，殺菌剤として次亜塩素酸ナトリウムが多く使用されている。また温和な加熱であれば緑色は損なわず，日持ち延長効果がある。エタノールの殺菌効果は加熱によって増強され，低濃度であっても有効である。さらに酢酸ナトリウムも効果があり，エタノールおよび酢酸と温和な加熱を併用すると殺菌効果が上昇する。しかしこれらの殺菌法の欠点は，最終製品の野菜に薬剤が残存することである。そこで，最終製品に薬剤が全く残存しない殺菌法が業界より要望され，最近ではオゾン水を用いた殺菌も行われている。野菜のオゾン水殺菌効果を表3.13に示した[55]。

ほとんどの野菜の表面には1.0×10^5〜1.5×10^8/g，内部には3.5×10^2〜2.1×10^4/g程度の微生物が存在する。キャベツ，レタス，パセリ，キュウリの表面

表3.14 野菜の外部と内部の微生物[55]

野菜	外部（/g）			内部（/g）		
	Micrococcus	*Bacillus*	大腸菌群	*Micrococcus*	*Bacillus*	大腸菌群
キュウリ	2.5×10^7	4.5×10^3	6.5×10^3	5.0×10^2	3.2×10	3.7×10
カブ	3.6×10^6	6.1×10^4	1.2×10^3	5.2×10^2	3.2×10	5.7×10
タマネギ	4.3×10^4	5.9×10^5	3.8×10^3	5.7×10^4	2.7×10^3	2.1×10^2
ハクサイ	2.0×10^5	7.8×10^4	3.2×10^2	2.1×10^4	6.2×10^3	2.7×10^2
キャベツ	1.2×10^7	6.2×10^5	2.6×10^4	5.2×10^4	4.3×10^2	3.2×10^2
ニンジン	4.8×10^6	3.9×10^5	3.2×10^3	4.8×10^4	5.3×10^3	1.2×10^2
ナス	3.9×10^4	4.7×10^3	2.1×10^2	2.0×10^3	1.2×10^3	1.2×10^2
サトイモ	4.3×10^5	3.8×10^4	3.8×10	2.0×10^3	2.1×10^2	3.0×10

には1.0×10^6〜1.0×10^8/g，内部には1.0×10^2〜1.0×10^4/gの微生物が存在している。いずれの野菜においても外部および内部から1.0×10^2〜1.0×10^3/gの大腸菌群，1.0×10〜1.0×10^2/gの酵母および糸状菌が検出された。

表3.14に野菜の外部および内部の微生物について調べた結果を示した[55]。検出された細菌は *Micrococcus* と *Bacillus* がほとんどであった。葉菜類の内部は比較的微生物は少なく，根菜類は内部に微生物が多いことを認めた。

野菜の褐変は，切断によってポリフェノール成分が増加し，フェニールアラニンアンモニアリアーゼやポリフェノールオキシダーゼ活性が増加するため，さらに進行する。野菜はもともと呼吸量が大きく，そのうえ切断するとさらに呼吸量が増大するので，密封状態に保持すると急速に容器内の酸素が消費され，炭酸ガスが蓄積する。そして低酸素，高炭酸ガス状態になると，嫌気呼吸によりエタノールやアセトアルデヒドが生成する。これらの成分は発酵臭を有しているため，商品価値を著しく損なうことになる。野菜の鮮度を見分ける方法は広く知られている[56]。

2） カット野菜の微生物

ハクサイ，キャベツ，ダイコンなどのカット野菜には通常1.0×10^6〜1.0×10^8/gの細菌が付着している。*Micrococcus* が最も多く，*Bacillus*，大腸菌群，

表3.15 新鮮なトマトの部位別細菌数[59]

部位	細菌の分布割合（％）			
	Pseudomonas	Enterobacteriaceae	Corynebacterium	その他
下部 （へたのくぼみ）	49	13	10	12
果皮	7	1	4	0
内部ゼリー部	8	3	4	0
中心核	28	7	4	0
上部	3	1	3	0

乳酸菌なども存在する。野菜の大腸菌群は、通常土壌由来であることが知られており、その菌型は Klebsiella I 型と Citrobacter がほとんどである。カット野菜の表面に付着している微生物には、正常な微生物のほか、土壌・水中の微生物、ヒトに付着している微生物、および植物病原微生物などがある。それらの割合や総菌数は、部位や栽培および貯蔵環境条件により著しく異なっている[57]。一部表面の微生物は水洗により除去できるが、完全には除去できない。通常の露地栽培キュウリの表面をよく殺菌後、その中心部の組織を取り出し、細菌が検出されるかどうかを試験したところ、正常なキュウリの内部組織中にも Enterobacteriaceae, Pseudomonadaceae, Micrococcaceae などの科の細菌が存在していることが認められ、正常組織中には腸内細菌群も生残することが確認された[58,59]。またトマトにおいても内部組織中に微生物が存在することが確認されている。新鮮なトマトの部位別細菌数を表3.15に示した[59]。

多くのカット野菜の微生物を測定した結果、生菌数は$1.0 \times 10^4 \sim 1.0 \times 10^5$/gと非常に多いことが認められた。そのため洗浄殺菌をする必要がある。

野菜の微生物はホール状態の組織であっても、貯蔵期間が長くなるにしたがって組織内で徐々に増殖しており、カットされて組織が破壊されているので急速に増殖が進むものと考えられる。カット野菜の生菌数は少ないものでも1.2×10^3/gであり、多いものでは1.5×10^8/gにもなる。カットレタス保蔵中における大腸菌群数の変化は1℃保蔵では低いレベルに抑えられるが、5℃でも菌

の増殖を抑えることは困難で，さらに温度が高くなれば急速に菌数が増える。保蔵3日後の生菌数は，1℃ではほとんど変化がなく，5℃では100倍にとどまるが，10℃では1万倍になっている。カットキャベツに接種した *Shigella sonnei* は，室温で1〜3日で増加傾向を示すが，1〜5℃の冷蔵では増加しない。また *Listeria monocytogenes* は25℃，2日で約100倍増殖したが，5℃では増殖速度が抑えられている[60,61]。

通常のカット野菜は単品物で生菌数は$1.5 \times 10^4 \sim 2.3 \times 10^6$/g，複合物では$3.2 \times 10^5 \sim 1.6 \times 10^6$/gにもなる。野菜をカットし，洗浄・殺菌，水洗，包装する工程で土壌菌の混入や空気中に浮遊する *Penicillium*，*Botrytis*，*Fusarium*，*Rhizopus* などのカビの胞子による汚染があるが，これらのカビが増殖するまでに細菌が著しく増殖するので，通常は問題とはならない。

3）カット野菜の洗浄・殺菌

カット野菜は殺菌および洗浄方法を工夫すればホール野菜の時よりも菌数が低下することもある。洗剤などの乳化剤と殺菌剤を併用すると効果がある。野菜の微生物の多くは表皮に付着しており，水洗は有効な手段であると考えられてきたが，その効果は低いものである。これは多くの野菜の表皮には蝋状物質があって水をはじくことによる。そのため，洗剤により表皮から微生物を除去する手段が必要とされる。水などによる洗浄は土壌の付着した野菜には極めて重要である。洗浄には冷水を用いるのが普通であるが，洗剤を用いたほうが上述の理由により効果的である。洗剤は処理後，水を用いて十分洗い落とし，洗浄は単に水に浸けておくだけでなく，ブラッシングを行ったほうが効果は大きい。野菜の殺菌は重要であり，次亜塩素酸ナトリウム，ブランチング，酢酸溶液浸漬やスプレー，オゾン水が多く用いられている。

野菜の処理で200ppm次亜塩素酸ナトリウムが用いられるが，臭いの問題があるので最近では臭いの残留しない薬剤ということでオゾン水の利用や乳化剤の併用が多い。洗浄や脱水はカット野菜の日持ちをよくする重要な処理のひとつである。洗浄は初発菌数を減少させるだけではなく，カット野菜の表面に付着した野菜の細胞液を除去する効果もある。細胞液は活性の高い酵素や養分を多く含んでおり，表面に付着したままにしておくと，その部分は急速に変色する。

ただ，長時間高速で遠心分離すると乾燥による萎びや，カット野菜自体に損傷が生じ，その後の品質を低下させる。

カットレタスの脱水では直径52cmの遠心脱水機で脱水する場合，回転数1,000rpm，処理時間30秒が最適である。

そのほか，カット野菜の物理的な除菌法として温和加熱，水浸漬，手洗浄，曝気洗浄，超音波洗浄がある。洗浄水に0.3％の酢酸溶液を用い，50～55℃の温和な加熱条件で大腸菌群や*Pseudomonas*などのグラム陰性細菌を死滅させることができる。

最近の特許では野菜をpH 11～13.5のアルカリ水で洗浄後に野菜をカットする工程と，カットして得られた野菜をオゾンと脂肪酸エステルを含有する界面活性剤または脂肪酸塩で処理する方法が採用されている。このことにより野菜独特のエグ味が感じられず，かつ良好な保存性を有するカット野菜が製造できる。

（3） 食肉および魚介類の微生物汚染による炒飯の変敗
1） 食肉の微生物

食肉の製造基準や保存基準に示されている殺菌条件やpH，水分活性の数値は，食肉のHACCPシステムにおいても管理基準となる。食肉における変敗は主として微生物によるものと化学的なものとに分けられる。微生物変敗は，外観的にも明らかなガス発生による部分的膨張やネト発生，変色がある。これらの変敗は同時に異味や異臭を伴う場合が多い。豚肉を炭酸ガス，窒素ガスおよび含気包装，4℃で貯蔵して微生物の変化を検討した結果，$5×10^6/g$に到達する時間が炭酸ガス置換包装のほうが含気包装よりも7倍延長され，窒素ガス置換より2倍延長された[11]。

豚肉の加工工程中に検出される微生物は*Acinetobacter calcoaceticus*, Non-fluorescent（非蛍光性）*Pseudomonas*, *Micrococcus*, *Moraxella*と*Flavobacterium*であった。含気包装では7日貯蔵後90％がNon-fluorescent *Pseudomonas*となり，窒素置換包装では10日貯蔵後に70％がNon-fluorescent *Pseudomonas*となり，そのほかFluorescent *Pseudomonas*, *Kurthia zopfii*, *Aeromonas hydrophila*, *Lactobacillus plantarum*となった。炭酸ガス置換包装の場合はヘテロ

表3.16 牛肉から分離された微生物[64]

細菌	カビ，酵母
Pseudomonas, Aeromonas, Alcaligenes, Serratia	*Rhizopus, Mucor*
Achromobacter, Flavobacterium, Escherichia	*Thamnidium, Penicillium*
Aerobacter, Paracolobacterium	*Aspergillus, Sporotrichum*
Proteus, Salmonella, Micrococcus, Lactobacillus	*Cladosporium, Alternaria*
Staphylococcus, Sarcina, Streptococcus, Bacillus	*Torulopsis, Candida*
Microbacterium, Clostridium, Streptomyces	*Rhodotorula*

発酵型乳酸菌とともに *L. plantarum* が検出され，1気圧炭酸ガス置換では *L. xylosus*，5気圧炭酸ガス置換では *L. lactis*，*L. xylosus* が中心であった[62]。貯蔵期間の延長に伴い，ヘテロ発酵型乳酸菌が増加した[63]。

2) 食肉の微生物汚染による炒飯の変敗と制御

炒飯の加熱条件は63℃，30分間であるので加熱後の残存菌はほとんどが *Bacillus* である。初期は *Pseudomonas*，*Brochothrix* が優勢であるが，炒飯を低温（0〜5℃）で保存した場合，貯蔵中にこれらの菌が減り，乳酸菌である *Lactobacillus*，*Leuconostoc* が優勢となる[11]。ガス発生による膨張の主原因はヘテロ発酵型乳酸菌である。ガスの発生量の程度は乳酸および保存期間によるが，冷却工程から包装工程までの乳酸菌の汚染を防止する必要がある。しかし乳酸菌は食肉工場の常在菌であるので工場を適切な殺菌剤で殺菌しても乳酸菌の汚染を避けることができないため，保存温度をできるだけ低く，保存期間を短くする。

牛肉を変敗させる細菌は，食肉が保存される条件下で最も速く増殖する種類が一般に優占すると言われている。冷蔵温度である0〜7℃では *Pseudomonas*，*Lactobacillus* がそれぞれ好気条件と嫌気条件において優占する。はじめに食肉に存在する細菌の大部分は動物の皮に由来するもので，中温性菌である。好気的条件下では20℃までは *Pseudomonas* が主な変敗原因細菌であり，これより高い温度になると *Acinetobacter* と腸内細菌の中温性の菌種に変化する。牛肉から分離された微生物を表3.16に示した[64]。

焼豚やハムなどの食肉加工製品では粘性の変敗が多く発生する。製品表面に生じる粘液をネトと呼び，発生の原因は微生物，主に細菌であるが，時には酵母も含まれる。これらの原因菌は総称して粘液菌と言われ，*Staphylococcus*, *Streptococcus*, *Lactobacillus*, *Micrococcus*, *Pseudomonas*, *Achromobacter*, *Gaffkya*, *Alcaligenes*, *Corynebacterium*, *Leuconostoc* などがある。ネトはこれらの菌体集合によるものや微生物の分解物，または両者の混合物である。ネト自体は透明なもの，白濁したものなど種々がある。防止方法は炒飯工場のクリーン化である。

炒飯工場の次亜塩素酸ナトリウム散布直後は，細菌およびカビの生育は抑制されるが，低温貯蔵庫では1～2週間後にカビ，特に *Cladosporium* と *Penicillium* の発生がみられている。いずれも緑色から暗緑色をしており，外部より明確に確認できる。

食肉は，屠殺解体後冷蔵室で保管されて熟成が行われ，筋肉内のタンパク質分解酵素により自己消化が行われる。これにより肉質が軟らかく，また肉汁は量を増し肉の品質が高まる。このため通常は10～20日間冷蔵室に保管熟成させているが，長期間の冷蔵室保管での問題点としてカビが枝肉表面に綿状，羽毛状の菌糸を形成し，胞子を冷蔵庫外に放出し，これが次々と新しい枝肉に付着してカビの汚染を広げる。この冷蔵室での長期保管に伴うカビ発生を防止するには，冷蔵室内を殺菌する必要がある。牛枝肉保管冷蔵庫（容積760cm^3，収容最大牛枝肉頭数100頭）にオゾン発生器2台を天井に設置してその効果を検討した[65]。オゾン発生器の設置により落下真菌数の減少効果が認められた。オゾン濃度は最高0.4ppmであった。しかし，調査冷蔵庫は強制空気循環装置が設置されておらず，オゾン発生器ファンによる空気循環だけでは庫内空気循環不足であった。空気より重いオゾンが庫内全体に均等に散布して枝肉に触れるには強制空気循環装置が必要であった。

3）　魚介類の微生物汚染による炒飯の変敗と制御

カキなどの貝類は河川水からの継続的汚染と海水の殺菌作用や希釈，拡散などの自浄作用が繰り返されている。

魚介類からは季節により *Salmonella*，病原性大腸菌群，*Vibrio*, *Aeromonas*, *Clostridium*, *Listeria*，腸管系ウイルス（*Enterovirus*）などが検出されるが，

第3章　炒飯の微生物変敗と制御

　病原性微生物としては病原性大腸菌，*Aeromonas*，*Clostridium perfringens* および腸管系ウイルス，*Enterococcus* が重要であると考えられている[66]。

　海水存在下では，*Micrococcus*(26.5％)，*Bacillus*(15.9％)，*Chromobacterium* (9.3％)，*Moraxella* (8.5％)，*Pseudomonas* (7.1％)，*Flavobacterium* (6.4％)，大腸菌群 (2.8％) などが主要な菌種である。しかし，海水無存在下の場合は *Micrococcus* (24.7％)，*Bacillus* (19.5％)，*Alcaligenes* (10.9％)，*Flavobacterium*(9.3％)，*Chromobacterium*(8.8％)，*Streptococcus*(8.85)，*Pseudomonas* (7.6％)，大腸菌群 (7.1％) とやや異なる。

　また河口海水には *Candida*，*Rhodotorula*，*Torulopsis*，*Hanseniaspora*，*Debaryomyces*，*Trichosporon* 属酵母が平均1.0×10/mL 分布している[67]。

　市販生カキの主要フローラは *Lactobacillus*，*Streptobacterium*($1.0 \times 10^4 \sim 1.0 \times 10^8$/g) で，ついで *Aeromonas hydrophila* (1.0×10^2以下$\sim 1.0 \times 10^6$/g)，その他 *Bacillus*，*Moraxella*，*Pseudomonas*，*Enterobacter*，*Klebsiella* (1.0×10^2以下$\sim 1.0 \times 10^4$/g) の報告がある[68]。

　以上のように，カキのフローラは養殖海水からの影響を受けて多菌種で構成され，保存中の品質変化や保存期間に影響する。カキの微生物叢の細菌分布はグラム陰性細菌 *Pseudomonas*，*Vibrio*，*Flavobacterium* が多く検出され，産地による差異はほとんどない[69]。

　また，ホタテ貝における *Vibrio parahaemolyticus* の臓器別汚染調査では，生殖巣および中腸腺に広く分布していることがわかり，制御には品温管理が適切であることが示された[14]。

文　献

1）松元文子校閲，中野和子，外西壽鶴子，仁木栄子，池田博子：『操作別調理学実習』，同文書院（2001
2）関　千恵子，松本文子：炒め飯に関する研究（第1報），米を炒める方法について，家政誌，20，29-34（1969）
3）安田淑子，下村道子，山崎清子：湯取り法による米飯の炒め飯について，家政誌，27，107-110（1976）
4）安田淑子，下村道子，山崎清子：湯取り法による米飯について，家政誌，27，29-32(1976)

文　献

5) 河野友美：『コツと科学の調理事典』，医歯薬出版（1996）
6) 松元文子，関　千恵子，津田真由美：米の調理に関する研究（第1報）　味付け飯について，家政誌，18，158-162（1967）
7) 日本調理科学会編：『総合調理科学事典』，光生館（2006）
8) 内藤茂三：水産加工食品の微生物変敗と制御，アサマパートナーニュース，177，1-3（2017）
9) 内藤茂三：巻寿司の微生物変敗と制御，アサマパートナーニュース，205，1-3（2021）
10) 内藤茂三：豆類加工品の微生物変敗と制御，アサマパートナーニュース，173，1-3（2016）
11) 内藤茂三：食肉および食肉工場の微生物汚染による腐敗・変敗防止，SUNATEC e-Magazine　2013年6月号，1-5（2013）
12) 内藤茂三：加工米飯の微生物変敗と制御，アサマパートナーニュース，203，1-3（2021）
13) 梅木冨士朗，小久保弥太郎，春田三佐夫，四宮　栄：市販ひき肉の細菌汚染の実態，日獣会誌，26，20-30（1973）
14) 武士甲一，熊田洋行，小村哲生，木村　稔：ホタテ加工場における危害分析及び衛生管理に関する調査研究，道衛研所報，52，37-44（2002）
15) Epidemiological Note and Reorts *Bacillus cereus* food poisoning associated with fries rice at two child day care cenntas, MMWR　43（10），1777-1778（1994）
16) 北村達雄：*Bacillus cereus* によるチャーハンの食中毒についての一考察，食品衛生研究，36，75-83（1986）
17) Gilbert, R.J.：*Bacillus cereus* gastroenteritis. In food-borne infections and intoxication, 2nd ed.（Riemann, H. and Bryanm, F.L. ed.）. Acadwmic Press, New York, p 495-517（1979）
18) 春田三佐夫，宇田川俊一編著：『生活と衛生微生物』，南山堂（1985）
19) Goeffert, J.M., Spira W.M. and Kim, H.U.：*Bacillus cereus*：Food poisoning organism. A Review：J Milk Food Technol, 35, 213-227（1972）
20) 麻生嶋七美，吉澤千尋，江渕寿美，宮基良子，桶脇　弘：学生寮で発生したセレウス菌食中毒事例，平成21年度食中毒・苦情検査結果，福岡市保健環境研究所報，35，69-71（2009）
21) 品川邦汎，国田信治，佐々木　寧，岡本　晃：食中毒事例から分離した *Bacillus cereus* と生米および米飯類から分離した *B. cereus* の化学的性状，芽胞の熱抵抗性について，食衛誌，20，431-436（1979）
22) Gilbert, R.J., Stringer, M.F. and Peace, T.C.：The survaival and growth of Bacillus cereus in boiled and fried rice in relation to outybreaks of food poisoning, J Hyg

Camb, 73, 433-444（1974）

23）Miwa, N., Nishina, T., Kubo, S., and Fujikura, K.: Nested polymerase chain reaction for detection of low levels of enterotoxigenic *Closteridium perfringens* in animal faces and meat, J Vet Med Sci, 58, 197-203（1996）

24）稲葉美佐子，伊藤　武，坂井千三：鶏肉中におけるウェルシュ菌の発育とエンテロトキシンの産生，東京衛研年報，33，143-149（1982）

25）門間千枝：食品の微生物検査法と食中毒発生時の疫学的調査報14　ウエルシュ菌，防菌防黴，36，231-240（2008）

26）畜産技術協会：平成21年度食品安全確保総合調査「食品より媒介される感染症等に関する文献調査報告書」（2010）

27）寺山　武：ブドウ球菌食中毒，食衛誌，18　142-148（1977）

28）品川邦広，浅尾　務，石橋　正，山本博之，国田伸治，日佐和夫：ブドウ球菌エンテロトキシンに関する研究（第2報）各種食品におけるブドウ球菌の分布及びエンテロトキシン産生について，大阪公衛研所報，4，97-101（1973）

29）三瓶憲一，小岩井健治，内村真佐子，七山悠三：市販食品の細菌汚染に関する研究Ⅰ―黄色ブドウ球菌汚染について，千葉衛研報告，5，27-30（1981）

30）島村裕子，城所志保，村田容常，本間清一：市販食品中における黄色ブドウ球菌の分布とその性質，日本家政学会第55回大会研究発表要旨集，p.143（2003）

31）中峰　松，清水　晃，河野潤一，五十嵐静信：市販ミンチ肉における黄色ブドウ球菌汚染調査と分離株の性状，日食微誌，23，217-222（2006）

32）厚生労働省：食中毒統計資料（3）過去の食中毒一覧：https://w.w.w.mhlw.go.jp/stf/seisankunitsuite/bunya/kenkou.iryou/shokhin/syokucho/04html.（2018年8月確認）

33）Evenson, M.L., Hinds, M.W., Bernstein, E.S. and Bergdoll, M.S.: An outbreak of food poisoning involving chocolate milk, Int J Food Microbiol, 7，311-316（1988）

34）朝日新聞デジタル：https://www.asahi.com/articles/ASL283QVRL28UBQU008.html　2018年2月8日

35）坂上亜希恵，中村久子，小林妙子，渡邉　節，畠山　敬：米飯における黄色ブドウ球菌の食中毒発生要因の検討，宮城県保健環境センター年報，36，39-42（2018）

36）小田隆弘，永井　誠，大久保忠敬，西本幸一，北原郁也：各種市販食品および培地中における食中毒由来ブドウ球菌の増殖とエンテロトキシンA産生態度の一例，福岡市衛試報，5，81-95（1980）

37）筒浦さとみ，林田直子，村田容常：米飯における黄色ブドウ球菌のエンテロトキシンA産生に対するグリシンの影響及び感覚的検知の限界，家政誌，69，799-810（2018）

38）内藤茂三：食品のバイオフィルム形成変敗と制御，SUNATEC e-Magagine　2020年12

月号　1-12（2020）

39）金子通治　高橋照美，高橋　要，菊嶋慶彦：1997年8月に発生したサルモネラによる家庭内食中毒で死者発生事例，山梨衛公研年報，41，27-32（1997）
40）長谷　篤，小笠原　準，北瀬照代，中村寛海，和田崇之，梅田　薫，入谷展弘，久保英幸，改田　厚，阿部仁一郎，藤原佐美，後藤　薫：2008年に大阪市内の食中毒原因調査において検出された下痢原性微生物，大阪市立環科研報，71，1～6（2009）
41）深井洋一，塚田清秀：洗米回数による保温下の米飯の品質変化，日食科工誌，53，587-591（2006）
42）江川和徳：洗米技術と除菌効果の判定，有機酸洗浄と除菌効果，『HACCP管理による加工米飯の製造システムと品質保証対策』，サイエンスフォーラム（1995）
43）内藤茂三：食品変敗と防止技術，SUNATEC e-Magagine，2009年，10月号，1−9（2009）
44）松下　功，尾山祥子，城野久美子：ガス加熱の特性を活かしたガス炊飯中の米飯の保存性，防菌防黴，27，495-503（1999）
45）松元文子，関　千恵子，津田真由美：米の調理に関する研究（第1報），味付け飯について，家政誌，18，158-162（1967）
46）殿塚婦美子編集：『大量料理』，学建書院（2014）
47）内藤茂三：『食品変敗の科学』，幸書房（2020）
48）内藤茂三：『再改訂増補食品の変敗微生物』，幸書房（2018）
49）内藤茂三：『増補食品とオゾンの科学』，建帛社（2018）
50）内藤茂三：食品工場の乳酸菌汚染とオゾン殺菌―乳酸菌は殺菌剤や保存料に耐性があるために必ず食品工場に生存する―，Clean Technology，2011年1月号，6-10（2011）
51）幅　靖志：油脂分解菌の検索及び分解能の評価，愛知県産業技術研究所研究報告，6，66-67（2007）
52）古崎康哲，石川宗孝，中西　弘：膜分離を用いた油脂分解微生物の培養と油脂分解特性に関する基礎的研究（II），油脂分解菌の探索を中心として，環境工学研究論文集，35，351-357（1998）
53）國分伸紘，國武広一郎，松浦潤一，宮崎祥典，盛田隆行，岡部和彦，中島英和，石崎直人，堂ケ崎知格：食肉加工工場における油脂と微生物汚染に関する検討，日本食品微生物学会学術総会講演要旨集，33，58（2012）
54）岩尾裕之，高居百合子：市販油脂食品の変敗について，調理科学，9，42-48（1976）
55）内藤茂三：果実および蔬菜のオゾン処理，愛知食品工技，32，138-151（1992）
56）内藤茂三：オゾン水，食品鮮度・食べ頃事典，p.169-181，サイエンスフォーラム（2002），
57）菅原　渉，河野澄夫，椎名武夫，太田英明：カットレタスの貯蔵・流通技術，日本食品低温学会誌，13，92-98（1987）

58) Meneley, J.C. and Straghellini, M.E : Detection of enteric bacteria within locular tissue of healthy cucumbers, J Food Sci, 39, 1267-1268 (1974)
59) Samish, Z., Etinger-Tulczynska, R.: The microflora within the tissue of fruits and vegeables, J Food Sci, 28, 259-266 (1963)
60) Satchell, F.B., Stephenson, P., Andrews, W.H., Estela, L. and Allen, G.: The survival of shigella sonnei in shredded cabbage, J Food Protection, 53, 558 (1990)
61) Kallander, K.D., Hitchins, A.D., Lancette, G.A. Schmieg, J.A., Garcia, G.R., Solomon, H.M, and Sofos, J.N.: Fate of Listeria monocytogenes in shredded cabbage stored at 5 and 25℃ under a odified atmosphere, J Food Protection, 54, 302 (1991)
62) Blickstad, E., Enfors, S. O., and Molin, G.: Effect of hyperbaric carbon dioxide pressure on the microbial flora of pork stored at 4℃ or 14℃, J Appl Microbiol, 50, 493-504 (1981)
63) Enfors, S.O., Molin, G. and Thrnstrom, A.: Effect of packaging under carbon dioxide, nitorogen or air on the microbial flora of pork stored at 4℃, J Appl Micro Biol, 47, 197-208 (1979)
64) Brown, M,H. 編（春田三佐夫，森地敏樹，矢野幸男監訳）：『食肉微生物学』, p.140-410, 建帛社（1987）
65) 藤江博徳，男成良之：オゾン発生器による枝肉真菌防止効果，京都市衛公研報, 35, 151-153（1991）
66) 小川博美：カキ衛生と微生物制御，広島県保健環境センター研究報告, 6, 1-13(1998)
67) Hagler, A.N. and Mendonca-Hagler, L.C.: Yeast from marine and estuarine waters with different levels of pollution in the state of Rio-de-Janeiro, Brazil, Appl Envero Microbiol, 41, 173-178（1981）
68) 小沼博隆，鈴木　昭，川西　勉，高山澄江，水島久美子，山田　満：カキの微生物叢について，食衛誌, 16, 422-423（1975）
69) Colwell, R.R. and Liston, J.: Microbiology of shellfish bacteriological study of the natural flora of pacific oysters (Crassostrea gigas), Appl Microbiol, 8, 104-109 (1960)

第4章 おにぎりの微生物変敗と制御

4.1 おにぎりの歴史と特徴

4.1.1 おにぎりの歴史

　1987年に石川県鹿西町(ろくせいまち)にある杉谷チャノバタケ遺跡の竪穴式住居跡から，約2000年前の弥生時代のものと推測される日本一古いおにぎりの化石（チマキ状炭化米塊）が発掘され，これが「日本最古のおむすび」の発見となった[1]。この炭化米からは人間の指によって握られた痕跡が発見されているが，これはその後の研究で，炊かれて握られたものというより，おそらく蒸してから焼かれたものであると考えられた。

　奈良時代の書物，風土記のひとつ『常陸国風土記』には「握飯」(にぎりいい)という記述が残されており，平安時代には蒸したもち米を握り固めた「屯食」(とんじき)という，おにぎりの原型的なものがあったことがわかっている[2]。源氏物語にも屯食が登場するが，これは公家が使用人に「ごくろうさま」の意味で配ったものとされている。また，「おにぎり」という名前は魔よけの意味で，「鬼を斬る」ことから来ているとも言われている。この時代の屯食は大型の楕円形（1合半）で，使われているのは蒸したもち米であった。

　屯食はその後（戦国時代～江戸時代），それまでのハレの日用のご馳走からすこし変化し，客人をもてなすのに供したとも，兵士が戦場におもむく際に携行したとも，畑仕事に持っていく弁当代わりに使ったとも言われている[3,4]。五街道が整備された江戸時代には，行き交う旅人の携帯食として，また農民が農作業の合間に食べるものとして広まった。当時のおにぎりは，味噌を付けて焼いたものもあったが，塩も具材も貴重な時代にあっては，庶民には具材なしの

塩にぎりが一般的であった。しかし江戸時代には海苔で巻いたおにぎりも生まれた[5]。

　白米で作ったおにぎりの文化がより広く伝わったのは明治2年（1869），明治天皇の京都への行幸に合わせ，東京の海苔店が味付け海苔を開発したのがきっかけで，京都を中心に味付け海苔でおにぎりを作るのが流行した。明治18年（1885），日本鉄道が上野と宇都宮間に鉄道を開業した際，宇都宮駅で売られた駅弁も握り飯であった[6]。黒胡麻をまぶした梅干し入りの握り飯2個にたくあんを添え，竹の皮で包んだもので，5銭で販売された。これが最初の駅売弁当である[7]。

　明治時代に日本発の駅弁や学校給食を広げたのはおにぎりであったが，本格的におにぎりが一般的になったのは戦後である。おにぎりとは本来，具材を中に入れて，炊いた米で包む料理のことであり，飯を海苔で巻くことには，海苔そのものの栄養価の高さに加え，米粒が手につかないという利点もあり，まさに日本人の知恵であった。

　現在のおにぎりの普及は，業者が作り置きのおにぎりを提供するにあたって，優れた包装の開発がこの市場の成立と拡大を可能にした。おにぎりで問題となるのは細菌による変敗であるが，米飯にpH調整剤を0.3%添加するとpH域が5.6～6.0になり，一般細菌数，大腸菌群数の急激な増殖を抑制できる[8]。米飯に添加する場合は，混ぜ合わせ法よりも，炊き込み法のほうがpH値が一定する。おにぎりを作る際には炊飯後に空気中や器具から混入する二次汚染菌の影響が考えられるが，むしろ炊飯器に付着して残存していた*Bacillus*芽胞が変敗原因菌となっているので，日持ちをよくするにはpH調整剤による制御は有効である[9]。

　一般社団法人おにぎり協会は，おにぎりを日本が誇る「ファストフード」であり，「スローフード」であり「ソウルフード」であると定義し，その文化的・社会的背景を含めて国内外に普及させていくことを目的としている。

　また最近，おむすびは時間が経過して冷却されると，米がレジスタントスターチという一種の食物繊維になり，整腸効果やダイエット効果が高くなることがわかってきたことから，健康食としても注目されるようになった。

4.1.2 おにぎりの特徴

（1） おにぎりの形

おにぎりは握り飯の丁寧語で，おむすびとも言う。地域的には西日本はおにぎり，握り飯で，東日本ではおむすび，むすびが多い。神話の時代には万物を生み出す力を産霊(むすひ)と呼んだようである。おにぎりは飯を三角型，俵型，円盤型，丸型などに加圧成形した食物で，通常は手のひらに載る程度の大きさに作る。三角型が最も多いが，おにぎりの形は地域によりさまざまである。一般的傾向でみると，東日本は丸型，西日本は三角型，俵型で，北海道，青森県などの北日本は円盤型，愛知県，静岡県，三重県は外を海苔で巻く三角型，富山県，福井県は丸型，大阪府や京都府は俵型が多い。また不祝儀の時は普段と異なる形に作るという地方もある。

（2） おにぎりの具材と微生物

おにぎりに入れる具材は，白飯と相性がよく，味の濃いもの（防腐の意味もある）が多い。おにぎりの具材は芯に埋め込まれるのが一般的であるが，スパムむすびのスパム（ランチョンミート）やマツタケなどのように，具材を表面に張り付けるものもある。梅干しやオカカ（削り節），昆布などの佃煮は昔からの定番である。これは携帯食として利用されていたころは高い保存性・殺菌作用が具材に求められていたからであり，味付けも腐りにくいように塩分を濃くしていた。握る時に塩を振る場合は食べるまでの時間の長さに応じて量を調節する。具材が入らない場合は塩むすびになる。塩むすびはすぐ食べるのであればほどよい塩加減であっても，時間がたつと塩味が薄く感じられるようになる。

具材や外を巻く材料の使い方も地域によりさまざまなバリエーションがあり，その土地の特産物や知恵が反映されている。地域性のあるおにぎりの具材としては，秋田県のイブリガッコ，愛知県のエビ天，沖縄県のスパムなどがあるが，日持ちするおにぎりの具材としては梅干し，シソ，オカカ，塩サケ，昆布の佃煮など，水分が少なくて酸味や塩分の濃いものが多い。塩そのものに殺菌性や防腐効果はないが，塩を含むことによっておにぎりの水分と塩分が結合して微

生物の抑制に効果がある。

おにぎりの外側も，昆布，エビや漬物で包んだり，ワカメやキナ粉をまぶしたりと極めて多彩である。奈良県，三重県，和歌山県周辺では高菜の大きな葉の漬物でおにぎりを包んでいる。富山県ではトロロ昆布をおにぎりの周りにまぶしている。また，香りがよく防腐効果もある植物の葉や笹で包んだおにぎりもある。

炊き込み飯や混ぜ込み飯のように，飯自体に味が付いている場合は，具を包み込まないのが一般的である。クリや刻みワカメなどを飯に混ぜるというように工夫もさまざまであるが，飯に混ぜ物をするのは飯が貴重品であった時代のなごりである。炊き込み飯のおにぎりは具材に油揚げ，タマネギ，タケノコなどが入っていると変敗しやすい。

また，おにぎりの具材は，ツナマヨ，ユカリ，肉味噌，ネギ味噌，豚の角煮など，コンビニのおにぎり文化とともに進化している。肉のコチュジャン炊きのおにぎり，サケの味噌チーズおにぎりもあり，国際化・洋風化も進んでいる。

おにぎりの具材の種類を表4.1に示した。

1） 海苔

おにぎりは携帯食という面から，手に飯がつかないように海苔を巻くという方法が生まれた。

海苔の栽培方法には2通りあり，海面に支柱を立てて海苔網を張る支柱式と，海苔網の周りに浮きを付けてイカリで海底に固定し，網を海面に浮かせる浮き流し方式がある。

海水には1mL当たり$1.0×10^5$〜$1.0×10^6$の微生物が生存しているため，海苔にも常に1g当たり$1.0×10^5$〜$1.0×10^6$の微生物が付着している。海苔からは細菌のほかに珪藻類も検出される。海苔は海水中の細菌や藻と共生しており，いずれも生育には重要な役割を果たしている。

海苔は葉体に粘質多糖類を分泌し，そこには極めて多くの細菌が共生している。正常な葉体の表面には湿重量1g当たり$1.0×10^3$〜$1.0×10^5$の細菌が付着し生育している。汚染された海苔では$1.0×10^8$〜$1.0×10^9$/gの細菌が検出される。

葉体から微生物を除去して培養すると成長が抑制され，葉体はリボン状に

表4.1 おにぎりの具材の種類

塩サケ	高菜	サザエ
梅干し	シジミ佃煮	鶏肉の煮しめ
タラコ	卵	サケの味噌チーズ
削り節（オカカ）	干し菊	塩ナマス
昆布佃煮	ままかり	イブリカニ
梅オカカ	ツナマヨ	味付け山菜
明太子	塩漬け筋子	トロロ昆布
貝佃煮	アサリ佃煮	たくあん
キャラブキ	ジャコ	ドライリンゴ
シイタケの煮しめ	フキノトウ	ツナチーズ
シソの実	味付りワカメ	コーンバター
タケノコ煮	味付け岩海苔	ショウガ
牛肉煮	肉味噌	漬物
魚の味噌漬け	シソ	味付けキクナ
エビ天	パセリ	サケ節
蒲焼き	肉のコチュジャン炊き	スパム

カールしたり，糸状あるいは塊状になり，正常な形態とはならない。この原因として共存する微生物が考えられるが，これらの微生物は栄養素の供給，毒物の中和，細胞表面の化学環境の安定化に重要な役割を果たしている。

また，細菌は海苔が成長していくうえで必要な植物ホルモンを産生している可能性もある。これまでに養殖海苔で検出された細菌としては，グラム陰性細菌の *Acinetobacter*, *Aeromonas*, *Alcaligenes*, *Alteromonas*, *Enterobacteriaceae*, *Flavobacter*, *Enterobacter*, *Pseudomonas*, *Xanthomonas*, *Vibrio* など，グラム陽性細菌の *Bacillus*, *Staphylococcus* などがある。これらの細菌は人間に対する病原性は全くない。

Flavobacter と *Pseudomonas* は海水中に多く検出される細菌である。この菌は70℃，10～30分加熱で死滅する。しかし，乾燥状態では100℃以上の加熱で

表4.2 海苔の微生物変敗

変敗現象	原因微生物
軟化	Bacillus subtilis
淡赤色斑点	Kocuria rosea
黄斑点	Micrococcus luteus, Rickettsia, Mycoplasma
緑斑点	Pseudomonas, Vibrio
崩壊	Agrobacterium, Beneckea, Pseudomonas, Cytophaga, Vibrio
赤腐れ	Pythium
壺状菌病	Olpidiopsis
スミノリ症	Flavobacterium, Vibrio
色落ち	Leucothrix mucor

も死滅しない。

海苔は細菌性の病気や真菌性の病気が発生し,大きな損害を出している。最も多いのが Pythium（藻菌類）による赤腐れ病で,わが国のみならず韓国,台湾などの東南アジアでも毎年発生し,品質の低下,収量の低下,海苔製品の香りの低下を招いている。赤腐れ病が発生した場合,海苔網の早期摘採,酸処理,オゾン処理,紫外線処理,干出等で対応する。海苔網の殺菌・消毒には塩素処理およびオゾン処理が有効である。

そのほかの原藻の黄色斑点,赤色斑点　白色斑点の生成,軟化,崩壊も微生物に由来する。海苔の表面には粘質物が存在し,多種多様の細菌等が付着しているため,微生物を減少させることは大変困難である。これまで原藻の殺菌に紫外線処理法,超音波処理法,抗生物質処理法,アルコール処理法,ヨウ素処理法,塩素処理法,オゾン処理法が行われてきた。一般的には超音波処理により微細な付着物質を除き,複数の抗生物質混合液中で処理してヨウ素,アルコール,塩素で殺菌する。

最近の衛生管理により,海苔の製品においても菌数が測定され,その品質の評価の対象となっている。

海苔の微生物変敗を表4.2に示した。

乾海苔には生海苔を洗浄した後，原藻のミンチ，熟成，スキ，脱水，乾燥など多くの工程がある。海苔の微生物は多く，吸湿すれば変質する場合が多い。乾海苔の製造工程の菌数を検討すると脱水用スポンジで多くの微生物により汚染されている。乾海苔の生菌数と菌数を検討した結果，生菌数は$1.0 \times 10^5 \sim 1.0 \times 10^6$/g で *Micrococcus luteus*, *Bacillus subtilis*, 大腸菌群, *Staphylococcus aureus* のほか各種のカビが検出される。乾海苔は乾燥が不十分だと *Saccharomyces* が増殖して白色に変敗する場合がある。防止対策は水分含量が5〜12%の範囲になるように乾燥することで，板状海苔の表面温度を加熱して，100〜185℃で焙焼することにより，3.0×10^2/g 以下とすることができる。

焼き海苔は高温で加熱するため生菌数は原料の乾海苔よりかなり減少する。焼き海苔の生菌数は$1.0 \times 10^3 \sim 1.0 \times 10^4$/gで，*Micrococcus*, *Bacillus* が検出される。黄色斑点は *M. luteus* であり，軟化は *B. subtilis*, 淡赤色斑点は *Kocuria rosea*, シミは *B. subtilis* である。しかし原藻の生菌数の量がそのまま移行するため，焼海苔の生菌数に及ぼす原藻の菌数の影響は大きく，原藻の菌数低減は極めて重要である。

焼き海苔製造工程における菌数の変化を検討すると，乾海苔：6.0×10^5/g, 作業台：3.0×10^3/g, 人の手：2.0×10^2/g, 製品出口付近：3.0×10^2/g, 焼き海苔：2.0×10^3/g となった。また，味付け海苔製造工程の菌数の変化は調味液用ローラーに微生物が増殖して2.0×10^6/g となり，最終の包装味付け海苔では1.0×10^5/g と増加した[10]。

また，外国産海苔で検出された食中毒を起こす可能性のある微生物は *B. cereus* と *S. aureus* である。*B. cereus* はグラム陽性の桿菌，潜伏期は8〜16時間であるが，嘔吐等の症状は1〜5時間後に出る。腹痛，水溶性下痢が8時間以後に出ることもあるが，圧倒的に嘔吐が多い。海苔以外の食品では毎年発生しているが，発病には1.0×10^6/g以上の量の菌が必要である。*S. aureus* はグラム陽性の球菌で，潜伏期は1〜6時間，吐気，嘔吐，水溶性下痢を起こす。中毒は本菌の産生する毒素エンテロトキシンによるものである。この毒素は熱に極めて強く，100℃，1時間の加熱でも失活しない。

2） オカカ

おにぎりに入れる芯，つまり具材にオカカ（削り節）を入れることはよくあ

表4.3　カツオ節原料の微生物菌数および菌叢[13]　　　　（/g）

原料 No	Bacillus	Micrococcus	Staphylococcus	大腸菌群	酵母	カビ
1	2.8×10^3	5.6×10^2	3.7×10^2	4.4×10^2	3.8×10^2	6.5×10^2
2	1.1×10^4	9.3×10^3	4.1×10^2	3.5×10^2	3.2×10^2	5.2×10^2
3	3.5×10^3	4.1×10^3	—	—	—	—
4	5.0×10^3	4.5×10^3	—	—	—	3.5×10^2
5	1.1×10^4	4.8×10^3	—	—	—	4.6×10^2
6	6.4×10^3	5.1×10^3	—	—	5.2×10^2	5.0×10^2
7	6.7×10^3	5.8×10^3	—	—	3.3×10^2	5.2×10^2
8	6.7×10^3	5.8×10^3	—	—	4.3×10^2	5.2×10^2
9	6.7×10^3	5.8×10^3	—	—	3.1×10^2	5.2×10^2
10	6.7×10^3	5.8×10^2	3.2×10^2	3.8×10^2	4.1×10^2	5.2×10^2

る。削り節とは原料を問わず節が削られた状態のことを指すため，マグロ，イワシ，サバの節も同様に削り節と呼ばれる。このことから，カツオの削り節はカツオ削り節と呼ばれる。おにぎりには大きく削られた花カツオを使用すると風味が全体に行きわたる。オカカは醬油と混合して味を出す。削り節原料には Bacillus, Micrococcus および Staphylococcus などの汚染菌が存在しており，このうち Bacillus は蒸し煮や加熱工程を経ても死滅せず製品に移行する。また蒸し煮以降の工程では一般細菌が増加して菌叢が再び Bacillus, Micrococcus, Staphylococcus に変化することがあるが，これは蒸し煮以降の工程中に二次汚染が進行していることを示している[11]。また国産品原料節の一般生菌数は，カツオ節で$3.0 \times 10^3 \sim 3.7 \times 10^5$/g，ソウダ節で$4.0 \times 10^3 \sim 1.3 \times 10^5$/g，サバ節で$1.2 \times 10^4 \sim 2.1 \times 10^6$/g，韓国産サバ節で$4.5 \times 10^3 \sim 6.3 \times 10^6$/gであった[12,13]。なお，原料湿熱蒸気室をオゾン処理した結果，Staphylococcus は製品から全く検出されなくなった。カツオ節原料10点の菌叢を測定した結果を表4.3に示した[13]。

カツオ節の生菌数は$3.0 \times 10^3 \sim 1.3 \times 10^4$/gであり，その菌叢は Micrococcus, Bacillus が中心で，カビ，酵母はいずれも3.0×10^2/g以下であった。サバ節の生菌数は$1.2 \times 10^4 \sim 2.1 \times 10^5$/gであり，その菌叢は Micrococcus, Bacillus が

表4.4 カツオ節製造工程での菌数および菌叢[13]　　(/g)

製造工程	菌叢			
	Bacillus	*Micrococcus*	*Staphylococcus*	その他
原料	2.8×10^3	5.6×10^2	3.7×10^2	3.0×10^2
水洗浸漬後	4.6×10^4	9.3×10^3	6.2×10^3	5.0×10^2
蒸煮後	3.5×10^2	—	—	—
放冷後	5.0×10^3	4.5×10^2	—	3.4×10^2
削り上げ後	2.7×10^4	4.8×10^2	—	3.8×10^2
乾燥後	6.4×10^4	5.1×10^3	5.8×10^2	4.1×10^2
包装後	6.7×10^4	5.8×10^3	6.2×10^2	4.0×10^2

表4.5 サバ節製造工程での菌数および菌叢[13]　　(/g)

製造工程	菌叢			
	Bacillus	*Micrococcus*	*Staphylococcus*	その他
原料	4.4×10^3	2.8×10^3	6.5×10^2	3.4×10^2
水洗浸漬後	3.5×10^4	2.2×10^4	5.2×10^3	1.3×10^2
蒸煮後	4.7×10^2	—	—	—
放冷後	6.5×10^3	4.0×10^2	—	3.5×10^2
削り上げ後	2.9×10^4	1.5×10^3	—	4.6×10^2
乾燥後	5.1×10^4	3.7×10^3	5.2×10^2	5.0×10^2
包装後	5.8×10^4	4.1×10^3	6.3×10^2	5.2×10^2

中心で，カビ，酵母はいずれも3.0×10^2/g以下であった。

カツオ節の製造工程における生菌数の変化および菌叢の変化を検討した結果を表4.4に示した[13]。*Bacillus*は原料2.8×10^3/g，水洗浸漬後4.6×10^4/g，蒸煮後3.5×10^2/g，放冷後5.0×10^3/g，削り上げ後2.7×10^4/g，乾燥後6.4×10^4/g，包装後6.7×10^4/gとなった。サバ節製造工程での菌数および菌叢を表4.5に示した[13]。サバ節の場合，*Bacillus*は原料4.4×10^3/g，水洗浸漬後3.5×10^4/g，蒸煮後4.7×10^2/g，放冷後6.5×10^3/g，削り上げ後2.9×10^4/g，乾燥後5.1×10^4

/g,包装後5.8×10^4/gとなった。また,カツオ節,サバ節とも原料,原料水洗浸漬後,乾燥後,包装後には一部 Staphylococcus aureus が検出された。空中浮遊菌と落下微生物が多い原料湿熱蒸気室をオゾン処理した後,製造した削り節の半製品,製品の微生物菌数は,放冷以降の菌数が減少した。特にカツオ節の場合,放冷後では Micrococcus はほとんど検出されず,S. aureus も検出されなかった[13]。

3) サケ

サケは塩漬けにして干したり,味噌漬けや粕漬けにしたものがおにぎりの具材として用いられる。サケは漬けると水分が抜け,塩分が増加するため微生物抑制効果がある。塩を振って水分を抜き,焼いて用いられる場合が多い。これをほぐしておにぎりの中に入れたり,フレーク状にして飯に混ぜ込む。野菜の漬物と合わせたもの,バターやチーズとの相性もよい。

脂の多いサケは酸化すると微生物が増殖して異臭がする場合がある。おにぎりの変敗は種々の中間生成物を経て,最終生成物に至るまでの連続した代謝過程であるが,これは1種類の微生物が作用するのではなく,その初期段階ではおにぎりの化学的・物理的性質（成分組成,pH,水分,塩分,糖分,水分活性 Aw,酸化還元電位等）や保存条件の影響を受け,その環境に最も適合した微生物が優先して生育する。そして,微生物の増殖に伴って成分,酸化還元電位等の変化が起こるが,それに応じて微生物が増殖する。サケのおにぎりの中心部の菌数は1.0〜2.0×10^2/gである[14]。原料サケ肉の塩蔵によって微生物は減少傾向を示し,さらに生サケ肉,塩蔵サケ肉ともに菌数は水晒し過程で増加し,酢漬け処理により減少した[15]。一般細菌は原料の生サケ肉と塩蔵サケ肉には Staphylococcus,塩蔵サケ水晒し肉には Staphylococcus と Bacillus が,生サケ仮酢漬け肉には Staphylococcus と Flavobacterium が検出された。乳酸菌は原料の生サケ肉には Lactobacillus,塩蔵サケ肉には Streptococcus,塩蔵サケ水晒し肉には Streptococcus,Lactobacillus,Leuconostoc mesenteroides が検出された。

4) 味噌

焼きおにぎりは,おにぎりの両面に味噌をぬりつけ焼き網であぶるかまたはフライパンで焼くことが多い。

4.1 おにぎりの歴史と特徴

東北地方には焼きおにぎりが多いが,味噌をぬっていたためにだんだんと平べったい太鼓型になったと思われる。また,焼くことにより表面の *Staphylococcus aureus* や *Bacillus cereus* の汚染を少しでも防ぐという理由があったとも考えられる。

味噌は食塩濃度（12～13％）が高いので,病原性菌, *Bacillus*, *Clostridium* が存在していても生育できない。味噌にスープ,溜まり醤油を添加した味味噌（あじみそ）は乳酸菌の *Enterococcus feacalis*, *Pediococcus acidilactici* により酸敗するが,これらの菌の生育により,包装内部が嫌気的となり *Bacillus* は生育できない。また, *Clostridium* 属細菌は嫌気的状態になっても味味噌の食塩（3～6％）により生育が阻止される。味味噌の主変原因菌である *P. acidilactici* は食塩濃度が12～13％では1.0×10^4～1.0×10^5/gまでしか生育できないが,食塩濃度が3～6％になると急激に増殖して1.0×10^6～1.0×10^7/gとなり,酸敗する。

これらの変敗微生物は調合味噌調整時および貯蔵時には検出されず,その後の充填工程のパイプラインを通過したホッパーおよび充填機から検出されたことから,典型的なパイプ汚染が原因であった。パイプライン汚染の例は調合味噌小袋詰にも見られ,酸敗原因菌を分離同定した結果,乳酸菌の *E. faecalis* が約22％, *P. acidilactici* が約78％であった[16]。

（3）おにぎりの具材の保存性

おにぎりの具材はその種類が多く,具材により保存性が大きく異なる。常温で数時間から5～6時間保存できるのはイクラ,辛子明太子,生タラコ,シラス,納豆,キムチ,チーズ,10～20時間保存できるのはツナマヨ,サケフレーク,炊き込み飯,海苔の佃煮,24～36時間保存できるのは梅干し,オカカである。

おにぎりの具材の微生物を表4.6に示した。

4.1.3 おにぎり用の米

（1）おにぎり用の米の扱い方

おにぎり用の米を洗う時は,手早く力を入れずにかき回して,水がある程度

第4章 おにぎりの微生物変敗と制御

表4.6 おにぎりの具材の微生物

具材の種類	菌数（/g）	微生物	日持ち（時間）
梅干し	$1.0×10^2$〜$1.0×10^3$	Bacillus subtilis	24〜48
昆布	$1.0×10^3$〜$1.0×10^4$	B. subtilis, Micrococcus luteus	24〜48
ツナマヨ	$1.0×10^4$〜$1.0×10^5$	Enterococcus faecalis, B. subtilis	15〜20
オカカ	$1.0×10^3$〜$1.0×10^4$	B. subtilis, Kocuria rosea	24〜48
アサリ	$1.0×10^3$〜$1.0×10^4$	Geobacillus stearothermophilus	24〜48
肉味噌	$1.0×10^4$〜$1.0×10^5$	B. subtilis, B. cereus	15〜20
豚角煮	$1.0×10^3$〜$1.0×10^4$	Flavobacterium, Achromobacter	24〜48
納豆	$1.0×10^5$〜$1.0×10^6$	B. subtilis, M. luteus	10〜15
キムチ	$1.0×10^5$〜$1.0×10^6$	Lactobacillus brevis	24〜48
チーズ	$1.0×10^5$〜$1.0×10^6$	L. plantarum	10〜15
イクラ	$1.0×10^5$〜$1.0×10^6$	Escherichia coli, Staphylococcus aureus	10〜15
タラコ	$1.0×10^4$〜$1.0×10^5$	B. subtilis, B. cereus	24〜48
シラス	$1.0×10^3$〜$1.0×10^4$	B. subtilis, M. luteus	24〜48
サケ	$1.0×10^4$〜$1.0×10^5$	B. subtilis, S. aureus	20〜24

澄むまで水を取り換える。洗米する時に力を入れ過ぎて米が割れたり欠けたりすると，炊飯している時にでんぷんが溶け出して粘りが出てしまう。また，洗ってザルに上げたままにしても乾燥してひびが入り，炊飯時にでんぷんが溶出して粘りが出る。米のでんぷんを α 化するためには，最低でも30分間の水浸漬が必要である。おにぎりの飯は少し硬めに炊くほうが美味である。飯と具を合わせるおにぎりには，新米の粘りのある米よりも，古米のほうが向いている。しかし，塩味のおにぎりを温かいうちに食べる場合は，米が1粒ずつ立っていてキラキラ輝いている新米のほうが美味である。おにぎりには，粘りや甘味の少ない米が適しており，秋田県のあきたこまち，宮城県のササニシキ，だて正夢，山形県のつや姫，福井県のいちほまれが適している。

（2） 各地の米の特徴

北海道のゆめぴりかは甘味や艶(つや)があり，粘りがある低アミロース品種のひとつで，もちもち感がある。

岩手県のひとめぼれは，いろいろな具材を用いるおにぎりに適しており，粘りの強さと飽きのこない甘みが特徴である。炊き上がりはふっくら，食感はもっちりしており，粘り，甘み，艶，旨み，香りのトータルバランスに優れている。同じく岩手県の銀河のしずくは粒に張りがあり，粒の大きさ，粘度，甘さはどのような具材でも適用できる。

山形県のはえぬきは，コシヒカリやササニシキ，あきたこまちなどの性質を受け継いでおり，歯ごたえよく粒揃いで，噛むほどに広がる独特の甘みがある。また，つや姫は，名前の通り際立つ白さと艶がある。粒の大きさが特徴のつや姫は，炊き上がりの艶に加えて甘み，旨み，粘りのバランスがよく，口に入れた後に広がる甘みがあり，おにぎりに適している。母系の祖母がコシヒカリの突然変異，母系の祖父がキヌヒカリで，薄いものの，コシヒカリのDNAも入っている。

宮城県のササニシキはサッパリした味わいで，炊き上がりはふっくらと艶のある真白い飯になり，ほどよい甘さとしっかりした歯ごたえがある。ササニシキは冷めても味が落ちないので，弁当やおにぎりによく合う。また，だて正夢は，もちもちした食感で噛むほどに甘くなり，おにぎりに相性がよい。

福島県のはちみつ米は，炊き上がりがふっくらして，艶と甘みがある。

茨城県のミルキークイーンはしっとりとした軟らかな粘りがあり，水分を多く含み，そのもちもちとした食感が特徴である。また，フクマルは粒の存在感があり，どんな具材にも合う。

新潟県のコシヒカリは，粒の表面がぱらっとしており，ふんわりしたおにぎりになる。

長野県の風さやかは噛みごたえがあり，ほどほどの硬さのあるおにぎりになる。

三重県の結びの神は，やや硬めでしっかりしており，クセのない具材によく合う。

石川県のほほほの穂は光沢があり，粘りと軟らかさもあって，一粒一粒にしっ

かりとした歯ごたえを持ち，甘みがあって冷めても美味しいのが特徴である。

福井県のいちほまれは，およそ6年の歳月をかけて開発された新銘柄である。軟らかい中にもしっかりとした弾力があり，噛むと優しい甘さが広がり，絹のような白さと艶も特徴で，味も見た目も上品で，おにぎりに適している。

島根県のきぬむすめは旨みと粘りがより軟らかな食感で，ふんわりしたおにぎりになる。

愛媛県のにこまるは甘みがあり，薄味の具材がよく合う米である。

佐賀県の夢しずくはキヌヒカリとひとめぼれの交配によって生まれた品種で，適度な粘りと優れた味わい，コクと旨みがある，ふっくらした光沢のある品種である。

熊本県の森のくまさんは，粘りと硬さのある米である。

（3）米の食味とおにぎりへの適応性

米飯の味として表現される甘みや旨みは，米飯に含まれる遊離アミノ酸や遊離糖などの旨み成分である。米中の遊離アミノ酸はグルタミン酸，アスパラギン酸を主体として存在し，これらで総量の約60％を占める。味のよい米は遊離アミノ酸が多く，特にグルタミン酸，アスパラギン酸およびアルギニンが多く，プロリンは少ない。日本型品種（ジャポニカ米）群とインド型品種（インディカ米）群について，アスパラギン酸由来のアスパラギン酸，アスパラギン，スレオニン，リジン，イソロイシン，メチオニン含量と，グルタミン酸由来全遊離アミノ酸〔グルタミン酸，グルタミン，ヒスチジン，アルギニン，プロリン，GABA（γ-アミノ酪酸）〕含量を調べたところ，日本型品種群はグルタミン酸由来のアミノ酸を多く蓄積する傾向にあった[17,18]。

2005年産米の食味試験の総合評価では，試料は10品種18点，生産地は11道県であり，食味試験は3回行い，延べパネル人数は130名，各試料当たりのパネル人数は43名であった。総合評価の順位は北海道産のげんきぼしが第1位，第2位はほしのゆめ（北海道産），第3位はななつぼし（北海道産）であった[19]。

全国の米の品種とおにぎりへの適応性を表4.7に示した。また，全国の米の品種と交配の組み合わせを表4.8に示した[20]。

コンビニのおにぎりでは炊飯油，pH調整剤，調味液，保存料，シリコンが

4.1 おにぎりの歴史と特徴

表4.7 全国の米の品種とおにぎりへの適応性

産地	米の品種	おにぎりへの適応性
北海道	ゆめぴりか	低アミロース米でモチモチ感がある
岩手県	ひとめぼれ	粘り，甘み，艶，旨み，香りのバランスがよい
岩手県	銀河のしずく	粒の大きさ，粒度，甘さはどのような具材にも合う
山形県	はえぬき	歯ごたえよく粒ぞろい，噛むほど独特の甘みがある
山形県	つや姫	白さと艶があり，甘み，旨み，粘りのバランスがよい
宮城県	ササニシキ	冷めても味が落ちないのでおにぎりによい
宮城県	だて正夢	モチモチした食感で噛むほど甘く，おにぎりの相性がよい
福島県	はちみつ米	艶と甘みがあり，炊き上がりはふっくらとして艶がよい
茨城県	ミルキークイーン	水分を多く含み，モチモチとした軟らかい食感がある
茨城県	ふくまる	粒の大きさに優れ，握って3〜4時間ほぐれない
新潟県	コシヒカリ	粒の表面がパラッとしてふんわりしたおにぎりができる
長野県	風さやか	噛みごたえがあり，握ってから3〜4時間ほぐれない
三重県	結びの神	やや硬めでしっかりしており，クセのない具材に合う
石川県	ほほほの穂	冷めても味が落ちず，粘り，軟らかさ，甘みがある
福井県	いちほまれ	軟らかく，弾力があり，おにぎりに適している
島根県	きぬむすめ	旨みと粘りがあり，軟らかい食感がある
愛媛県	にこまる	甘みが優れていて，薄味の具材によく合う
佐賀県	夢しずく	コクと旨みがあり，粘り，味わい，艶，光沢がある
熊本県	森のくまさん	やや硬めで，粒がしっかりしている

使用されているので微生物の増殖は抑制される。米飯に艶が出るので飯を炊く時に油を入れる場合が多い。おにぎりにアミノ酸の一種グリシンを使用すると塩味がやわらぎ旨みが引き出され，微生物の増殖を抑制する。

表4.8 全国の米の品種と交配の組み合わせ[20]

作付順位	品種名	交配組合せ	作付割合（％）	主な産地
1	コシヒカリ	農林22号／農林1号	33.9	新潟，茨城，福島
2	ひとめぼれ	コシヒカリ／初星	9.4	宮城，岩手，福島
3	ヒノヒカリ	黄金晴／コシヒカリ	8.4	熊本，大分，鹿児島
4	あきたこまち	コシヒカリ／奥羽297号	6.7	秋田，茨城，岩手
5	ななつぼし	ひとめぼれ／空系90242A／あきほ	3.4	北海道
6	はえぬき	庄内29号／あきたこまち	2.8	山形，香川
7	まっしぐら	奥羽341号／山形40号	2.2	青森
8	キヌヒカリ	収2800／北陸100号／ナゴユタカ	2.1	滋賀，兵庫，和歌山
9	あさひの夢	あいちのかおり／月の光／愛知65号	1.7	栃木，群馬
10	ゆめぴりか	札系96118／上育427号	1.6	北海道
	上位10品種合計		72.2	

公益社団法人米穀安定供給確保支援機構のデータを基に作成。

4.2　おにぎりに組み合わせる食品

4.2.1　おにぎりに合う惣菜と微生物

　おにぎりに合う惣菜には，具材と異なるものを選択する。おにぎりの中に入っている具材と惣菜が同じ種類のものであれば見栄えがせず飽きてしまう場合が多い。また，おにぎりだけでは炭水化物や糖質が中心となるので，惣菜には栄養的バランスを考慮してタンパク質や食物繊維の多いものを選ぶ。

　惣菜の主原料は肉類，魚介類，野菜，果実，根菜，卵などであり，いずれも微生物菌数が多い。野菜は種類，産地，部位による差異はあるものの，細菌数で最大1.0×10^6〜1.0×10^7/g，大腸菌群で最大1.0×10^4〜1.0×10^6/g検出される。しかし，野菜の大腸菌群は人間や動物の糞便性のものではなく，畑の土壌中に存在する *Aeromonas* や *Erwinia*, *Klebsiella* である。*Staphylococcus aureus*,

4.2 おにぎりに組み合わせる食品

表4.9 おにぎりの具材および惣菜の微生物

惣菜	大腸菌群（/g）	一般生菌数（/g）
油揚げ	$0 \sim 5.2 \times 10^2$	$1.2 \times 10^3 \sim 2.1 \times 10^4$
チクワ	$0 \sim 1.0 \times 10^2$	$1.0 \times 10^2 \sim 3.1 \times 10^4$
ハンペン	$0 \sim 1.0 \times 10^2$	$1.2 \times 10^2 \sim 3.2 \times 10^3$
サツマ揚ゲ	$0 \sim 1.0 \times 10^2$	$3.1 \times 10^3 \sim 1.2 \times 10^4$
切干しダイコン	$0 \sim 1.0 \times 10^2$	$5.1 \times 10^4 \sim 5.7 \times 10^5$
炒りゴマ	$0 \sim 1.0 \times 10$ 以下	$1.0 \times 10 \sim 3.0 \times 10$
パン粉	$0 \sim 1.0 \times 10$	$1.0 \times 10 \sim 3.0 \times 10$
シイタケ（乾燥）	$0 \sim 1.0 \times 10$ 以下	$2.3 \times 10^2 \sim 3.1 \times 10^3$
春雨（乾燥）	$0 \sim 1.0 \times 10$ 以下	$1.7 \times 10 \sim 2.1 \times 10^2$
ヒジキ	$0 \sim 1.0 \times 10$ 以下	$4.3 \times 10^5 \sim 2.1 \times 10^6$
ゼンマイ	$0 \sim 1.0 \times 10$ 以下	$1.6 \times 10 \sim 1.1 \times 10^2$
唐揚げ	$0 \sim 1.0 \times 10$ 以下	$7.1 \times 10^2 \sim 1.1 \times 10^5$
ミートボール	$0 \sim 1.0 \times 10$ 以下	$41 \times 10^3 \sim 1.1 \times 10^4$
卵焼き	$0 \sim 1.0 \times 10^2$	$3.1 \times 10^3 \sim 2.7 \times 10^5$
ベーコン	$0 \sim 1.0 \times 10^3$	$6.3 \times 10^4 \sim 7.7 \times 10^6$

Salmonella，大腸菌群はほとんど検出されず，腸球菌も少なかったが，カビ，酵母，乳酸菌はほとんどのものから検出され，また耐熱性の細菌も多く検出される。これらの菌は変敗の原因となるので洗浄・殺菌する必要がある。

タンパク質の多い唐揚げ，ミートボール，卵焼き，ウインナー，豚のショウガ焼き，豚の角煮，牛肉のケチャップ煮，肉野菜炒め，肉巻き，アスパラベーコンなどは，おにぎりの付け合わせの惣菜として適切であるが，*Campylobacter*，*Salmonella*，*Bacillus*，*Lactobacillus* の汚染が多い。特にベーコン，ミートボールは一般細菌数がそれぞれ $6.3 \times 10^4 \sim 7.7 \times 10^6$/g，$4.1 \times 10^3 \sim 1.1 \times 10^4$/g と多い。

おにぎりの具材および惣菜の細菌数を表4.9に示した。

また，野菜中心の惣菜としてサラダに使用される食材は，ジャガイモ，キャ

表4.10　野菜の微生物菌数

野菜	細菌数（/g）	大腸菌群（/g）
キュウリ	$5.2\times10^4\sim1.2\times10^7$	$1.1\times10^3\sim3.0\times10^4$
キャベツ（中心部）	$5.0\times10^2\sim3.0\times10^3$	$0\sim1.0\times10^2$
キャベツ（外葉）	$1.5\times10^3\sim1.0\times10^7$	$5.0\times10^2\sim7.0\times10^3$
レタス	$1.3\times10^3\sim5.0\times10^5$	$0\sim1.0\times10^2$
セロリー	$5.2\times10^3\sim2.5\times10^6$	$1.5.\times10^3\sim3.5\times10^5$
タマネギ（外葉）	$2.5\times10^3\sim2.8\times10^6$	$5.3.\times10^2\sim1.3\times10^5$
タマネギ（中心部）	$1.1\times10^3\sim2.1\times10^4$	$0\sim1.0\times10^2$
ニンジン	$2.7\times10^6\sim3.6\times10^7$	$1.5.\times10^4\sim2.2\times10^5$
ピーマン	$3.2\times10^4\sim7.2\times10^6$	$3.5.\times10^2\sim2.0\times10^3$
ニラ	$5.2\times10^4\sim1.2\times10^7$	$3.2.\times10^3\sim3.6\times10^6$
パセリ	$5.5\times10^5\sim3.9\times10^6$	$4.6.\times10^3\sim5.8\times10^4$
ハクサイ（外側）	$2.5\times10^6\sim7.1\times10^7$	$2.6\times10^3\sim5.9\times10^5$
ハクサイ（中心部）	$1.1\times10^2\sim3.8\times10^4$	$3.0.\times10^2\sim2.4\times10^3$
ネギ（白色部）	$6.2\times10^4\sim4.1\times10^7$	$8.1.\times10^3\sim1.2\times10^5$
ネギ（青色部）	$2.7\times10^3\sim3.2\times10^5$	$1.1\times10^3\sim3.8\times10^4$

ベツ，キュウリ，タマネギ，ニンジン，トマト，レタス，リンゴ，乾物ではスパゲティ，マカロニ，春雨など，そのほかハム，練り製品などがあり，味付けにはマヨネーズ，ドレッシング，酢，サラダ油，塩などが使用される。野菜類は組織が軟らかいため傷みが激しく，経時的に微生物が大きく変化する。そのため次亜塩素酸ナトリウム120～300ppm および酢酸0.5～0.8％を単品で，または併用して除菌している。キュウリの場合は，切断したものを65～75℃，5～10秒間ブランチングすると微生物菌数は減少する。その他の処理方法として，塩漬け，油炒めなどがあるが，塩漬けは風味の点ではよくても細菌が減少しない点に問題があり，油炒めは細菌は減少するが，色調や風味の点で問題がある。

表4.10に野菜の微生物菌数を示したが，野菜ではキュウリ，ニンジンの一般生菌数がそれぞれ$5.2\times10^4\sim1.2\times10^7$/g，$2.7\times10^6\sim3.6\times10^7$/gと多い。

ニンジンやインゲンマメ，ネギを入れた肉巻きはおにぎりとともに好んで食べられる。しっかり食べたい時はおにぎりと肉野菜炒めがよく合うが，*Campylobacter* の汚染に注意する。

マヨネーズはおにぎりとの相性がよく，エビマヨネーズ，ツナマヨネーズはおにぎりの具材としても付け合わせおかずとしても用いられる。キャベツとショウガの即席漬けは，サラダ感覚で食べられ，七味を振ったマヨネーズを加えたものもおにぎりによく合う。香辛料に由来する *Bacillus*, *Micrococcus* の汚染に注意する。

牛肉のサイコロステーキに茹でジャガイモを添えたものもボリューム感があってよいが，肉類は *Campylobacter* 汚染に注意する。ジャコとゴマのおにぎりとベーコンエッグの組み合わせでは *Bacillus*, *Pseudomonas*, *Lactobacillus* の汚染に注意する。

4.2.2 おにぎりの副菜と微生物

(1) 佃煮
1) 海苔の佃煮

海苔の佃煮はおにぎりの副菜になる場合が多い。瓶に詰めた海苔の佃煮に異臭が発生して液化するとともに味が変化するという現象が起きることがある。海苔の佃煮は緑藻類であるヒトエグサを主原料としているが，特有の香気の主成分は DMS(dimethyl sulfide)である。DMS は生藻内では dimethyl-β-propiothetin として存在し，酵素および ATP（アデノシン三リン酸）とメチオニンあるいはグルタチオンの存在のもとで分解されて DMS を生成する。海苔の佃煮の香気成分は DMS 以外にも調味液に起因する他成分，乳酸菌等の微生物の影響も大きい。海苔の佃煮の変敗製品には 3.1×10^7/g の乳酸菌と 3.5×10^3/g の酵母が存在した。海苔の佃煮中には酵母，乳酸菌，乳酸菌以外の細菌など，複数の微生物が共存して生育し相互作用（SN 効果）をしている。乳酸菌は海苔の佃煮中では単独で生育しにくいが，乳酸菌が産生する物質（乳酸，酢酸等）を共存する酵母が基質として資化して乳酸菌の生育に不利な保存料やその他不都合物質を除去するため[21]，乳酸菌が増殖して食品の変敗を増進することが多

くの事例で知られており，海苔の佃煮の乳酸菌による変敗では酵母（変敗に寄与する種類が多い）がキーポイントとなっている。

海苔の佃煮の変敗品および正常品のpHはそれぞれ3.78と4.62であり，変敗品は正常品に比較してエタノール，乳酸，酢酸が増加して糖質が減少していた。正常な海苔の佃煮から検出された香気成分は，アセトアルデヒド，酢酸エチル，エタノール，DMSであったが，異臭の生成した海苔の佃煮では上記成分のほか，イソブチルアルデヒド，イソバレルアルデヒドが検出された。

異臭の生成した海苔の佃煮からは*Lactobacillus*1菌株，*Bacillus*1菌株，*Micrococcus*2菌株，酵母2菌株（*Wickerhamomyces*，*Rhodotorula*）が検出されたが，正常な海苔の佃煮からも*Lactobacillus*1菌株，*Bacillus*1菌株，*Micrococcus*1菌株，酵母1菌株が検出された。また，工場の落下菌から*Lactobacillus*1菌株，*Bacillus*3菌株，*Micrococcus*2菌株が検出され，製造工程の付着菌として*Lactobacillus*1菌株，*Bacillus*2菌株，*Micrococcus*2菌株が検出された。これらの分離した単独微生物を冷却処理後の海苔の佃煮に添加して瓶詰めを行い，蒸気殺菌後（中心部温度80℃）に30℃で2週間保存したところ，異臭生成および液化したのは乳酸菌を添加した製品のみであった。生菌数は調味煮熟前海苔佃煮原藻（湿潤状態）に6.9×10^3/g検出され，調味煮熟から殺菌後までの工程では検出されなかった。乳酸菌は調味煮熟前海苔原藻，製造ラインの配管内および瓶充填前の一時貯蔵タンクで1.0×10^4～1.0×10^5/g検出された。

したがって，製造ラインの洗浄・殺菌が十分でなく，加熱殺菌が不十分な場合，製品に乳酸菌が混入して変敗品が生じる。一般細菌は塩分5～10%，水分活性（Aw）0.90以下，pH4～5では増殖しにくくなるが，乳酸菌のある種の菌株はこれらの条件下でも増殖する[22]。

2） その他の佃煮

従来，昆布やスルメの佃煮，混合佃煮，デンブなどの濃口の佃煮は，概してカビにより変敗することが多い。

Aspergillus glaucus，*A. brasiliensis*，*Catenularia*，*Penicillium*，*Rhizopus*，*Mucor*が多く見られた。濃口佃煮でも，吸湿が著しく，液汁の貯留する部分には酵母の発育が見られる。また，浅炊き佃煮の微生物変敗は主として細菌による。酵母によるが表面乾燥が起こった部分にはカビの発生が見られる。これ

らの簡易包装品や含気包装品が変敗した場合には，腐敗臭が発生し，ネトが生成する。この場合の原因微生物はほとんどが Bacillus である。脱気乾燥後，熱殺菌をしないものが変敗した場合は，袋が膨張する現象が生じる。この場合の原因微生物は乳酸菌と酵母である。

（2） 包装昆布巻き

包装昆布巻きはおにぎりの副菜として利用される場合が多い。

昆布の漬け込みは醤油，アミノ酸液，カラメル，グルタミン酸ナトリウム，みりん，塩，ダシ，砂糖，異性化糖，水飴などを混合した調味液中に一夜漬け，煮しめたカンピョウを用いて昆布巻きを製造する。昆布の原藻中には細菌が5.7×10^5/g，酵母が1.2×10^2/g付着しているが，水洗および砂落とし後には細菌が1.5×10^4/g，酵母が6.1×10/gとなった。その他の原材料には微生物はほとんど検出されなかった。砂落とし用の調味液と漬け込み用の調味液は同じであるが，砂落とし用の調味液はブリックス10度，漬け込み用の調味液はブリックス15度である（ブリックス；Brix とは，光の屈折現象を利用した糖度計によって100分率で示される値）。調味液は継続して用いるために，原料からの溶出物が蓄積して液および原料の微生物が増加するので，フィルタープレスなどで濾過するが，原料を処理するごとに調味液の濃度が希薄になるため，毎回継ぎ足して原濃度に復元する。さらに漬込み時間が長いので，漬け込み液の温度が上昇して工場からの微生物の二次汚染の可能性が高まる。出荷時の微生物菌数は細菌が7.5×10^3/g，酵母が5.2×10/gであった[23]。

包装昆布巻きの製造工程中の微生物を表4.11に示した[23]。

包装昆布巻きを25℃，80%RH（RH；相対湿度）で30日間貯蔵し，一定期間ごとに順次試料を取り出し，菌数および微生物叢を測定したところ，製造直後の細菌，酵母，カビ数はそれぞれ7.8×10^2/g，3.0×10以下/g，3.0×10以下/gであったが，貯蔵5日目で細菌，酵母，カビ数はそれぞれ2.1×10^3/g，5.0×10/g，3.0×10以下/gとなり，細菌と酵母がやや増殖する傾向を示した。そして貯蔵30日目で細菌，酵母，カビ数はそれぞれ2.5×10^5/g，5.0×10^2/g，3.0×10以下/gとなった。包装袋内の酸素は貯蔵期間の延長に伴って減少し，10日目に0.2%となり，15日目には0.00%となった。炭酸ガスは貯蔵5日目に

表4.11　包装昆布巻き製造工程中における微生物[23]

	細菌（/g）	酵母（/g）	カビ（/g）
昆布漬け込み前	$1.2×10^5$	$5.1×10^2$	$5.7×10$
昆布漬け込み開始	$5.5×10^4$	$1.2×10^2$	$3.0×10$以下
昆布漬け込み終了	$8.2×10^4$	$3.7×10^2$	$3.0×10$以下
昆布巻き（カンピョウ巻き）	$1.3×10^5$	$5.8×10^2$	$7.6×10$
包装	$2.1×10^5$	$7.2×10^2$	$8.2×10$
加熱	$3.8×10^3$	$3.5×10$	$3.0×10$以下
製品（出荷）	$7.5×10^3$	$5.2×10$	$3.0×10$以下

3.21％，10日目に8.06％，15日目には9.12％となった。

外観は3～6日目でカンピョウに白色の微小斑点が生成し，膨張した。腐敗臭はなく有機酸臭を含むエステル臭がした。白斑点が生成し，膨張した製品からは$5.0×10^4$/gの細菌と$2.6×10^6$/gの酵母が検出された。この変敗した製品から検出された細菌は *Bacillus subtilis*, *B. cereus*, *Paenibacillus macerans*, *P. polymyxa*, *B. licheniformis*, *B. coagulans*, *Micrococcus halodenitrificanas* で，酵母は *Wickerhamomyces anomalus*, *Hansenula subpelliculosa* を検出したが，白斑点が生成して膨張した原因は酵母であると考えられる。

（3）　副菜に使われる調味料

副菜に用いられる調味料についても注意する必要がある。常温で流通し開栓後も1か月程度は冷蔵庫に保管され繰り返し使用されるトマトケチャップは，通常の取り扱いで微生物変敗はない。しかしトマトだけを用いたトマトピューレは開栓後は長持ちせず，一度に使い切ることが必要である。トマトケチャップは，一般に保存料を含まない天然調味料であり，含まれる食塩，糖，酢酸やスパイスによる相乗効果と加熱殺菌によって微生物の増殖が抑制されるが，その保存試験中に発泡性の瓶詰トマトケチャップが検出され，その原因微生物として *Saccharomyces acidifaciens*（Nickerson）が分離された[24]。

ドレッシングはでんぷん糊，調味料，酢，水を配合して，スターチクッカー

表4.12 ドレッシングの変敗微生物

乳酸菌	酵母
Lactobacillus fructivorans	*Zygosaccharomyces bailli*
Lactobacillus brevis	*Pichia membranifaciens*
Pediococcus	*Zygosaccharomyces rouxii*
Tetragenococcus	*Candida magnoliae*

あるいはボテーターと呼ばれる加熱装置により撹拌加熱しながら糊化させ，冷却してでんぷんペーストを作り，そこへ卵，香辛料，調味料を混合して油を加える。この混合工程およびその後の充填工程で乳酸菌と酵母の二次汚染が起きる。ドレッシングの変敗微生物を表4.12に示した。代表的な乳酸菌の汚染菌は，*Lactobacillus fructivorans* であり，酵母は *Zygosaccharomyces bailli* である。

（4） スープ類

スープ類はおにぎりと合わせて食べられることが多いので，市販されている粉末食品のスープ類について検討した。

野菜スープ類10，肉スープ類6，魚スープ類2，計18検体について一般生菌数，大腸菌群数，カビなどの微生物分布を調べたところ，一般生菌数は1g当たり$2.1×10^3〜1.3×10^5$，大腸菌群検出率22.8%，カビ検出率100%，総カビ数1g当たり$1.0×10〜4.0×10^2$の結果が認められたが，インスタントスープ類では包装管理が適切であれば貯蔵中に微生物が増殖することは少ない[25]。

市販の粉末スープ類計100検体について，カビの汚染分布の調査を行い，これらの検出状況，分離頻度などを検討した。粉末スープのカビ検出率は95%で，特にクリーム類，ヌードル類，ポタージュ，キノコなどが高かった。総カビ数は1g当たり$0〜1.9×10^2$の範囲であった[26]。分離検出カビの種類は43種類で，*Penicillium*，*Aspergillus* が優勢種を占めた。*Aspergillus brasiliensis* の分離頻度は62%，*A. flavus* は28%，*Rhizopus* は41%であった。

また，おにぎりなどの簡便な食事に利用されることが多い調合味噌小袋詰が微生物により酸敗したことがあったが，原因菌は *Pediococcus acidilactici* が

78％，*Enterococcus faecalis* が22％，そのほか *Bacillus megaterium*, *B. mesentericus* であった[16]。酸敗品より検出された有機酸は乳酸が一番多く，次いで酢酸，コハク酸，ピログルタミン酸，ギ酸であった。また，酸敗原因菌の汚染源は製品充填工程のパイプラインの内部であった。

　プラスチックフィルムで小袋詰めし，ホット充填したストレートスープの混濁・異臭が発生した。その原因は，カツオパウダーより検出された *Bacillus circulans* であった[27]。本菌の100℃におけるD値（一定の加熱温度で生菌数を1/10にする時間，90％死滅時間）は3.9～4.0分であり，40～50℃での増殖は良好で，増殖可能なpHは5～9であった。また，オゾン処理により急激に減少し，嫌気状態では45～50℃でのみ生育した。

　またアサリエキスを原料として製造したスープでは缶内に硫化水素臭が生成し，スープ並びに缶内が黒変する場合がある。アサリ水煮缶詰を加熱した時に含硫化合物が分解して水素が生成するが，加熱時に硫化水素となって缶の鉄と反応し，缶内を黒変する。硫化水素が存在しても，缶内面に鉄が露出していなければ黒変は生成しないが，鉄露出を完全に防止することは困難であると考えられる。硫化水素の生成を抑制する物質としてはグルコース，フルクトース等の単糖類，フマル酸塩類，亜硫酸ナトリウム，アルデヒド類，D-グルクロノラクトンおよびフルフラールがあるが，これらのうち食品衛生上安全で，肉の褐変生成の少ないフマル酸モノナトリウムが多く使用されている。缶内面の黒変生成は，0.5％のフマル酸モノナトリウムの添加でもかなり防止されるが，1％以上の添加ではほぼ完全に防止される。また缶内面の腐食もほとんどない。アサリ水煮（pH5.5）の破砕物中において30℃で *Thermoanaerobacterium thermosaccharolyticum* が生育する。本菌は硫化偏性高温性細菌であり，常温では発育しない場合が多いがアサリ水煮中では増殖する。本菌の場合，耐熱性が強いために残存し，変敗原因は通常は殺菌不良である。通常の殺菌は7号缶を用いた場合は115℃で70～80分である。また，これらの缶詰には硫酸塩還元菌の *Desulfotomaculum nigrificans* も存在していると考えられる。冷却不足，貯蔵流通時の高温放置等が原因と考えられる。

　通常アサリエキスを用いてスープを生産する場合は，アサリエキスを2～3倍溶液に希釈し，食塩0.4～0.6％，グルタミン酸ナトリウム0.2～0.4％の割合

で添加して製造している。このアサリエキスを原料として製造したスープ缶詰では，室温に2か月間貯蔵した場合，品質の変化はほとんど認められなかった。しかし，3か月間貯蔵した場合および37℃以上の温度に1か月以上貯蔵すると，pHが1.3以上低下し，フラットサワー型変敗の発生が認められた。フラットサワーとは，ガスを発生しない微生物の影響で，缶詰が膨張するなどの外観の変化はないが，産生される乳酸などによって酸味を呈し，食品本来の見た目や食味が損なわれる現象である。アサリスープのフラットサワー型変敗原因菌としては *Bacillus coagulans* が知られており，酸性食品（pH 4.6以下）の加熱殺菌の指標菌として重要視されているが，低酸性食品（pH 6.0以上）では問題が少ない。アサリスープ缶詰のフラットサワー型変敗を防止するためには，ショ糖脂肪酸エステルの添加が効果的である。この変敗はスクロースモノミリステアレート500〜2,000ppm添加で防止することができる。ショ糖脂肪酸エステルの抗菌性については古くから知られており，その抗菌機作は細菌がアミノ酸や酸素を吸収するのを阻害するためであると言われている。その効果はpHが低いほど顕著であり，pH 7.0の場合に比較してpH 5.0では約30倍効果が増大する。しかし，でんぷん，タンパク質が共存するような食品中では，その効果は著しく低下する。アサリ缶詰はpHが高いので，原因菌の増殖を防止するためにはかなりの量のショ糖脂肪酸エステルの添加が必要となり，味に大きく影響する。

　沖縄のスパムとゴーヤのおにぎりには豆乳と豆乳スープが添えられていることがある。豆乳の原料大豆には耐熱性芽胞菌の *Bacillus* が付着している。*B. subtilis*，*B. coagulans*，*Paenibacillus polymyxa* が分離されており，これらの芽胞を豆乳中で加熱した時のD値は，100℃ではそれぞれ18分，13.6分，および3.1分であった。また豆腐の製造において問題となる *B. cereus* は，市販豆乳の15%から検出され，豆腐とその加工品由来から検出した105株中の19株の芽胞は，105℃，10分間では殺菌できないことが報告されている。豆乳に *Bacillus* が増殖した場合は豆乳が凝固し，*B. licheniformis* および *B. subtilis* が増殖した場合は豆乳の表面に，それぞれ桃色および黄褐色の菌膜を形成する。pH 5.5〜7.0の豆乳中には *B. subtilis*，*B. licheniformis*，*B. circulans*，*B. coagulans*，*Geobacillus stearothermophilus* など，ほとんどの *Bacillus* 属細菌が発育する

表4.13 スープの変敗微生物

スープ	変敗現象	生菌数（/g）	主変敗原因菌
麺用調合味噌小袋詰	酸敗	$2.3 \sim 8.0 \times 10^7$	*Pediococcus acidilactici*
小袋詰ストレートスープ	混濁, 異臭	$1.0 \sim 5.0 \times 10^4$	*Bacillus circulans*
豆乳	混濁, 異臭	$1.0 \sim 8.0 \times 10^5$	*B. subtilis, B. coagulans*
粉末スープ	異臭	$1.0 \sim 6.0 \times 10^3$	*Aspergillus brasiliensis*
インスタントスープ	異臭	$1.0 \sim 72 \times 10^4$	*B. subtilis*
チキンスープ	異臭	$1.0 \sim 3.4 \times 10^5$	*Clostridium, Bacillus*

ことができる[28]。

ミネストローネスープはイタリアの家庭料理で，タマネギ，ニンジン，セロリ，ベーコンなど多くの野菜をオリーブ油で炒め，ブイヨン，トマトの水煮，タイム，ローリエなどの香辛料を加えて30分間ほど煮て，最後に塩・コショウで味を調える[29]。ミネストローネスープでは野菜に由来する耐熱性芽胞菌 *Bacillus subtilis* による変敗がある。

スープの変敗微生物を表4.13に示した。

4.3 おにぎりの微生物変敗と制御

4.3.1 おにぎりの包装と微生物制御

現在市販されているおにぎりは，冷蔵食品として1〜2日保存のおにぎりと，冷凍食品として10〜20日保存のおにぎりに大別できる。冷蔵食品のおにぎりの包装形態には，個別包装されているものと複数個がパック包装されているものがある。冷凍食品のおにぎりはフィルム個包装などはされていないが，電子レンジで加熱する際に個々のおにぎりをレンジ内で立てておけるように窪みをつけた合成樹脂製の薄い専用トレーが付属している場合が多い。

コンビニおにぎりがブームになったきっかけは，1978年にフィルム式の個包装が生まれたことに由来する。その後，フィルムを飯と海苔の間に挟むことで，海苔のパリッとした食感を保つ包装が開発され，一方では飯のふんわり感を大

4.3 おにぎりの微生物変敗と制御

切にした直巻きタイプが登場するなど味わい面でも改良された。

冷蔵食品のおにぎりでは，例えば海苔巻きおにぎりの個別包装の場合，海苔を内部フィルム（おにぎりフィルム）で飯から隔離することによって湿気から保護し，食べる段になって海苔をフィルム越しに手で巻くタイプが通例である。海苔巻きおにぎり以外のおにぎりで個別包装の場合は，内部フィルムではなく袋状のおにぎりパックにして販売されていることが多い。また，数個をパック包装している商品では，三角形の窪みをつけた合成樹脂製の専用トレーを用いた例も多い。

冷蔵食品のおにぎりでは通常，製造から短時間のうちに消費されることを前提とし，保存方法は冷蔵指定，数日以内の消費期限が明記されている。

おにぎりを長期間保存させるためには，微生物制御が大きな役割を果たしている。方法には，包装後の加熱殺菌や紫外線，マイクロ波，赤外線の物理的殺菌があり，そのほかに，pH調整，塩分と糖分を加えるなどによって微生物の発育を阻止している。

無菌化包装では食品の加工，殺菌，バイオクリーンルーム内での洗浄，消毒管理された包装材料を用いて初発菌数の少ない食品が作られている。包装フィルムの微生物菌数を減らす目的でフィルムにオゾン処理を行った結果，1/10〜1/100に微生物菌数が減少した[30]。

手作りおにぎりフィルムはテイクアウトやデリバリーの使い捨てができるおにぎり専用袋である。海苔で巻いたおにぎりをそのまま包装するタイプは，海苔のしっとり感に加えて飯と海苔の一体感がある。大きめの三角形のおにぎり1個を入れる透明の防曇OPP袋があり，つまみを引いて開封することができる。不織布を採用したサイドガゼットタイプのおにぎり袋なら吸水性があり，熱々のおにぎりを入れることができる。

自家製おにぎりに2種の菌（*Escherichia coli* および *Staphylococcus aureus*）を人工的に汚染させ，おにぎりの保存性に対する包装材の影響を検討した。竹皮またはラップフィルムで包装し，経時的に生菌数と食塩濃度を測定したところ，20℃保存のおにぎりでは竹皮とラップの包装材の相違による影響は認められなかった。37℃保存のおにぎりでは，*E. coli* では包装材の相違による影響は認められなかったが，*S. aureus* では竹皮包装で食塩濃度がやや高くなり，

菌の増殖もやや抑えられていた。通常，常温保存をするおにぎりでは包装材の相違とそれによる食塩濃度のわずかな変化よりも，保存温度が保存性を左右する大きな要因と思われるので，可能な限り低温に保存することが望ましい[31]。

4.3.2 おにぎりによる食中毒

おにぎりによる食中毒では *Staphylococcus aureus* と *Bacillus cereus* が要因になる場合が多い。*S. aureus* は人の皮膚や，口の中，髪の毛などに存在する身近な微生物である。*B. cereus* は土壌菌の一種で，土や河川，農産物，水産物などの食料に広く分布する細菌であるため，米や小麦などの農作物や穀物を原料とする食品が原因となる場合があり，土壌中から$1.0\times10^2\sim1.0\times10^6$/g，野菜からは$1.0\times10^2\sim1.0\times10^3$/g が検出される。*B. cereus*, *Vibrio parahaemolyticus*, *Clostridium perfringens*, *S. aureus* の食中毒は$1.0\times10^6\sim1.0\times10^8$/g と大量に増殖した菌を食品と一緒に摂取することで発生する。しかし，腸管出血性大腸菌（Enterohemorrhagic *Escherichia coli* : EHEC）, *Norovirus*, *Salmonella*, *Campylobacter* は$1.0\times10\sim1.0\times10^2$/g という少量でも摂取すると食中毒を引き起こす病原微生物である。おにぎりによる食中毒は温度と時間が問題であり，*S. aureus* は常温では5～6時間で食中毒発生量のエンテロトキシンを産生する。

おにぎりの食中毒菌を表4.14に示した。

（1） *Bacillus cereus* による食中毒

B. cereus の食中毒には下痢型と嘔吐型の2種があり，両者の症状は全く異なる。下痢型は8～12時間の潜伏期間の後，下痢と腹痛が起きる。嘔吐型は潜伏期間は1～6時間と短く，嘔吐を主症状とするが，一両日中にほとんど回復する。この食中毒の病原因子は両タイプとも *B. cereus* の産生する毒素によるが，嘔吐型が多いのは嘔吐型毒素のほうが下痢型の毒素よりも熱や消化酵素により分解されにくいためである。*B. cereus* は土や河川，農産物，水産物などの具材に広く分布する細菌で，米や小麦などの農産物や穀物を原料とする食品からの汚染がある。*B. cereus* は大量摂取で食中毒を起こすので菌を増殖させないことが必要である。

4.3 おにぎりの微生物変敗と制御

表4.14 おにぎりの食中毒菌

食中毒菌
Bacillus cereus
Staphylococcus aureus
Streptococcus pyogenes
Vibrio parahaemolyticus
Enterohemorrhagic Escherichia coli
Norovirus
Salmonella
Campylobacter jejuni

B. cereus は従来から食品変敗菌として知られていたが，食中毒を起こすことがわかったのは1950年にノルウェーで起こったバニラソースによる事例が最初である。わが国では1960年に岡山県で発生した輸入脱脂粉乳による下痢型食中毒が最初であった。1970年代半ばまでは B. cereus による食中毒はまれであった。その後，毎年10数件発生しているが，その大部分が嘔吐型である。

2005年7月19日に2か所の学童保育施設で，おにぎり弁当を喫食した児童，指導員が悪心，嘔吐の症状を呈した。当該弁当業者は，2か所の学童保育施設に計113食のおにぎり弁当を配達し，その弁当を計110名の児童および指導員が昼食として喫食した。残品等の食品，弁当業者の拭き取り，患者の吐物や糞便から高率に B. cereus（Gilbert 1 型）が検出され，LC-MS 法により，残品のおにぎりから嘔吐毒素セレウリドが検出された[32]。

2016年9月3日，宿泊施設に宿泊している5名がおにぎりを食べて嘔吐を呈し，食中毒と考えられた。患者，調理従事者，厨房施設等の拭き取り，梅おにぎりからセレウリド産生 B. cereus が検出され，PFGE（パルスフィールドゲル電気泳動法）を用いた検査の結果，それぞれで一致または類似したパターンが確認されたことや疫学調査から，梅おにぎりを原因とする B. cereus による食中毒と判断された。これは，厨房を汚染していた B. cereus が調理従事者を介して梅おにぎりに付着し，温度管理されていない状況で長時間放置されたこ

とが原因で食中毒が発生したと考えられた[33]。

また，握り飯を原因としたほかの食中毒でも摂取者163名中65名（39.9%）が嘔吐，下痢等を起こしたが，原因菌は B. cereus であった[34]。B. cereus は少量の摂取では食中毒は起こらないので，本菌の芽胞を破壊して発芽を抑制し，さらにおにぎり中で栄養細胞の増殖を防ぐことが予防となる。なお，B. cereus 芽胞の熱抵抗性は100℃におけるD値が1.2〜7.5分である。

（2） *Staphylococcus aureus* による食中毒

S. aureus は人の皮膚や口の中，髪の毛などに常時存在するため，菌が付着しないようにすることも大切である。S. aureus は菌数が1.0×10^5/g以上になるとエンテロトキシンを産生する。

S. aureus によるおにぎりの食中毒では，2004年11月2日，新潟市内K病院より嘔吐などの食中毒症状を呈した患者7名を治療した旨の連絡が新潟市保健所にあった。調査の結果，患者は市内のT幼稚園の園児および保護者で，このほかに市内十数か所の医療機関に受診した患者がおり，合わせて58名が同様の症状を呈していた。患者の共通食は，市内S寿司店で調理し，11月2日昼に提供されたおにぎり以外になく，またおにぎりおよび患者便からエンテロトキシンA産生 S. aureus が検出されたため，これを原因とする食中毒事件と断定された[35]。

S. aureus は，傷がある箇所や健常な人の手指，鼻前庭にも高率に付着しており，しばしば手指を介しておにぎりを汚染する。S. aureus は最初に付いた S. aureus 量が多かったり，保存温度が高ければ米飯中で増殖し，1.0×10^6/g 程度まで増殖するとエンテロトキシンを産生し始める。

また，海水浴に行った家族5人が，昼食に持参したおにぎりを食べたところ，3人が吐き気や嘔吐の症状に苦しみ，保健所の調査で S. aureus による食中毒と断定された[36]。おにぎりは前日に握ったもので，一家は翌日に電車や海水浴場など高温の場所で持ち歩いていた。

千葉県で発生した S. aureus 食中毒の推定原因食品上位3種であるおにぎり，団子，卵焼きを対象として検査を行った[37]ところ，検査総数81件中，1.0×10^2/g 以上検出されたのは12件であり，そのうちおにぎりは13.3%であった。幼稚園

表4.15 おにぎりの食中毒発生状況

発生場所	症状	原因菌	毒素	喫食者	中毒者
児童保育施設	嘔吐, 悪心	Bacillus cereus	セレウリド	110名	67名
宿泊施設	嘔吐	B. cereus	セレウリド	不明	5名
不明	嘔吐, 下痢	B. cereus	セレウリド	163名	65名
幼稚園	嘔吐	Staphylococcus aureus	エンテロトキシンA	252名	58名
家族	嘔吐, 悪心	S. aureus	エンテロトキシンA	5名	3名
夏祭りで販売	発熱, 嘔吐	Streptococcus pyogenes	ストレプトリジンO, S	89名	46名

児57名,保護者1名に提供したおにぎりの S. aureus 食中毒はおにぎりを作る前日に具材のサケを調理し常温保存している間に S. aureus が増殖したものである。

(3) Streptococcus pyogenes (A群溶血性連鎖球菌) による食中毒

2012年8月18日,おにぎりを食べて15名が発熱,咽喉炎の症状を呈した。発症者全員に共通する食品は飲食店が調理し,夏祭りで販売されたおにぎりのみであり,このおにぎりを原因食品とする S. pyogenes による集団食中毒であると断定された[38]。調理従事者からは当該菌が検出された。また,原因食品であるおにぎりの調理工程や取り扱いについて調査した結果,咽頭ぬぐい液と手指の拭き取り検体から S. pyogenes が分離された。調理従事者は,手指に化膿症状があるにもかかわらず,使い捨て手袋の着用などの食品の汚染防止対策を講じていなかった。また,午前中に調理後,提供される夕方まで冷房による温度管理が不適切な部屋で,汚染されたおにぎりを長時間放置したことにより,菌が増殖したことが判明した。分離された S. pyogenes の細菌学的検討の結果は,疫学調査を裏付けるものであった。

おにぎりの食中毒発生状況を表4.15に示した。

4.3.3 おにぎりの微生物変敗

変敗したおにぎりは,関与した微生物によって見た目や臭い,味,食感に特

徴がある。*Lactobacillus brevis* では酸臭，*Saccharomyces cerevisiae* では発酵臭，*Bacillus subtilis* では表面がネバネバする粘稠性，*B. subtilis*，*B. licheniformis* では米飯のふやけおよびへこみ，*B. mycoides*，*B. cereus* では米同士の糸引き，*Paenibacillus polymyxa*，*P. macerans* では包装の膨張および米飯の溶解，*Lactobacillus*，*Bacillus* では酸味，異味があり，噛むとネチャネチャして舌に粘りを感じる。また，アルコール臭の生成は *Lactobacillus fructivorans* によるものであり，酸味の生成は *Enterococcus faecalis*，シンナー臭の生成は *Wickerhamomyces anomalus* による。でんぷん分解力を示さない *Brevibacillus laterosporus*，*Brevibacterium brevis* は米飯の変敗には関与しない。

米飯はでんぷんを主成分とし，水分65%程度含有する食品であり，炊き上げて気温30〜35℃の条件下におくと，*Bacillus subtilis* によりすえた臭気が発生して糸を引くようになり，軟化・溶解する。米飯中で *Bacillus* の菌数が$1.0×10^7〜1.0×10^8$/gになるとほとんどすえた臭いがするようになる[39]。

これらの細菌は5〜10℃で増殖が抑制され，−20℃で生育が停止する。手巻きおにぎりの一般生菌数は$1.0×10^5〜1.0×10^6$/gが多い。

洗米後，一夜室温に放置し，翌朝炊飯したところ米飯が茶色に変色した事例があった。変色の原因は，土壌に生息する *B. subtilis* の変種であるエクアドル茶米菌であった。エクアドル茶米菌は米に付着して輸送時や保管時に湿度95%以上の多湿状態におかれたり，洗米後，高温多湿の状態で保管すると増殖してスブテノリンを産生する。変色は，炊飯によりこのスブテノリンの酸化が進み褐色化したものである[40]。

また，冷蔵庫に入れておいた米飯が赤色になる場合があるが，これは低温細菌の一種である *Serratia marcescens* に起因する。

コンビニおにぎりの細菌汚染状況を検討した結果，購入直後の18検体すべての中心部分，外側部分いずれからも一般細菌が検出された。購入店舗ごとに見てみると，コンビニ店で購入した試料A（ゴマまぶしサケおにぎり）は，中心部分で$1.3×10^2〜1.9×10^2$/g，外側部分で$1.5×10^2〜3.0×10^2$/gの範囲であり，中心部と外側部分で差は見られなかった[14]。pH調整剤やポリリジン，グリシン，エタノールを使用しているものでも消費期限切れのものでは菌の増殖は抑制されなかった。

4.3 おにぎりの微生物変敗と制御

コンビニおにぎりの細菌汚染状況では，中心部分と外側部分で菌数に大差は見られなかったことから，手指や機械からの汚染ではなく，具材が汚染されていて，それらが混ぜられた可能性がある。惣菜店のおにぎりの一般細菌汚染状況についても，中心部分，外側部分の部位による差異は見られなかった。このことから混ぜおにぎりの具が汚染していたものであると考えられる。

購入直後のコンビニのイクラのおにぎりでは，すべての検体で東京都の指導基準値以上の菌は検出されなかった。期限過ぎまで室温保存したおにぎりで基準値以上の菌が検出されたものは，一般生菌はイクラ部分43%，飯部分35%，大腸菌群はイクラ部分31%，飯部分35%，*Staphylococcus aureus* はイクラ部分63%，飯部分35%であった。人工イクラは保存性に優れ，30時間室温保存したコントロールからも大腸菌群の発生は見られなかったが，天然イクラは経時的に菌が増殖し，*S. aureus* についてもほぼ同様の結果が得られ，保存性に劣っていた。人工および天然イクラの見た目の判別は難しいが，熱湯，エタノール，ニンヒドリン反応では顕著な違いが認められた[41]。

神奈川県下の8店舗のコンビニで購入した市販おにぎり計78種類の試料について細菌学的汚染状況を検討した[42]。購入直後の生菌数の分布状況を見ると，1g当たり10以下となる試料は14試料であり，1.0×10^5/g 以上の試料は78種類の試料中4試料であった。特に$1.0 \times 10 \sim 1.0 \times 10^3$/g の範囲が多く認められた。30℃で3時間保存した場合，1.0×10/g 以下の試料は7試料に減少し，1.0×10^2/g から1.0×10^3/g の範囲が最大になった。また，1.0×10^5/g 以上は8試料に増えた。30℃で6時間保存後には，1.0×10^2/g から1.0×10^3/g の範囲が最大であるが，1.0×10^4/g の範囲も多くなり，1.0×10^5/g 以上となる試料も見られた。

コンビニのおにぎりは購入時にすでに製造から10時間以上，長いものでは26時間以上経過していた。なお製造からの経過時間と生菌数の間に相関性は認められなかった。また，*S. aureus* は78試料すべてが陰性であり，大腸菌群は陽性となる試料が推定で21.8%であったが，完全試験まで行った結果，約2/3が陰性となった。ECテストによる大腸菌群は陰性であった[42]。

市販および自家製おにぎりを用いて，保存温度，保存時間と包装時の状態によって微生物の増殖に及ぼす影響を調べ，さらに電子レンジによる加熱が微生

第4章 おにぎりの微生物変敗と制御

表4.16 おにぎりの微生物変敗

変敗現象	原因微生物
酸臭	Lactobacillus brevis
アルコール臭	L. fructivorans
酸味	Enterococcus faecalis
粘稠性	Bacillus subtilis
ピンク色斑点	B. subtilis
ふやけ，へこみ	B. subtilis, B. licheniformis
糸引き	B. mycoides, B. cereus
すえた臭気	B. megaterium, B. mycoides, B. subtilis
包装の膨張，溶解	Paenibacillus polymyxa, P. macerans
異臭	Geobacillus stearothermophilus
赤色斑点	Serratia marcescens
黄色斑点	Micrococcus luteus
淡赤色斑点	Kocuria rosea
軟化	Alcaligenes faecalis
発酵臭	Saccharomyces cerevisiae
シンナー臭	Wickerhamomyces anomalus

物の増殖にどのような影響を及ぼすかについて検討した[43]。一般細菌，大腸菌群，S. aureus について測定したところ，おにぎりの保存温度と保存時間における増殖の経過から，保存は20℃以下，6時間以内にすべきであると考えられた。また，電子レンジ等の加熱により微生物増殖が約1.0×10^2～1.0×10^3/g抑制され，加熱の有効性が認められた。

おにぎりの微生物変敗を表4.16に示した。

4.4 おにぎりの微生物制御

4.4.1 おにぎりの製造工程での微生物汚染制御

　Staphylococcus aureus が原因となって起こる食中毒はおにぎり由来のおよそ4割である。*S. aureus* は人の皮膚に常時存在する細菌なので，食中毒を予防するためには素手ではなくラップなどを使って握ることで汚染を避けることができる。おにぎりを素手で握る場合は事前に石けんで手を洗う，さらに，食べる時まで保冷パックのようなものに入れておく。手に傷口のある人は菌に感染している可能性があるので，素手でおにぎりを作るのは避ける。

　髪の毛にも微生物はいるので付着にも気を付ける必要がある。おにぎりを握りながら会話をしていて唾液がついてしまうことも考えられる。また，温かいうちに海苔を巻くと菌が繁殖しやすくなるため，海苔は飯が冷めてから巻くか，海苔なしのおにぎりにするなどの工夫が必要である。

　炊飯した米飯は，加熱調理した後でも室温で保存するだけで米に由来する *Bacillus subtilis* などの微生物が増殖し，酸臭や発酵臭が生成するため，シャモジや弁当箱を洗浄消毒し，調理から食べるまでの時間を短くし，10℃以下で保存することで微生物の増殖を抑制する。また，抗菌作用のあるシソや梅干しを飯に混ぜ込んで握るのも変敗防止に効果がある。

　おにぎり調製時の手袋の有無，梅干しの有無，保存条件の違いによる微生物の変化について検討した[44]。「手袋有り，梅干し無し，室温保存」では *S. aureus* が1.2×10^4/g 検出されたが，「手袋有り，梅干し無し，冷蔵庫保存」，「手袋有り，梅干し有り，室温保存」，「手袋有り，梅干し有り，冷蔵庫保存」では検出されなかった。「手袋無し，梅干し無し，室温保存」では *S. aureus* が6.8×10^5/g 検出された。

　素手で握るのとラップを使って握るのとでは発生する細菌の数が大きく異なる。25℃でおにぎりを保存すると，12時間後の細菌数は，ラップ使用が$1.0 \times 10^3 \sim 1.0 \times 10^4$/g であるのに対し，素手では$1.0 \times 10^5 \sim 1.0 \times 10^7$/g になる。具材の変敗を防止するために，米飯は完全に冷ましてから握る必要がある。また海苔は飯の水分を吸収して海苔の微生物の増殖を促進するので，できるだけ食

第4章　おにぎりの微生物変敗と制御

べる直前に載せて食べる。

ラップで握ると飯とラップが密着して蒸れてしまい *B. subtiis* の増殖が促進されるので，アルミ箔をクシャクシャにして10%の食塩水をつけて握る。

家庭で調製したおにぎりで喫食まで6時間とした場合の *S. aureus* の変化を検討した[45]。おにぎりは，手で調製した場合 *S. aureus* の汚染は避けられないこと，調製後品温低下まで時間がかかること，夏季，自動車内や，カバンなどで持ち運びをした場合，増殖条件を与えてしまうことが判明した。

夏季に調製直後のおにぎりを黒色カバンの中心部においてその後の温度変化を調べた結果，おにぎりの調製から喫食までの3～4時間の間に32～38℃になり *S. aureus* の至適温度領域に保持された。この微生物の毒素は20℃以下ではほとんど産生されないので予防には低温保存が有効であるが，おにぎりの米飯は18℃以下になると固化しやすいため，手袋やラップで握り，調製後に30～90秒間電子レンジで加熱して付着菌数を減らすことが重要である。

おにぎり製造工程での微生物汚染を図4.1に示した。

埼玉県の2009年度から2017年度における加熱処理した弁当および惣菜の衛生規範不都合検体および検査結果では，手巻きおにぎりから$1.0 \times 10^6/g$の菌が検出されている[46]。4年間にわたる市販弁当の一般生菌数の検査で，おにぎり類の平均は$7.4 \times 10^5/g$で，最も多かったものは$9.4 \times 10^6/g$であり，$1.0 \times 10^6/g$の検体は約33%であったと報告されている[44]。

4.4.2　おにぎりの微生物変敗抑制と制御

（1）　おにぎりの微生物変敗を抑制する具材

酢や梅干しは抗菌作用があるため，おにぎり用の飯を炊く時，水の中に酢や梅干しを少しだけ入れる。炊き終わった飯に酢を混ぜるか，もしくは刻んだ梅干しを混ぜてもよい。飯が熱いままおにぎりを握ると，水分が残るので腐りやすくなる。おにぎりは飯を完全に冷ましてから握る。

食中毒の予防対策としては，海苔は微生物菌を増殖させるので食べる直前に付けるか，おにぎりが完全に冷めてから巻く。夏に変敗しにくい具材は梅干しである。梅干しは防腐剤代わりになるので，時間が経ってもおにぎりが傷みに

4.4 おにぎりの微生物制御

```
米の洗浄（澄んでくるまでとぐ）
    ↓ Bacillus subtilis, B.cereus, Micrococcus luteus
       Paenibacillus polymyxa
米の浸漬（30分以上）
    ↓ B.subtilis, B.licheniformis, B.cereus
       B.circulans
ザルにあげる（米に空気が入る）
    ↓ B.subtilis, B.mycoides, Kocuria rosea
       M.luteus
炊飯
    ↓ B.subtilis, Geobacillus stearothermophilus
       B.cereus
飯をパレットに広げる
    ↓ B.subtilis, K.rosea, M.luteus
       Wickerhamomyces anomalus
おにぎりを握る（おにぎり成形機等，具を入れる）
    ↓ B.subtilis, K.rosea, M.luteus
       Saccharomyces cerevisiae
おにぎり
```

図4.1　おにぎり製造工程での微生物汚染

くい。青シソも防腐効果があるので，夏場の具に適しているので，海苔の代わりにおにぎりに巻き付ける。夏のおにぎりは中に梅干し，周りは青シソだと殺菌効果のある組み合わせになる。水分が少なく，味もしっかりと付いている塩昆布や昆布の佃煮も夏のおにぎりの具に適している。昔からおにぎりを握る時に手に塩をつけて握ってきたのは，塩に高い殺菌作用があることによる。青シソのほか，朴葉(ほおば)など，おにぎりを包む植物の葉は抗菌作用による保存性向上を目的としている。

（2）おにぎりの保存と変敗防止

　おにぎりの微生物制御には，原材料である米および具材の洗浄殺菌，調理器

第4章　おにぎりの微生物変敗と制御

具の洗浄殺菌などを行って一次および二次汚染を防止する方法と，食品添加物としておにぎりに保存料や有機酸を添加して汚染微生物の増殖を抑制する方法がある．しかし，十分な効果を上げるには両方を利用することが最善である．

1）おにぎりの保存温度

おにぎりの微生物変敗を防止するには，保存温度も重要な要素である．米飯中で最も細菌が増殖しやすい保存温度は25〜37℃で，50℃付近以上や4℃以下では細菌の増殖は抑制される[47]．

米飯の成分は単純な単一成分のでんぷんであり，炊き上げる温度も100℃なので，残存微生物は高温に強い *Bacillus* に限られる．米飯の変敗には炊飯後に空気中や器具から混入する二次汚染菌の影響も考えられるが，米飯には通気性があるので嫌気性菌は増殖しない[48]．むしろ釜に付着して残存していた *Bacillus* 芽胞が変敗原因菌として重要である．

具材を入れて握ったおにぎりはそのまま冷凍保存ができるが，個別にラップで包むことが必要である．おにぎりも飯と同様，冷蔵保存では味・品質ともに劣化するが，冷凍保存すれば短期間なら劣化しない．冷凍保存のおにぎりは焼きおにぎりが適切であり，醬油，みりん，ダシ（3：1：1）に塩を入れた調味料をおにぎりにぬっている．冷凍保存のおにぎりに向く具材は，水分・油分が多く，塩気が強く味の濃い具材が適切である．例えば梅干し，サケ，塩昆布や昆布の佃煮，肉そぼろが向いている．冷凍保存のおにぎりの保存期間は15〜30日である．

おにぎりを冷蔵保存する場合は，8〜12時間をめどにする．そのため，冷蔵したおにぎりの場合でも消費期限内に食べる．飯は炊き上がってから徐々に水分が抜けていくため，熱いうちにラップを使って握ると水蒸気が留まり，解凍してもふっくらとしたおにぎりができる．冷凍焼けが気になる場合には，ラップで包んだ後にジッパー付きの保存袋などに入れてから冷凍する．

ちなみに，コンビニのおにぎりの保存温度設定は16〜20℃である．

（3）おにぎり変敗防止に用いられる添加物

1）食品添加物による微生物増殖の抑制

おにぎりの変敗防止には，食品添加物のうち使用基準のない酸味料である有

機酸の利用も行われてきた。多くの有機酸のうち酢酸あるいは酢酸ナトリウム緩衝液で炊飯水のpHを調整し，これで米を炊き上げる。米飯のpHを5.0〜5.7に調整することによって微生物の増殖を抑制することが知られている。

グリセリン脂肪酸エステル配合剤による米飯の変敗防止を検討した結果，変敗米飯より分離した細菌に対する抗菌効果は，グリセリンカプリル酸エステル単独よりも，それとショ糖脂肪酸エステル，ピロリン酸カリウムなどを配合したほうが優れていた[49]。また，電子ジャーへの入飯試験の結果，グリセリンカプリル酸エステルを含む配合剤を内容器内壁に最低25mg付着残存させることにより，変敗臭を著しく減少させることが可能であった[50]。

スクロース，マルトース，グルコース，フルクトースなどの糖類の酢酸溶液も食塩などと同様に浸透圧が高くなる。高濃度の溶液中では微生物の増殖は抑制される。浸透圧はモル濃度により決まるため，同じ濃度では分子量の小さいグルコースやフルクトースのほうがスクロースやマルトースより浸透圧が高くなり，微生物の増殖を抑制する作用が強い。市販おにぎりの添加物を分析した結果，最も多かったのはpH調整剤であった[51]。また，市販おにぎり中の遊離アミノ酸含量を測定した結果，グルタミン酸が多く検出された[52]。

殺菌剤の殺菌機構の特徴を表4.17に示した[53]。

2） おにぎりの保存への有機酸の利用

米飯に使用されているpH調整剤をおにぎりなどの米飯に使用する場合，混ぜ合わせ法よりも炊き込み法のほうがpH値が一定する。無調整弁当におけるpH域は6.5〜6.7であるが，pH調整剤を0.3%添加するとpH域は5.6〜6.0となった。pHを低下させることにより一般細菌数，大腸菌群の急激な増殖を抑制することができる[53]。なお，pH調整剤の成分は氷酢酸，酢酸ナトリウム（無水），ポリリン酸ナトリウム，グリシン，その他の天然物である。

酢酸でpHを調整して米飯中での細菌数の変化を検討した[54]。10%酢酸水により水道水をpH 3.02, 3.40, 3.68, 4.77に調整した炊飯水で炊き上げた米飯のpHは，それぞれpH 4.56, 5.00, 5.42, 6.00となった。対照の水道水により炊飯した米飯はpH 6.44であった。これらに *Escherichia coli* と *Staphylococcus aureus* を接種し，室温に放置して経時的に細菌数を検討した結果，pH 4.56の米飯については3日後でもほとんど菌の増殖は認められず，*E. coli* も *S.*

表4.17 殺菌剤の殺菌機構[53]

オゾン水	エタノール	次亜塩素酸ナトリウム
殺菌機構		
細胞壁等の表層構造破壊 濃度により内部成分破壊 (酵素,核酸等) 0.2～0.5ppm:細胞表層酸化 0.5～5.0ppm:細胞表層酸化 5.0ppm以上:内部成分破壊	菌体内代謝阻害 ATPの合成阻害 濃度により殺菌機構差異 40～90%:構造変化,代謝阻害 20～40%:細胞膜損傷,RNA漏出 1～20%:細胞膜損傷,酵素阻害	菌体内酵素破壊 細胞膜損傷
殺菌に及ぼす環境因子		
酸性域 (pH3～5) 安定,効果大 アルカリ性域不安定	酸性域 (pH3～5) 効果大 アルカリ性域で効果小	pH4～6効果大 アルカリ性域効果小 酸性域で塩素ガス
温度		
低温安定,高温不安定 溶解度低温大	高温で効果大 低温効果小	高温で効果大 低温効果小
有機物		
殺菌力低下大	殺菌力低下小	殺菌力低下大
殺菌効果		
0.3～4ppm 大腸菌,乳酸菌 サルモネラ菌,ウイルス効果大	カビ,細菌効果大 酵母効果小	細菌,ウイルス効果大
使用濃度		
0.4～4ppm:手指消毒 0.5～3ppm:野菜殺菌 5～10ppm:穀類殺菌 0.5～8ppm:工場殺菌 細菌:*Bacillus* カビ:*Aspergillus*	殺菌:45～95% (通常70～80%) 静菌:20～40% 誘導期延長:1～20% 酵母:*Wikerhamomyces anomalus* カビ:*Moniliella suaveolens* 細菌:*Bacillus*	0.3～1ppm:水消毒 50～100ppm:野菜殺菌 100～150ppm:手指消毒 100～300ppm:工場殺菌当該殺菌剤で処理している食品工場から検出した微生物 乳酸菌:*Leuconostoc* 乳酸菌:*Enterococcus* 乳酸菌:*Lactobacillus* 大腸菌:*Escherichia coli* カビ:*Aspergillus*

aureus も検出されず変化は認められなかった。pH 5.0の米飯では一般細菌数は2日後に$1.0×10^6$/gとなり，*S. aureus* も$1.0×10^5$/gとなった。これに反して *E. coli* は3日目になっても増殖が抑制されていた。pH 5.42以上の米飯では両菌種に対してほとんど抑制効果は認められなかった[55]。

また，炊飯時にpH調整剤を添加して炊き込む方法と，炊き上がってからpH調整剤を混ぜ合わせる方法で比較を行った。対照はpH調整剤を添加していない無調整の米飯とした。これらの米飯に *E. coli* と *S. aureus* を接種した結果，無調整の米飯は急激な菌の増殖を示し，2日目に異臭を感じた。pH調整剤を添加した米飯は無調整米飯ほど変化は認められなかった。pH調整剤は変敗しやすいおにぎりの変敗防止になる。また，油を入れて炊くことにより米がべたつかず，艶やかで冷めてもうまいおにぎりになった。

無調整米飯のpHは6.1～6.7のものが多く，pH調整剤を0.3％添加するとpHは5.6～6.0の範囲に分布し，官能的にも酸味は感じなかった。しかしpH調整剤を0.5％添加すると官能的に酸味を感じることから，おにぎりには不向きであった。混ぜ合わせ法では，pH調整剤にムラがあってpHが一定でなかったことから，炊き込み法でpH調整剤0.3％添加が適当であると考えられる。

pH調整剤はグラム陰性細菌に対して抑制効果はあるが，殺菌効果はないと考えられる[47]。酸性条件での炊飯では，タイ米を食酢に浸漬すると，米飯の粘りおよび米粒同士の接着性が増加し，透明感が向上して硬さが減少した[56]。また，酢酸溶液で炊飯したところ，酢酸の添加濃度に依存して炊き上がりの米飯の硬さが低下し，粘り，付着性・光沢性が増加した[57]。酢酸添加による飯粒の物性の変化や炊飯過程の成分溶出に及ぼす影響が検討されている[58,59]。

3）有機酸による微生物変敗制御機構

有機酸は解離した状態ではイオンの形となり，微生物菌体の表面に吸着する。微生物の表面の膜を構成している脂質二重層は，外からのイオンの侵入に対して防壁となるため，イオンは細胞の中には侵入できない。しかし非解離状態の有機酸は脂質二重層を通って細胞内に侵入し細胞内の水素イオン濃度を高めるため，pHが低下する。つまり解離している酸は菌体内に侵入せず（アルカリ側），非解離の有機酸は菌体内に侵入（酸性側）する。非解離状態で微生物の菌体内部に侵入した有機酸は，解離してプロトン（H^+）が生成される。微生

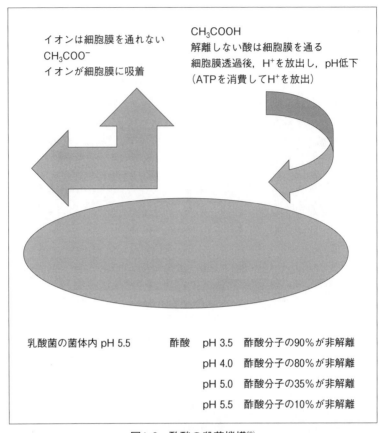

図4.2 酢酸の殺菌機構[60]

物は細胞内のプロトンを排除するのにエネルギーを消費するため増殖が遅れる。そして菌体内のpHが低下した結果,酵素が障害を受けて不活化し,修復不可能な状態が起こって死滅する。この機構はそれぞれの有機酸の微生物菌体への付着性,細胞膜透過性,有機酸の親水性,有機酸の疎水性によって影響を受ける。

酢酸の微生物細胞内に侵入する殺菌機構を図4.2に示した[60]。

有機酸のおにぎりの保存効果はpHにより著しく異なり,低pHほど抗菌力が増大して微生物の増殖を抑制できる。これは有機酸の解離度がpHにより変

化するためで，pHが低下して水素イオン濃度が増加すると解離は抑制され，非解離分子の割合が多くなることによる。非解離分子は解離した分子よりも細胞膜透過性が大きいために強い抗菌力を示すようになる。したがって有機酸の使用技術は濃度ではなく，pHが重要であると言われてきた。また対象微生物により有機酸の効果が異なることも指摘されてきた。有機酸の抗菌性には，pH低下によるもの，解離していない有機酸の比率（非解離型は殺菌力が強い）によるもの，有機酸自体の有する抗菌力によるものがある。酸性保存料であるソルビン酸では，pHを低下させることによって酸の非解離型分子の比率が増加して細胞膜を通過しやすくなり，抗菌力が高まる。これは細胞内の代謝によって水素イオン濃度が増加することで細胞液が酸性化し，核タンパク質が変性するためである。おにぎりでは2％の酢の添加で，十数時間，*Bacillus subtilis* の増殖が抑制される。

変敗細菌の生育抑制効果を検討した結果，pH 5.0における抗菌力は酢酸が最も強く，次いでコハク酸，乳酸の順であり，グラム陰性細菌やグラム陽性細菌に効果がある。

有機酸と同様にソルビン酸，プロピオン酸，安息香酸などの酸性防腐剤や次亜塩素酸ナトリウム等の殺菌剤は低pH域で抗菌力や殺菌力が大きい。

クエン酸はグラム陽性細菌に抗菌活性を持ち，肉製品の冷却期間におけるほかの微生物の制御に利用されている。酢酸は食塩と組み合わせることによって，グラム陰性細菌に対し抗菌効果がある。有機酸の抗菌効果を評価するには各有機酸の塩基当量を考慮する。有機酸の塩基当量が小さいものは少量でもpHを低下させる。フマル酸は，食用可能な塩基当量の最も小さい有機酸（塩基当量58）で，0.1〜0.3％という少ない量でpHを低下させることができ，グラム陰性菌に抗菌効果を示す。その他の有機酸の塩基当量は酢酸，乳酸，クエン酸，リンゴ酸，コハク酸でそれぞれ60，90，64，67，59である。

4）有機酸緩衝液による微生物変敗制御

有機酸はそれぞれ固有の解離定数を有し，解離定数により非解離状態が予測できる。弱酸は強酸より非解離分子が多いので抗菌作用は強い。有機酸の解離状態はpHにより影響され，弱酸は高いpHでよく解離し，強酸は低いpHでよく解離する。

また，食品変敗の主原因菌である乳酸菌の有機酸による制御では，pH 5.0以下の酸性下において酢酸より乳酸のほうが抗菌効果が高い。クエン酸はpH 5.0以下の酸性域では抗菌効果を示さず，pH 6.0〜7.0の中性域で抗菌効果を示す。乳酸やアジピン酸は，乳酸菌には効果を示す真菌（カビや酵母）には抗菌効果を示さない。

　酢酸緩衝液の保存効果について，酢酸ナトリウム（無水，結晶），二酢酸ナトリウム（酢酸と酢酸ナトリウムを結合させたもの）を用いpH 4.80，食塩11.7％で検討した結果，食塩のみではほとんどの酵母が生育するが，酢酸緩衝液では酵母抑制効果が認められた。酢酸緩衝液0.1Mでは抑制効果はほとんどないが，0.2Mで *Saccharomyces bayanus*, *S. carlsbergensis*, *Candida famata*, *Debaryomyces hansenii* が抑制され，0.3Mで *C. etchellsii* 以外の酵母，0.5Mですべての酵母が抑制された。

5）エタノールによる微生物変敗制御

　エタノールの微生物に対する殺菌効果は，その試験方法および条件，あるいは微生物の種類によって必ずしも一致しない。65〜75％のアルコールは一番殺菌力が強い。短鎖アルコールの殺菌力は分子量の増大に従って強くなり，疎水性の強さに比例している。エタノール以上の分子量のアルコールは100％濃度では殺菌力は認められないが，メタノールは40％以上で殺菌力を示し，100％でも殺菌力を有する。エタノールの無水物が殺菌効力に劣るのは，殺菌に水が関与することによる。エタノールの殺菌効果は温度の上昇とともに強くなり，エタノールと加熱を併用すると殺菌力が著しく上昇することが知られている。エタノール殺菌は短時間処理ではアルコール濃度40％が限界となり，これ以下の濃度では急速に殺菌力が低下する。布巾を洗った後に干しておくだけでは，微生物汚染が残っている可能性があり，微生物を広げないためにも，使用後の調理台付近は汚れを洗い流した後にエタノール含浸布巾で拭く。また，布巾を乾かした後，エタノールをスプレーして除菌することも有効である。調理台を拭く際は，きちんと除菌された台所の布巾を使い，さらにティッシュペーパーやキッチンペーパーを使ったエタノール除菌拭きが有効である。

　40％以上のエタノール溶液の場合，有機物が存在していても殺菌力はほとんど変化しないが，汚染部分の有機物の低減は必要である。低濃度アルコールに

表4.18 エタノールを資化するカビによる食品の変敗[61]

食品	アルコール濃度	変敗現象	原因微生物
ブランデーケーキ	1.7%	菌体生成	*Moniliella suaveolens* var. *niger*
ミニドーナツ	0.7%	菌体生成	*Trichosporonoides nigrescens*
食パン	0.5%	黄色斑点	*M. suaveolens*
蒸しケーキ	0.5%	赤色斑点	*Moniliella* sp.
ロールカステラ	0.7%	赤色斑点	*Moniliella* sp.
チーズ蒸しパン	0.4%	褐色斑点	*Moniliella* sp.
生パン粉	0.5%	黄色斑点	*Moniliella* sp.

おける微生物の増殖を検討した結果では，大部分の微生物は4～5%まで，一部は7～8%まで増殖し，10～20%以下ではほとんど殺菌効果はないが，1%でも静菌効果は認められる。エタノールは細菌，酵母，カビのいずれに対しても殺菌力を有する。しかし細菌芽胞には殺菌効果は認められない。カビの胞子に対しては濃度が高いほど殺菌効果は強くなる。一般的にはグラム陰性細菌やカビに対しては強い殺菌力を示すが，乳酸菌や酵母に対してはその効果は弱い。エタノール殺菌はタンパク質や脂質などの有機物が少量共存しても殺菌効果にはほとんど変化がない。エタノールには微生物の熱死滅促進効果，食塩との併用による凍結殺菌促進効果，酸性 pH における細菌芽胞の耐熱性低下効果，細菌芽胞に対する発芽促進効果がある。

　エタノールを資化する微生物が食品工場に出現し，多くの問題が発生している。エタノールを資化して食品を変敗させたカビの事例を表4.18に示す[61]。エタノール系殺菌剤を食品工場内の施設の殺菌・消毒に単独で常用していると，エタノール耐性菌の出現が予測される。原因となるカビが製造直後の製品から検出されずに，冷却後の製造工程で検出されることがある。この現象は明らかに工場からの二次汚染である。エタノールを資化するカビはエタノールを多用する工場に棲みついており，時々製品に二次汚染して変敗の原因となる。エタノールを資化して食品を変敗させた酵母の事例を表4.19に示した[61]。

　40%エタノールでは乳酸菌に対してはほとんど効果がないが，*Escherichia*

表4.19 エタノールを資化する酵母による食品の変敗[61]

食品	アルコール使用	変敗現象	原因微生物
餃子の皮	発酵調味液	シンナー臭	*Wickerhamomyces anomalus*
生麺	発酵調味液	シンナー臭	*W. anomalus*
稲荷寿司	食酢,製造工程殺菌	シンナー臭	*W. anomalus*
ソフトゼリー	ラム酒	シンナー臭	*W. anomalus*
チョコレートケーキ	ラム酒	シンナー臭	*Candida cacaoi*
アップルパイ	ラム酒	シンナー臭	*Saccharomyces* sp.

coli や *Staphylococcus aureus* には効果がある。最近,ガス置換包装,真空包装,脱酸素剤使用包装,粉末エタノール剤使用包装の普及,および防腐剤・殺菌剤としてのエタノール使用により,従来あまり問題とならなかった食品にシンナー臭(酢酸エチル臭)が生成するという現象が多発するようになってきた。シンナー臭の生成した食品の共通点は,食品保存料,風味改良剤,殺菌剤としてエタノールを使用しており,エタノールを資化する酵母が増殖していることである。これらの酵母は食品製造工場に生息しており,エタノールや次亜塩素酸ナトリウムに抵抗性のあるものが多い。これらの酵母の殺菌にはエタノールや次亜塩素酸ナトリウムと殺菌機構が全く異なるオゾン(オゾン水,オゾンガス)が効果的であり,多くの食品工場で採用されている。

精白米をオゾン処理を用いて製造した米飯は貯蔵中において微生物増殖速度は抑制され,オゾン水で洗米および浸漬処理した精白米で製造した米飯では保存中における微生物の増殖が抑制された[62]。

文 献

1) 竹内由紀子監修:日本の食とくらし3,学研(2003).
2) 西山松之助,金子浩昌,伊東寛他:たべもの日本史総覧,新人物往来社(1994)
3) 田村真八郎:日本人と食べもの,丸善出版(1999)
4) 村田泰彦監修:調べて学ぶ日本衣食住,食,大日本図書(1997)

文　献

5) 長友麻希子：にっぽん食発見，京都新聞出版センター（2007）
6) 岡田　哲：たべもの起源事典，東京堂出版（2003）
7) 小田きく子：駅売り弁当の変遷，近代文化研究紀要，平成17年8月号，昭和女子大学近代文化研究所（2005）
8) 大野悌治：米飯に使用されているpH調整剤の細菌抑制効果についての一考察，食品衛生研究，32，899-903（1982）
9) 内藤茂三：米飯の微生物変敗と制御，アサマパートナーニュース，202，1-3（2021）
10) 内藤茂三：食品の微生物変敗と防止技術，(14)海苔製品の微生物変敗と制御，アサマパートナーニュース，175，1-3（2016）
11) 小林一博，西田信行，桜井史郎：削りぶし製造工程における微生物相の変遷，農林規格検査所調査研究報告，14，53-58（1990）
12) 小林一博，西田信行，北川洋子，桧垣健治：削りぶし原料の細菌学的品質について，農林規格検査所調査研究報告，13，126-130（1989）
13) 内藤茂三：食品保存へのオゾンの利用に関する研究（第33報），オゾン処理による削節の微生物と揮発性含硫化合物の変化，愛知食品工技年報，35，82-90（1994）
14) 民谷万里子，左官愛野，西島基弘：市販おにぎりの細菌汚染および保存による細菌の挙動，実践女子大学生活科学部紀要，46，15-21（2009）
15) 佐々木正則，河合祐史，吉永　守，信濃晴雄：サケいずしの化学的，微生物的性状に及ぼす原料サケの塩蔵の影響，日水誌，71，618-627（2005）
16) 内藤茂三：包装食品の微生物変敗防止に関する研究（第1報），めん用調合味噌小袋詰の酸敗原因菌の分離および同定，愛食工試年報，21，54-62（1980）
17) 安部利徳：米の食味に関わる糖および遊離アミノ酸，農村通信，760，45-47（2011）
18) 安部利徳：米の外観品質・食味研究の最前線（4），米の食味に関わる可溶性低糖物質，農業および園芸，86，60-64（2011）
19) 川村周三：米の外観品質・食味研究の最前線（26）；北海道米の食味向上，農業および園芸，88，648-654（2013）
20) 全国農業改良普及支援協会：地域に適応した良食味品種，https://www.jeinou.com/benri/rice/2010/04/051530.html　公益社団法人米穀安定供給確保支援機構のデーターを基に作成
21) 内藤茂三：海苔佃煮の乳酸菌による変敗とオゾン水殺菌，愛食工試年報，39，57-65（1998）
22) 原田和弘，森　俊郎，磯田美也子：瓶詰め「のり佃煮」製品の蒸気殺菌における中心品温変化，兵庫農試研報（水産），37，11-14（2004）
23) 内藤茂三：白斑点の生成した包装昆布巻から分離した微生物の同定，愛食工試年報，32，104-122（1991）

第 4 章　おにぎりの微生物変敗と制御

24) 森　治彦：トマトケチャップより分離した酵母，醗酵工学，49，180-187（1971）
25) 太田輝夫，中野政弘：粉末食品，油脂食品および原料について，日食工誌，10，507-514（1963）
26) 小笠原和夫，砂川紘之，赤城幾代，梅村康子：食品の有害カビによる汚染に関する研究（第 3 報），粉末スープについて，北海道衛研所報，27，43-48（1977）
27) 内藤茂三：小袋詰ストレートスープの耐熱性芽胞菌による変敗，愛食工誌年報，25，19-28（1984）
28) 内藤茂三：*Bacillus* 属細菌による食品の変敗と防止技術，SUNATEC e-Magagine 2009 年 6 月号，1-9（2009）
29) 祐成二葉：『おにぎりカフェ』，主婦の友社（2003）
30) 内藤茂三，小早川和也，岡田安司：包装フィルムの殺菌について，統一標準フィルムによる食品包装試験，包装連合部会食品包装分科会，62-63（1986）
31) 中島雅子，小田尚志，別府道子：おにぎりの保存性に対する包装材の影響，東京家政学院大学紀要，23，19-20（1983）
32) 門間千枝，石崎直人，小西典子，下里優香子，尾畑浩魅，仲眞晶子，千葉隆司，新井輝義，伊部明弘，矢野一好，両角　聖：おにぎりから嘔吐毒素が検出された *Bacillus cereus* 集団食中毒事例，第26回日本食品微生物学会学術総会（2005），
33) 柳本恵太，山上隆也，植松香星：梅おにぎりが原因と考えられたセレウス菌による食中毒事例，山梨衛環研年報，61，50-52（2017）
34) 品川邦汎：セレウス菌食中毒，『生活と衛生微生物』（春田三佐夫，宇田川俊一編），南山堂（1985）
35) 江口ヒサ子，田中珠子，青木　香，本間敏則：おにぎりの具（さけ）が原因の黄色ブドウ球菌食中毒事例―新潟―，IASR，26，46-47（2004）
36) 毎日新聞：前日握るのはダメ，おにぎりに潜むリスク，毎日新聞，2017年 5 月 3 日
37) 三瓶憲一，小岩井健司，内村真佐子，七山悠三：市販食品の細菌汚染に関する研究，1―黄色ブドウ球菌汚染について―，千葉衛研報告 5，27-30（1981）
38) 林恵子，松本純子，山下育孝：おにぎりを原因食品とする A 型輸血性レンサ球菌による）集団食中毒事例―愛媛県，IASR，34，266-267（2013）
39) 内藤茂三：『食品変敗の科学』，幸書房（2020）
40) 全国食品衛生監視員協議会：『食品苦情処理事例集』，中央法規（1992）
41) 牧亜紗子，鈴木陽子，中村千春，西嶋基弘：市販イクラおにぎりの微生物汚染に関する研究，日本調理科学会大会研究発表要旨集，平成17年大会セッション ID：Ia 6（2005）
42) 吉田啓子，加藤寛子：市販おにぎりの細菌学的汚染状況および保存について，鎌倉女子大学紀要，10，119-124（2003）

43) 山本信弘，上延富久治，山下節義：食品の衛生状態に関する研究（1），おにぎりの保存における細菌の検出，大阪教育大学紀要，第Ⅲ部門，自然科学，38，223-230（1990）
44) 池亀公和，岡田高治，中村保香，関口　和，藤田政之，平井喜久江，持永泰輔，寺田厚：コンビニエンス・ストアーにおける弁当類の細菌学的評価，食品と微生物，10，215-221（1994）
45) 斎藤　修，石見好己，鈴木雅夫，比留間伸一，原　賢昭，高野弥生：おにぎりの危害要因の抽出と食中毒防止，食品衛生研究，45，61-67（1995）
46) 吉野典孝，野口貴美子，河手達彦，千葉雄介，安里桂子，島田慎一，大塚佳代子，只木晋一：埼玉県衛生研究所における収去食品の微生物検査実施状況（平成21年度〜平成29年度），埼衛研報，52，110-117（2018）
47) 高井道子：米飯の腐敗及び保存について（2），家事と衛生，10，（4）a10-a14（1934）
48) 好井久雄，金子安之，山口和夫：『食品微生物学ハンドブック』，技報堂（1995）
49) 稲津早紀子，松永藤彦：食品の衛生的取扱いと微生物制御に関する授業研究―おにぎりを用いた学生実験の提案―，東洋食品工業短期大学紀要，1，16-21（2012）
50) 毛利善一，西沢一徳，葛見　衛：グリセリン脂肪酸エステル配合剤による米飯の変敗防止効果，栄養と食糧，28，263-269（1975）
51) 堀　光代：市販おにぎりの栄養表示と食品添加物実態調査（2），岐阜市立女子短期大学研究紀要，68，33-38（2019）
52) 堀　光代，猿井久美子，長野宏子：市販おにぎりの実態調査―岐阜大学学生へのアンケート調査と成分分析―，日本食生活学会誌，13，286-292（2003）
53) 内藤茂三：オゾン水の食品工業への利用の理論と実際，静電気学会誌，31，21-36（2008）
54) 大野悌治：米飯に使用されているpH調整剤の細菌抑制効果についての一考察，食品衛生研究，32，899-903（1982）
55) 渡邉昭宣：米飯の腐敗および食中毒防止対策としての有機酸の効果，New Food Industry，35，65-78（1993）
56) 畑江敬子，綾部園子，貝沼やす子，島田淳子：材料添加によるタイ国産米の食味改良効果，日本調理科学学会誌，28，231-236（1995）
57) 香西みどり，谷畠早苗，大石恭子，島田淳子，畑江敬子：米飯の嗜好性および物理化学的特性に及ぼす酢酸添加の影響，家政誌，52，1091-1097（2001）
58) 大石恭子，関本美貴，香西みどり，畑江敬子，島田淳子：酢酸添加による飯粒の全体および表層の物性変化ついて，日本調理科学学会誌，38，319-323（2005）
59) 大石恭子，香西みどり，島田淳子，畑江敬子：炊飯過程の成分溶出に及ぼす酢酸添加の影響，日本調理科学学会誌，39，132-139（2006）
60) 内藤茂三：食品工場の微生物制御への有機酸の利用，SUNATEC e-Magazine，2012年

第 4 章　おにぎりの微生物変敗と制御

　　4 月（2012）
61）内藤茂三：『再改訂増補　食品の変敗微生物』，幸書房（2019）
62）内藤茂三：食品保存へのオゾン利用に関する研究（第12報），米飯およびすし飯のオゾン処理効果，愛食工試年報，31，70-87（1990）

第5章 粥，雑炊の微生物変敗と制御

5.1 粥，雑炊の歴史と社会性

「摂津雑炊，大和粥」ということわざがある。摂津の国では雑炊，大和の国では粥が常食であるように，土地ごとに習慣は異なるものだという意味であるが，粥や雑炊は古くから日常的な食べ物であった。粥は弥生時代からあったと言われている。当時は脱穀した米は精白されず，生米のまま土器で煮たり蒸したりして調理されたが，生米に含まれるでんぷんは水に溶けにくいため，粥にしてすすっていた。それを裏付けるように，弥生時代の土器には小鉢，椀，杯もある。

奈良時代には，水分の少ない硬めの粥（固粥(かたがゆ)）を食べるようになり，平安時代になると軟らかく煮た米が姫飯(ひめいい)と呼ばれるようになった。そして鎌倉時代に羽釜(はがま)が登場し，現在の米飯に近い形態になっていった。姫飯という言葉ができるまでは普通の飯を粥，今日の粥のことを湯と言ったようで，その後，湯はもっぱら液体だけを指すものになった。重湯という言葉はその名残りである。粥はその硬さに従って固粥と汁粥とに分けられた。

粥とは本来は白粥のことで，水の量を多くして米を軟らかく炊いたもので，塩は加えていなかった。雑炊は米の粉や穀類の粉に水を加えて煮たてたもので，粥の代用であった。雑炊の語源は，少ない米を水で増やして食べたことから増水と言われたとされており，野菜などの具を入れるようになったことで雑炊と言われるようになった。米を水で煮たてただけの粥に対し，さまざまな味が付いた雑炊のほうが食べやすいし，キノコなどとの相性もよい。このため雑炊は江戸時代は庶民料理の花形であった。種々の副材料を米と一緒に炊く粥，あら

かじめ味付け調理した魚介類や野菜類の残りのダシ汁に白飯に混ぜ合わせて炊く雑炊がある。また，残り飯を土鍋に入れて味を付け，さらにカブ，ダイコンの葉，ミズナ，ミツバ，セリ，ヨメナ，ニラなどを加えて煮たてた雑炊もあり，おじやとも言われる。おじやは女房ことばで「じや」に接頭語の「お」がついたもので，ジヤジヤと音をたてて煮える様子からおじやと言われるようになったという説がある[1]。粥は関西が多く，関東では雑炊を好む傾向がある。

中国では旧暦12月を臘月と呼び，旧暦12月8日を臘八節として，五穀豊穣を祝って米，豆，クリ，ナツメ，ナッツなど8種類の具入りの粥（臘八粥）を食べる習慣がある。この習慣は宋代に始まったと言われ，すでに1千年以上前から続いている。また中国の伝承では，12月8日は釈尊が断食の修行を終えて悟りを開かれ（成道），仏陀となられた日でもあり，寺院では釈尊が断食明けにスジャータという女性から粥をふるまわれたことにちなんで粥を配る。

日本の禅寺でも12月8日に臘八粥が作られている。紅糟粥，温糟粥，五味粥などとも言われ，禅宗の栄えた鎌倉中期から室町期にかけて盛んだった。また曹洞宗の高祖　道元禅師は，その著書『赴粥飯法』（1246年）の中で，粥食礼賛とも言える「粥有十利」を残している。これは永平寺において修業僧たちに説いた教えで，食事を摂る時の修業僧の心構えを記した書物である。粥有十利とは，①色：血色をよくする，②力：力がみなぎる，③寿：寿命を延ばす，④楽：苦痛がない，⑤詞清弁：ことばがはっきりする，⑥縮食：胸のつかえが治る，⑦風を除く：風邪が治る，⑧飢を消す：空腹が癒える，⑨渇を消す：のどの渇きが消える，⑩大小便調適す：大小便の通じがよくなる，である[2]。

粥や雑炊といった軟質加工米飯の社会性は，一つの鍋や釜で作ったものを共有するという意味で交流やもてなし，コミュニケーションと強く結びついている。

5.1.1　粥，雑炊の細菌

粥や雑炊にはいろいろな種類があるが，いずれも水分含量が多く，主成分はでんぷんなので微生物が増殖して酸生成による異臭現象を生じやすい。普通に炊いた米飯でも20～30℃の温度で米飯を保存すると，すえた臭いが出てpHが低下するようになり，食べられなくなるが，さらに変敗が進行すると糸を引く

ようになり，米粒が軟化・溶解することは経験的によく知られている。粥，雑炊は100℃以上で炊き上げるため，変敗に関与する微生物はほとんどが好気性の耐熱性芽胞菌の *Bacillus* 属菌である *B. megaterium*, *B. lentus*, *B. cereus*, *B. subtilis*, *B. coagulans*, *B. mycoides*, *Paenibacillus polymyxa*, *B. circulans*, *B. alvei*, *B. licheniformis* などである[3]。

　調味料は粥，雑炊を長持ちさせる働きがあり，米飯に存在する *Bacillus* 等の細菌の生育が抑制される。しかし粥や雑炊には副資材が用いられている場合が多いので，それらに起因する微生物汚染が発生する。*Bacillus* 以外の汚染の主な原因菌としては *Clostridium* が多い。微生物の多い各種粥や雑炊の副資材の取り扱いは，米と一緒に炊く場合と，副資材は別に下煮しておき，煮汁を加えて炊き上げた飯に混ぜ合わせる方法とでは違いがある。*Bacillus* 以外の微生物は炊飯によってほとんど死滅するが，副資材を煮汁と一緒に飯に混ぜる場合は多くの微生物が増殖する。この場合は，常温2～3日で異臭が生成する。検出される細菌は *B. subtilis*, 酵母は *Wickerhamomyces anomalus* である。カビの *Aspergillus*, *Penicillium* が検出されることもある。

　粥や雑炊は水分を多く含むため，加熱後の性状変化が激しく，微生物が増殖するために保存性は著しく劣る。常温で放置すると細菌が増殖して変敗しやすい。したがって，できるだけ作り置きをせず，その都度作ることが望ましい。保存した粥には *Lactobacillus*, *Enterococcus*, *Klebsiella*, *Erwinia* が検出される場合がある。雑炊は炊いた米と一緒に野菜や肉などの具材を味の付いたスープで煮込んだものが多いので，*B. subtilis* 以外に *Clostridium* などの細菌も存在する。粥や雑炊を保存する必要がある時は，でんぷんの老化を抑制しつつ長期に保存する方法として冷凍保存が適切である。最大氷結晶生成帯を短時間で通過させることが，品質を低下させることなく冷凍保存できる条件となる[4]。

　蒸らしや保温により粥表面の水分の状態がどのように変化するかを検討した結果，7分粥では蒸らし25分間では遊離水分量が多く，蒸らしを120分間にすると25分間より減少した。全粥では蒸らし25分間では遊離水分量が少なく，蒸らしを120分間行った場合も変化が少なかった[4]。遊離水分含量が多いと *Bacillus* による増殖が促進され変敗も促進される。

　粥や雑炊を大量に調製する場合，焦げない程度の火加減にすると低温で炊く

ことになり，炊く操作が十分に行えない。また油で調理した具材を後から混ぜ込むと油が飯の表面に付着した状態となり，油を資化する微生物，特に *Candida* を中心とする酵母が増殖することになる。炊いた直後にすぐに食べればよいが1～2日間保存すると，異臭が発生したり，変色することがある。

近年は調理済みの粥や雑炊を急速冷凍して保管し，食べる時に解凍して供給するクックチル方式が行われている。

5.1.2 粥，雑炊の酵母

福祉施設の調理場で製造された粥で，外見上は特に異常が認められなかったが，強烈なシンナー臭が発生したことがある。粥は各福祉施設共通のマニュアルにより共通の食材を使用していたところから，製造工程での二次汚染と考えられた。シンナー臭の原因は，酵母の *Hanseniaspora guilliermondii* であった[5]。玄米には糖が付着しているので，玄米粥でも *Wickerhamomyces anomalus* に起因するシンナー臭が発生することがある。これらの原因酵母はほとんどがエチルアルコールを資化するために，シンナー臭の原因となる酢酸エチルを生成する。シンナー臭の生成した食品を製造している工場のほとんどは工場殺菌剤として，あるいは原材料としてエチルアルコールを使用しているため，応急措置としてエチルアルコールの使用を停止すればシンナー臭は生じない。

また，粥や雑炊の保存中に酵母の *Pichia*，*Wickerhamomyces* に汚染されて異臭が生成することがある。植物性や動物性原材料を使用する雑炊は酵母により変敗が起きやすい。その変敗現象は，酵母菌体付着による斑点生成，アルコール発酵，ガス発生，エステル生成，酸生成などが多い。また酵母は有機酸類を資化する場合が多く，雑炊のpH調整に用いられている酢酸，乳酸，クエン酸が資化されてpHが高くなり，細菌の増殖が促進される場合もある。さらに酵母は保存料に対して抵抗力のあるものが多く，*Rhodotorula* に属する数種の酵母は0.25%の安息香酸を炭素源としてpH 4.5でよく増殖し，*Saccharomyces rosei* は0.25%のプロピオン酸(pH 4.5)，*Brettanomyces intermedius* は0.1%のソルビン酸の存在下で良好に増殖する。このように，保存料で酵母の増殖を阻止することは極めて困難である。しかしこれらの酵母により食品が変敗しても食品が有毒化して食中毒の原因になることはほとんどない。

5.1.3 粥,雑炊の微生物制御

　雑炊は鍋料理でできたスープを最後にすべて食べてしまう合理的な調理法であるが,鍋に野菜や魚片が残ったまま冷飯を加えると B. subtilis などの微生物の多いドロドロの状態になる場合が多いため,ダシ汁の中を網ですくって,具をすべて捨てたうえで冷飯を入れて仕上げたほうが,微生物も少なくなる。

　粥や雑炊の二次汚染微生物としては乳酸菌,酵母,大腸菌群,グラム陰性細菌を検出することがある。Pseudomonas による蛍光色素の産生,Serratia による赤色色素の産生,Alcaligenes による軟化,Bacillus による軟化・液化が代表的な変敗現象である[6]。米の収穫された年産および品種を異にした3試料を供試し,洗米時の研ぎ回数1回および3回で炊飯後に24時間までジャー炊飯器内保温を行い,保温時間の経過に伴う品質・食味差を検証したところ,炊飯食味計測定値,色調および匂い識別値の測定結果から,研ぎ回数1回よりも3回のほうが品質劣化の度合が小さかった。したがって,研ぎ回数を増やすことは,炊飯米の保温中の品質保持に効果がある[7]。

　また,製造直後の粥や雑炊中の Bacillus 芽胞数は1.0×10^2〜1.0×10^3/gで,夏季には10数時間で1.0×10^7〜1.0×10^8/gに達して変敗になる。最近の米飯では初発菌数が3.0×10^2/g以下の例も多いが,それを30℃においた場合の菌数は,24時間後で1.0×10^4〜1.0×10^5/g,48時間後で1.0×10^6〜1.0×10^7/gになる。変敗原因となる Bacillus 芽胞は多くが原料米に由来するので,日持ちをよくするにはその汚染の少ない原料米を使用することも重要である。原料玄米には1.0×10^6/gの細菌が付着している。粥や雑炊の変敗には製造後に空気中や器具から混入する二次汚染菌の影響も考えられるが,むしろ釜に付着して生残していた Bacillus 芽胞が変敗原因菌として重要である。加工米飯に有機酸を利用することにより,選択的に Bacillus を制御できる[8]が,加工米飯では有機酸に抵抗力のある酵母と乳酸菌による変敗が発生する。

第5章　粥，雑炊の微生物変敗と制御

5.2　粥と微生物変敗

5.2.1　粥の特質

（1）　粥の用途と種類

　粥は行事食や常食として，また消化吸収力の低下時，咀嚼・嚥下困難時に幅広く活用される調理形態である。昔から，飢えた人や食事をしていない人に急に食事を与えると腹一杯食べてこつんと死んでしまうから，飯ではなく粥か重湯を1〜2杯与えてから，次第に飯を与えるようにと言われてきた。長く飢えてきた人には初めは重湯をスプーンで少しずつ与え，その後，軟らかい粥から徐々に固粥に変えて，水分も十分に与えて消化酵素の活性を高めてから飯を与えるのがよい。これは高齢者施設での食欲のない寝たきりの利用者にも共通する。また，福祉施設では枸杞子(くこし)粥，山薬（山芋）粥，レンコン粥，緑豆粥，ハトムギ粥，キクラゲ粥，八宝粥，百合根粥，小豆粥といった漢方粥を行事食としてきた[2,9]。そのほか，福祉施設では病人食，老人食などの目的に応じてその作り方を決めている。赤ちゃんも7か月を過ぎたら，全粥が離乳食に加わる。

　朝早く粥を温めて軟らかくして食べると，胃腸を養い，体を温め，唾液が出る。寒い月には一番よろしいとは，養生訓での貝原益軒の説である。

　3分粥は水を米の20倍で炊く場合もあるが，普通は米の15倍で炊く。サラサラとのどごしがよいので，疲れた時に食べる。シジミ粥はシジミに含まれるタウリン，グリコーゲン，オルニチンなどの成分が肝臓の機能を助ける。炒り黒マメ粥は，黒マメにアントシアニンを含み，抗酸化作用がある。すりおろしレンコン粥は，レンコンに食物繊維，カリウム，鉄分を含み，含まれるでんぷんは加熱しても壊れにくい性質を持つ。また，牛乳粥は牛乳とスープを加えて米を煮ればよい。ホタテ粥は，ホタテ貝の干物と干しエビを煮出したスープで煮る。そのほかエビ，カニ，ナマコを加えればそれぞれの粥になるし，小豆入りの玄米粥もある。味噌粥，ウニ粥，魚粥，卵粥，ゴマ粥，塩昆布粥，豆腐粥などもある。

　日本食品標準成分表2020年版（八訂）の全粥・精白米100gの炭水化物は15.7

表5.1 粥の種類と特徴

粥	特徴
白粥	7分粥と5分粥を言い，煮たってから塩を加えるとベトつかない
茶粥	番茶，煎茶，ほうじ茶を用い，米から炊く茶粥を揚げ茶粥と言う
小豆粥	1月15日に炊き，粥に茹で小豆を加えて炊く餅粥
七草粥	1月7日に炊き，春の七草や餅を具材とする塩味の粥
牛乳粥	粥に牛乳，白味噌，ジャコを加えて3～5分間煮る
ハトムギ粥	ハトムギと米をふやかし，すりおろした後，ゴマ油を入れて煮る
海藻粥	煮上がった粥に生海苔，塩ワカメ，塩を加えて煮る
トマト粥	煮上がった粥にトマトジュースを加えて5分間煮る
キノコ粥	煮上がった粥に炒めたキノコを入れてに煮る
中華粥	5分粥であり，魚，落花生，豚肉，カキ，牛肉，鶏肉を入れる
イモ粥	米にサツマイモを入れて煮た粥であり，ジネンジョを用いる粥もある
玄米粥	玄米は前の晩から水に浸けておき，玄米と分量の水を加え煮る
シジミ粥	シジミに水と酒を入れて煮て身を取り出し，汁の中に飯を入れて煮る
クリ粥	米に水に浸したクリを入れ，40～60分間煮る
卵粥	白粥にダシを加え味を調整し，卵を粥に混ぜてすぐ器に盛る
味噌粥	焼き味噌を作りダシを入れて加熱し，飯を入れて7～10分間煮る
ゴマ粥	ゴマを炒って切りゴマにして，白粥の仕上がりにゴマを混ぜる

g，タンパク質は1.1gである。

粥の種類と特徴を表5.1に示した。

（2） 粥の炊き方

粥には飯を水で煮て軟らかくした入れ粥，生米を水で煮て軟らかくした炊き粥，粥を作った時の上澄みの重湯がある。炊き上がった米飯から作る入れ粥の硬さや粘りの状態は，生米から作る炊き粥とほぼ同等であるが，艶，旨みの強さの点では炊き粥に劣る。これは炊き粥では重湯中に溶出する糖の量が多くなり，粥の旨みを強めているが，入れ粥に使う飯では旨みに関わる成分が溶出し

第5章 粥，雑炊の微生物変敗と制御

表5.2 粥の分類

粥名前	米と水の割合	特徴
全粥	1：5	粘りがあり，トロリとした甘みがある
7分粥	1：7	粥の通常形態であり，梅干しが最適
5分粥	1：10	サラサラ粥
4分粥	1：13	サラサラ粥で口にやさしい
3分粥	1：15	病人や酔った人によい
重湯	1：10を濾したもの	病人や行き倒れの人によい
御交(おまじり)	全粥1：重湯9	病人や行き倒れの人によい

にくいためであると考えられる[10]。また，冷凍飯を使って粥を作る方法もある。この場合は冷凍飯を火にかけながらほぐして解凍し，塩を入れて加熱する。

粥は米に対する水の重量比で呼び方が異なる[11]。米1に対して水5の割合で，木のシャモジでよそえるくらいの硬さのものを全粥，米1に対して水7の割合のものを7分粥，米1に対して水10の割合のものを5分粥（粥と重湯の割合が5：5），米1に対して水13の割合のものを4部粥，米1に対して水15のものを3分粥（粥と重湯の割合が3：7）という。そして米1に対し水10の割合で煮た上澄みを重湯，全粥1に対し重湯9の割合で混ぜたものが御交(おまじり)である。表5.2に粥の分類をまとめた。

トロトロの粥は破砕米またはコシヒカリ，つや姫がよく，粒感を感じるには，はえぬき，ヒノヒカリを使用するとおいしくできる。トロリとした全粥を作製する時は傷が入ったり欠けたりした破砕米を使用すると，米の傷から水がしみこんで早くできあがるが，侵入する微生物も多いので変敗も早い。白米を煮ただけの白粥に麦，ヒエ，アワなどの増量材料を入れることもある。

粥を作る場合は，米を洗って厚手の鍋に入れ，水を加えて30〜120分間浸漬し，最初は強火で加熱し，沸騰後はふきこぼれないように蓋をずらしてごく弱火にして加熱する。加熱時間は，温度上昇に要する時間と沸騰状態を継続する時間を合わせて約50分である。加熱中にかき混ぜると粘りが出て焦げ付きやすく，風味が低下する。その後火を消して蒸らす。粥を作る場合，沸騰に至るま

での昇温速度が異なっていても，50分間加熱することにより類似の性状の粥が得られる．粥の鍋には均一な加熱と保温力が，また茹で物の鍋は短時間に全体に熱が行き渡る熱伝導のよさが求められる．粥と茹で物は，材料を水中で煮るという点では共通であるが，茹で物の場合はある程度短時間で材料に熱を伝え，熱が十分伝わった後は素材の形，物性，味などの関係で速やかに熱を取り去ることが求められ，粥の場合は過度な粘りが出ない範囲で米の成分が汁に溶け出して一体化するほうが望ましい．つまり，粥は温度を急上昇させる必要がない代わりに所定の温度に到達した後，その温度を保つことが必要であるため，土鍋が最適である．

加熱速度や加熱時間が全粥の性状に及ぼす影響を検討した．その結果，昇温速度の遅い粥は加熱初期の吸水・膨潤が遅く，硬く・付着性が低いが，加熱延長に伴い吸水・膨潤が進み，徐々に軟化が見られた．湯炊き粥は加熱初期に吸水・膨潤が大きく，早い時期に飯の軟化が現れるが，加熱時間を延長してもほかの昇温条件より飯粒全体の均質な軟化が起こりにくいと考えられる．中間的な昇温条件の粥は湯炊きより加熱初期の吸水・膨潤は小さいが，加熱時間の延長により吸水・膨潤が順調に進み，加熱50分間で最も軟らかく，付着性のある粥となった[12]．

なお，加熱不足と思われる粥の飯粒周辺部には蒸発しやすい水分が多く，飯や残存液の還元糖および α-アミラーゼによる飯の還元糖生成量は昇温速度の遅い粥ほど多かった．

粥の調味料には塩，醤油，酒が用いられるが，調味の割合は塩分で飯の約0.6～0.7％である．これは米に対する割合では1.5％に相当する．粥は加熱中に濃縮されるので塩を入れて火を止める．塩とほかの調味料の割合は飯の種類により変え，酒は米の5％くらいが一般的である．醤油，酒は米の吸水を阻害するので，浸漬して十分吸水させてから加熱の直前に加える[13]．

粥は，炊き上がってから時間の経過とともに性状が変化して飯粒同士の接着が進み，団子状に固まってくる．粥の最大の問題は，常温で放置すると微生物が増殖して変敗しやすいという点である．米の表面に付着している1.0×10^4～1.0×10^6/g の *Bacillus subtilis*，*B. licheniformis* は米の加熱時間内では完全には死滅せず，蒸らし工程でも増殖する．粥は1日に何度も食べるために作り置

きされることが多いが，衛生面では作り置きを避けるべきである。しかし介護施設や病院では喫食直前に調製し直しているのが現状である。

　昔から「人を待たせても，粥を待たせるな」と言われてきた。これは，粥はできたてが一番おいしいところから生まれた格言であるが，でき上がってから食べるまでに時間がかかると水分を吸ってとろみがなくなるばかりでなく，*Bacillus* が増殖して伸びてしまい緩くなって味が落ちたり，*Micrococcus* が増殖して色を呈することを防止する知恵でもある。

（3）　郷土料理，食文化としての粥

　米を主食とするわが国では，五穀豊穣や災異除けなどと結びついた四季折々の行事とともにさまざまな粥を食する習慣が根付いている。行事食の粥としては七草粥，小豆粥，尾花粥などが提供されてきた。

　七草粥は無病息災を願って1月7日の朝に食べられる縁起のよい粥である。春の七草（セリ，ナズナ，ゴギョウ，ハコベラ，ホトケノザ，スズナ，スズシロ）が具材として入っている。小豆粥は1月15日に一年の邪気を払う目的で小豆を入れて炊く粥で，満月の正月に食べるので望粥（餅粥）とも，小豆で薄紅に染まるので桜粥とも言われる。茶碗によそい，砂糖をかけて食べることが多い[14]。陰暦8月1日（八朔の日）には無事の収穫を祈って黒焼きにした尾花（ススキ）の穂を粥に混ぜて炊いた尾花粥（後に黒ゴマ粥になった）を暑さ疲れの妙薬として食べる風習があった。

　「大和の茶粥，京の白粥，河内のどろ喰い」などと言われるように，粥の硬さや食べ方も地域によってさまざまである。

　茶粥の歴史は古く，鎌倉時代から続く大和（現在の奈良地方）の郷土食で，関西地域から中国，四国，九州地方にかけて，農山漁村の人々の代表的な粥は茶粥であった。質素な工夫と薬効の口伝によって生まれた風習ではないかと思われる[15]。香りのよい番茶やほうじ茶でサラリと炊く茶粥は，熱くても冷たくても好まれ，米の乏しい時代を生き抜く知恵でもあった。腹もちが悪いために，一日に4～5回食べるところもあった。サツマイモを入れるイモ茶粥，マメを入れるマメ茶粥，麦を入れる麦茶粥，餅を入れる餅茶粥，アワを入れるアワ茶粥などがある。

5.2.2 粥の微生物変敗と制御

(1) 粥の包装形態と微生物変敗
1) レトルトパウチ粥

レトルトパウチ粥には多くの種類があり，基本的には湯せんまたは耐熱皿に粥を移して電子レンジで温めて食べるが，そのままでも食べることができる。だいたい5分粥または7分粥が多い。レトルト粥中の米に黄色い部分が検出される場合があるが，これはまれに米の一部である胚芽が取りきれず残ることに由来する。

レトルトパウチ粥では白粥などが展開されているが，近年は卵粥，紅ザケ粥も出現してきた。増加するシニア層の日常食使いが浸透し，栄養価といった機能訴求を続け，日常化とユーザーの拡大が続いている。

レトルトパウチ粥は，気密性および遮光性を有する袋状の容器で密封し，加圧加熱殺菌を施した粥である。また同じ意味で boil-in-bag (foods) とも言われる。加圧加熱殺菌食品という意味では，広義に缶詰も含まれるが，粥業界ではこれら加圧加熱殺菌食品全般を指し，加圧加熱処理（装置）をレトルトパウチと呼ぶ。レトルトパウチ粥の包装資材はポリエステル，アルミ箔，ポリプロピレンのラミネートフィルムである。

レトルトパウチ粥は冷凍するとでんぷんが β 化して水っぽくなり，変敗する。また，低温下で長期保存するとでんぷんが固まってしまい，ダマになる。レトルトパウチ粥は，レトルトパウチに米，水，具材を入れて加圧加熱することで調理し，同時に殺菌も行っているので，一度加熱したものをもう一度加熱しても大きく風味が損なわれることは少ない。飯類は貯蔵中にでんぷんが老化するため再加熱して α 化しなければ食べられないのに対して，レトルトパウチ粥はすでに α 化されているため，いつでも食べられる。しかし保存料を使用していないため，開封後は速く変敗する。

乾燥キクラゲ，乾燥シイタケを入れたレトルトパウチ食品の pH が著しく低下し，ガスを発生しないフラットサワー型変敗が生成したが，原因菌は *Bacillus coagulans* であった[16]。レトルトパウチ粥でも起こりうるフラットサワー型変敗の原因菌は *B. coagulans*，*Geobacillus stearothermophilus*，膨張の原因菌は

表5.3 レトルトパウチ粥の微生物変敗

粥の種類	変敗現象	主原因微生物
小豆粥	酸臭,膨張	Bacillus subtilis
ハトムギ粥	酸臭,膨張	B. subtilis, B. mesentericus
玄米粥	酸臭,膨張	B. subtilis, B. mesentericus
茶粥	膨張	B. cereus, B. subtilis
七草粥	膨張	Paenibacillus polymyxa
牛乳粥	膨張	P. macerans
海藻粥	膨張	P. macerans
トマト粥	膨張	Clostridium pasteurianum
キノコ粥	酸味,酸臭	Geobacillus stearothermophilus
中華粥	酸味,酸臭	B. coagulans
イモ粥	酸味,酸臭	B. megaterium

B. subtilis, B. mesentericus, B. coagulans, Paenibacillus polymyxa, P. macerans が主である。

レトルトパウチ粥の微生物変敗を表5.3に示した。

レトルトパウチ粥の微生物変敗には,粥の特性,加熱殺菌,変敗微生物,原材料と製造工程などの衛生管理といった多くの要因が関連している。レトルトパウチ粥は,中身を詰めてから袋内の空気を極力抜いて密封した後,加熱を行い,袋内を殺菌している。透明な容器入りレトルトパウチ粥は6か月〜1年,不透明なものは1〜2年の保存が可能である。

レトルトパウチ食品の微生物変敗形式および原因菌は各種知られている[17]。

レトルトパウチ粥では包装袋のアルミニウムと内容物の酸が反応して水素を発生し,膨張する場合や微生物の発育に伴いガスが生成されるためパウチ容器が膨張する場合がある。原因菌としては,有芽胞細菌の中では Clostridium が多く, Bacillus は少ない。Clostridium によって生成されるガスは炭酸ガスと水素であるが,水素のほうが多いため,膨張したレトルトパウチ粥からガスを抜き取りライターなどで火をつけると燃焼する。Bacillus による膨張で発生す

るのは炭酸ガスが中心である。また，包装袋に何らかの理由により1mm程度のピンホールがある場合，微生物による変敗が発生した時に発生したガス圧で内容物が移動してピンホールを塞ぎ，膨張が起こる場合もある。

レトルトパウチ粥の一部商品で，袋が膨張しているものが発見され，回収されたことがある。レトルトパウチされた袋の外観や袋内面の状況から，これらの商品は加圧加熱殺菌処理されていないことが判明した。加圧加熱殺菌前の製品の混入を発生させない対策として，小箱包装機等の調整には必ずダミー商品を用いることになった。

100℃以上で殺菌されてpHが5.0以上のレトルトパウチ粥で検出される主な耐熱性芽胞菌は *C. sporogenes*, *C. botulinum*, *Thermoanaerobacterium thermosaccharolyticum*, *Thermoanaerobacter mathranii* であるが，100℃以下の低温殺菌が施される酸性食品では *C. pasteurianum*, *C. butyricum*, *Sporolactobacillus inulinus* である[17]。レトルトパウチ粥中に微生物が発育しても食品の種類によっては容器の外観や内容物の状態に顕著な異常が認められないことも多く，これらの微生物変敗は莫大な損害を招くことが多い。これらの原因菌としては *B. subtilis*, *B. licheniformis* が知られている。これらの菌は低酸性食品の変敗原因菌であるが，本菌の生育によるガスの発生はない。レトルトパウチ粥の状態としては顕著な粘度低下が生じて液状となる。多くのでんぷんを含む食品ではでんぷんが分解されて粘度低下を生じることによる。

2） フリーズドライ粥

フリーズドライの技術は，もともと輸血の血液を遠隔地に運ぶために救急医療の分野で開発され，日本での食品分野への応用は1960年代に始まった。応用された食品としては味噌汁，インスタント麺，スープ類だけではなく，粥や雑炊まで含まれる。

フリーズドライ粥は湯を加えるだけで食べられるインスタント食品である。本体が非常に軽いうえ，水以外に必要なものはすべて入っているので食器・箸類の必要がない。近年では改善しつつあるものの，被災者向けの公的備蓄食糧は，高齢者や乳幼児にはまだまだ硬くて食べにくいものもある。その点，フリーズドライ粥はお湯や水を入れてかき混ぜるだけの簡便さと低塩仕上げであることから，高齢者や乳幼児向けの非常食には便利な品である。また，フリーズド

第5章 粥, 雑炊の微生物変敗と制御

ライ粥には, 粥の味, 香り, 色や栄養素が保持され, 常温で長期間保存（賞味期限が1年）できるなど, 多くの利点がある。

フリーズドライでは粥を氷点以下の温度で凍結させ, その状態のまま昇華によって乾燥させるので, 粥の物理的・化学的変化が少なく, 材料の熱変化, 香気成分の消失, 酵素失活は起こりにくいが, 凍結乾燥後は氷があった場所が空洞となるため, 多孔質となって粥の表面積が大きくなり, 湯や水を加えると粥に戻るが, 空気に触れると酸化が進行して栄養成分, 色, 風味が劣化する。フリーズドライ粥は水分が極端なほど少ない水分活性（Aw）0.4以下であるので, 一般的には微生物が原因で変敗することはないが, 低温で長時間乾燥が行われるため, その間に微生物が増殖する。また, この製法では滅菌工程がないため微生物が生存し, 一度, 吸水したら急激に増殖して変敗する。

微生物はある一定のAw以下では生育不可能である。最小Awの値は微生物の種類によって異なり, その値は細菌で0.95～0.99, 酵母で0.62～0.68, カビでは0.61～0.84と, 細菌は酵母, カビに比べて水分要求性が大である。*Zygosaccharomyces rouxii*（Aw0.62）の耐浸透圧性の酵母, 飽和食塩水中でも生育する高度好塩細菌（*Halobacterium*の最小Aw0.75）などは例外である。細菌, 酵母に比べカビはより低いAw域でも生育できるが, 0.60以下では如何なるカビも発芽できない。しかし好乾性カビと呼ばれる*Monascus*(*Xeromyces*) *bisporus*はAw0.61で極めて徐々に生育でき, *Aspergillus glaucus*, *Eurotium repens*, *E. rubrum*, *E. amstelodami*なども最小生育がAw0.75以下である。

一般にフリーズドライ粥の水分含量は5％以下にされているが, 微生物は存在する。しかし*Bacillus*の生育の最小Awは多いもので0.94～0.89, 最も普通には0.90～0.91を示すため, フリーズドライ粥の変敗原因菌ではありえない。

細菌の生育とAwには温度, pH, 栄養源, 保存料などの化学的阻害剤など, いくつもの増殖要因が関係している。グラム陰性細菌の*Pseudomonas*はAw0.96以上, また*Enterobacteriaceae*はAw0.9以上のみ生育する。グラム陽性の無芽胞細菌の多くは, グラム陰性細菌に比べてより低いAw域で生育できる。*Lactobacillaceae*の多くの最小Awは0.94近くであるが, *Mirococcaceae*は0.90以下のAwでも生育できる。*Staphylococcus aureus*の最小生育Awは0.86～0.89にある。本菌の毒素産生の最小Awは生育のそれよりわずかに高く, Aw

表5.4 細菌の最小生育 Aw[18]

細菌の種類	最小生育 Aw
Bacillus mycoides	0.97〜0.99
B. cereus	0.92〜0.93
B. megaterium	0.92〜0.94
Geobacillus stearothermophilus	0.93
Clostridium perfringens	0.85
C. butulinum typeA	0.93〜0.95
C. butulinum typeB	0.94
Weissella viridescens	0.95
Enterococcus faecalis	0.95
Klebsiella pneumoniae	0.94
Micrococcus lysodeikticus	0.92〜0.93
Kocuria rosea	0.91
Staphylococcus albus	0.88〜0.90
S. aureus	0.86〜0.89
Pediococcus acidilactici	0.86
P. halophilus	0.81
Halobacterium salinarum	0.75

0.93以下の食品中では毒素の産生は阻止される。

細菌の最小生育 Aw を表5.4に示した[18]。

酵母の生育と Aw の関係は，通常の酵母と耐塩性酵母では大きく異なる。生育の最小生育 Aw は通常の酵母で0.89〜0.94，耐塩性酵母はそれ以下である。これらの最小生育 Aw は溶質の種類により大きく影響を受け，糖質と食塩では食塩の最小生育 Aw のほうが高い。*Zygosaccharomyces rouxii* は Aw 0.62の果糖シロップ液中で生育できるが，食塩の場合は0.79〜0.81である。これは食塩が糖と異なり，単に Aw あるいは浸透圧を下げる機能のみならず，イオンそのものの生育阻害作用を併せ持つためである。

表5.5 酵母,カビの最小生育 Aw[18]

酵母の種類	最小生育 Aw	カビの種類	最小生育 Aw
Candida utilis	0.94	Botrytis cinerea	0.90
Schizosaccharomyces	0.93	Mucor plumbeus	0.93
Saccharomyces cerevisiae	0.90	Rhizopus nigricans	0.93
Rhodotorula	0.89	Trichoderma viride	0.92
Endomyces	0.885	Cladosporium herbarum	0.88
Wickerhamomyces anomalus	0.88	Asergillus	0.68〜0.88
Debaryomyces hansenii	0.83	A. flavus	0.86
Zygosaccharomyces bailli	0.80	A. oryzae	0.86
C. versatilis	0.79	Alternaria citri	0.84
C. etchellsii	0.79	A. brasiliensis	0.80〜0.84
Z. rouxii	0.62	Penicillium	0.80〜0.90

カビの生育と Aw の関係も,通常のカビと耐塩性カビでは大きく異なり,生育の最小生育 Aw は通常のカビで0.80〜0.93,耐塩性カビはそれ以下である。これらの最小生育 Aw も溶質の種類により大きく影響を受ける。*Aspergillus glaucus*, *Eurotium repens*, *E. rubrum* は Aw0.75以下で,これらのカビは好乾性カビと言われる。果糖シロップ液中で生育できるが,食塩の場合は0.79〜0.81である。種により Aw の差異が大きいのは *Aspergillus* で,*A. glaucus* は最小生育 Aw0.73〜0.75で1〜4週間以内で発芽するが,*A. oryzae* は0.86以上でなければ発芽しない。

酵母,カビの最小生育 Aw を表5.5に示した[18]。

3) 缶入り粥

缶入り粥の殺菌方法は蒸気を用いる加圧加熱殺菌法であるが,この方法は内容物である粥に付着する微生物のみならず,内容物そのものの煮熟も行うことになるため,粥の中に入れる塩サバ,アジの干物,シラス,牛肉シグレ煮,ウナギ,タラコ,エビ,アサリ,鶏手羽,金目タイなどもこの加熱によって軟化される。したがって,缶入り粥の加熱殺菌温度は,内容物の粥に付着する細菌

を殺滅し，かつ内容物の香りや色沢を損なうことなく，しかもそれらに損傷を与えない程度にすることである。

　粥のスチール製スズメッキ仕上げ缶は，粥を保護する基準に適合するので用いられている。まず缶に粥を詰め，脱気し，窒素ガスをフラッシングして残存酸素を2.0%以下にして蓋を閉める。現在加圧蒸気を用いる殺菌方法も缶詰内の熱伝導度をよくするためにレトルト装置が種々改良されている。これまで缶入り粥の膨張缶には *B. subtilis*, *B. cereus*, *B. mesentericus* に属する細菌が検出されている。しかし，缶詰内にこれらの細菌が存在しても細菌の発育に好適な条件にならない限り，内容物の変敗にはほとんど影響を与えないことがある。缶入り粥には水分が多いので偏性嫌気性耐熱性細菌が存在しても増殖しないが，好気性芽胞形成細菌，好気性耐熱性細菌および球菌が存在している場合がある。このように缶入り粥には細菌が存在しているにもかかわらず，これらが変敗を起こすことがない原因の1つとしてそれらの細菌が主として好気性耐熱性細菌であって，空気が存在していないか，存在していても粥の水分の中に存在している微量空気であるため，缶入り粥では発育できないと考えられる。

　これらの好気性耐熱性細菌と嫌気性耐熱性細菌が共存すると嫌気性耐熱性細菌が膨張の原因となることがある。原因菌としては *Clostridium sporogenes*, *C. butylicum*, *C. perfringens* などがある。比較的熱に対して抵抗力の弱い *Micrococcus* が他の細菌と共存していても膨張の原因となることがある。

　缶入り粥で硫化水素変敗を起こす細菌は嫌気性耐熱性細菌 *C. nigrificans* であるが，低酸性のマメ粥やコーン粥で生成し，缶を開封した時に硫化水素臭がする。この細菌はでんぷんや砂糖を分解せず，タンパク質を分解するのでタンパク質の具材を添加した場合に生成することがある。

　トマト粥などの野菜でフラットサワー型の変敗を生成するのは，原因菌のほとんどが *B. coagulans* である。高温で生育し，耐熱性のある芽胞菌である *Geobacillus stearothermophilus* によってもフラットサワー型変敗が生成する。ハトムギ粥や茶粥なども本菌によりフラットサワー型変敗を起こす。

（2）　粥による食中毒

　粥に食中毒菌の *Staphylococcus aureus*, *Salmonella* Enteritidis, *Norovirus*,

Vibrio parahaemolyticus, *Campylobacter jejuni* が増殖すると，増殖速度が速く，異臭，着色が生成して食べることができない。残った飯を冷凍して粥にしている場合も食中毒菌の増殖が予測される。

2022年3月に東京都の施設で入所者が下痢，腹痛の症状を起こしたが，原因は提供したマッシュ食に増殖した *Norovirus* であった。また，2014年8月，埼玉県では輸入韓国産レトルトアワビ粥を喫食して吐き気，下痢を引き起こす食中毒が発生し，原因菌として *Clostridium botulinum* を検出した。

ホーチミン市では栄養粥と称する製品が広く販売されている。しかし専門家らは，食中毒を引き起こすおそれのある細菌に汚染されている場合があると警鐘を鳴らしていると，2012年13日付 VEF（ベトナム教育財団）が報じた。ホーチミン市公共保健衛生研究所が2011年6月に実施した栄養粥のサンプリング調査によると，30サンプル中26製品（約87％）に商標表示がなく，*Escherichia coli*，*C. perfringens*，*Bacillus cereus* などが検出された[19]。また，同市保健局が2009年末に実施したサンプリング調査では，19サンプル中4製品で成分表示に明記されていない安息香酸ナトリウムが検出された。安息香酸ナトリウムは食品への使用が認められている保存料であるが，小児の健康への悪影響が指摘されている。専門家によると，栄養粥として売られている製品で，保健省の定める食品安全衛生に関する品質基準をクリアしたものはなく，広告の謳い文句に裏付けはないという。食材として何が使われているかも，生産者の良心に任されているのが現状である。

（3） 粥製造工場における二次汚染

米飯工場では多くの水を使用する。夏季においては夜間は冷房を切るために工場の温度が上昇し，清掃後に残存した水が水蒸気となって上昇する。その際に床の微生物も同時に上昇して舞い上がり，上部で冷却され落下して工場を汚染する[20]。これらの微生物が二次汚染菌となる。粥製造工程の二次汚染微生物は乳酸菌，酵母，大腸菌群，グラム陰性細菌が多い[21]。

Pseudomonas による蛍光色素の産生，*Serratia* による赤色色素の産生，*Alcaligenes* による軟化，*Bacillus* による軟化・液化が代表的な変敗現象である。

粥は沸騰に至るまでの昇温時間が異なっても，50分程度加熱することにより，

類似した性状・食感になるため，粥製造工程での加熱時間には幅があり，二次汚染微生物の幅も比較的広い。グラム陽性細菌の Bacillus, 乳酸菌の Lactobacillus, Enterococcus, 酵母の Saccharomyces, Pichia, Wickerhamowyces, 大腸菌群の Klebsiella, Citrobacter, Erwinia など，グラム陰性細菌では Pseudomonas, Serratia, Alcaligenes など多くの種類が検出される。

粥製造工場から検出される微生物を表5.6に示した。

（4）粥の変敗微生物

米飯は100℃で炊き上げるために，炊飯直後の細菌数，すなわち耐熱性芽胞菌である Bacillus 芽胞は$1.0×10^2〜1.0×10^3$/gであるが，15時間後ぐらいから放置温度が50℃以下になれば増殖し，放置温度が30℃であれば12時間で$1.0×10^7〜1.0×10^8$/gとなる。釜の蓋を開放しなければ微生物の増殖速度は抑制される。

粥の微生物変敗は B. subtilis による液状化，Micrococcus luteus による黄色化，Serratia marcescens, Kocuria rosea による赤色化，Pseudomonas aeruginosa による緑色化，Janthinobacterium lividum による紫色化が中心である。

粥は B. subtilis のアミラーゼによって加水分解されて軟化するとともに特有のすえた臭気を発生し，酸性化する。B. pumilus と B. cereus の特異株のみは粥をアルカリ性にする。炊飯後の粥を60〜70℃に保つ容器に移しておくと，Bacillus の増殖による二次汚染を防止できる。その理由は，①米飯の主成分がでんぷんであること，②炊飯後に生残する細菌は少数の Bacillus 芽胞に限られること，③嫌気状態におかれることが少ないため通常は嫌気性菌の活動を考慮する必要がないこと，などである。

米飯の変敗速度と温度の関係は極めて大きい。Bacillus 等の米飯変敗菌の生育最適温度は30〜37℃である。米飯商品で Bacillus により変敗した典型的な例としてはレトルト包装五平餅が製造後わずか24〜48時間で液化した例がある[22,23]。原因菌は B. mesentericus, Paenibacillus polymyxa, B. circulans, B. mycoides の4菌株で，特に P. polymyxa に強いアミラーゼ産生力を認めた。レトルト粥でも同様な液化現象が見られる。

Moorella thermoacetica の芽胞を粥飲料（米1：水18）に接種してその変敗

第5章 粥,雑炊の微生物変敗と制御

表5.6 粥製造工場の微生物

微生物	菌種
大腸菌群	*Erwinia carotovora*
	Citrobacter freundii
	Enterobacter cloacae
	Klebsiella pneumoniae
乳酸菌	*Lactobacillus brevis*
	L. fructivorans
	L. plantarum
	Enterococcus faecalis
	E. faecium
	Leuconostoc mesenteroides
グラム陽性細菌	*Bacillus subtilis*, *B. licheniformis*
	B. cereus, *B. mycoides*, *B. circulans*
	B. coagulans, *Geobacillus stearothermophilus*
	Micrococcus luteus
グラム陰性細菌	*Pseudomonas aeruginosa*
	Alcaligenes faecalis
	Acinetobacter calcoaceticus
	Serratia marcescens
酵母	*Saccharomyces cerevisiae*
	Candida versatilis
	Wickerhamomyces anomalus
カビ	*Cladosporium herbarum*
	Aspergillus brasiliensis
	Penicillium expansum

を測定した結果,*M. thermoacetica* の芽胞数 1.0×10^2/缶以下の時は150缶中1缶も変敗しなかったが,接種菌数が増えるに従って変敗率が高くなり,1.0×10^4/缶の接種では150缶中10缶が変敗し,変敗率が6.7%となった[24]。

5.2 粥と微生物変敗

表5.7 粥の変敗微生物

細菌	酵母	カビ
Bacillus subtilis	*Saccharomyces cerevisiae*	*Aspergillus oryzae*
B. cereus	*Wickerhamomyces anomalus*	*A. brasiliensis*
B. mesentericus		*Cladosporium cladosporioides*
Paenibacillus polymyxa		
P. macerans		
Micrococcus luteus		
Kocuria varians		

表5.8 粥の微生物変敗制御

制御方法	制御微生物
加熱	*Escherichia coli*, *Micrococcus luteus*, *Kocuria varians*
有機酸	*Bacillus subtilis*, *B. cereus*, *B. licheniformis*
エタノール	*B. subtilis*, *B. coagulans*, *Kocuria rosea*
アルカリ	*E. coli*, *Klebsiella*, *Enterobacter*
オゾン	*Lactobacillus fructivorans*, *Leuconostoc mesenteroides*
冷凍	*Enterococcus faecalis*

変敗現象は異臭と着色が中心で、*B. subtilis*, *B. cerculans*, *B. mycoides*, *Micrococcus luteus*, *Kocuria rosea*, *Moorella thermoacetica* が変敗原因菌となる場合が多い。

粥の変敗微生物を表5.7に、微生物変敗制御を表5.8に示した。

(5) 粥の保存と微生物制御
1) 有機酸による保存

多くの微生物は pH があるレベル以下になると生存できない。有機酸の抗菌作用は pH を低下させることによる抗菌作用，非解離分子が微生物の菌体へ透過しやすいことに基づく抗菌作用，それぞれの有機酸の持つ独自の抗菌作用な

どがある。発育阻止 pH の値には酸の種類により大きな差があり，同一 pH における発育阻止濃度を比較すると非解離型の酸の濃度が影響している。

食酢および重曹を用いて酸性（pH 2.9），弱酸性（pH 5.0），中性（pH 7.0），弱アルカリ性（pH 8.4）に調整した米飯液で飯を調製し，炊飯液の pH が飯の物性や老化に与える影響を検討した[25]。炊飯直後においては，酸性の飯および弱アルカリ性の飯は，弱酸性の飯および中性の飯に比べて粒表層の粘りや付着性が有意に大きく，飯粒表面の粘り層が厚いことが確認された。

有機酸はそれぞれ固有の解離定数を有し，解離定数により非解離状態が予測できる。弱酸は強酸より非解離分子が多いので抗菌作用は強い。有機酸の解離状態は pH により影響され，弱酸は高い pH でよく解離し，強酸は低い pH でよく解離する。粥に酸味を感じさせない有機酸の添加が必要で，粥にはグルコン酸が利用されている場合が多い。

2） エタノールによる保存

合成保存料以外の天然物による食品の保存法としては，現在エタノールが最も広範囲に利用されている。エタノールは酒類の主成分で安全性が高く，低濃度では食品の味や物性への影響も少なく，簡単に利用できることから，食品の低食塩化の進行とともに今後ますますその利用が進むものと思われる。一般的にグラム陽性細菌の MIC（最小生育阻止濃度）は 8〜11％の範囲にあり，乳酸菌は最も高かった。グラム陰性細菌はすべて 9％以下であり，特に腸内細菌を含む通性嫌気性のグラム陰性細菌は低かった。脂溶性薬物の多くは細胞膜に作用して膜の透過性に障害を起こすと考えられており，エタノールが細胞内に一定量吸着されると殺菌効果が発現する。すなわち，エタノールの微生物細胞への移行，吸着能の差が薬剤耐性を左右している。エタノールにより制御される微生物は *Bacillus subtilis*, *B. licheniformis*, *B. coagulans*, *Micrococcus luteus*, *Kocuria rosea*, *K. varians* である。

3） 冷凍による保存

粥は 1 食分ずつ小分けにして容器に入れると空気に触れて細菌が増殖するため，密閉できる冷凍用保存容器かジッパー付きの保存袋に入れて粗熱を取り，空気を抜き密閉した後，なるべく早く凍らせる。急速冷凍機能や金属トレーを使用すると，短時間で冷凍できる。ただし離乳食用の粥は煮沸消毒したシリコ

ンカップなどに入れる。粥は水分量が多く傷みやすいため，冷凍保存でも保存期間は1～2週間である。冷蔵した粥の保存期間は長くて2～3日と言われているため，冷蔵保存はすぐに食べきれる場合に限ったほうがよい。

　また，一度口をつけた粥は，唾液内の *Enterococcus faecalis*, *Lactobacillus plantarum* などの乳酸菌や *B. subtilis* が付着しており，正しい方法で保存しても時間の経過とともにこれらの菌が増えてしまうため，食べかけの粥は保存できない。粥が傷むとこれらの菌の増殖により酸味が生成する。*B. subtilis* が増殖して糸を引く状態になっている場合もある。この場合は保存しておいた粥を解凍・加熱した後，スプーンなどで持ち上げてみるとすぐにわかる。

5.3　雑炊と微生物変敗

5.3.1　雑炊の特質

（1）　雑炊の性状と特徴

　雑炊は醤油，塩，味噌などで調味したダシ汁に肉類，魚介類，キノコ類や野菜などとともに飯を加えて煮る。入れる具によってカキ雑炊，カニ雑炊，鶏雑炊，海苔雑炊などがあり，鍋料理の後の残り汁を使って作るフグ雑炊，アンコウ雑炊もある。雑炊に使用する飯は水洗いして粘りを取ってから使用すると，ダシが絡みやすく飯同士もくっつかず，さらっとした仕上がりになる。炊き立ての飯を使う場合，飯は表面の水気が少なく乾いた状態になっており，しかも熱い飯なら長く煮る必要がないので粘りが出ない。また冷たい飯でも電子レンジで温め，熱い汁に入れれば加熱時間が短縮されるので，さらりとした雑炊になる。粥状に米を煮る時に，アワ，キビなどの雑穀や，魚介類を混ぜ，時にはそば粉，トウモロコシ粉などを練りあわせて，醤油，塩，味噌で味付けしたものが福祉施設の行事食として用いられている。家庭では残り汁と残り飯の利用食として，飯の増量を目的にイモやダイコンなどの野菜を加えたり，好みに応じて作られている。

　シイタケ，マイタケ，シメジ，鶏モモ肉を米飯と水で煮込むと減塩雑炊ができる。沖縄のジューシは雑炊であるとされる。ただし，生米から炊き上げる炊

表5.9 雑炊類の分類

種類	特徴
雑炊	米飯をいったん水で洗い，表面の粘りを取って用い，ダシに飯を入れて温め，米飯の粒の形を残す。味付けは食塩など白いものが多い
おじや	米飯を洗わないで，ダシに飯を入れて煮込んで水分を飛ばし，米飯の粒の形を残さないもので，味噌や醤油で味付けしたものが多い
ジューシ	沖縄料理で生米から炊き上げる炊き込み飯
コナガキ	米の粉をかき混ぜて煮立てた羹（あつもの）

き込み飯もジューシである。炊き込み飯はクファジューシ（固い雑炊），普通の雑炊はヤファラジューシ（軟らかい雑炊）というように区別される。

雑炊類の分類を表5.9に示した。

（2） 雑炊の種類と調理法

雑炊は穀物調理法のひとつで，味を付けたダシ汁に肉類，魚介類，キノコ類や野菜などの具を合わせることから雑炊の当て字が使われるようになった。おじや，コナガキとも呼ばれる。調理にあたっては種々の説があり，米飯を水で洗い，表面の粘りを取ってから用いるのが雑炊で，味噌や醤油で味付けしたものをおじやと呼び，塩味または煮汁が白いものは雑炊であると認識している地方もある。スッポンのまる鍋雑炊，ウナギのう雑炊等，各地に雑炊の名物がある。

清汁(すましじる)で雑炊を炊く場合は，始めに昆布とカツオ節でコクのあるダシを取る。ダシは一番ダシのほか，煮干しや鶏のダシも用いられるが，具は淡泊な材料が合い，白身魚やエビ，カニ，カキ，鶏，チクワなどが用いられ，海苔と卵だけのシンプルな雑炊もある。

味付けは塩，醤油，また味噌も好みで用いられ，飯粒がしっかりしてサラリとした口当たりに仕上げたい時は，調味料は最初から加えておき，逆に，軟らかい雑炊にしたい時は，ダシだけで煮ておいて，仕上げに塩や醤油などを加えて味付けする。

また，フグチリや鶏の水炊き等の残り汁で作る雑炊は，ポン酢と醤油で味を

調え，もち米等を入れる。う雑炊はウナギの蒲焼きに酒をふりかけて軽くあぶり一口大に切り，せん切りにしたシイタケと一緒に冷飯で煮込み，ミツバを載せる。カニ雑炊のカニは，ズワイガニあるいはタラバガニの缶詰を用いることが多い。冷凍のカニを用いる場合には，水に浸して身が十分に膨らむまで戻し，熱湯に少しの塩と酢を加えた中に入れて4〜5分間霜をふり，含んだ水を除く。カキ雑炊も同じような汁味で作る[25]。ウニ雑炊はダシを鍋に入れて火にかけてから塩と醤油で調味し，飯，ウニを加えて5〜6分煮る。ウニの微生物は*Micrococcus*, *Pseudomonas*, *Achromobacter*, *Flavobacterium*, *Alcarigenes*, *Bacillus*が中心で，ほとんどが非耐熱性菌であるが，*B. subtilis*, *B. licheniformis*, *B. pumilus*は耐熱性芽胞菌で，異臭・異味の変敗が生じることがある。タコ雑炊はタコを薄くそいで，ダシを温め，飯とタコを入れて加熱する。タコの微生物では*Vibrio haemolyticus*が問題となるが，耐熱性がないので加熱すれば死滅する。関西では七草粥でも味噌を入れて七草雑炊として食される[26]。カブ雑炊は，カブ，カブの葉，ニンジン，ネギ，卵，ダシ，醤油，塩，飯，水を入れて水がなくなるまで煮込むので*Staphylococcus aureus*の汚染による食中毒の可能性がある。卵雑炊の卵は殻ごと軽く水洗してから溶き卵にする。鶏とキノコの雑炊は，鶏モモ肉とシイタケ，マイタケ，エリンギ，シメジ，ヒラタケなどのキノコを合わせて煮込む。また，ソバ米雑炊はソバの実を塩茹でしてから，カラを取り乾燥させたものを鶏モモ肉，野菜，山菜と一緒に煮たものである。

このほかにもシジミ雑炊，すき焼き雑炊，シャブシャブ雑炊など，雑炊にはそれぞれのダシで煮込むことにより，多彩なものがある。

日本の雑炊の種類と特徴を表5.10に示した。

5.3.2 雑炊の微生物変敗

(1) 雑炊の包装形態と微生物変敗
1) レトルトパウチ雑炊

雑炊のレトルトパウチを作る場合は，粥と同様に中心温度が120℃，4分以上になるように加熱する。これは，食中毒菌の*Clostridium botulinum*を殺菌

表5.10 日本の雑炊の種類と特徴

雑炊	特徴
卵雑炊	白ダシ，白醬油で煮た飯に溶き卵を入れ，卵が固まったら火を止める
カキ雑炊	冷飯とダシを入れ，煮立ったらカキを混ぜ，1～2分で火を止める
モズク雑炊	粥が沸騰してきたらモズク，ショウガを加えて少し煮て火を止める
トマト雑炊	トマトを入れて沸騰したら，飯と野菜を入れ溶き卵を入れる
フグ雑炊	てっちりを食べた後のダシに飯，豆腐を入れ，醬油と塩で味を付ける
鶏雑炊	水炊き鍋の後に残るダシに飯を入れて煮る
すき焼き雑炊	すき焼き鍋の後に残るダシに飯を入れて煮る
シャブシャブ雑炊	シャブシャブ鍋の後に残るダシに飯を入れ，卵を回し入れる
焼きチクワ雑炊	ダシ，塩，醬油，焼きチクワ，飯を入れて煮る
キノコ雑炊	キノコ鍋の後に残るダシに飯，キノコ，卵を入れて煮る
サケ雑炊	サケ鍋の後に残るダシに飯，溶き卵を入れて煮る
シジミ雑炊	シジミと水を入れ加熱し身を取り出し，その汁に飯，具材を入れて煮る
カブ雑炊	飯にカブ，カブの葉，ニンジンを入れ調味して煮る
タコ雑炊	タコは茹でて薄くそぎ，ダシと飯を加えて調味して煮る
ウニ雑炊	ダシ，塩，醬油で調味して飯を入れ，煮立ったらウニを入れる
カニ雑炊	溶き卵，ダシ，水を入れて加熱し，飯，カニを入れて5～10分間煮る
エビ雑炊	エビは背ワタをとり水を入れて加熱し，飯，溶き卵，ダシで煮る

するための食品衛生法に定められている加熱条件である。レトルトパウチ雑炊には酸素，水蒸気を通さないバリア性のあるフィルムが必要であり，100℃以上で加圧加熱するため，温度や時間を考慮して耐熱性のある包材を選択する。

レトルトパウチ雑炊の賞味期限は約5年間で，作る時に入れる水や湯の割合を多くするとよい場合が多い。

比内地鶏レトルト雑炊は比内地鶏のダシ，鶏肉も添加されており，1年間保存が可能であるが，鶏肉に由来する *Bacillus subtilis*，*B. licheniformis*，*B. cereus* による膨張変敗が生じることがある。また，トマト雑炊，カキ雑炊，フグ雑炊では *B. coagulans* 等によりフラットサワー型の変敗が生じる。

表5.11 レトルトパウチ雑炊の微生物変敗

雑炊の種類	変敗現象	主原因微生物
卵雑炊	膨張	*Bacillus subtilis*
カキ雑炊	酸臭	*B. coagulans*
トマト雑炊	酸臭	*B. coagulans*
フグ雑炊	酸臭	*Geobacillus stearothermophilus*
鶏雑炊	膨張	*B. subtilis*, *B. licheniformis*, *B. cereus*
すき焼き雑炊	膨張, 酸臭	*Thermoanaerobacterium saccharolyticum*
シャブシャブ雑炊	膨張	*B. subtilis*, *B. mesentericus*
焼きチクワ雑炊	膨張	*Clostridium pasteurianum*
キノコ雑炊	硫化水素臭	*C. nigrificans*
サケ雑炊	酸臭	*B. coagulans*
ハクサイとハムの雑炊	膨張	*Paenibacillus polymyxa*, *P. macerans*

キノコ雑炊では *C. nigrificans* に起因する硫化水素臭が生成することがある。またハクサイとハムの雑炊では *Paenibacillus polymyxa*, *P. macerans* によりガスが生成して膨張することがある。

レトルトパウチ雑炊の変敗例としては，35℃，14日保存後に液化現象が生成している。原因菌は *B. subtilis*, *B. licheniformis*, *B. coagulans* であった。これらの微生物は顕著に α-アミラーゼを産生して流通段階で液化した。液化したレトルトパウチ雑炊の種類は玄米雑炊，サケ雑炊，ソバ雑炊，キノコ雑炊，ショウガ雑炊であった。

レトルトパウチ雑炊の酸敗は *B. subtilis*, *B. licheniformis* に起因し，pH 6.0 から pH 4.8〜5.0 に低下するフラット型の変敗であった[27]。雑炊に糸を引くような粘りが出ている場合は *B. subtilis* の増殖に起因し，酸味・酸臭がする場合は乳酸菌の *Lactobacillus*，赤く着色している場合は *Serratia marcescens*，紫色に着色している場合は *Janthinobacterium lividum* に起因する。

レトルトパウチ雑炊の微生物変敗を表5.11に示した。

2） フリーズドライ雑炊

　フリーズドライ雑炊の品質はどんどん向上しており，湯をかけるだけで各種雑炊が食べられる。タラコ，カニ，サケなどの海鮮具材を直火であぶって雑炊にしたフリーズドライ雑炊や，フックラ・プリプリの貝柱が入っており，カップがあれば食べられる貝柱の雑炊もある。

　フリーズドライにはフリーズ工程とドライ工程があり，凍結したまま乾燥するには，それぞれの工程を管理する必要がある。特に雑炊のフリーズドライ化では，カップ麺などの具の乾燥とは異なり，乾燥の前後で固型状態を保つこと，熱湯を注ぐと10秒程度で復元し中から色鮮やかな具が現れること，色や風味のすべてが作り立ての雑炊と変わらないこと，といった高度な品質が求められる。

　氷が昇華するためにはエネルギーが必要であり，フリーズドライ中は製造基準で決められた真空域を維持しながら，適度に加熱して乾燥を行う。加熱しても溶け出さないのは，昇華に必要な熱量だけを与えることと，真空を維持していることによる。目指す圧力は食品に含まれる成分によって大きく異なるが，一般的な食材であれば50～60Pa程度，雑炊のようなものであればさらに高真空側で維持・制御しなければならない。

　即席麺の具として肉や野菜をフリーズドライする場合には，急速凍結でも大きな問題はないが，固形味噌汁を凍結する場合には，氷結晶が小さすぎると乾燥速度や熱湯を注いだ場合の復元性にマイナスの影響がある。凍結速度と氷結晶の大きさには相関性があり，急速凍結した場合は，調味液部分の氷結晶が小さくなり，緩慢凍結した場合は氷結晶が大きくなる。緩慢凍結では純水部分から凍結し始めるため，調味液自体がさらに濃縮される。未凍結部分が大きくなるため，凍結が不十分であると発泡現象が目立つ場合がある。これを避けるために急速凍結により氷結晶を小さくした場合には，氷部分が抜けた後が昇華した水蒸気の通り道になるため，昇華面が製品の内部に移っていくに従い水蒸気の通り道が狭く物質移動の抵抗が大きい。これによってフリーズドライ中に被乾燥物の内圧が上昇し液部分が融解，蒸発，発泡して商品価値を失うという現象も発生する[28]。さまざまな味の付いたフリーズドライ雑炊は細菌よりも，酵母やカビが増殖しやすい。酵母では *Saccharomyces cerevisiae*, *Candida versatilis*, *Wickerhamomyces anomalus* が多く検出され，カビでは *Cladosporium*

5.3 雑炊と微生物変敗

表5.12 フリーズドライ雑炊の変敗微生物

細菌	酵母	カビ
Bacillus subtilis	*Saccharomyces cerevisiae*	*Cladosporium herbarum*
B. cereus	*Candida versatilis*	*Aspergillus brasiliensis*
Paenibacillus polymyxa	*Wickerhamomyces anomalus*	*A. oryzae*
P. macerans	*Cladosporium cladosporioides*	*Penicillium expansum*
Mirococcus		
Kocuria		

cladosporioides，*Aspergillus oryzae*，*A. brasiliensis*，*Penicillium expansum* が多く検出される。

フリーズドライ雑炊の変敗微生物を表5.12に示した。

3) 缶入り雑炊

米を水で煮ただけの粥に対して，さまざまな味の付いた具材を添加する雑炊は微生物の増殖や変敗が起こりやすく，特にフラットサワー型変敗が多い。フラットサワー型変敗とは，ガスを発生しないで酸を生成し，外観は正常な状態のものを言う。フラットサワー型変敗は好気性耐熱性細菌が空気の存在しない場所で発育した場合，または好気性耐熱性細菌が長時間比較的高温状態で放置された場合に生じるもので，嫌気性好熱性細菌はフラットサワーの原因とはならない。

アサリ水煮缶詰の黒変を起こす *Clostridium nigrificans* や膨張変敗を起こす *Thermoanaerobacterium thermosaccharolyticum* のように缶詰の好熱性細菌による変敗は，その耐熱性が強いために主として殺菌不足によって引き起こされたものであるとされ，缶入り雑炊の保存温度によって変敗の形式が変化するとも考えられる。

これは原因菌が偏性高熱性細菌で殺菌後に生き残った芽胞数が少なかったか，またはその食品の栄養環境が細菌の発育に不十分であったために常温や30～35℃の温度条件では発育できず，発育適温である45～55℃で変敗するためである。

第5章 粥,雑炊の微生物変敗と制御

具材がフグ,スッポン,タイ,鶏,カキ,ウナギ,エビ等が多い缶入り雑炊では変敗の可能性がある。

この種の変敗については,単に缶入り雑炊の殺菌条件を品質の劣化限度にまで引き上げることによって完全殺菌を期待することができるが,もし缶入り雑炊が限度ぎりぎりに殺菌されている場合には,もはやこれ以上の加熱の増加はできない。したがって変敗防止対策は原料や製造工程汚染を最小限度にまでくい止めるか,殺菌後の冷却を十分行い,貯蔵や輸送条件を正常状態に維持することによって変敗を防止できる。

(2) 雑炊による食中毒

雑炊を冷蔵庫に保管せず,鍋に入ったままで常温保存して,翌日火を通して食べて食中毒が発生した。症状および同定から *Staphylococcus aureus* の生成するエンテロトキシンによる食中毒であった。*S. aureus* は食中毒の原因菌であるが,普通に加熱処理をすれば死滅する。しかし,*S. aureus* が産生する毒素のエンテロトキシンは,100℃で1時間加熱しても消えずに残存する。高圧殺菌(120℃で20分)でも毒は完全に不活化することはできない。その *S. aureus* は,人の皮膚表面,毛孔,鼻腔などに存在している。雑炊調理を終えて鍋からすくったり,鍋から容器に入れて保存する際に,*S. aureus* が雑炊中に移る。もしそのまま常温保存すれば *S. aureus* は増殖し,猛毒のエンテロトキシンを産生し,食べるころには食中毒を起こすレベルに到達しているおそれがある。また,冷蔵庫に保管しても,6.6℃という低温でもわずかに増殖することが知られているので,増殖を完全に止めることはできない。冷蔵庫に保管した後に常温に出して時間が経過すると *S. aureus* が増殖してエンテロトキシンを産生し始めるため,冷蔵庫から出したらすぐに熱を加えて食べたほうが安全である。

また,雑炊を作るのに鶏肉を切った包丁とまな板を洗わずに,茹でたホウレンソウをそのまな板に置いて切り,雑炊にして煮た場合には *Clostridium perfringens* 汚染による食中毒の可能性がある。*C. perfringens* も熱に強い微生物なので,雑炊にしても増殖する。この微生物は給食病と言われる菌で,大量に作られたために冷却速度が遅い場合に増殖する。

5.3 雑炊と微生物変敗

(3) 雑炊製造工場における二次汚染

雑炊製造工場の最大の汚染微生物はカビである。雑炊調理器具の中で特にまな板，包丁，布巾などはカビに汚染されており，それが食品を変質させたり，食中毒を起こす原因となる場合がある。とりわけ木製のまな板には適度の水分があり，包丁の傷で食物残渣が残りやすく，汚染源となるため，傷の付きにくい含水性のないプラスチックや合成ゴムのまな板が多く用いられるようになってきた。包丁も金属部分の傷や金属と柄の接合部に食品成分が入り込み，カビが繁殖しやすい。また布巾もカビによって汚染されている場合が多いので，布巾を使用することでカビを付けていることがある。このようにまな板，包丁，布巾はカビが繁殖しやすいので，使用後は洗浄，消毒，乾燥を行っておくことが大切である。

食器や野菜を洗う台所用洗剤の原液にはカビは生育しないが，原液が皮膚に付くと皮膚が荒れたりするので，あらかじめ水で薄めた洗剤を瓶に詰めて使用している人が多い。しかし気温が高くなる夏季においては，この薄めた洗剤の中でカビが増殖している場合がある。

カビの発生の条件は，①温度（20〜30℃），②湿度（70％以上），③栄養分，の3つであるが，一番効果のあるカビ対策は湿度を下げることである。湿度計を置いて50〜60％ぐらいに設定し，換気するとよい。

雑炊に使用されると考えられるサケ（乾燥フレーク），昆布，調味料について好熱性菌を検討した結果，サケ，昆布，調味料の3種類のうち，調味料に耐熱性芽胞菌が存在しており，分離同定した結果，*Bacillus coagulans* であった[29]。

検出される耐熱性芽胞菌は，*B. subtilis*，*B. licheniformis*，*B. cereus*，*Paenibacillus polymyxa*，*Moorella thermoacetica*，*C. perfringens* が中心であり，一般微生物の酵母，カビでは *Wickerhamomyces anomalus*，*Candida versatilis*，*Aspergillus brasiliensis* が検出される。

雑炊製造工場から検出される微生物を表5.13に示した。

(4) 雑炊の変敗微生物

雑炊は水分を多く含み，飯に含まれる糖分などが細菌の増殖には最適な環境になっている。パウチ詰めしただけの雑炊は常温保存では1〜2日程度しか日

第5章 粥，雑炊の微生物変敗と制御

表5.13 雑炊製造工場から検出される微生物

耐熱性芽胞菌	一般微生物
Bacillus subtilis	*Micrococcus luteus*
B. licheniformis	*Kokuria rosea*
B. cereus	*Kocuria rhizophila*
Paenibacillus polymyxa	*Pseudomonas fluorescens*
Moorella thermoaceticum	*Wickerhamomyces anomalus*
Clostridium perfringens	*Candida versatilis*
C. butylicus	*Aspergillus brasiliensis*

持ちせず，気温や湿度の高い夏場や梅雨の時期だともっと短く，3～4時間程度である。冷蔵保存をしても1～2日程度しか日持ちしない。このように，雑炊は非常に傷みやすいので，少しでも異変を感じたら食べずに捨てる。また，半熟の卵を入れている場合，そのまま保存することは食中毒の原因になる。*Salmonella*は加熱に弱いので，安全のために卵は75℃以上で1分間以上を目安に，中心が固まるまで加熱するようにする。

変敗した雑炊の内容物は，多くは外観に異常はないが酸臭を発し，正常品のpHは5.8であるが，4.4に低下する。雑炊から酸っぱい臭いや味がした時は乳酸菌の*Lactobacillus*の二次汚染，腐敗臭がした時は*Bacillus*の一次・二次汚染の可能性がある。

変敗レトルトパウチ製品の検体から35℃および55℃の培養で中温性，通性嫌気性菌，ガス非産生，有芽胞細菌を検出した。分離菌株はいずれも*Bacillus*であり，同定の結果*B. coagulans*であった。耐熱性の*B. coagulans*を検出したことから，変敗原因は加熱殺菌不足にあったと考えられる。中に入れる具が乾燥品や粉末の原材料の場合，耐熱性芽胞菌に汚染されている可能性がある。内側がアルミ蒸着フィルムのパックに入ったレトルト雑炊は極めて密閉性が高いので保存期間は長いが，それでも缶詰のように完璧に密閉された状態ではない。透明なパックのレトルト雑炊の場合は，紫外線の影響も受ける。賞味期限は，製造から数か月以内と考えられる。酸性の具材を用いた雑炊はクエン酸ナ

トリウムなどでpH 4.7〜4.9に調整する必要がある。これはpH 3.5では米粒の長さ，幅ともあまり膨潤せず，4.0以上になると長さは2倍程度に膨潤し，幅は5.0以上にならないと十分に膨潤しないためである[23,24]。

雑炊の変敗微生物は Bacillus などの耐熱性芽胞菌，Lactobacillus などの乳酸菌 Aspergillus, Penicillium, Cladosporium などのカビが中心である。

5.3.3 雑炊の微生物変敗制御

(1) 雑炊の製造工程での微生物変敗

雑炊は炊いた飯をダシで煮るもので，飯の量をダシで増やすことから微生物変敗は多い。また，さまざまな具材を入れるため，二次汚染微生物も多い。雑炊の製造工程での微生物変敗は，原材料に由来する一次汚染と煮詰めた後の冷却工程での二次汚染がある。糸を引くような粘りが出ている時は，Bacillus subtilis, B. licheniformis の増殖に起因する。酸っぱい臭いや味がする時は Bacillus, Lactobacillus, Leuconostoc の増殖による。変色している場合は Janthinobacterium, Penicillium, Aspergillus の増殖の場合がある。

雑炊の微生物変敗形式を表5.14に示した。

表5.14 雑炊の微生物変敗形式

変敗現象	変敗原因微生物
糸引き	Bacillus subtilis, B. licheniformis
異臭	B. subtilis, B. cereus, Lactobacillus plantarum
変色	Janthinobacterium lividum, Serratia marcescens
異味	B. subtilis, L. plantarum, Leuconostoc mesenteroides
液化	B. subtilis, Paenibacillus polymyxa
白濁	B. subtilis, B. licheniformis, B. cereus
粘稠	B. subtilis, L. plantarum, P. polymyxa

(2) 雑炊の保存
1) 有機酸による保存

雑炊はpHを低下させ，水分活性（Aw）を低下させることにより保存性が向上できる。しかし，加熱殺菌条件を満たしていないレトルトパウチ雑炊のpHまたはAwを低下させると，本来正常な製品であれば発育しないはずの微生物が増殖する。また，常温流通可能な容器詰卵雑炊は，通常レトルト処理が行われているが，レトルト処理を施すと卵（卵白のみは除く）が黒変を起こす傾向があった。そのため卵部分（卵白のみを除く）の黒変を防止する目的で，従来より卵雑炊にポリリン酸の添加が行われている。しかしポリリン酸を添加した卵雑炊は卵の黒変を抑制することはできるものの，pHの上昇が認められた。pHの上昇にその他の要件が重なれば，レトルト殺菌により不活化された損傷菌が復活する可能性がある。そこでpHの上昇を抑え，損傷菌の復活を阻止する目的で，酢酸，乳酸，グルコン酸，クエン酸，リンゴ酸，アジピン酸などの有機酸を添加している。

2) エタノールによる保存

合成保存料以外の天然物による食品の保存法としては，現在エタノールが最も広範囲に利用されている。エタノールは酒類の主成分で安全性が高く，低濃度では食品の味や物性への影響も少なく，簡単に利用できることから，食品の低食塩化の進行とともに今後ますますその利用が進むものと思われる。

しかし，エタノール系殺菌剤を食品工場内の施設の殺菌・消毒に単独で常用していると，エタノール耐性菌の出現が予測されるので注意が必要である。原因となるカビが製造直後の製品から検出されずに，冷却後の製造工程で検出されることがある。この現象は明らかに工場からの二次汚染菌である。エタノールを資化するカビはエタノールを多用する工場に棲みついており，時々製品に二次汚染して変敗の原因となる[30]。

3) 冷凍による保存

これまで述べてきたように，雑炊は常温保存で1～2時間，冷蔵保存で1～2日であるが，冷凍保存では1～2週間程度日持ちすることが知られている。冷凍保存は1食分ずつに小分けして保存用袋に入れる。雑炊は流動性があるので，冷凍用の保存袋に入れて平らにした状態で冷凍保存すると，凍結した雑炊

を折ることができ，必要な分量だけを取り出して，残りはそのまま冷凍することができる。また冷凍保存すると水分を吸いきってしまうので，水分の多い雑炊は，いったん加熱してから冷凍保存するとよい場合がある。長期間保存する場合は，汁と飯を分けて冷凍保存する。また冷凍保存すると水分が減少するので，解凍して温める時に少量の水，ダシ，醬油を加えて徐々に解凍する。長く冷凍保存しておくと水分によって味が薄くなるので，コンソメ，塩，コショウ，スープの素などで味を調え，チーズや卵を加える時は，雑炊を鍋で温めた後に加え，水分が飛ばないように蓋をして加熱するとよい。

4） アルカリ剤による保存

アルカリ剤の使用は，主として畜肉，鶏卵の菌数減少処理，汚染防止の目的に限って使用されている。

アルカリ溶液で処理した米粉は，従来よりも損傷でんぷんが少なく粒度が細かいため，加工米飯に向くことが知られている。米でんぷんの精製は，アルカリ法が常法とされており，このアルカリがでんぷんの性質に与える影響について検討された[31]。それによると，米でんぷんを精製する際の温度が高く，アルカリ液による洗浄回数が多くなると，でんぷん分子の分解が進み，またでんぷん粒は膨潤しやすくなる。

調理食材として多くの乾燥食品を利用する中国料理では，戻し処理の方法もさまざまで，軟化が容易でない硬い組織を持つ食品にはアルカリ剤であるかん水を用いる場合が多い。日本では天然アルカリ剤として草木を焼いた木灰の上澄み液（灰汁）が山菜のあく抜きなどに利用されている[32]。米をアルカリ溶液に浸してから湿式粉砕することにより，従来より損傷でんぷんが少なく，粒度の細かい米粉が生産されている。

また，アルカリに対する抵抗性の弱い米は，でんぷん粒が膨潤する[33]。でんぷんのアルカリ処理はでんぷんの性状に影響を与える[34]。雑炊の保存性にアルカリを用いることは有効であると考えられる。アルカリ性の食品はコンニャク，カンスイ，卵白，ピータンであり，卵白が多く使用されている。卵白の pH は 9.0 前後であるので，ある種の細菌により卵白の変敗が起こる。*Salmonella, Citrobacter, Alcaligenes, Achromobacter* などによる卵白の混濁，*Pseudomonas putida, P. fluorescens* などによる青色蛍光卵が知られている[35,36]。しかし卵白

中では食中毒菌は生育しにくいが,卵白に卵黄が混入すると急激に微生物が増殖する。

通常,卵の中身は無菌的であるが,*Salmonella* Enteritidis (SE) のインエッグ型感染が拡大した1988年以降には,SE感染卵が問題となり,卵かけ飯,雑炊など卵を利用した幅広い食品でSEによる食中毒事件が発生した。しかし卵を37.7℃,pH 11の液で洗うと,SEの殻からの侵入と交差汚染を防止できる。SEを鶏の糞便に混ぜたものを付けた卵とそうでないものを7.2℃で30日間放置したところ,pH 9で洗った場合には75%の鶏卵の表面からSEが検出されたが,pH 11で洗った場合は8.3%が検出されたのみであった[37]。

文 献

1) 柳原敏雄:『伝承日本料理』,日本放送出版協会(1977)
2) 帯津良一:『美味しい,おかゆ』,河出書房新社(2011)
3) 内藤茂三:*Bacillus* 属細菌による食品の変敗と防止技術,SANATEC e-Magazine, 2009年6月号,1-9 (2009)
4) 江間章子,貝沼やす子:粥の調理に関する研究(第4報),調理後の経過時間および保温条件が粥の性状に及ぼす影響,家政誌,51,571-578 (1997)
5) 全国食品衛生監視員協議会:『食品苦情処理事例集』,中央法規(1992)
6) 内藤茂三:『食品変敗の科学』,幸書房(2020)
7) 深井洋一,塚田清秀:洗米回数による保温下の米飯の品質変化,日食科工誌,53,587-591 (2006)
8) 江川和徳:第3章第1節 洗米による精米の除菌効果,第3章第2節 有機酸洗浄と除菌効果,石谷孝佑,江川和徳,横山理雄『HACCP管理による加工米飯の製造システムと品質保証対策』,サイエンスフォーラム,139-140 (1995)
9) 野崎洋光:『おかゆ料理帖』,PHP研究所(2014)
10) 貝沼やす子:『クッカリーサイエンス004 お米とごはんの科学』,建帛社(2012)
11) 山崎清子,島田キミエ,渋川祥子,下村道子:『新版 調理と理論』,同文書院(2008)
12) 江間章子,貝沼やす子:粥の調理に関する研究(第2報),加熱条件が全粥の性状に及ぼす影響,家政誌,48,391-398 (1997)
13) 松元文子,関 千恵子,津田真由美:米の調理に関する研究(第1報),)味付け飯について,家政誌,18,158-162 (1967)

文 献

14) 小泉武夫：『食と日本人の知恵』，岩波書店（2015）
15) 辻　義一：『だれでもできる和食の基本』，経済界（2001）
16) 岡崎　尚，角川幸治，米田達雄：レトルトパウチ食品からの変敗菌の分離とその胞子の耐熱性，広島食工技研報，22，35-38（2000）
17) 内藤茂三：食品の微生物変敗と防止技術，(13) レトルト食品の微生物変敗と制御，アサマパートナーニュース，174，1-3（2016）
18) 好井久雄，金子安之，山口和夫：『食品微生物ハンドブック』，技報堂出版（1995）
19) VIETJO ベトナムニュース：「栄養お粥」は健康に良い？　87％が細菌に汚染，2012年02月18日（2012）
20) 内藤茂三：『再改訂増補食品の変敗微生物』，幸書房（2018）
21) 内藤茂三：食品工場の乳酸菌汚染とオゾン殺菌，防菌防黴，38，729-741（2010）
22) 内藤茂三：包装五平餅の液化原因菌の分離・同定，愛食工試年報，23，27-35（1982）
23) 内藤茂三：変敗五平餅から分離した細菌の α-アミラーゼの性質，愛食工試年報，28，60-65（1987）
24) 森　大蔵，安福美幸，稲田由美子，高橋英史：お粥並びに雑炊飲料缶詰の開発，東洋食品工業短大・東洋食品研究所研究報告書，21，15-27（1996）
25) 大石恭子，金成はるな，大田原美保，香西みどり：米飯の物性および初期老化と炊飯後のpHとの関係，日本調理科学会誌，53，98-106（2020）
26) 山上　徹：『食文化とおもてなし』，学文社（2013）
27) 松田典彦：変敗缶詰食品から分離した好気性及び嫌気性有芽胞菌の簡易同定，日食工誌，32，399-406（1985）
28) 畠中和久：最新フリーズドライ食品製造技術，醸協誌，112，108-114（2017）
29) 松田典彦，駒木　勝，市川良子，後藤幸恵：缶詰食品の変敗原因有芽胞細菌の種と食品の種類との関係，日食工誌，32，615-621（1985）
30) 内藤茂三：食品工場の微生物制御へのアルコールの利用技術，SUNATEC e-Magazine，2012年6月号，1-6（2012）
31) 山本和夫，沢田澄恵，小野垣俊雄：アルカリ法による米でん粉の調製とその性状について，澱粉科学，20，99-104（1973）
32) 福場博康，久下尚子，稲垣長典：表面活性剤による禾本科澱粉の精製（第1報），澱粉科学，6，27-29（1958）
33) 久木野睦子：乾燥食品の戻り処理におけるアルカリ剤の使用が嗜好性に及ぼす影響，2006年度活水女子大特別研究費助成，活水論文集，52，57-61（2009）
34) 宇佐美昭次，鈴木晴男，武富　昇：稀アルカリの澱粉に及ぼす影響，澱粉科学，4，23-28（1956）

第5章 粥,雑炊の微生物変敗と制御

35) Board, R. G.: Microbiology of egg, A review, in egg quality, A study of hen's egg (Edited by Carter, T. C.), p. 155, Oliver and Boyed Inc. Edinburgh (1968)
36) 今井忠平:『鶏卵の科学』,食品化学新聞社 (1984)
37) Catalano, C.R. and Knabel, S.J.: Destructuion of *Salmonella enteritidis* by high pH and rapid chilling during simulated commercial egg processing, J Food Prot, 57, 592-595 (1994)

第6章　赤飯とおこわの微生物変敗と制御

6.1　もち米の歴史と社会性

　もち米はうるち米と同様，稲作とともに東南アジアから伝えられたと言われている。当時の米は赤米で，神への供え物として用いられていた。正倉院の宝物にも赤米があるが，これは酒を作ったのではないかと言われている[1]。

　赤飯には強力な呪力があるとされ，正月，初午，盆などの年中行事には赤飯が登場し，豊作や商売繁盛を祈念するなど，その力は社会的広がりのなかで有効に発揮されている。

　赤飯の着色には小豆の煮汁が用いられるが，関東以北では小豆は割れやすい（胴割れ）ので切腹に通じるとして忌避され，ササゲ（大角豆）が用いられた。赤飯の赤色は魔除けとして子の健やかな成長を促すと同時に，その子の存在を社会に認知させるために用いられた。赤飯やおこわは配布・食されることで社会性の再標準の強化をもたらした。赤飯やおこわの日常化は明治時代以降に展開された。

　おこわはかつては重要な行事食であった。愛知県尾張地方西部にはおこわ祭りが伝承されている（愛知県あま市七宝町下之森の下之森八幡社と愛西市勝幡町の勝幡神社の2か所が現存している）。2月11日には，2升のおこわを作って1升ずつ櫃に入れ，1升は神社に供え，1升は荒縄で編まれた薦に入れ，境内のおこわ石にたたきつけ，もち状になったおこわを参拝者たちが奪い合い，厄除けや五穀豊穣を祈願する。

　9月9日は重陽の節句で菊の節句とも言い，菊をひたした菊酒を飲み，クリおこわを食べる風習がある。重陽は中国伝来の風習であるが，江戸時代には

幕府の決めた5節句（正月，雛祭り，端午，七夕，重陽）のひとつに組み入れられた。

福島県会津地方には葬家に赤飯を贈答する習俗があり，これをおこわ見舞いと言った。

このようにもち米に小豆（またはササゲ）を加えて蒸した赤飯をはじめ，山菜おこわ，マメおこわなどには郷土の社会性が色濃く残っている。また，個人の内輪の祝いごとに赤飯を添えるようになったのは，比較的新しい社会性で，江戸時代の末期になって始まったものである。

6.2 もち米と微生物

6.2.1 もち米の品種と微生物

（1） もち米の品種

わが国のもち米の作付面積は水稲・陸稲を合わせても稲全体の約4％にすぎず，また近年の国民生活の変化の中で，もち種の作付面積は増減を繰り返しながらも減少傾向にある。しかし，もち米は餅やおこわ，米菓，米穀粉，みりんなどの加工用として今も昔もなくてはならない存在である。

主なもち米の品種は以下の通りである。

こがねもちは新潟県で誕生したもち米の王様とも言われる品種で，新潟農試において信農3号と農林17号を交配し，1958年に奨励品種に採用された。作付けは新潟が最も多く，続いて宮城県のみやこがねもちとなっている。現在は全国5県で作付けされており，ふ先色（もち米の籾の先端部分の色で，品種を識別できる）は褐色である。こがねもちは味と口当たりがよく，粘りとコシがある。赤飯やおこわなど，餅以外でも，よく使用される品種である。

水稲農林糯221号であるヒメノモチは，旧東北農業試験場（以下，「農試」と略す）において，大系227号とこがねもちを交配し，1972年に奨励品種に採用された。こがねもちに比べてイモチ病に強く，作付けは岩手県をはじめとして全国に13県あり，最も多くの県で作付けされている品種である。ふ先色は黄白色である。ヒメノモチは，滑らかでモチモチとした食感が人気の品種で，赤飯

やおこわでも食される品種である。

　水稲農林糯216号であるヒヨクモチは九州農試において，ホウヨクと祝糯を交配し，1971年に奨励品種に採用された。晩生種で作付けは九州に限られており，作付面積の最も多いのは佐賀県で，約70％が作付けされている。ふ先色は褐色である。

　はくちょうもちは，北海道北見農試において，たんねもちとおんねもちを交配し，1989年に奨励品種に採用された。作付けは北海道に限られており，北海道ではゆきひかりより早い早生の晩生種である。ふ先色は黄白色である。軟らかさに特徴があり，おこわや赤飯，和菓子などに適している。北海道のもち米はおこわの食味では育成年次が新しくなるほど外観の艶(つや)がよく，粘りが強くなり，総合評価が高くなった[2]。

　水稲農林糯254号のヒデコモチは，東北農試において大系糯1076号とふ系72号を交配し，1979年に奨励品種に採用された。新潟県をはじめ全国各地で栽培されている。ふ先色は黄白色である。

　水稲農林糯144号であるマンゲツモチは，旧農事試験場においてＦ３-246と農林糯45号を交配し，1963年に奨励品種に採用された。茨城県をはじめ関東に多く作付けされている。ふ先色は淡紅色である。

　もち米は，水に浸けた後，蒸して餅つき機などで搗いた場合，軟らかさが長時間持続するものと，冷えるとすぐ硬くなる（硬化性が高い）特性を持つものと，2タイプの品種が存在する。北海道のもち米で言えば，前者がはくちょうもちなどの系列で，後者がきたふくもちの系列にあたる。また新潟を代表するこがねもちなどは，後者の代表的な品種であり，佐賀産のヒヨクモチは，前者と後者の中間の特性を持ち，汎用性のある品種として知られている。

（2）　もち米の特徴

　うるち米ともち米の外観を比較すると，うるち米は半透明に見えるが，もち米は白濁している。これはもち米のでんぷんがアミロペクチンのみからなっており，結晶性の低いアミロペクチンが空気を含んでいるために白く見えるのである。これに対し，でんぷん質に5％以上のアミロースを含むものをうるち米と言う。もち米のでんぷんは，浸漬により30～40％も吸水して膨潤しやすく，

糊化すると強い粘りを生じる。

　ほどよい硬さに仕上げるためには炊き水はもち米重量の0.7～1.0倍である。しかし浸漬による吸水量は多いため加水量が少なくなり，炊きにくくなるので，もち米は一般に蒸す方法がとられる。もち米は加熱初期に米の穴に水が急速に取り込まれて水面が下がり，上部の米は水分が不足して硬くなり，下部の米は水を多く吸い軟らかくなる。

　赤飯やおこわを炊飯にする場合はうるち米ともち米を混ぜると加水量が増し炊きやすくなる。うるち米ともち米は重量比で5：2くらいで混ぜる。この場合の炊き水はもち米重量の1.0倍，うるち米重量の1.5倍とする。また，湯炊き法を採用すると，ムラなく炊き上がる。でんぷんの糊化には約30％の水分を必要とするので，十分浸漬したもち米であれば蒸すことにより糊化は可能である。しかし，浸漬しただけのもち米では水分が不足して強飯が硬くでき上がるので，蒸す途中で1～3回振り水をする。1回の振り水はもち米重量の0.3倍程度にしておく。1回目の振り水は，もち米の間を蒸気が通過して10分後に行う。振り水をした結果，普通の赤飯やおこわのでき上がり水分量は58～60％に達し，始めの重さの2倍以上にもなる。

（3）　もち米の微生物

　もち米は乾燥して，水分含量は14.0～15.0％であるが微生物は増殖しにくい。このため，生のもち米が微生物によって変敗する可能性は低い。ただしある環境下にあるとカビが生育する危険性がある。もち米の微生物変敗はカビだけなので，目視で確認できる。

　新籾では，細菌では *Pseudomonas*, *Bacillus*, カビでは *Alternaria*, *Helminthosporium* が認められ，また，搗精後の新米のカビでは *Aspergillus*, *Penicillium* は非常に少なく，*Alternaria*, *Cladosporium*, *Curuvularia*, *Cephalosporium* が多い。

　もち米を浸漬する段階では微生物は増殖するが，加熱途中の振り水により微生物が増殖することはない。うるち米は，炊き上がりが米重量の2.1～2.3倍になるように加水するが，もち米で作る赤飯，おこわは炊き上げ重量が1.6～1.9倍がよい。もち米は白い部分に空気を含んでいるので *Bacillus* のような好気

性細菌が増殖しやすい。蒸し工程後の二次汚染微生物防止が重要である。

おこわの微生物による変敗は，添加する具材により糸を引いたり，異臭がすることがある。もち米に付着する微生物は，多くは品種には関係なく，菌叢は作付けする地域の土壌に起因する場合が多い。

6.2.2 もち米の変敗微生物

(1) 変色米に関与する微生物

もち米を水洗して一晩おいて炊飯したら，飯が茶色になり，部分的に褐色化することがある。この現象は土壌中に分布する *Bacillus subtilis* の一種であるエクアドル茶米菌に起因する（すでに籾の段階で汚染されている）。

洗米後高温多湿の状態に放置すると，エクアドル茶米菌が増殖し，スプテノリンが産生され，炊飯により酸化されて褐色になったもので，洗米時よりも炊飯後に目立つのは炊飯により酸化されたためである[3]。特に汚染されたもち米は，蒸すと薄褐色になる。

また冷蔵庫に浸漬したもち米を保存しておくと，*Pseudomonas* に汚染されてビオデルジンが産生され，加熱すると酸化されて黄色から橙色に変色することがある。

こういった変色を防ぐには，米を十分に洗米し，さらに洗米後，長時間放置しないことが重要である。

変色米の微生物による色調は，生育した菌の胞子，菌糸，子のう果などの色調，あるいは菌体外に産生される色素によって異なるが，増殖した菌の生育段階によっても異なる。精米されたものでは蒸れや吸湿により *Eurotium* などの好乾性のカビが発生することがあり，その生育は胚芽がとれた痕の部分から生じることが多い。微生物には菌体が各種の色調を呈するもの，および水溶性・脂溶性色素を菌体外に産生するもの，微生物が米飯のある成分の化学反応を起こさせて着色・変色をもたらす場合がある。

変色米とその原因となる主な微生物を表6.1に示した[4]。

表6.1 変色米とその原因となる主な微生物[4]

色調		名称（変化の特徴）	主な原因微生物
細菌	褐色系	エクアドル茶米（茶褐色）	*Bacillus subtilis*
		黒蝕米（黒褐色）	*Enterobacter agglomerans*
	黄色系	モナス性黄変米	*Pseudomonas*
カビ	褐色系	フケ米（白色不透明～黒褐色）	*Absidia, Mucor, Rhizopus*
		褐変米（茶褐色）	*Alternaria, Curuvularia, Phoma*
		黒変米（黄色～暗褐色～黒褐色）	*Eurotium chevalieri*
	赤色系	赤変米（赤色調～暗紫色）	*Oospora*
		紅変米（赤色）	*Epicoccum nigrum*
	白色系	ベルジモス米（白色苔状）	*Aspergillus versicolor*
	黄色系	黄変米（黄色斑点～黄色）	*Penicillium citreonigrum*
			P. citrinum, P. islandicum
		ビルマモス米（白色～黄色苔状）	*P. aurantiogriseum*
		黄斑米（鮮黄色に緑色斑点）	*Eurotium amstelodami*
		黄変米（褐色を帯びた鮮黄色）	*Trichoderma*
	緑色系	シュードモナス米（濃緑色）	*A. restrictus*

（2） もち米の保存と一般微生物

米の籾 1 g から検出される微生物菌数は $1.0\times10^5 \sim 1.0\times10^6$/g，カビ数は $1.0\times10^3 \sim 1.0\times10^4$/g と比較の多い。しかし乾燥調製中に発生するカビ被害は，圃場カビのこともあるがほとんどの場合収穫時に検出されることが少ない貯蔵カビである。収穫した穀粒の水分が以後の貯蔵を含む流通過程での微生物発生を左右する。一般には水分活性（Aw）をほぼ0.65以下に乾燥することが好ましく，多くの国で乾燥指標値になっている。

籾殻と玄米の間の隙間に微生物が生息しており[5]，菌数は $1.0\times10^6 \sim 1.0\times10^8$/g である。主体となる細菌は *Pseudomonas* で[6]，さらに黄色を示す菌株も多く，色の違いにより3つのグループに分類している[7]。これらの微生物は玄米を精米する時に研磨部分が一時的に数百度に達するので死滅する。また生き

残った微生物も洗米工程で米に含まれるオリザノールなどの脂溶性成分の一部が乳化作用を持つため，洗い落とされる[8]。白米にはグラム陽性細菌が多く，米の表面に付着している可能性が高い。

もち米の被害にはカビや細菌によるものがあり，米の水分含量14～15%で生育する *Aspergillus glaucus*，15～15.5%で生育する *A. versicolor*, *A. candidus*，15.5～16%で生育する *A. ochraceus*, *Penicillium citreonigrum*, *P. citrinum*，16%以上で生育する *A. oryzae*，17%以上で生育する *Fusarium nivale* がある。

もち米の微生物汚染は，米の外観や香りを損なうばかりでなく，汚染菌の種類によってはアフラトキシンを産生する *A. flavus*，白米で白墨状になるモス米の原因菌 *P. commune*，白米で濃淡のない明黄色になる黄斑米の原因菌 *Eurotium amstelodami* がある。

水分を含ませて食味を損なわないようにするため，穀粒の乾燥をAw0.80にとどめることが多いが，Aw0.80では好乾性のカビの制御が不十分となるため，低温と調湿の調節機を設置した低温貯蔵庫に保管し，乾燥を緩和した状態での安全性を高めている。

（3） もち米の洗米による微生物変化

炊飯する前の洗米した水に付着した生菌数を測定した結果，玄米の生菌数は$1.0×10^5$～$1.0×10^6$/g，白米は$1.0×10^2$～$1.0×10^3$/g，糠は$1.0×10^6$/gであったが，玄米を5回洗浄しても$1.0×10^5$/gと，ほとんど変化しなかった。これは玄米の表面の凹凸中に微生物が存在するので，洗米のみでは生菌数が低下しないことによる。しかし白米を5回洗米した結果，水に付着した生菌数は$9.6×10^3$～$1.0×10^4$/gとなり，耐熱性芽胞菌は0～$8.5×10^2$/gになった[9]。白米は主成分がでんぷんであり，炊飯後に生残する微生物は *Bacillus* であることから，白米に存在する耐熱性芽胞菌が洗浄により減少することには意義があった。残存する微生物は *Bacillus* であり，米飯の保存期間の延長に伴い増殖した。もち米は洗米・浸漬するのに90～120分間かかり，糠等が微生物に汚染されているとその間に著しく増殖するため，日持ちの悪い，変敗しやすい食品でもある。

玄米には *Pseudomonas*, *Micrococcus*, *Bacillus* など多くの微生物が付着し

ており，それらの99％が糠層に存在すると言われている。特に耐熱性芽胞菌の *Bacillus subtilis* と *B. cereus* が多い。また *Bacillus* は主に玄米の表皮に付着しているので，精白の程度によっても菌数は異なり，精白率89％以下で激減する。

炊飯食味計測定値，色調および臭い識別値の測定結果から，保温時間の経過に伴う，洗米回数別の傾向は，洗米回数1回よりも3回のほうが，品質劣化の度合が小さく，洗米回数を増やすことにより，炊飯米の保温中の品質保持に一定の効果があることが示唆された[10]。

米粒あるいは飯粒の性状には，洗米方法の違いにより多少の差異が生ずることがある。すなわち，"研ぐ"と表面が削られるため，洗液中に溶出する固形分量が多くなるとともに，米が砕ける割合も増加した。コシヒカリ，キタヒカリいずれも研いだ後，水の取り替えを行ったものは白く炊き上がり，官能検査でも有意に白いと評価されたが，官能検査における総合的な評価には全く有意差は認められなかった[11]。

6.3 赤飯と微生物変敗

6.3.1 赤飯の歴史と郷土色

（1） 赤飯の歴史

赤飯は，アカママ，フカシなどとも呼ばれるが，その起源は必ずしも明らかではない。しかし江戸時代には赤飯が強飯（こわめし）の一種としてハレの場で用いられていた。赤飯をおこわ，こわいなどと呼ぶのも，強飯の一種として認識されていたことを示している。赤飯は赤いというところに意義があり，小豆のない時代には赤米（炊くと薄赤くなる米）を用いた。現に対馬の豆酘神社，種子島の宝満神社では神事に赤米を炊く行事がある。

小豆やササゲを使う現代の赤飯は，平安時代中期ごろの『枕草子』に小豆粥として原形がみられ，祝いの席で食べられるようになったのは室町時代で，さらに江戸時代後期には一般庶民の家庭にもハレの日の食事として広まった。江戸時代から明治時代まではもち米に小豆またはササゲを混ぜて蒸した飯をおこわと言い，小豆を加えて赤色になった蒸し飯を赤飯と言っていたが，その後，

赤飯のことも強飯またはおこわと言うようになった。また，明治・大正のころまでは，毎月1日，15日，28日の朝は，うるち米の飯を炊くとき小豆を加えることになっていた。しかしこれは赤の飯，または小豆飯と言い，赤飯とは言わなかった。赤の飯はその日を祝うために作ったものであるが，小豆の皮は腸に刺激を与えるので，月3回の小豆入りの飯は健康上にも役立つと言われていた。

日本ではもともと一部の階級を除いて日常の食事に米食はなく，庶民が米を主食とするようになったのは明治時代以降である。また，かつて栽培された米は，品種的に安定したものではなく，さまざまな品種が生まれた。米の色も白とは限らず，黒，赤，緑などがあったが，色の付いた米は雑草稲として江戸時代の米納制度では年貢の対象外とされた。色の付いた米は，明治時代末期から大正時代にかけて全国展開した産米改良などで衰退し，米は白色という認識が定着した。しかし色の付いた米でも，赤米はハレの場で重要視され，明治中期以降，祝いごとに用いるのが恒例となり，特に神社の祭りや誕生祝いなどには多く用いられていた。赤米は水田のみならず畑でも栽培された。

赤飯を食べる機会は正月，初午，山の神，雛祭り，春の彼岸，お釈迦様（花祭り），春祭り，端午の節句，田植え始め，夏至，半夏生，土用の入り，夏祭り，盆，八朔，秋の彼岸，秋祭り，亥の子，神送り，地の神などの年中行事，帯祝い，宮参り，食い初め，里帰り，誕生日，七五三，入学祝，結婚式，鶏祝い，厄払い，快気祝い，葬式などの人生儀礼，さらには棟上げや旅立ちなどがある[12]。

赤飯は通過儀礼としての還暦（60歳），古稀（70歳），喜寿（77歳），傘寿（80歳），米寿（88歳），卒寿（90歳），白寿（99歳），茶寿（108歳），皇寿（110歳）の時に賀寿の膳としても出されてきた。

また赤飯文化啓発協会は赤飯の食文化継承と国産原料の消費拡大を目指し，2010年に11月23日を「お赤飯の日」と定めた。この日は勤労感謝の日であり，もともとは新嘗祭の日であった。

日本の赤飯の種類を表6.2に示した。

（2） 赤飯の郷土色

北海道や青森県，山梨県の一部には甘納豆を赤飯に入れる風習があり，青森

第6章　赤飯とおこわの微生物変敗と制御

表6.2　日本の赤飯の種類

各地の赤飯	地域	特徴
甘納豆赤飯	北海道	炊き上がった赤飯に甘納豆を混合し，食紅を入れる
落花生赤飯	千葉県	生落花生を甘露煮にし，小豆と一緒に炊き上げたもの
サトイモ赤飯	福井県	サトイモともち米，小豆を蒸し上げる
醬油赤飯	新潟県	醬油，砂糖，みりん，酒で味付けし，金時マメを入れる
ゴマ砂糖赤飯	徳島県	赤飯にゴマ砂糖をかける
ササゲ赤飯	東京都	小豆の代わりにササゲを用いる
花マメ赤飯	長野県	小豆の代わりに花マメを用いる
砂糖赤飯	青森県	小豆ともち米で赤飯を作り，砂糖，酒，塩を混ぜる

県の赤飯は全国で見ても少ない甘いタイプである。昔の稲作は手植えであったために十分な体力が必要で，エネルギー補給のためにもち米で赤飯を作り，疲労回復のために甘く味付けされていた。もち米に小豆またはササゲを加えて蒸した赤飯をはじめ，東北の山菜おこわ，新潟県のマメおこわには郷土色が色濃く残っている。新潟県の一部の地域には赤飯，醬油赤飯，五目赤飯の3種類がある。千葉県では特産品である落花生が用いられるなど，使用されるマメの種類や組み合わせは地方によってさまざまな態様がある。

　福岡県の柳川市では赤，黄，白の三色のうるち米ともち米を使用した三色赤飯がある。この赤飯は菊が飾られた赤飯をイメージしたもので，赤は小豆，黄はクチナシで色づけされている。

　沖縄県では，カシチーと言い，盆の贈り物の食物となっており，赤飯を死者儀礼にも用いている。

　葬式には，死者に供する枕飯や枕団子をはじめ，野辺送りの前後に用いる味噌や塩，四十九日の食い別れ儀礼に使われる餅など，さまざまな食物が用いられる。その際，多用されるのは餅，団子，饅頭である。このように各種食物が用いられるなかにあって，葬式に赤飯を食べる慣行が存在している。赤飯は一般的には吉事の食物とされているが，東北地方の日本海側，関東地方の西部では葬式の時の食物とされている所がある。死者と血縁の濃い者は，一斗とか二

6.3 赤飯と微生物変敗

斗赤飯を持ち寄り，それを会葬者全員に配って共食してもらうのである。

赤飯を吉凶いずれの時にも用いるのは，日ごろの白米に対し，赤い色の飯を食べることによって，視覚から日常とは異なる，ハレの日の意識を再認識させられる効用があったのである。赤飯に汁や茶をかけることを忌むなど，食法にタブーが多いのは，赤飯がハレの食物であったことを示している。文化庁がまとめた日本民俗地図によると，全国赤飯1,366の調査地点のうち151地点で葬式に赤飯や小豆飯を使用していた[13]。

(3) 赤飯の製造と微生物

赤飯の製造工程を図6.1に示した。

小豆またはササゲは水洗して，水を加えて火にかけ，煮立って赤い色が出た

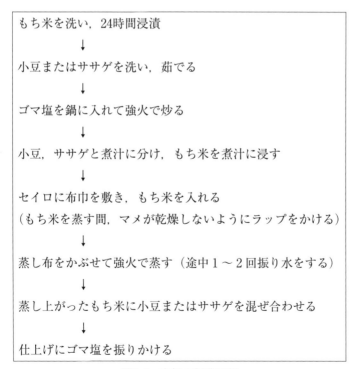

図6.1 赤飯の製造工程

第6章 赤飯とおこわの微生物変敗と制御

ところでその赤色透明な煮汁を取る。小豆は皮が硬くて中は比較的軟らかいので水に浸しておくとヘソ（杯座）のところから水を吸っていき、5～6時間するとこのヘソのところで横に切れてそれ以降吸水が早くなる。これは胴割れと言われるもので、浸漬せずに洗ったらすぐ煮れば胴割れを防ぐことができる。この際、小豆を煮すぎると濁りが出るので、小豆は別に水を加え、アクを引きながら軟らかくなるまで煮る。小豆はもち米の1～2割を添加する。煮立つにつれて茹で汁が淡い紅茶色になり泡が立つ。泡はサポニンで多くの微生物が付着しているので、この時点でマメを洗いサポニンを除去する。このあと小豆の10倍量の水を入れて茹でる。茹で上がった小豆はザルに上げ、マメにしわがよらないようにぬれ布巾をかけておく。茹で汁のほうは冷ましてからもち米を浸すのに使う。この茹で汁に由来する $Bacillus\ subtilis$ は米に浸漬中に増加する。赤飯の色は、もち米を浸す時の小豆の茹で汁の量で調整する。

　もち米は研いで水気を切り、小豆の煮汁に浸し、一晩おいて色を染める。小豆の煮汁を吸ったもち米を煮汁から上げ、小豆を加えて混ぜ、セイロに入れて中央を少し開け、蓋をして蒸す。時おり、小豆汁等を振り込んで菜箸でもち米を動かし、全体に蒸気が回るようにすると、艶よく色よく蒸し上がる。赤飯の適度な軟らかさを得るためには水分を58～60％にすることが必要で、米の重量の1.8倍にする。また、蒸す間に水の補給が必要で、2％の食塩を加えた振り水を加熱中に1～2回行う。こうすると冷めても硬くなりにくい。ただし、耐熱性芽胞菌が増殖する。小豆またはササゲに付着している $Bacillus\ subtilis$, $B.\ licheniformis$, $Kocuria\ varians$ が製造工程中で増殖することがある。ネバネバしたり、糸を引いたり、異臭がする場合はこれらの微生物に起因していることが多い。赤飯の保存期間は常温で1～2日、冷蔵保存でも1～2日、冷凍保存では20～30日である。冷凍の場合、保存期間が長いので、微生物の増殖や冷凍焼けなどにより風味や物性が劣化する。

　黒ゴマを炒って精製塩を混ぜ、ゴマ塩を作る。ゴマには $B.\ subtilis$ などの微生物が多いので増殖して変敗に関係することもある。

6.3.2 赤飯の微生物変敗

(1) 赤飯のでんぷんの糊化・老化による微生物増殖の影響

　もち米は水に浸けると常温では自重の40～60％吸水する。この大部分は多孔質の非結晶部分に吸水されるもので，結晶部分には水はほとんど入らない。これは結晶部の水素結合が強固なためで，糊化するには加熱してこの結合を切断しなければならない。

　糊化するには十分な水と熱が必要であるが，加熱を糊化点よりやや低い温度で保持するか，または少量の水分で高温処理するともち米の性状が変化する。これはもち米のでんぷんの構造が糊化点以下の温度でも不可逆的に変化し構造の再編成が進行したことによる。糊化はでんぷんの水和現象であるから，この水素結合切断の際，無機塩等が共存すれば影響を受ける。通常もち米はリン10～20mg/100g，カリウム10～15mg/100gを含有しているが，品種により糊化程度は異なる。もち米に含有される脂質は0.1～0.3％とわずかであるが，糊化が大きく影響される。これは赤飯にうるち米を混ぜて作る場合，脂質は低分子のアミロースから溶出し，脂質・アミロース複合体を形成するためで，この複合体が熱に比較的安定なことなどを考慮すると，この脂質がアミロースのヘリックス構造形成に寄与し，もち米の糊化に関係している。

　もち米の糊化を α 化と言い，硬化あるいは老化を β 化と言う。もち米の老化とは，膨潤した赤飯やおこわが収縮して硬化することである。赤飯の老化に関係する条件としては温度，水分，pH，共存物質があげられる。老化が原因でパサパサになった赤飯は，水をかけて電子レンジで加熱すると解消する。もち米などのでんぷんは0～3℃で老化するので冷蔵庫保存は適切ではない。このため，常温で増殖しやすい *Bacillus subtilis*, *B. cereus*, *Staphylococcus aureus* が問題となる。

　炊飯器に保存された赤飯やおこわは，変敗菌の増殖適温に保たれている時間が長いので，取り扱いの不注意により変敗が促進される場合があるが，赤飯やおこわの変敗に関与する細菌の増殖最適温度は30～37℃であるので，米飯の温度が50℃以上に保持されている間は細菌の増殖が抑制され，保存に有利になる[14]。

第6章 赤飯とおこわの微生物変敗と制御

　赤飯の β 化は55℃以上では起きないが，温度を下げるに従い老化速度は速くなる。これは水素結合が低温ほど安定化するためであり，硬化するには水素結合の鎖が移動しなければならず，そのために必要な水が凍結しない0℃付近が最も速く β 化する。

　一般には水分が30〜60%の時に β 化が最も進行するが，赤飯の水分は50〜70%なので β 化速度が速いうえに微生物の増殖速度も速い。水分を54〜69%（炊飯時加水量100〜180%）に変化させて米飯を調製し β 化度を検討した結果，上記水分の範囲内で比較すると水分が少ないほど消化性低下，すなわち β 化が進行することが報告されている[15]。

　α 化によりもち米のでんぷんに水和した水は β 化によりさらに強く結合して増加するが，もち米でんぷんの結晶部の水素結合は，ジメチルスルホキシドやアルカリ溶液で容易に切断できるので，これらで処理すれば常温でもすぐ溶解する。このように一般的に水素結合が形成されやすいpH，すなわち弱酸性側で β 化が促進されると考えられている。α 化したでんぷんは，でんぷんの化学構造の鎖一本一本の間に水が入っている状態で，放置すると水が蒸発してでんぷんの鎖と鎖が接着して固くなり，β 化する。β 化とは，でんぷんがエネルギー的により安定な状態に戻るために，でんぷんの鎖同士が水素結合して結晶構造を作ることである。

　でんぷんが α 化するにつれて粘度が高くなり，最大限吸水した時，粘度は最も高くなる。その後，でんぷん粒子が崩壊すると再び粘度は下がる。アミロースは保水性が低いため，うるち米を混ぜた赤飯は炊いた時ややパサパサしているが，アミロペクチンのみのもち米で炊いた赤飯やおこわはねっとりモチモチしており，微生物，特に *Bacillus* の増殖が速いので変敗しやすい。アミロペクチンの再結晶のしやすさと鎖長分布との間には高い相関関係があり，重合度6〜12の短い側鎖長が多いアミロペクチンは β 化が遅い。日本で栽培されているもち米のアミロペクチンの側鎖長には短い種類が多い。餅菓子では砂糖を多量に添加することにより，パンではショ糖エステルの添加により β 化は防止される。これらはいずれもアミロースと結合するため，アミロースと水が結合することを防止する。したがって赤飯やおこわをもち米だけで作った場合は砂糖やショ糖脂肪酸エステルを添加しても β 化は防止できない。

6.3 赤飯と微生物変敗

　有機・無機イオンは α 化と同様に β 化にも影響し，陰イオンではリン酸イオン，炭酸イオン，ヨウ素イオン，塩素イオン，酢酸イオン，硫酸イオンの順に β 化を抑制し，陽イオンではカルシウムイオン，カリウムイオン，ナトリウムイオンの順で β 化を抑制する[16,17]。

　一般に塩類は量が多くなるほど β 化を遅らせるが，硫酸イオンは逆に促進する。β 化と α 化は表裏の関係にあるため，α 化の程度が β 化に大きく影響する。電子レンジと電気炊飯器で炊いた米飯を比較すると，炊飯直後の α 化度は同一であるが，放置しておくと前者のほうが β 化しやすい。これは電子レンジで炊いた米飯には α 化が不十分な部分が存在しており，このような α 化不十分な部分が β 化の核，または始まりとなると考えられている。そこで米飯に α-アミラーゼやソルビトールを添加することにより，β 化促進を改善することができる[18]。

（2）赤飯による食中毒
1）Bacillus cereus による食中毒

　厚生労働省の食中毒統計によると，平成26～29年（2014～2017）の Bacillus cereus による食中毒は26件発生している[19]。原因施設は飲食店，仕出し屋が多く，これらで提供した食事や弁当で発生していた。特定された原因食品は炒飯，焼き飯，ピラフ，ドライカレー，赤飯，おにぎり，親子ソボロ丼であった。

　アジア諸国のスーパーマーケット，家庭で未加熱精米および炊飯後の調査を行ったところわが国の精米および炊飯条件と同様に加熱した精米からは B. cereus はほとんど検出されないか，極めて低い結果であった[20]。よって B. cereus 食中毒の原因の多くは米飯類ではあるが，飯そのものよりも，飯に混ぜる具材の B. cereus 汚染が，本菌による食中毒の原因であると考えられる。

　赤飯によく用いられている小豆，ササゲ，ゴマについて調査したところ，市販赤飯34検体中，購入当日の3検体，24時間保存後の8検体から Bacillus が検出された。加熱前のササゲ，小豆，ゴマではそれぞれ2/10検体，1/7検体，3/12検体から B. cereus, B. mycoides, B. lentus などの Bacillus が検出された。加熱後のササゲ，小豆からは Bacillus は検出されなかった。1検体のゴマからは一般生菌数が $1.0 \times 10^4 \sim 1.0 \times 10^5$/g，Bacillus が $1.0 \times 10^2 \sim 1.0 \times 10^3$/g

検出されたが，本ゴマを160℃に加熱したところ Bacillus は未検出となった。市販赤飯は購入後，速やかに喫食すること，市販赤飯やササゲ，小豆，ゴマから Bacillus が分離されること，ゴマは Bacillus に汚染されているものもあること，ゴマを振りかける前にはよく加熱することが必要と思われた[21]。

また別の調査では，赤飯の製造に用いられる食材のササゲ，小豆，ゴマには一般生菌が検出されるものが多く，Bacillus も約2割から検出された。B. cereus は小豆，白ゴマおよび黒ゴマの煎り後から分離された。ゴマでは白ゴマの洗い後，黒ゴマの煎り後から B. cereus が $1.0 \times 10^2 \sim 1.0 \times 10^4$/g 検出された。赤飯に振りかけるゴマは少量なので，ゴマに付着している B. cereus 菌量で食中毒になる可能性は低いが，炊き立ての赤飯にゴマを振りかけて保存すると保存過程で B. cereus が増殖する可能性がある[20]。

2016年12月17日，京都市内の法要で配布された赤飯を喫食した1名が喫食後すぐに嘔吐等の症状を訴え，救急搬送された。京都府山城北保健所の調査の結果，配布数130食のうち喫食調査が終了した54名中30名が17日を初発として，嘔気，嘔吐，腹痛を訴えた。検便や喫食残品の検査の結果，B. cereus が原因であったことが判明し，最終の患者数は61名となった。所轄保健所の調査の結果，蒸し上がった赤飯を入れた番重(ばんじゅう)が B. cereus の汚染源であった[22]。赤飯を放冷不十分なままプラスチック製の番重に入れ，積み重ね保管したことにより菌が増殖したものである。この事件では，赤飯の残品の検査から赤飯1g当たり 1.1×10^5, 3.3×10^7, 2.8×10^8 の B. cereus が検出された。

赤飯による B. cereus による食中毒では，2016年9月にも，北海道で仕出し屋が製造した赤飯弁当を178人が摂食して，7名の食中毒患者を出す事件が発生している。

B. cereus 以外の Bacillus は変敗に関与する微生物で，これらの菌による食中毒は認められない[23]。

2） *Salmonella enteritidis* による食中毒

2005年9月3日午前2時30分から12時にかけて，6名が食中毒様症状を示した。6名は孫の誕生祝いに特別注文した赤飯を9月2日昼食および夕食に摂食していた。未開封および開封した赤飯について細菌検査を実施した結果，両者から *Salmonella* Enteritidis が検出され，菌数を測定した結果，未開封品が1.4

表6.3 赤飯の食中毒

赤飯の種類	汚染源	食中毒菌	防止方法
市販の赤飯	小豆	*Bacillus cereus*	原材料殺菌
市販の赤飯	小豆, ゴマ	*B. cereus*	ゴマの再加熱
特別注文の赤飯	赤飯	*Salmonella* Enteritidis	二次汚染防止
法要の赤飯	赤飯	*B. cereus*	番重などの容器の殺菌
赤飯残品	赤飯	*B. cereus*	原材料殺菌

$\times 10^7$/g, 開封品が1.6×10^6/gであった[24]。

3) *Staphylococcus aureus* による食中毒

食中毒を起こしたある施設における調査での拭き取り検査では，検体3検体（おにぎりの型，まな板，シンク蛇口），従業員糞便3検体，有症者糞便6検体，食品5検体（幼稚園残品の赤飯，おにぎり類，菓子や残品のおにぎり）から*Staphylococcus aureus*のみが分離された。分離された*S. aureus*についてコアグラーゼ型別試験を実施したところ，すべてⅦ型であった[25]。この菌の毒素は20℃以下ではほとんど産生されないので，予防には低温保存が有効である。

1991年10月21日，ホテルで開かれた結婚披露宴の出席者に嘔吐を主症状とする食中毒患者が6名発生した。患者は出席者のうち赤飯おにぎりを食べた新郎側の家族のみであった。赤飯おにぎりは新郎側がホテルに持ち込んだもので，*S. aureus*が検出された[26]。

食品の乳酸菌による変敗は圧倒的に工場床，器具，装置等からの二次汚染菌が多いため，食品工場をクリーン化できれば食品の乳酸菌による変敗は減少する。

28種類の市販食品に食中毒由来株を接種して菌の増殖とエンテロトキシン産生量を検討した結果，菌数が一定菌数以下では毒素は検出されず，20℃以下もしくは5℃保存では120時間後も毒素は検出されなかった。したがって*S. aureus*の場合，20℃を食品の保存の目安とするのが妥当である[27]。

赤飯の食中毒を表6.3に示した。

（3） 赤飯の微生物変敗

もち米は100℃で蒸し上げるために，蒸し上げ直後は *Pseudomonas* や *Micrococcus* 等の非耐熱性細菌は死滅しており細菌数は少ないが，30～37℃におくと耐熱性の好気性有芽胞菌である *Bacillus* が増殖し始め，5～8時間で変敗する。

赤飯弁当から *Bacillus lentus*，ササゲとゴマから *B. mycoides*，ゴマから *B. circulans* が分離された[21]。赤飯の賞味期限は炊いた後から24時間が限度である。炊いて α 化した赤飯は，冷めるとすぐに β 化が始まり，微生物が増殖するからである。赤飯のモチモチ感がなくなり，バラバラになると β 化が始まっている。食して酸味や酸臭がしたら *B. subtilis*，*B. licheniformis* が，酸味が生成したら *Lactobacillus plantarum*，*Enterococcus faecalis* による変敗が考えられる。また *B. subtilis*，*Paenibacillus polymyxa* が増殖すると粘稠性が出てきてネバネバするようになる。赤飯製造工程中には環境中の *B. subtilis* などの *Bacillus* による汚染が多く，赤飯が変敗して異臭とネバネバの生成が生じた場合，これらの現象の多くが *B. subtilis* に起因している。

また，赤飯に混ぜる小豆も劣化が早く，蒸気が抜けてしまうと繊維だけが残り，パサパサになる。赤飯の賞味期限は冷蔵庫保存でもおおよそ1～2日である。赤飯，おこわは多くの水分を含んでいるので細菌により変敗しやすく，冷蔵庫に入れると乾燥して赤飯の隙間に *Aspergillus oryzae, A. brasiliensis* が生育して白色から黒色のカビが生育し，さらに *Penicillium cyclopium, P. expansum* の緑色のカビが生育することもある。さらに，赤飯を室温で放置しておくと短時間でシンナー臭が生成するとともに白色斑点が生成する。この原因菌は酵母の *Wickerhamomyces anomalus* である。これらの菌種は，赤飯のすえた臭いや糸を引くなどの変敗に関与する微生物である[23]。

市販の赤飯の32.4％から一般生菌が，8.6％から *Bacillus* が検出され，その赤飯を18℃，24時間保存後に分離率が増加し，44.1％から一般生菌，23.5％から *B. lentus* が検出された[21]。

表6.4に赤飯の変敗微生物を示した。

表6.4 赤飯の変敗微生物

変敗現象	原因菌	汚染源
糸引き	Bacillus subtilis	米，小豆，ササゲ，ゴマ
粘稠	B. subtilis, B. mycoides	米，小豆，ササゲ，ゴマ
赤色斑点	Serratia marcescens	従業員，器具
酸臭	Lactobacillus fructivorans	工場環境
酸味	Enterococcus faecalis	従業員
異味	B. mesentericus	米，小豆，ササゲ
溶解	B. subtilis, Paenibacillus polymyxa	米，小豆，ササゲ
異臭	B. megaterium, B. subtilis	米，小豆，ササゲ
ピンク色斑点	Rhodotorula glutinis	工場環境
シンナー臭	Wickerhamomyces anomulus	工場環境
緑色斑点	Penicillium cyclopium	工場環境

6.3.3　赤飯の微生物変敗制御

(1) 赤飯の製造工程での微生物汚染

　原料もち米に付着している微生物の大部分は洗米の時に水で洗い流されるが，水洗後25℃以上で長時間放置し，洗米後，水に浸漬する時間が長くなる場合には Bacillus, Pseudomonas や Micrococcus 等の細菌が増殖し，調理環境にまき散らされる。通常の炊飯の条件では Pseudomonas や Micrococcus 等の細菌は死滅するが Bacillus の芽胞は生存する可能性が高い。米飯提供業者は，加圧炊飯器を用いて115〜120℃，15〜30分間で炊き上げと同時に殺菌して，米飯中の Bacillus をほとんど殺菌している。さらに，炊飯後の二次汚染菌に注意して米飯を55℃以上に保った容器に移し，Bacillus の増殖を防いでいる。
　赤飯の製造工程の微生物を表6.5に示した。
　赤飯やそれに使用される食材である小豆またはササゲ，ゴマなどにも一般生菌およびその他の微生物は多い。小豆を洗浄し茹でた後は B. subtilis, B. cereus, Micrococcus flavus が検出される。もち米を洗い24時間浸水し，使う前に水分

表6.5　赤飯の製造工程での微生物

製造工程	微生物
もち米洗浄後	Bacillus subtilis, Kocuria rosea, Micrococcus luteus
もち米浸漬後	B. subtilis, K. rosea, M. luteus, Pseudomonas fruorescens
小豆，ササゲ茹で後	B. subtilis, B. cereus, M. flavus
もち米など混合後	B. subtilis, K. rosea, M. luteus, P. fruorescens
もち米など蒸し後	B. subtilis
小豆など混合後	B. subtilis, B. cereus, M. flavus
ゴマ添加後	B. subtilis, B. cereus, M. flavus, M. luteus, Penicillium cyclopium

を切る。この間にも微生物の汚染および増殖は多い。もち米洗浄後は B. subtilis,, Kocuria rosea, M. luteus が検出され，浸漬後は B. subtilis, K. rosea, M. luteus, Pseudomonas fluorescens が検出される。

　赤飯の製造工程では小豆を水で洗浄し，40分間茹でて小豆と煮汁を分ける。もち米，煮汁，酒，塩を入れて加熱し，もち米に水分を吸収させるので微生物汚染は多く，B. subtilis, K. rosea, M. luteus, P. fluorescens が検出される。

　セイロに布巾を敷き，上記もち米等を入れて中央にくぼみを作る。蒸し布をかぶせ，強火で15分間蒸すと B. subtilis のみになる。蒸気が出始めてから約10分後に第1回目の振り水をし，再び蒸気が出始めてから10分後に2回目の振り水をする。振り水の回数は赤飯の軟らかさで決定し，蒸し時間は35～40分である。蒸し上がったもち米に小豆を混ぜる。

　煮た小豆を熱いまましばらく放置するので，微生物の二次汚染および増殖は多く，小豆を加えると B. subtilis, B. cereus, M. flavus が検出される。赤飯が蒸し上がったら急冷して器に盛り，ゴマと塩はそれぞれ煎って混ぜ，ゴマ塩として添える。ゴマ添加後は B. subtilis, B. cereus, M. flavus, M. luteus, Penicillum cyclopium が検出される。

　また,甘納豆入りの赤飯の調理工程を検討し,冷凍保存中の微生物検査を行った結果，製造後1か月は微生物の増殖が抑制され，食品衛生基準を満たしていた[28]。

6.3 赤飯と微生物変敗

α化赤飯は，蒸した赤飯から急激に水分を除くことで水分15％以下にしたドライ米である。学校給食用α化赤飯は既存の設備と人員で炊飯可能であり，洗米浸漬の必要がなく微生物汚染が抑制される。

（2） 赤飯の微生物変敗制御

赤飯の酸敗臭は *Bacillus subtilis*, *B. licheniformis* に起因し，もち米の選択および殺菌，製造環境の殺菌で制御可能である。また，酸味は *Lactobacillus plantarum*, *Enterococcus faecalis* に起因するので手指の殺菌，製造環境の殺菌で防止可能であり，製造環境をエタノール，オゾンなどで殺菌すると効果がある。粘稠性は *B. subtilis*, *Paenibacillus polymyxa* に起因するので，もち米の選択および殺菌で制御できる。

白色斑点の生成は *Aspergillus oryzae*，黒色斑点は *A. brasiliensis*，緑色斑点は *Penicillium cyclopium* に起因するので，製造環境をエタノール，次亜塩素酸ナトリウム，オゾンで殺菌すると防止できる。シンナー臭の生成は *Wickerhamomyces anomalus* に起因するので，エタノール，オゾンで環境を殺菌することにより制御可能である。

赤飯の微生物変敗制御を表6.6に示した。

赤飯を保存する場合は β 化しやすい冷蔵庫温度 0 〜 3 ℃を避けて冷凍保存

表6.6 赤飯の微生物変敗制御

変敗現象	原因微生物	変敗制御
酸敗臭	*Bacillus subtilis*, *B. licheniformis*	もち米の選択・殺菌，製造環境の殺菌
酸味	*Lactobacillus plantarum*, *Enterococcus faecalis*	手指の殺菌，製造環境の殺菌
粘稠性	*B. subtilis*, *Paenibacillus polymyxa*	もち米の選択・殺菌
白色斑点	*Aspergillus oryzae*	製造環境の殺菌
黒色斑点	*A. brasiliensis*	製造環境の殺菌
緑色斑点	*Penicillium cyclopium*	製造環境の殺菌
シンナー臭	*Wickerhamomyces anomalus*	製造環境の殺菌

する。自然解凍でも電子レンジでも食品添加物を一切使用せず，解凍後はできたてのモチモチ食感を持った冷凍赤飯おにぎりが開発されている。

赤飯を贈る時に南天の葉を添える風習は江戸時代からあるが，赤飯に南天の葉を添えるのは，南天が「難転（難を転ずる）」に通ずるのと，南天の葉に赤飯の腐敗を防ぐ薬効があるためである。南天の葉は南天竹葉と言い，果実や葉には咳を鎮める作用があり，民間薬では解毒薬としても用いられている。現在では，南天の葉には抗菌力のあるアルカロイドの一種のベルベリンが含まれ，さらに強い殺菌作用のあるシアン化水素を発生するナンジニンが含まれていることも知られている。シアン化水素は猛毒であるが，南天に含まれているのは極微量なので，使用しても危険はまったくない。一般的には果実にはアルカロイドのドメスチン，樹皮，葉にはナンジニン，ベルベリン，茎にはマグノフロリン，種子にはプロトピンが含まれていると言われている。

6.3.4　赤飯の保存形態と微生物

（1）レトルトパック赤飯

長期保存用のレトルトパック赤飯がある。電子レンジで2分間温めるだけでモチモチ感のある赤飯ができ，行事食，祝い事に利用できる。レトルトパック赤飯は一般的には着色料を使用せず，小豆の色で着色し，自然な色調の赤飯に仕上げている。

レトルトパック赤飯は製造時に無菌化して真空パックするので，容器や袋が破けない限り長期保存でき，賞味期限は2か月である。レトルトパック赤飯を長期間室温で保存すると，耐熱性細菌である *Bacillus* や *Clostridium* がだんだんと増殖してガスを発生し，容器が膨張することがある。容器に特に変化が見られなければ，封を開けて皿に移し，臭いや色などのチェックをしてから食べる。粘りがあれば *Bacillus*，*Clostridium* などの耐熱性細菌の増殖が認められることもある。賞味期限が過ぎたレトルトの赤飯は，少し乾いて硬くなっているものが多いが，硬い部分に少し水をかけてレンジで温めれば普通に食べられる。赤飯はレトルト米飯以外に無菌包装米飯でも生産されているが，最近のデータよると，赤飯は無菌包装米飯が多くを占めている。

レトルト赤飯の貯蔵性を向上させるためには米の殺菌だけでは不十分であり，小豆の殺菌も必要である。レトルトパックの赤飯の賞味期限は，実際に算出した賞味期限に安全係数を掛けたものが記載されている。メーカーが算出した賞味期限が10か月だった場合，安全係数0.8とすると賞味期限は8か月となる。レトルトパックの赤飯の容器が膨張している場合は *Bacillus* の増殖によるガス発生であり，パッケージに損傷があると，緑色の *Penicillium*，黒色の *Cladosporium* といったカビが生育することがある。また，封を切った時に酸臭や異臭がする場合は，耐熱性の乳酸菌が増殖していることがある。

（2） 赤飯缶詰

太平洋戦争中の1944年に広島県尾道市で製造された赤飯缶詰が，約71年の時を経て，2015年に香川県土庄町でオリーブ事業に従事する小豆島ヘルシーランドの倉庫から発見された。当時，戦火の最終局面を迎えていたわが国において，赤飯缶詰は極めて貴重な食糧であり，特攻隊育成場でもあった同島で隊員の決別の水杯の際に供されていたのかもしれない。

閑話休題，赤飯缶詰の膨張の原因となる細菌は好気性芽胞生成細菌である *Bacillus subtilis*，*B. mesentericus*，嫌気性芽胞形成菌である *Clostridium pasteurianum*，*C. sporogenes*，*C. butyricum*，*C. perfringens* などである。赤飯缶詰は水分が多いため，水分中の酸素を利用して好気性芽胞形成細菌が増殖し，その後嫌気性芽胞形成細菌が増殖する。また，赤飯缶詰を開けたところ，カビの *Aspergillus brasiliensis* が検出されたが，缶蓋上部のアルミ製プルトップ部分に外圧がかかり，ピンホールが生成したためであった。

6.4　おこわと微生物変敗

6.4.1　おこわの歴史と郷土色

（1）　おこわの歴史

おこわとは，もち米を炊いたり蒸したりする米飯のことで，その歴史は古く，弥生時代にはうるち米を蒸した料理が食べられていたとされている。また，お

第6章 赤飯とおこわの微生物変敗と制御

こわは元々は強飯(こわいい)を表す女房ことばが一般化した語である。強飯とは，こわい（硬い）飯の意で，うるち米の飯に比べ，独特のモチモチとした食感と甘みがある。赤飯もおこわに含まれ，狭義では赤飯のことを指す。もともとはもち米でもうるち米でも蒸したものをそう呼んでいたが，江戸時代になって米を炊(か)ぐことが一般化していくと，主にもち米を蒸したものを「強飯」（おこわ），十分な水を加えて炊いだものは弱飯(よわいい)または姫飯(ひめいい)と呼ぶようになった（なお，炊くは「赤飯を炊く」のように，蒸すことも含むので，区別するため「炊(か)ぐ」とする）。

現在はもち米を用いてさえいれば，普通に炊き上げたものや，もち米とうるち米を混ぜて用いたものもおこわと呼ぶこともある。昔はもち米は貴重品であり，もち米を蒸したおこわは慶事や祭り，正月などハレの日にしか口にすることができないご馳走であった。また，肉類を含まないものは，精進料理として僧侶に好まれた。

現在のおこわは，もち米独特の甘みとモチモチ食感が特徴である。おこわに使われる具材は多岐にわたり，肉や魚，野菜，キノコ，乾物などさまざまで，味付けも多岐にわたる。また，季節の食材を具材にすることも多くあり，四季の訪れを食卓で感じることができる。

日本のおこわを表6.7に示した。

（2） おこわと郷土色

もち米を蒸したおこわは慶事や祭り，正月などのハレの日にしか作らなかった。このため各地に地域の特産物を入れた郷土色豊かなおこわが作られた。

青森県の煎餅おこわは，炊き立ての赤飯を南部煎餅で挟んだ南部地方の郷土料理のひとつである。おこわ煎餅，こびりっこ（小昼(こびる)＝おやつに食べるものの意）などとも呼ばれている。同じく青森県のゴマおこわは，もち米にすりゴマと砂糖，酒，醤油を加え，その上にエダマメ，クリ，サツマイモなどを載せて蒸し上げる。ゴマの油分と砂糖で艶のあるおこわになる。

山形県の五目ぶかしは，一般的な五目の具材に加え，干しゼンマイ，クリ，シメジ等が使われる。

秋田県の山海おこわは最初にコハゼ，塩昆布を入れて蒸し，途中で水と酒，塩，砂糖を入れて蒸し上げる。

6.4 おこわと微生物変敗

表6.7 日本のおこわ

各地のおこわ	地域	特徴
醬油おこわ	新潟県長岡市	蒸したもち米に醬油，みりんを合わせた醬油タレを混ぜ合わせ，醬油とみりんで煮た金時マメを載せて再度蒸し上げる
大山おこわ	鳥取県大山市	もち米を鶏肉，ニンジン，ゴボウ，シイタケ，クリなどと一緒にダシ汁で蒸した五目おこわ
蒜山おこわ	岡山県岡山市	もち米に鶏肉，油揚げ，シイタケ，ゴボウ，ニンジン，クリ，ギンナンなどをダシ汁で蒸した五目おこわ
落花生おこわ	千葉県千葉市	もち米に砂糖，みりん，醬油で煮含めた落花生と小豆を混ぜて蒸し上げる
山海おこわ	秋田県五城目町	もち米に塩昆布，コハゼ，塩昆布を入れて蒸し，途中で水と酒，塩，砂糖を入れて蒸し上げる
クリおこわ	岐阜県恵那市	小豆の茹で汁に浸けておいたもち米にクリを入れて蒸し，火が通ったら砂糖，塩，酒を混ぜ再び蒸す
クリおこわ	佐賀県有田市	佐賀県で「おくんち」が行われる10月に地元で採れるクリ，野菜，魚などを用いて作る
中華おこわ	大阪府高槻市	もち米に炒めたニンジン，シイタケ，焼豚を入れ，調味料，緑茶の戻し汁，松の実を入れて蒸し上げる
山菜おこわ	福島県会津若松市	もち米にワラビ，ゼンマイ，コゴミ，フキ，ニンジン，油揚げ，調味料を入れて蒸し上げる
黄飯	静岡県東伊豆地方	クチナシの実で黄色に染めたもち米と黒豆が鮮やかなおこわで，江戸時代より作られてきた
ゴマおこわ	青森県弘前市	ゴマの油分と砂糖でおこわが光っており，その上にエダマメ，クリ，サツマイモを載せて蒸し上げる
五目ぶかし	山形県	一般的な五目の具材に干しゼンマイ，シメジを加える
煎餅おこわ	青森県南部地方	炊き立ての赤飯を南部煎餅で挟んだもの

　福島県の山菜おこわはワラビ，ゼンマイ，コゴミ，フキ，ニンジン，油揚げ，調味料を入れて蒸し上げる。

　新潟県の醬油おこわは，もち米の甘みと醬油の香りがポイントであり，金時マメがアクセントになる。金時マメは多めの水で15分間煮た後，調味料ととも

に茹でる。

　千葉県の落花生おこわは，生落花生を甘露煮し，小豆と一緒におこわに炊き上げたもので，落花生の甘みが残る。

　静岡県の東伊豆地方で黄飯(きめし)，大分県臼杵市で黄飯(おうはん)，愛知県名古屋市では黄飯(きいはん)と呼ばれている郷土料理の黄色いおこわがある。いずれもクチナシで色づけされており，黄色が邪気を払うとされている。大分県の黄飯は江戸時代の領主の質素倹約から生まれたもので，愛知県の黄飯は端午の節句の折に黒マメを入れて作られる。黒マメには健康祈願が込められている。

　鳥取県の大山(だいせん)おこわは，もち米に焼きチクワ，鶏肉，タケノコ，ニンジン，シイタケ，コンニャク，ゴボウ，サヤインゲンなどの野菜を多く入れたおこわである。

　岡山県の蒜山(ひるぜん)おこわは油揚げ，ゴボウ，シイタケ，ニンジン，クリ，ギンナンなどを入れた五目おこわである。

　大阪府の中華おこわは炒めたニンジン，シイタケ，焼豚，調味料，緑茶の戻し汁，松の実を入れて蒸し上げる。

　佐賀県のクリおこわは，「おくんち」の席には欠かせない料理で，有田では10月の「おくんち」にたくさん作り，末広形の木枠で抜いたものが出されている。

　その他，ウナギおこわ，サケおこわ，タイおこわなど，魚類を入れて炊き込んだおこわもある。

（3）　おこわの製造と微生物

　おこわの作り方には蒸しおこわと炊きおこわがある。蒸しおこわは蒸し器を使って作る方法で，これが本来のおこわの調理法である。もち米は給水率がよいという性質上，蒸すほうがよいとされる。炊飯器や圧力鍋を使って作る場合，もち米だけで作るのは難しいとされていたが，近年は炊飯器で炊ける機能なども出てきている。炊きおこわにする場合はうるち米ともち米を混ぜると加水量が増して炊きやすくなる。

　茹でる加熱と蒸す加熱では，食品への熱の伝わり方が異なる。茹でる加熱では100℃近い湯からの対流熱で食品に熱が伝わり，蒸す加熱では水蒸気が100℃

以下の食品に触れて水に変わる際に放出する凝縮熱という形で食品に熱が伝わる。水1gを1℃上げるために必要なエネルギーは1カロリー（水温15℃）であるが，水蒸気1gが水に変わる時に放出するエネルギーは539カロリーである。つまり，蒸す加熱のほうが食品に大きい熱を伝えることができる。おこわに早く火が通るということは，それだけおこわに伝わるエネルギーが大きいことを意味するが，おこわにどのくらいの量の水蒸気が触れるかで伝わるエネルギーが異なる。蒸し器に水蒸気が充満している状態で蒸せば，そのエネルギーも大きい。

おこわは季節感のある四季折々の具材を用いて作るので，具材に由来する微生物は多い。春はタケノコ，桜（塩漬け），山菜，エンドウマメ，ソラマメなどを用いるので *Bacillus*，*Micrococcus* が，夏は梅干し，エダマメ，トウモロコシ，ショウガ，赤シソなどを用いるので *Saccharomyces* のような酵母が多い。秋はキノコ，クリ，サツマイモ，サトイモが用いられるため *Aureobasidium*，*Cladosporium* などのカビが多く，冬はユリ根，ゴボウ，黒マメ，レンコンが用いられるので *Bacillus* が多い。

また，クチナシで色を付けた黄色のおこわが緑色に変色する場合がある。これは *Pseudomonas* の酵素がクチナシ液に含まれていたイリドイド配糖体（ゲニポサイド）を分解してゲニピンという化合物に変化させ，これがアミノ酸と反応して生成する青い色素とクチナシの黄色とが混合して緑色になるのである。

山菜おこわの製造工程を図6.2に示した。

6.4.2　おこわの微生物変敗と制御

（1）　おこわの変敗微生物

おこわはもち米に山菜や野菜などの具材を入れて炊くので変敗しやすい。保存温度や湿気が高いと早く変敗する。おこわがネバネバしたり，糸を引くのは腐敗度の進行の目安になる。変敗原因微生物は *Bacillus subtilis*，*B. licheniformis*，*B. cereus* などである。

賞味期限とは，その食品のおいしさが保てる期限のことを指すが，その意味では，おこわの賞味期限は炊いたすぐ後から常温保存で1日が限度である。お

第6章　赤飯とおこわの微生物変敗と制御

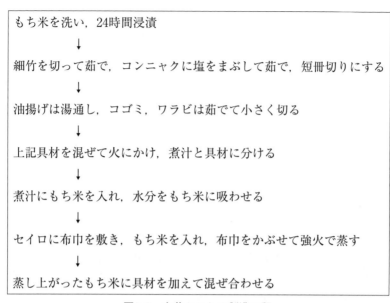

図6.2　山菜おこわの製造工程

　こわの賞味期限が短いのは，α化したもち米のβ化は冷めるとすぐに始まって味が落ちるからである。さらに，おこわに混ぜるマメ類や野菜も劣化が早い食品なので，常温ではあまり長持ちしない。蒸気が抜けてしまうとマメ類や野菜は繊維だけが残り，もち米も粘性が落ちてパサパサになる。保存方法によって違いはあるが，おこわの保存期間は常温保存だと1～2日である。おこわは冷蔵庫に入れると固くなるからと常温で置いておくことも多いが，常温だと変敗が促進されるため，多少固くはなるが，冷蔵保存すれば $Bacillus$ の繁殖を遅くすることができる。ただし，冷蔵保存でも消費期限は3日程度なので，さらに長期間保存する場合は冷凍保存する。冷凍なら，2か月程度は保存可能である。

　冷凍保存する場合，おこわが冷めてから冷凍したのでは，かえって乾燥が早まってしまうので，炊き立ての状態で二重にラップで包み，蒸気を逃さないようにする。

　また，おこわは乾燥した場所ではパサパサになるが，冷蔵中に湿気を伴うと

6.4 おこわと微生物変敗

低温性の *Penicillium* という青カビが生育する。乾燥防止のため，炊き立てのおこわを密閉してから常温に放置すると乳酸菌の *Lactobacillus* が増殖して酸臭がするようになる。冷めた蒸気は変敗菌と結びついて，老化や変敗を早めてしまう可能性がある。臭いは感じなくても酸味がある場合，製造中に乳酸菌の *Lactobacillus* が増殖して二次汚染されたと考えられる。おこわは糸を引いていれば，味に変化がなくとも，賞味期限内でも *Bacillus* が増殖している可能性がある。

蒸したもち米を長く放置すると水分が蒸発して表層の水分が失われ，*Penicillium*，*Aspergillus*，*Mucor* 等のカビが増殖する場合がある。このため，もち米を使用する赤飯やおこわはレトルトパウチパックやフリーズドライ等を行って変敗を防止している。蒸し上げたもち米はpH調整により *Bacillus* の増殖を制御することが可能であるが，低pHで増殖できる *Lactobacillus* による酸敗や *Wickerhamomyces anomalus* による異臭変敗は防止できない[23]。

中華ちまき風おこわ（おにぎり）に白色斑点とシンナー臭が発生したことがある。この原因は製造環境に存在した酵母の *W. anomalus* で，加熱調理後の工程でおこわおにぎりに付着し，そのまま包装されて短時間で酢酸エチルが生成された[29]。粘度の高いもち米を使用する赤飯，おこわのおにぎりは真空冷却時やおにぎり成形時の回転羽によるほぐし工程で米粒が潰れてもち化しやすいため，うるち米のおにぎりと同様な製造工程で製造することはできず，より時間がかかりおこわを空気にさらす時間が長くなる。このため，おこわで製造したおにぎりは微生物変敗しやすい。*Bacillus* 汚染による変敗で回収されたおこわおにぎりでは特に五目おこわが多い。

レトルトパウチされた赤飯やおこわの賞味期限は1～2か月であるが，高温・多湿状態で保存すると耐熱性芽胞菌である *B. subtilis*，*B. coagulans*，*Geobacillus stearothermophilus* などによりガスが発生し，容器が膨張することがある。これは，いわゆる仮死状態の微生物が復活することによるもので，高温が継続する夏季に発生することが多い。

表6.8におこわの変敗微生物を示した。

表6.8 おこわの変敗微生物

おこわの種類	変敗現象	原因菌	汚染源
醤油おこわ	糸引き	*Bacillus subtilis*, *B. licheniformis*	もち米
醤油おこわ	粘稠	*B. subtilis*	もち米
山菜おこわ	青色斑点	*Flavobacterium*	山菜
山菜おこわ	粘稠	*B. subtilis*, *B. mycoides*	もち米　山菜
山菜おこわ	異臭	*Pseudomonas fragi*	山菜
山菜おこわ	青色斑点	*P. aeruginosa*	山菜
クリおこわ	シンナー臭	*Wickerhamomyces anomalus*	クリ, 副素材
クリおこわ	酸臭	*Lactobacillus plantarum*	クリ, 副素材
クリおこわ	糸引き	*B. subtilis*, *Paenibacillus polymyxa*	もち米
中華おこわ	粘稠	*B. subtilis*, *B. licheniformis*	もち米
中華おこわ	異臭	*P. fragi*	副素材
中華おこわ	酸臭	*L. plantarum*	副素材
ゴマおこわ	糸引き	*B. subtilis*	もち米, ゴマ
ゴマおこわ	粘稠	*B. subtilis*, *B. mycoides*	もち米, ゴマ
ゴマおこわ	シンナー臭	*W. anomalus*	副素材
中華風ちまきおこわ	シンナー臭	*W. anomalus*	副素材

（2）おこわによる食中毒

2017年10月9日，埼玉県北本市の宗教法人のイベントに参加していた男女13人が食中毒とみられる嘔吐や腹痛を訴えて病院に運ばれた。参加者の一人が作ったクリおこわのおにぎりが原因と見られている。クリは煮てあり，おこわの上に載せてあったが，軽く酸っぱかった。食中毒などは食後8～12時間で発症するが，8時間くらいで発症するのは *Norovirus* による食中毒に多く見られる[30]。

2021年11月16日，天ぷらや山菜おこわを食べた学生や教員が発熱や下痢の症状を訴え，食中毒とされた。原因菌は *Salmonella* であった。

2022年11月，岡山県は津山市阿波の飲食店「あば交流館」が製造・販売した

6.4 おこわと微生物変敗

表6.9 おこわの食中毒例

おこわの種類	汚染源	食中毒菌	防止法
クリおこわおにぎり	おこわ，クリ	Norovirus	二次汚染防止
五目おこわ	具材	Bacillus cereus	一次汚染防止
五目おこわ	具材	B. cereus	一次汚染防止
山菜おこわ	具材	B. cereus	一次汚染防止

弁当を食べた15人が嘔吐や下痢などの食中毒症状を訴えたと発表した。県生活衛生課によると，エビの天ぷらや山菜おこわなどが入った弁当を食べたのは20～60歳代の男女で，ほかに共通する食事がないことから，美作保健所はこの弁当による食中毒と判断し，4日間の営業停止処分とした[31]。検査の結果，五目おこわが Bacillus により汚染されていたことが判明した。B. cereus は 1.0×10^7 ～1.0×10^8/g ぐらいに増殖すると嘔吐型食中毒を起こすが，1.0×10^8/g 以上なければ発症しない[32]。

2023年3月31日，大津市内の飲食店が提供した桜おこわ，緑茶サケ飯を主食とする弁当を喫食した18グループ102人のうち5グループ45人が下痢，腹痛，発熱，嘔吐の食中毒症状を呈し，原因菌は Norovirus であった。

おこわによる食中毒を防止するには，米は水が濁らなくなるまでしっかり研ぐ。米糠に栄養や油分が含まれるからあまり研がないほうがよいという説もあるが，米糠に含まれるビタミンやミネラルは微量であり，それよりも米糠に含まれる Bacillus を減少させることのほうが重要である。

自然環境から分離される B. cereus と食中毒の原因とされる B. cereus の区別はでんぷん分解性による。食中毒となる B. cereus はでんぷん非分解性である。これらの毒素はペプシンやトリプシンなどの酵素や加熱，pH 4.0 以下の酸性条件で失活する。Staphylococcus aureus は健常な人の手指，鼻前庭にも高率で付着しており，手指を介しておこわを汚染することがある。S. aureus はおこわ中に 1.0×10^6/g 程度まで増殖するとエンテロトキシンを産生し始める。

おこわの食中毒例を表6.9に示した。

表6.10 赤飯およびおこわ工場で用いられている殺菌剤

対象微生物	殺菌剤
乳酸菌	次亜塩素酸ナトリウム,オゾン水,オゾンガス,ヨードホール
Bacillus	エタノール,次亜塩素酸ナトリウム,オゾン水,オゾンガス,有機酸
グラム陰性細菌	エタノール,次亜塩素酸ナトリウム,オゾン水,オゾンガス
グラム陽性細菌	エタノール,次亜塩素酸ナトリウム,オゾン水,オゾンガス,有機酸
Norovirus	エタノール,次亜塩素酸ナトリウム,オゾン水,オゾンガス
酵母	エタノール,次亜塩素酸ナトリウム,オゾン水,オゾンガス
カビ	エタノール,次亜塩素酸ナトリウム,オゾン水,オゾンガス

(3) おこわの製造工程における微生物汚染制御

粘度の高いもち米を使用したおこわおにぎりを一貫生産する最適な汎用機械はなく,従来のうるち米のおにぎり成形機,包装機をそれぞれ個別に使用し,熱い状態のままおにぎりに成形し,放冷および包装機への供給作業は人手で行っている。

1) 殺菌剤の使用と洗浄による微生物制御

工場で使用されている殺菌剤としては,乳酸菌に対する次亜塩素酸ナトリウム,また,Bacillus,グラム陰性細菌,グラム陽性細菌,Norovirus,酵母,カビに対するエタノール,次亜塩素酸ナトリウムがあるが,長年にわたる殺菌剤の使用により耐性菌が出現している。

赤飯およびおこわ工場で用いられている殺菌剤を表6.10にまとめた。

ほとんどの食品工場では作業中あるいは作業後に工程や床の洗浄で多くの水を使用するが,工場の夜間の気温が高いと床の水が水蒸気となり,これにより揮散したBacillus,乳酸菌が工場を汚染するため,その対策として床の洗浄・殺菌を行っている。

2) オゾンによる微生物制御

乳酸菌は通性嫌気性菌に属し,チトクローム系の呼吸鎖やカタラーゼなどのヘムタンパク質合成能を有さないことから,分子状酸素をエネルギー代謝に直接利用できない。乳酸菌はオゾンや酸素に接触すると過酸化水素,スーパーオ

キシドラジカル，ヒドロキシラジカルなどの活性酸素を生成して菌体に損傷を与えるので，乳酸菌にとってオゾンや酸素は好ましいものではない。このため従来の殺菌剤と異なるオゾンを単用あるいは併用して食品工場を殺菌することは有効である。現在食品業界では工場の乳酸菌による汚染が進行し，大きな問題となっているが，オゾンをうまく利用した技術が多くの工場で採用されている。

3）有機酸による微生物制御

酢酸，乳酸，クエン酸を始めとする有機酸には食品の変敗を防止する作用のあることが古くから知られてきた。有機酸の抗菌性はpH低下によるものと，解離していない有機酸の比率（非解離型が殺菌力が強い），有機酸自体の有する抗菌力によるものとがある。pH低下は酸性保存料であるソルビン酸のように，酸の非解離型分子の比率が増加して細胞膜を通過しやすくなるため，抗菌力が高まる。これは細胞内の代謝による水素イオン濃度の増加に伴い，細胞液の酸性化による核タンパク質の変性に起因する。

変敗細菌の生育抑制効果を検討した結果，pH 5.0における抗菌力は酢酸が最も強く，次いでコハク酸，乳酸の順であった。有機酸によって食品の保存性を高めようとする場合，有機酸を多量に添加したいものだが，食品そのものの緩衝力が弱いものや，食品風味の淡泊なもの，ある有機酸の酸味をできるだけ抑えて使用したい場合などにおいては，直接有機酸のみを使用すると添加量のばらつきによるpHの変動や香味への影響などにより的確な使用ができない。このような場合，抗菌力に優れた有機酸を緩衝液の形にして使用すれば有機酸の添加量も自由に変化させることができ，各有機酸の微生物制御可能な特徴を生かした使用もできる。また現在の食品変敗主原因菌である乳酸菌の有機酸による制御では，pH 5以下の酸性域では乳酸より酢酸のほうが抗菌効果が高く，pH 6～7では酢酸より乳酸のほうが抗菌効果が高い。クエン酸はpH 5以下の酸性域では抗菌効果を示さず，pH 6～7の中性域で抗菌効果を示す。

おこわの製造工程中の微生物変敗制御を表6.11に示した。具材および環境殺菌が中心である。

4）マイクロ波，紫外線による微生物制御

おこわの二次汚染防止に対するマイクロ波殺菌は効果的であるが，殺菌処理

表6.11　おこわの製造工程中の微生物変敗制御

変敗現象	原因微生物	変敗制御
酸敗臭	*Bacillus subtilis*, *B. licheniformis*	もち米および具材の選択・殺菌
酸味	*Enterococcus faecalis*	具材の選択・殺菌，手指の殺菌
粘稠性	*B. subtilis*, *Paenibacillus polymyxa*	具材の選択・殺菌
白色斑点	*Aspergillus oryzae*	具材および製造環境の殺菌
黒色斑点	*A. brasiliensis*	具材および製造環境の殺菌
緑色斑点	*Penicillium expansum*	具材および製造環境の殺菌
シンナー臭	*Wickerhamomyces anomalus*	具材および製造環境の殺菌

はできるだけ工程の最終段階で行うほうがより効果的である。包装直後にマイクロ波殺菌を行うと包材に水滴が付き，微生物汚染の原因となるため，盛り付け後の包装前にマイクロ波殺菌を行うのが望ましい。

　紫外線は透過度があるので，空気，水といったものやおこわの表面の殺菌には有効である。天井に吊り下げられた紫外線ランプや包丁などの器具類の殺菌庫にも利用されている。

（4）　おこわの微生物と酸化還元電位

　おこわを蒸し調理する場合には，もち米を非常に長時間浸漬する必要があるが，このような長時間の浸漬は微生物の増殖を招くため，煮汁の温度を下げてこれを防ぐ必要がある。しかし，もち米の吸水速度は煮汁の温度を低くするほど低下することから，低温での浸漬を長時間行う。しかし，そのため砕米や水割れ米が発生しやすくなり，品質と歩留まりの低下を招くほか，硬軟入り交じった食感を生じる原因となる。

　精白米を水道水で十分洗浄後，オゾン水で洗浄し，オゾン水に30分間浸漬後，各水歩合で米飯を炊き上げた後の菌数を測定した。同時にオゾン水で洗米のみの試験区も測定した。その結果，対照区に比較してオゾン水で洗米および浸漬した試験区，オゾン水で洗米のみを行った試験区ではいずれも菌数が減少し，特に水歩合の多い試験区ほどその傾向は強かった。またオゾン水で洗米のみ

行った試験区よりもオゾン水で洗米と浸漬を行った試験区のほうがやや菌数が少ないことを認めた[33]。その菌数は，精白米にオゾン処理を行った場合とほぼ同様の傾向を示し，対照区に比較して菌数の増殖速度が抑制された。またオゾン水で洗米および浸漬を行ったものはオゾン水で洗米のみを行ったものよりも菌数の増殖が抑制された。これは精白米に由来する *Bacillus* の増殖が抑制されたことに起因する。米飯の成分組成はでんぷんを主体としたものであり，100℃以上で炊き上げるため，変敗に関与する微生物は好気性の耐熱性芽胞菌である *Bacillus* がほとんどである。米飯は水分含量が多いために酸化還元電位が高く，嫌気性耐熱性芽胞菌である *Clostridium* が増殖する可能性は極めて低い。

酸化還元可逆平衡状態にある水溶液に標準水素電極と白金電極を挿入すると1つの可逆電池が構成され，その溶液の酸化還元平衡状態に応じて一定の電位差が検出される。この電位差のことを酸化還元電位と呼ぶ。つまり酸化還元電位とは，酸化させる力と還元させる力の差を電位差で表した数値（電位）で，mV（oxidation-reduction potential：ORP）で表される。

酸化あるいは還元現象は単に酸素の移動だけでなく水素原子の移動からも説明される。分子状酸素が存在しなくても，水素受容体があれば好気性菌は生育できる。

生理学的には，酸化還元電位が低い状態が嫌気的状態とされているので，外の酸化還元電位が高くても包装食品自体の酸化還元電位が低ければ嫌気性菌が繁殖し，逆に酸素分圧が低くても酸化還元電位が高ければ繁殖できる[34]。

偏性嫌気性菌については培地の酸化還元電位が－100〜－200mV以下であれば，たとえ空気を吹き込んでも偏性嫌気性菌が生育する。

Bacillus には，一部低電位で繁殖できる株と繁殖できない株とがある。このように嫌気的環境下での好気性細菌の繁殖については，酸素分圧と酸化還元電位の高低が関係する[35]。

微生物の生育に伴って酸化還元電位は低下し，培地は還元状態になる。対数期の始めから半ばにかけて酸化還元電位は最低に下がるが，好気性菌よりも嫌気性菌のほうがその最低値は低い。

微生物の生育に及ぼす酸化還元電位を表6.12に示した[34-36]。

第6章　赤飯とおこわの微生物変敗と制御

表6.12　微生物の生育に及ぼす酸化還元電位[34-36]

微生物	Eh (mV)	
好気性細菌	+100〜+500	
酵母　　好気状態	+25〜+30	
嫌気状態	−95〜−130	
乳酸菌　嫌気状態	−60〜−214	
Lactobacillus bulgaricus	−150	乳酸菌
L. acidophilus	−150	乳酸菌
Clostridium butylicum	−420	嫌気性耐熱性芽胞菌
Thermoanaerobacterium		
Thermosaccharlyticum	−274	嫌気性耐熱性芽胞菌
Nitrosomonas	+200〜+400	硝化細菌
Nitrobacter	+200〜+400	硝化細菌
Aerobacter	−50〜−200	硝酸還元菌
Achromobacter	−50〜−200	硝酸還元菌
Desulfotomaculum	−200以下	硫酸還元菌
Methanobacterium	−330以下	メタン菌
Methanococcus	−330以下	メタン菌
Methanosarcina	−330以下	メタン菌

　おこわの微生物の生育は温度，pH，栄養素，酸化還元電位などの環境条件に影響される。酸化還元電位が高ければ好気性菌の生育はよいが，嫌気性菌の生育は悪くなる。通常，乳酸菌の生育酸化還元電位は−60〜−214mv，酵母は嫌気状態で−95〜−130mv，好気状態で+100〜+500mvである。低い酸化還元電位を好む嫌気性菌は嫌気呼吸を行い，なかでも高い嫌気呼吸を要求するメタン菌は−330mV以下でなければならない。ほかにも一般的な硝化細菌，硫酸還元菌は低い酸化還元電位を要求する。硫酸還元菌 *Desulfovibrio desulfuricans* は菌の生育に伴い−100mVから−500mVに低下する。

　すべてのカビや酢酸菌の生育は+200〜+400mV, *Escherichia coli*, *Staphylo-*

6.4 おこわと微生物変敗

coccus aureus, *Bacillus*, 酵母は 0 ～ +200mV を示す。

Candida albicans, *C. tropicalis* および各種細菌の単独および混合培養液の酸化還元電位と pH を測定した結果, *Candida* は細菌に比較して酸化還元電位が低く, 各種細菌の 1 種または 2 種と混合培養する時, 多くの組み合わせにおいて単独培養時の電位よりも低下し, pH は単培養よりも高くなる[37]。

酸化還元電位が低すぎると, ほかの細菌が増殖する場合があるので調整が必要である。好気性菌と嫌気性菌を混合培養すれば, 好気性菌がまず生育して酸化還元電位を下げるので, 適切な酸化還元電位になった時に嫌気性菌が増殖する。*Clostridium* と *Bacillus*, *Bacteroides vulgatus* と *Alcaligenes*, *Lactobacillus* と *Aerobacter cloacae* の混合培養がある。

果実, 野菜の酸化還元電位は, バナナ+146, リンゴ+175, イチゴ-46, 温州ミカン-21, カキ+26, キャベツ-58, タマネギ-35, トマト+57である。一般に加熱すると酸化還元電位は低下する。これは果実, 野菜中のポリフェノラーゼなどの酵素が加熱により失活するため, 抗酸化成分の酸化・分解が抑制されること, 加熱により細胞組織が柔軟化して, 細胞内物質が細胞外に流出しやすくなるためである[38]。

おこわの微生物変敗には加水比が大きく関係している。飯の糊化度は炊飯直後には加水比の多少にかかわらず95%前後を示しているが, 炊飯24時間後には加水比の少ない飯ほど低い糊化を示し, 加水比の多少により糊化に伴う分子の分散の状態に差異があり, その差異が老化の進み方や微生物の増殖速度を左右する[33]。

オゾンによる米飯や米飯工場の殺菌効果は分子状による直接酸化である。一般にオゾンの直接酸化反応は活性酸素原子に由来するもので, 急速に起こりうるが, これはオゾンが高い酸化還元電位 (E_0 = 2.07V) を有するからである。また, 水に溶けたオゾンの一部は分解してフリーラジカルを形成し, これが水中に存在する微生物と急激に反応して酸化する。これをオゾンの間接酸化反応と言う。このため, pH の異なる水中におけるオゾンの微生物殺菌機構は異なり, 低 pH におけるオゾンの反応はオゾン自体が酸化の主体となり, 比較的オゾンと反応しやすい微生物との酸化反応が起こるが, 高 pH におけるオゾンの反応はオゾンが水に溶け, 分解する時に生成する OH ラジカルが反応の主体と

なる。E. coli のようなグラム陰性細菌は B. subtilis に比較してオゾンにより酸化しにくいペプチドグリカン層が薄いため，グラム陽性細菌よりも比較的容易にオゾン殺菌できる[39-42]。オゾンの殺菌機構は最初は細胞表層のタンパク質または脂質を酸化しながら細胞壁などの機能を構造的に破壊し，オゾン負荷量が多ければさらに易反応性の官能基と反応して内部に侵入して酵素などを破壊していく。薬剤殺菌が1つの機能を破壊していくのに対し，オゾンはマルチポイント攻撃である。このためオゾンによる殺菌は耐性菌ができにくい殺菌方法である。

（5）おこわの微生物変敗制御

おこわの変敗防止法は6つある。
①保冷：保冷容器に入れて3～5℃で保存する。
②冷凍：炊き立ての状態で-10～-30℃で保存する。
③おこわの原材料にできるだけ油脂を入れない。
④米と具材をかき混ぜない：微生物の分散を防ぐ。
⑤具材の予備加熱：特に分量が増えるものは必要。
⑥食品添加物の使用：pH調整剤など。

おこわの微生物の変敗制御を表6.13に示した。

おこわに用いられる素材の種類は多く，微生物菌数も大きく異なる。変敗の

表6.13　おこわの微生物変敗制御

変敗防止法	制御方法
保冷	冷蔵庫の臭いが移ったり，霜が降りないようにタッパー容器やジップロックなどの保冷容器に入れて3～5℃で保存
冷凍	炊き立ての状態で二重にラップで包み，蒸気を逃がさないように-10～-30℃で保存
多量の油脂を入れない	熱対流が起きにくくなる
米と具材をかき混ぜない	具材についている菌が分散する
具材はあらかじめ加熱	マメなど分量が増えるものはあらかじめ加熱
食品添加物	pH調整剤，グリシン，乳化剤

制御にはこの素材の微生物菌数を減少させることが重要で，有機酸によるpH調整以外にもグリシンなどの制菌剤の利用がある。グリシンは一般的にグラム陰性細菌や *Bacillus*，乳酸菌に対しても効果を発揮するのでpH調整剤と併用して用いられることが多い。制菌剤としては，そのほかにもポリリジン，プロタミン，リゾチーム，キトサンなどがある。

6.4.3 おこわの保存形態

（1） レトルトパックおこわ

日本でレトルト米飯の生産が開始されたのは1973年で，まず赤飯，次いでおこわ，白飯，粥が製品化された。レトルト食品とは，パウチ（袋状）または成形容器（トレー状）に詰められた食品を加圧加熱により調理，殺菌処理されたものを言い，レトルト米飯は粥，赤飯，おこわ等が多く生産されている。製造工程は，炊飯した後に包装容器に移し，容器ごと加圧加熱殺菌している。製品の品質は使用原料である米と水に左右されており，良質な水を大量に確保できることが工場立地の条件になる。現在，レトルト米飯の製造工程は，包装以降の工程をほかのレトルト製品と共用ができるため，汎用性が高く，需要量変動に柔軟に対応することが可能である。レトルトおこわの賞味期限は，現在12〜15か月になっているが，一般には小売段階で製造から4か月以内を目安に販売されており，季節需要や通常需要期を考慮すると，製造後4〜5か月以内に消費されていると見込まれる。

レトルト包装米飯の再加熱後の老化防止に関する一連の研究をモデル実験によって行った。その結果，老化を抑制する因子として，添加物ではエリスリトール，シュガーエステル，市販の植物由来の天然発酵抽出液，市販の混合系酵素・乳化剤，キシロビオースなどは，保存による糊化度の減少が比較的少なく，硬化の遅れが見られ，老化防止にいくらか有効であった。炊飯条件としては加水量の多いほうが，また高圧炊飯前に十分に吸水されている飯のほうがより老化を遅延させた。原料としては，組成が老化の遅いアミロペクチンのみのもち米との混炊が非常に効果的であった。老化抑制因子を組み合わせて用いることにより，さらに効果が期待できると思われる[43]。

（2） おこわ缶詰

　五目おこわの缶詰は5年間の保存が可能である。しかし高温・高湿下で保存すると耐熱性芽胞菌による変敗が発生することがある。夏季において高温が継続した場合，耐熱性芽胞である *Bacillus*，*Clostridium* が仮死状態から復活して増殖し膨張する場合がある。おこわ缶詰は缶内の細菌を殺滅することによってその貯蔵性を保つのであるから，おこわに付着している細菌の耐熱性が重要な因子となるが，そのほかにもおこわ缶詰内容物の持つ諸因子が殺菌の難易度に影響を及ぼす。そのうち最も重要な因子である缶内の熱の伝わり方（熱伝導）を支配するX条件は，最初の温度，殺菌前の温度，おこわの性状，加熱時密封と殺菌前の温度，殺菌釜の温度，おこわの密度，おこわの缶詰の撹拌の影響である。

　おこわ缶詰から芽胞非形成細菌が検出される場合がある。これらの細菌がおこわ缶詰から検出される原因は殺菌不足というよりは，むしろ密封不完全のためにおこわ缶詰製造後に外部から侵入したものであることが多い。これらの細菌としては *Chromobacterium*，*Flavobacterium*，*Aerobacter*，*Pseudomonas*，*Lactobacillus* などがある。また，比較的に熱に対して抵抗力の弱い細菌，特に *Micrococcus* がおこわ缶詰から検出されることがある。これらの非耐熱性の細菌もほかの細菌と共存すると膨張の原因となる。

6.5　赤飯，おこわの惣菜の微生物

（1）　赤飯，おこわの主菜および副菜の微生物
1）　赤飯，おこわの主菜の微生物

　赤飯およびおこわに用いられる主菜の微生物は多い。

　ブリダイコン，刺身には *Vibrio*，*Salmonella*，*Bacillus*，*Pseudomonas*，焼き魚には *Bacillus*，*Pseudomonas*，*Micrococcus*，ハンバーグには *Lactobacillus*，*Bacillus*，*Streptococcus*，シュウマイには *Lactobacillus*，*Bacillus*，*Micrococcus*，おでん，焼豚には *Clostridium*，*Bacillus*，カニカマボコ，焼きチクワには *Micrococcus*，*Bacillus*，大腸菌群，ハンペンには *Micrococcus*，*Bacillus*，*Pseudomonas*，*Serratia* が検出される。

6.5 赤飯, おこわの惣菜の微生物

表6.14 赤飯およびおこわに用いられる主菜の変敗微生物

主菜	生菌数（/g）	変敗微生物
ブリダイコン	$1.2×10^2〜2.5×10^4$	*Vibrio, Salmonella, Bacillus, Pseudomonas*
刺身	$3.1×10^4〜6.1×10^6$	*Vibrio, Salmonella, Bacillus, Pseudomonas*
焼き魚	$3.3×10^3〜4.1×10^4$	*Bacillus, Pseudomonas, Micrococcus*
つくねハンバーグ	$4.5×10^4〜6.1×10^6$	*Lactobacillus, Bacillus, Streptococcus*
豆腐ハンバーグ	$2.2×10^3〜5.2×10^5$	*Lactobacillus, Bacillus, Streptococcus*
シュウマイ	$7.3×10^4〜1.5×10^6$	*Lactobacillus, Bacillus, Micrococcus*
おでん	$6.1×10^4〜5.5×10^6$	*Clostridium, Bacillus, Pseudomonas*
焼豚	$4.0×10^4〜5.1×10^6$	*Clostridium, Bacillus, Micrococcus*
カニカマボコ	$3.8×10^3〜1.5×10^6$	*Micrococcus, Bacillus*, 大腸菌群
焼きチクワ	$2.2×10^3〜6.7×10^4$	*Micrococcus, Bacillus*, 大腸菌群
刻みカマボコ	$7.3×10^4〜6.2×10^6$	*Micrococcus Bacillus, Pseudomonas*
ハンペン	$5.6×10^4〜1.8×10^6$	*Micrococcus Bacillus, Pseudomonas, Serratia*

　もち米を使って炊く赤飯, おこわは, モチモチの食感やおこげが美味である。中華おこわや, クリ, キノコ, ウナギなど, 具材もいろいろと合わせられるが, 赤飯, おこわに合う惣菜もたくさんあり, 主菜と副菜, 赤飯, おこわと惣菜を合わせた献立が必要になる。赤飯, おこわ自体の味を邪魔しない和食の主菜としては, 季節の魚の刺身や優しい味噌味のしみた西京焼きも用いられるので, 微生物は多い。

　赤飯およびおこわに用いられる主菜の変敗微生物を表6.14に示した。

　水産練り製品も赤飯, おこわの主菜として用いられることが多い。水産加工食品の変敗の様相は, 製品および包装方法によって大きく2つに分けられる。①加熱処理後, 二次的に微生物が付着して変敗するもので, 簡易包装かカマボコ, チクワ, ハンペン, 揚げもの, タラコ, 珍味類がこれに該当する。②製造過程で包装後加熱を行い, 二次的に微生物の汚染が起こらないもの, すなわち魚肉ソーセージ, 魚肉ハム, 特殊包装カマボコ, 水産缶詰がこれに該当する。

　わが国では一般の魚肉ねり製品については中心部の温度が75℃以上になるよ

うに規定している。非耐熱性の二次汚染菌は70℃以下の加熱では生き残るが，75℃では完全に殺菌される。しかし *Bacillus* の細菌芽胞はこの加熱温度でも生き残り，ネトの生成原因となる。またネトの生成は *Leuconostoc mesenteroides*, *Enterococcus*, *Micrococcus*, *Flavobacterium*, *Achromobacter* 等によっても生成される。*A. brunificans*, *Serratia marcescens*, *E. cloacae* が原材料である冷凍スリミや工場の空中落下細菌から分離されている。

　カニカマボコ，焼きチクワ，焼きカマボコ製造工場の空中浮遊菌は擂潰工程（魚肉をすりつぶしながら味付けしていく工程）に多く，*Micrococcus* 22%，*Bacillus* 19.5%，Coryneform 11%，*Staphylococcus* 10%，*Pseudomonas* 7.5%，その他30%であり，水産ねり製品工場では *Micrococcus* が主要菌種である。*Micrococcus* が主要菌種である焼きチクワ製造工場内をオゾン処理した結果，空中浮遊菌を著しく減少させることができた。冷却工程の *Micococcus* 92%，*Bacillus* 3%，Coryneform 1%，その他4%が，オゾン処理により *Micrococcus* 72%，*Bacillus* 14%，その他14%に変化した。*Micrococcus* の菌種について検討してみると *Kocuria rosea*, *M. luteus*, *M. flavus*, *M. colpogenes* の空中浮遊菌数がそれぞれ16，69，20，21/53L 空気であったが，オゾン処理によりそれぞれ3，5，1，1/53L 空気と著しく減少した。

　これは *Micrococcus* はオゾン耐性がないのでオゾン殺菌が容易であることに起因する。水産食品製造工程においてはオゾンが多く利用されている[44]。

　エタノール，有機酸，ヨード，次亜塩素酸ナトリウムによる工場殺菌も有効であるが，これらは多量に散布すると工場内に残存して耐性菌を作る原因となる[45,46]。

　褐変や変色に関与する微生物としては *Achromobacter brunificans*, *Serratia marcescens*, *Enterococcus cloacae* が原材料である冷凍スリミや工場の空中落下細菌等から分離されている。

　擂潰した原材料を加工充填密封した後，加熱殺菌した魚肉ハム，魚肉ソーセージあるいは特殊包装カマボコの変敗現象については多くの報告がある。特殊包装カマボコは，中心温度80℃，20分以上の加熱殺菌が規定されており，10℃以下の低温流通が義務づけられている。常温流通を行う魚肉ソーセージ等は中心温度120℃，4分以上のレトルト殺菌が規定されている。このため変敗原因菌

6.5 赤飯，おこわの惣菜の微生物

はいずれも耐熱性の芽胞を形成する Bacillus であり，主としてでんぷん，大豆タンパク質に由来する。

真菌による変敗も水産加工食品には多く認められており，その原因の大部分は工場からの二次汚染である。刻みカマボコ，カニ足カマボコに生成するシンナー臭は Wickerhamomyces anomalus に由来する酢酸エチル臭である。その他，水産加工食品に多く認められるのが石油臭である。

近年，増加してきた異臭に石油臭がある。現在のところ3つあり，その1つはチクワ等にみられる Candida, Torulopsis 属酵母がシナモンに含まれるケイ皮酸を脱炭酸することで生成するスチレン臭，2つ目はカビによる1,3ペンタジエンの生成によるもの，3つ目はチクワ，揚げ物等に多く見られる Saccharomyces 属酵母による石油臭の生成である。

また，カビによる変敗は圧倒的に Penicillium が多く，次いで Aspergillus, Mucor, Rhizopus である。しかし，水産加工食品の細菌による変敗は圧倒的に Bacillus, Micrococcus が中心である。

水産加工食品の細菌による変敗を表6.15に示した。

2） 赤飯，おこわの副菜の微生物

外はカリカリ，中は軟らかく，そしてダシ汁がしみた揚げ出し豆腐は食べごたえがあって，赤飯，おこわで主菜が魚の時によく合わせる副菜である。また，野菜類は揚げ浸しでもよいが，煮浸しにするとヘルシーで簡単にでき，赤飯，おこわとの相性もよい。ゴボウやニンジンをマヨネーズ，ゴマなどで和えるゴボウサラダも，コクがあって主菜がさっぱりした味付けの時にはよく合う。インゲンのゴマ和えは，冷凍のインゲンを使うと手間なしで簡単に作れ，赤飯，おこわのよい副菜になる。

海苔の佃煮も赤飯，おこわの副菜によく利用される。海苔の佃煮の原材料には青板海苔，青ばら（あおさ）海苔と呼ばれる緑藻類とヒトエグサの乾燥品を用いる。まず原材料の夾雑物を除き，水あるいは醤油で洗う。原材料が青ばら海苔の場合は夾雑物が入りやすいので水洗いをていねいにする。脱水した後，調味液を加えて煮熟する。調味液の配合により特色が出るので作り方には伝承が多い。通常は瓶詰製品で2か月は常温保存できる。

赤飯，おこわの副菜から検出された変敗微生物を表6.16に示した。

第6章 赤飯とおこわの微生物変敗と制御

表6.15 水産加工食品の細菌による変敗

食品	変敗現象	原因細菌	汚染源
剣先スルメ	粘質物	*Micrococcus colpogenes, M. varians, M. caseolyticus*	工場
イカの燻製	粘質物	*M. colpogenes, M. caseolyticus*	工場
塩漬けサケ	赤変	*Sarcina littoralis, Serratia, Micrococcus*	工場
塩漬けタラ	赤変	*S. littoralis, Serratia, Micrococcus*	工場
塩漬けニシン	赤変	*S. littoralis, Serratia, Micrococcus*	工場
カマボコ	褐変	*Enterobacter cloacae*	原材料
カマボコ	透明なネト	*Leuconostoc mesenteroides*	工場
カマボコ	赤いネト	*Serratia marcescens*	工場
カマボコ	黄色粘質物	*Flavobacterium, Micrococcus*	工場
カマボコ	乳白色	*Enterococcus faecalis*	工場
カマボコ	軟化	*Bacillus subtilis, B. licheniformis*	工場
カマボコ	円形褐変	*B. licheniformis, B. sphaericus*	工場
カマボコ	ネト	*B. subtilis, B. licheniformis*	工場
チクワ	ネト	*B. subtilis, B. licheniformis*	工場

　海苔の佃煮の水分活性（Aw）は0.87前後で，通常の細菌では増殖しにくい。変敗の原因菌は乳酸菌と酵母が予測される。瓶への充填は65℃以上のホット充填を行っている。これらの原材料および各工程の乳酸菌の分布状況を検討した結果，乳酸菌は冷却工程の製品から$1.0×10^4$/g，瓶詰製品から$2.5×10^4$/g検出されたことから，冷却工程で汚染され瓶詰工程で増殖したものと考えられる。製品の汚染の原因は上記の冷却，瓶詰工程からの二次汚染であると考えられたために，製造工程別に落下菌数，浮遊菌数および工程からの付着菌数を測定した。工場全体の落下細菌数が15～32/シャーレ5分間と比較的多く，特に蒸熱，冷却，瓶詰工程に多く認められたが，そのうち10％が乳酸菌であった。また，蒸気殺菌工程以降に残存する乳酸菌および酵母が認められた。海苔の佃煮の変敗品と正常品の微生物菌数および菌叢を測定した結果，*Lactobacillus*は変敗品から$3.1×10^7$/g，正常品から$5.1×10^2$/gを検出した。その他の微生物は比較

6.5 赤飯, おこわの惣菜の微生物

表6.16 赤飯, おこわの副菜から検出された変敗微生物

主菜	生菌数 (/g)	変敗微生物
揚げ出し豆腐	$3.7×10^3～6.1×10^5$	*Micrococcus, Bacillus*
ナスの煮浸し	$8.3×10^4～3.1×10^6$	*Micrococcus, Bacillus, Streptococcus*
ゴボウサラダ	$5.6×10^4～3.2×10^6$	*Bacillus, Lactobacillus, Micrococcus*
インゲンゴマ和え	$1.6×10^4～4.1×10^6$	*Lactobacillus, Bacillus, Enterococcus*
ヒジキ煮	$2.2×10^3～5.2×10^5$	*Lactobacillus, Bacillus, Streptococcus*
切干しダイコンの煮物	$8.3×10^4～6.2×10^6$	*Lactobacillus, Bacillus, Micrococcus*
キノコホイル焼き	$4.1×10^3～3.0×10^6$	*Clostridium, Bacillus, Flavobacterium*
ダシ巻き卵	$3.0×10^4～5.1×10^6$	*Bacillus, Micrococcus, Lactobacillus*
海苔の佃煮	$6.1×10^3～7.2×10^6$	*Micrococcus, Bacillus, Lactobacillus*
昆布巻き	$1.7×10^3～4.7×10^4$	*Micrococcus, Bacillus, Candida, Pichia*
ダイコンサラダ	$5.1×10^4～8.2×10^6$	*Micrococcus, Bacillus, Lactobacillus*
厚焼き卵	$1.3×10^4～3.8×10^6$	*Micrococcus, Bacillus, Lactobacillus, Serratia*

的少なく, 変敗品と正常品との差異は認められなかった。変敗品の水分含量が60％を超え, Aw値が0.90を超えた[47]。

海苔の佃煮の原材料および製造工程中の微生物の変化を表6.17に示した[47]。

3) 赤飯, おこわに合う汁物の微生物

赤飯, おこわに合う汁物としては, まず第1に二枚貝の吸い物である。水, 白ダシ, 酒, 塩, 貝を入れて火にかけ, 貝の口が開いてからネギを散らす。二枚貝には *Norovirus* が含まれていることがあるが, 湯通し程度の加熱処理では不十分なので85～90℃以上の温度で90秒以上加熱する。

また, 赤飯, おこわには和風鶏ガラスープも合う。鶏ガラでスープをとり塩, 醤油で味を調える。またかきたま汁にしてミツバやネギを散らしてもよい。鶏ガラスープに含まれることがある *Clostridium perfringens* は嫌気性細菌であるため, 粘性の高い鶏ガラスープを大量に作ると鍋底の酸素濃度が低くなって増殖する場合がある。

表6.17 海苔の佃煮の原材料および製造工程中の微生物変化[47]

原材料および試料	細菌（/g）	酵母（/g）	カビ（/g）
原藻類			
アオ板海苔	2.5×10^4	3.0×10^2以下	3.0×10^2以下
バラ干し海苔	1.2×10^5	3.0×10^2以下	3.0×10^2以下
濃い口醬油	3.0×10以下	3.0×10以下	3.0×10以下
食塩	3.0×10^2以下	3.0×10^2以下	3.0×10^2以下
砂糖	3.0×10^2以下	3.0×10^2以下	3.0×10^2以下
カラメル	3.0×10^2以下	3.0×10^2以下	3.0×10^2以下
寒天	3.0×10^2以下	3.0×10^2以下	3.0×10^2以下
水飴	3.0×10^2以下	3.0×10^2以下	3.0×10^2以下
アミノ酸液	1.5×10^3	3.0×10^2以下	3.0×10^2以下
調味料混合加熱後	3.0×10以下	3.0×10以下	3.0×10以下
原藻投入蒸熟後	2.5×10^3	3.0×10^2以下	3.0×10^2以下
水飴，寒天投入蒸熟後	3.2×10^2	3.0×10^2以下	3.0×10^2以下
冷却後	1.2×10^4	3.0×10^2以下	3.0×10^2以下
瓶詰後	2.8×10^4	3.0×10^2以下	3.0×10^2以下

　クリおこわに合う定番の味噌汁のひとつは，油揚げの味噌汁である。クリおこわは薄い塩味がするが，塩味の料理を食べると喉が渇くことがあるので，そういった時に汁を吸った油揚げが口の中をさっぱりさせる。ワカメも具に追加すると，具がたくさんあるように見えてよい。ナスの味噌汁は，ナスも油揚げと同様，汁をよく吸うのでボリューム感を感じて，おかずの少ないクリおこわにはよく合う。

　味噌には耐熱性芽胞菌の *Bacillus*，*Clostridium* や *Pediococcus acidilactici* などの乳酸菌，*Zygosaccharomyces rouxii* などの白カビが含まれているので，味噌汁に移行する場合もある。

　カツオ節のダシは，薄く削ったカツオ節を熱湯に入れてとる方法（煮出し）と，加熱することなく水の中にカツオ節を浸漬してとる方法（水出し）があり，

両者のダシの調製条件および成分を比較検討した報告がある[48]。カツオ節の一般生菌数は2.2×10^3〜1.3×10^4/gであり,その菌叢はBacillus と Micrococcus が中心であるので,ダシ汁を汚染することがある[49]。

また,小袋詰めされたホット充填のストレートスープが保存中に混濁し,異臭が生成したことがある。変敗原因菌は原材料であるカツオパウダーより検出されたが,工場落下菌から検出された恒温性の酸化還元電位の低いBacillus circulans であった。本菌の100℃におけるD値は3.9〜4.0であり,40〜50℃,pH5.0〜9.0で増殖した[50]。また,本菌はオゾン処理により減少した。

文　献

1) 板橋春夫:『葬式と赤飯　民族文化を読む』,煥乎堂(1995)
2) 松江勇次:『米の外観品質・食味』,養賢堂(2018)
3) 全国食品衛生監視員協議会:食品苦情処理事例集,中央法規出版(1992)
4) 諸角　聖:頻発事例から見る食品苦情と事故防止対策,中央法規出版(2002)
5) 飯塚　廣:米のミクロフロラ食衛誌,1,17-29(1960)
6) 飯塚　廣,駒形和男:米のPseudomonas属　特に chromogenic group に含まれるものの分類,農化誌,37,71-76(1963)
7) 飯塚　廣,駒形和男:Pseudomonas属を3群に大別する試み,農化誌,36,663-668(1962)
8) 谷口久次,橘博之,細田朝夫,米谷　俊,築野卓夫,安達修二:米糠含有成分の機能性とその向上,食科工誌,59,301-318(2012)
9) 星野浩子,牛腸ヒロミ:米の洗米回数および米飯の保存条件の違いによる微生物変化,東京聖栄大学紀要,6,11-17(2014)
10) 深井洋一,塚田清秀:洗米回数による保温下の米飯の品質変化,日食誌,53,578-591(2006)
11) 貝沼やす子,長尾慶子,畑江敬子,島田淳子:洗米方法が米の賞味に与える影響,調理科学,23,419-423(1990)
12) 国立国会図書館:民間伝承,15,(1),特集小豆を食べる日のこと(1951)
13) 文化庁編:日本民俗地図,文化庁(2000)
14) 長井摂郎,佐藤昭子:飯の保存方法と腐敗の関係に関する研究(第1報)—ジャーに入れた飯の保存性について,栄養学雑誌,18,141-151(1960)
15) 尾崎直臣:米飯の老化について,農化,34,1054-1057(1960)

16) 檜作　進：『食品保蔵』，朝倉書店（1966）
17) Collison, R.: Starch and its derivatives（4 th ed.），p.194, Chapman and Hall（1968）
18) 鈴木綾子，堀越フサエ，檜作　進，二国二郎：電子レンジによる炊飯法―タカジアスターゼとソルビトールの添加効果，家政誌，18，84-89（1967）
19) 厚生労働省 HP：4．食中毒統計資料，http//www.mhlw.go.jp./stf/seisakunitsuite/bunya/kenkou=_iryou/shokuhin/syokuchu/0.4.html
20) Kato, K., Yoon, Y., Umali, R.S., Boonmar, S., Mineki, M., Morita, Y.: Prevalence of bacterial contamination in samples uncooked rice from markets and homes in Asian countries, J Home Ecom Jpn., 69，496-502（2018）
21) 加藤和子，駒込乃莉子，峯木真知子，森田幸雄：セレウス菌食中毒における赤飯の危害要因，家政誌，70，259-265（2019）
22) 傍島慧美：平成29年度　全国食品衛生監視員研修会（2017）
23) 内藤茂三：『改訂増補　食品の変敗微生物―その原因菌と制御』，幸書房（2017）
24) 国立保健医療科学院：No．1258赤飯を原因としたサルモネラ食中毒事例，健康被害危機管理事例データベース（2005），堀川和美，野田多実枝，濱崎光宏，村上光一，竹中重幸，石黒靖尚，世良暢之，石橋哲也，江藤良樹，千々和勝巳：平成17年度の食中毒（疑いを含む）事例について，福岡県保健環境研究所年報，33，86-88（2006）
25) 中本有美，山本和則，深谷節子，益子京子：茨城県内で発生した黄色ブドウ球菌による食中毒事例について，茨城県衛生研究所年報，54，48-51（2016）
26) 小田隆弘，樋脇　弘，椿本　亮，久保倉宏一：既知 A〜E 型以外のエンテロトキシン産生黄色ブドウ球菌が原因と推定される食中毒2事例，日食微誌，13，133-136（1996）
27) 小田隆弘，永井　誠，大久保忠敬，西本幸一，北原郁也：各種市販食品および培地中における食中毒由来ブドウ球菌の増殖とエンテロトキシン A 産生態度の一例，福岡市衛試報，5，81-95（1980）
28) 能井さとみ，佐藤　恵，後明祐希，田中ゆかり，藤本真奈美，鴨原正世：真空調理の有効利用に向けて，日本調理科学会大会研究発表要旨集26，118（2014）
29) 神奈川県衛生研究所：中華ちまき風おこわ（おにぎり）の異臭，健康被害危機管理事例データベース，No1619（2010）
30) 大津市衛生課食品指導係：食中毒事件の発生について，大津市報道資料（2023）
31) 弁当で食べた15人食中毒，津山の飲食店，岡山県発山陽新聞2021年11月19日（https://www.sanyonews.jp/article/1198647）
32) 横浜市：セレウス菌による食中毒について（https://www.city.yokohama.lg.jp/kurashi/kenko-iryo/eiken/kansen-center/shikkan/sa/cereus1.html2019）（2019年7月16日）
33) 内藤茂三：食品保存へのオゾンの利用に関する研究（第12報），米飯およびすし米のオ

ゾン処理効果, 愛食工試年報, 31, 71-87（1990）
34) 内藤茂三：『再改訂増補第2版　食品の変敗微生物』, 幸書房（2019）
35) 内藤茂三：食品の微生物変敗防止技術と制御13, 酸性飲料の微生物変敗と制御, 防菌防黴, 43, 325-335（2015）
36) 内藤茂三：食品の微生物変敗と防止技術, SUNATEC e-Magagine, 2009年10月号, 1－3（2009）
37) 岩田和夫, 松田　明：*Candida*の酸化還元電位と各種細菌の混合培養の影響, 真菌と真菌症, 3, 56-60（1962）
38) 小嶋文博, 刈谷　円, 細川知子：食品の酸化還元電位に関する研究, 盛岡大学短期大学部紀要, 14, 21-30（2004）
39) Naitou, S., and Takahara H.: Recent developments in food and agricultural uses of ozone as an antimicrobial agent-food packaging filim sterilizing machine using ozone, Ozone-Sci Eng, 30, 81-87（2008）
40) 内藤茂三：オゾン・紫外線による微生物制御, 日食微誌, 12, 105-113（1995）
41) 内藤茂三：『無菌包装の最先端と無菌化技術』　第1章第4節オゾン水による微生物制御, サイエンスフォーラム（1999）
42) 内藤茂三：オゾンによる食品真菌の制御, 日食微誌, 11, 11-17（1994）
43) 松永暁子：米飯の老化に関する基礎的研究（第1報）：レトルト包装米飯の場合, 茨城女子短期大学紀要, 20, 121-144（1993）
44) 内藤茂三：食品の微生物変敗と防止技術, 水産加工食品の微生物変敗と制御（16）, アサマパートナーニュース, 177, 1－3（2017）
45) 内藤茂三：焼きチクワ工場のオゾンガス殺菌, 食品工場長, 37, 22-24（2000）
46) 内藤茂三：焼きチクワの貯蔵性に及ぼすオゾン処理の影響, 防菌防黴, 17, 111-118（1989）
47) 内藤茂三：海苔佃煮の乳酸菌による変敗とオゾン水殺菌, 愛食工技年報, 39, 57-65（1998）
48) 武田たつ子, 吉松藤子：カツオ節のダシ汁に関する研究（第1報）―水ダシについて, 調理科学, 14, 49-54（1981）
49) 内藤茂三：食品保存へのオゾンの利用に関する研究（第33報）―オゾン処理による削節の微生物と揮発性含流化合物の変化, 愛食工年報, 35, 82-90（1994）
50) 内藤茂三：包装食品の微生物変敗防止に関する研究（第11報）, 小袋詰ストレートスープの耐熱性芽胞菌による変敗, 愛食工技年報, 25, 19-27（1984）

第7章　丼物の微生物変敗と制御

7.1　丼物の歴史と特徴

7.1.1　丼物の歴史

　丼物は調理形式として長い歴史を持つものではない。古来，日本の上流階級の食事は，主食である飯とおかずが別々に配膳され，それを一箸ごとに口に運ぶという様式を基本としていた。今でも主食におかずを載せることを忌避する人は多い。飯の上に味付けした野菜などの具を飾り付けて載せ，汁をかけて食べる芳飯(ほうはん)という料理があり，室町時代から戦国時代にかけて流行したこともあるが，丼物の誕生は，日本の食文化史におけるひとつの新しい風であった。日本人にとって飯の上におかずを載せるという行為は間違いなく革命だったからである。

　江戸時代には白米が出回っていたので，一膳飯，茶漬飯，菜飯などのさまざまな飯を食べさせる店が生まれていたが，当初，丼物を食べさせる店はなかった[1]。しかし江戸の町では短気で忙しい職人が主役の町人文化が開花し，食文化も広がりを見せる。気取らない食事が求められた結果，人々はぶっかけソバ（後のかけソバ）を常食とし，おかずを飯の上に載せた丼物がもてはやされるようになった[2]。

　ウナギ丼の原型となるウナギ飯が登場したのは19世紀初めの文化年間（1804〜1818年）になってからで，天丼や，後に深川丼とも呼ばれるようになる深川飯の誕生は，江戸時代末期以降と言われている[3]。

　本格的な丼の誕生は，江戸時代を起点として，都市経済の成立を待つ必要があった。例えば，天ぷらなくして天丼はありえないが，天ぷらが庶民にも広く

315

食されるためには，そのような時代背景を抜きには語れない．丼の定番は，明治時代にほぼ生まれている．明治初期にはほかに牛丼（1890年代）や開化丼（牛肉や豚肉を卵でとじたもの），19世紀の末ごろには親子丼（1891年）が提供されるようになり，大正時代の1913年にはカツ丼が紹介された．しかし，丼物が庶民の食事として定着したのは昭和時代後半のことで，サラリーマンや商売人が昼食用として手軽に食べることができるところから流行した．このように，丼物の様式は徐々に広がって受容され，さまざまな料理が丼飯として食べられるようになっていった[4]．それらの経緯は『ブッカケ飯の悦楽』，『汁かけ飯快食学』で紹介されている[5]．また，1983年に出版された『実践講座台所の美味学』にはカツ丼，親子丼，天丼などは芳飯（汁かけ飯）の系譜につながると記述されており，その多様な色と形と盛り付けは，日々の食卓を彩るものであった[6]．飾りという意味では米との相性抜群なふりかけの丼飯がある[7]．

　戦時中は一時停滞した丼文化も，戦後の高度成長期には遅れを取り返すようにビフテキ丼（1950年代）が作られ，さらに海鮮丼も登場した．さらにアナゴ丼，中華丼，天津丼，カニ玉丼，麻婆豆腐丼，アワビ蒸し煮丼，マツタケ丼，ハモ（鱧）丼，木の葉丼，カモ丼，カレー丼，山菜丼，炒り卵丼，オカカ丼，ヒジキ丼，トロロ丼など多彩な丼物が生まれ，丼物は和食文化として海外へも紹介されるようになっている．

7.1.2　丼物の特徴

　丼物は日本的ファストフードの原点と言われ，いろいろな種類がある．

　手早く作れて，丼ひとつで料理が完成している丼物は，早く，安く，しっかり食べたいという日本人の気質によく合っている．丼物は飯の上におかずとなる具を載せただけの簡単な料理で立ったままでも食べられるため，米を主食とするアジア一帯ではよく見られる料理である．例えば，中国では盛り切りの飯に好みの具を載せる丼飯があり，韓国のビビンバも同種のものである．

　ちなみにウナギの消化時間は4〜5時間，牛肉は4時間，魚介類で3〜4時間で，丼物の消化時間は早いもので4〜5時間，遅いもので8時間である．

　丼物の種類を表7.1に示した．

表7.1 丼の種類

丼の種類	特徴
親子丼	ダシ，醤油，みりん，砂糖を火にかけ，タマネギ，鶏肉を煮て，火が通ったら溶き卵をかけて蓋をし，卵が半熟になったところで火を止め蒸らす
ウナギ丼	小口切りにしたウナギをネギとシイタけと一緒にダシで煮たら，タレをかけて蓋をして蒸らす
天丼	揚げたての天ぷらを濃い目のダシにくぐらせ，飯の上に載せる。天丼用の天ぷらはクルマエビが主流で，ほかにかき揚げ，ゴボウ天，タマネギ天，シイタケ天，レンコン天などを載せる場合がある
カツ丼	薄く揚げた豚カツがよく，豚肉とカツの衣にダシがしみ込んだもので，タマネギ，ダシを煮立てて豚カツを加え，溶き卵でとじる
牛丼	牛肉は醤油，酒，みりん，砂糖，ダシで煮込んだ後，タマネギを加えて煮込む。牛肉とゴボウのササガキを煮込むのもよく，糸コンニャクを加えることもある
海鮮丼	マグロ赤身，マグロトロ，イカ，イカのミンチの揚げたもの，エビ，煮しめカレイ，ウニ，カツオ，カニ，タコなどの具材を載せたものが多い
鉄火丼	マグロの赤身を酢飯の上に載せたもので，ワサビおろしを添え，海苔を付ける。赤身のマグロは生醤油で食べる
卵丼	卵をダシで煮ただけのもので，タマネギやシイタケを加えることもある
コハダ丼	コハダを酢で締めた切り身を載せる
アナゴ丼	アナゴをウナギの蒲焼きの要領で焼いて丼にしたもの
イカ丼	イカの身を酢飯に盛る丼
ウニ丼	ウニを酢飯に盛る丼
カニ丼	カニの身を盛る丼
イクラ丼	イクラを盛る丼

7.2 主な丼物と微生物制御

7.2.1 ウナギ丼

（1） ウナギ丼の歴史

　酒の肴であったウナギには，飯と一緒に食べるという発想はなかったが，ウナギ屋は飯を付けて売る「付け飯」という方法で，酒を飲まない新たな客層を獲得し，やがて付け飯にしていた飯を蒲焼きと一緒に盛り合わせて出すことを始め[1]，文化年間には丼飯の間に蒲焼きを挟ませて提供する「鰻飯」が風味がよいと評判になり，ウナギ丼へと発展していった。天保8年（1837）から嘉永6年（1853）にかけての江戸の風俗を記録した『守貞謾稿』には鰻飯について詳しい説明が載っている[2]。

　「鰻飯，京阪にてまぶし，江戸にて丼という。これらは鰻丼の略である。鉢底には熱飯を少し入れ，その上に鰻首を去り，長け三，四寸の斧を焼きたるを五，六並べ，また，熱飯を入れ，その表にまた右の小鰻を六，七置くなり（略）。必ず引裂箸を添える。この箸，文政年間以来比より，三都ともに始め用いてきた。杉の角割箸半を割りたり，食するに臨んで引き裂き分け，これを用いる。これ再用せず，清きを証するなり」とある。ここには，ウナギ屋が鰻飯を人気食にしていった技法が示されている。

　タレは，職人の手によって仕込まれ，醤油，みりん，氷砂糖などを煮詰め，1週間以上寝かせることでコクのあるまろやかなタレになる。割り箸の元祖もウナギに関係しており，ウナ丼の普及とともに竹製の引き裂き箸，割りかけ箸が登場した。明治時代に入るまでは，丼と言えばウナギ丼を意味していた[4]。江戸では鰻飯を丼鉢に盛るから「丼」と言ったのに対して，京阪では蒲焼きに飯をまぶすから「まぶし」と言い，三重，奈良，大阪，京都，岡山ではこれが変化して「まむし」と呼ばれるようになった。江戸のウナギ屋は濃口の醤油，みりんを利用して蒲焼きのタレを作り，京阪では薄口醤油に酒を利用していた。蒲焼きが冷めないようにするため，鰻飯は蓋付きの丼で出された。明治時代になると鰻飯はウナギ丼と呼ばれるようになった。江戸時代の蒲焼きはタレを付

けて焼き上げる地焼きだったが，明治時代になると蒲焼きを焼く過程で蒸す方法が取り入れられた。

ウナギに山椒をかける文化は室町時代に始まった。山椒のピリッとした辛さとさわやかな香りはウナギの美味を引き立てる。

（2） ウナギ丼の特徴

ウナギを蒸してから焼くのは東京流で，関東ではウナギを背開きにして二つに切ってから竹串に刺し，皮のほうから焼き始めるのに対して，関西では背ビレ，尾ビレ，頭をつけたまま腹開きにして竹串に刺し，肉のほうから焼き始める。東京のウナギ丼は，飯の上に蒲焼きを載せて，その上からタレを掛けるが，京阪のまむしは，飯と飯の間に白焼きが入れてあり，丼飯の表面には置かれていない。

脂肪分の多いウナギは，普通の出刃包丁では鋭すぎて滑ってしまい，身がぼろぼろに崩れることがあるため，鉈のような形状で，刃付けを鈍角にした包丁で，脂肪分ごと切り割くようにおろしていくのがよいとされているが，ウナギの割き方や調理法は地域によって違うため，それに使われる包丁の形もおのずと異なっている。江戸割きと言われる関東型庖丁は，切っ先で骨を切ると同時に刃先の部分で背側から割き，その後，尖った柄に近い刃の部分で背びれ，腹ビレを取り除くため，こうした工程の多さに対応して，形が複雑で大ぶりになっている。名古屋型庖丁は伊勢型とも言い，ウナギ料理の盛んな伊勢地方を中心に使われてきた，腹開きに特化したウナギの庖丁である。刃の部分は四角く，先端上部の刃は若干細くなる。京都型庖丁は，腹開きと背開きの両方ができる包丁から始まったが，どちらにしても京都は蒸しの工程がない地焼きであるため，ヒレ引きは行わず，関東型のような角はついていない。なお，この包丁の厚い背の部分は，目打ち（ウナギをまな板に打ち付けて固定するための釘のような金具）を叩くのに用いる。大阪型庖丁は先端が鋭く尖ったシンプルな切り出しナイフ型で，柄のない形状となっている。

(3) ウナギ丼の微生物変敗と制御
1) ウナギ丼の具材と微生物

ウナギの蒲焼きは，加熱してある分，生ウナギのような早さで傷んでいくことはない。ウナギが腐りやすい条件は常温で放置した場合が多い。ウナギの蒲焼きの賞味期限は冷蔵庫で2～3日である。蒲焼きを上手に冷蔵保存するにはラップで身をしっかり包み，タレが漏れないようにポリ袋に入れて冷蔵庫に入れる。ウナギ丼の変敗は *Salmonella* によるものと *Staphylococcus aureus* によるものが多いが，そのほか *Bacillus cereus*，*Vibrio* によるものも発生している。

養殖ウナギの水生菌感染は近年増加の傾向にあり，ウナギの業者間で問題となっている。水生菌は無傷の健康なウナギには感染しにくいが，外傷あるいは病気や寄生虫によって生じた皮膚損傷部がその侵入口になると言われている。また，シラスウナギは単にタモですくうだけでも損傷を受け，水生菌に感染される。ウナギの身体に作られた壊死部には容易に水生菌が発生するが，その菌糸は魚の活力が保たれ，壊死部周囲が活発に営まれている限り，壊死部以外に蔓延することはない[8]。このウナギの水生菌病に対する有効な治療薬としてマラカイトグリーン（シュウ酸塩）が利用されてきた。マラカイトグリーンの殺菌効果は特に水生菌に対して有効であり，0.05ppm程度の濃度の薬液にウナギを浸けて治療するが，治療期間は10日間以上かかることもある。食品へのマラカイトグリーンの使用は禁止されているが，安価なことから，特に途上国などではウナギの養殖に利用されやすいと考えられ，輸入のウナギでこのマラカイトグリーンが検出されることがある。

日本ウナギの *Edwardsiella tarda*（パラコロ病）は産業上重要な疾病である。未解明であったパラコロ病の感染機構を検討するため，日本ウナギの大型魚における *E. tarda* の人工感染を確立する方法が研究された[9]。また，日本ウナギについて *Paracolobacterium anguillimortiferum* を用いた感染実験で胃および直腸への細菌の経口注入により発病から死に至らせる感染が確認された[10]。しかし *E. tarda* は水温が15℃以下では発生しないと言われている。

2) ウナギによる食中毒

ウナギは餌や環境から *Salmonella* に，従業員から *S. aureus* に汚染されることがある。ウナギのタレはウナギの加工工程における二次汚染により *Salmo-*

nella に汚染されるので，タレを付けた後は十分加熱する．焼き上がった蒲焼きを密閉容器に入れて積み上げるなど，温かいまま放置することは避ける．ウナギの S. aureus による食中毒は調理人が生のウナギを触った後に焼いた後のウナギを手で触ったり，汚染された軍手や器具を使用することによって起こる．また生のウナギを扱う人と蒲焼きを扱う人が使用した手袋を同じ貯め水で洗ったことによっても汚染が拡大する．本菌は増殖速度が速く$1.0×10^2/g$の菌が常温で10時間後に$1.0×10^7/g$にもなり，嘔吐毒のエンテロトキシンを産生する．ウナギの白焼きでは Salmonella は顕著に増殖し，蒲焼きでは減少せず，タレでは増殖しないものの死滅にはある程度の時間を要する．ウナギにいた菌は白焼きする時に死滅するが，その時使用した軍手などで加熱調理後のウナギやその入れ物に触れると，でき上がったウナギは Escherichia coli やウイルスに汚染される．

　ウナギを食べた後に起きる腹痛や下痢の原因にはいくつかある．まず第1は食中毒であるが，食中毒の場合の原因菌としては Salmonella によるものが多い．Salmonella による食中毒には潜伏期間があり，食後10〜20分程度で腹痛に襲われる例はなく，1〜2日後に激しい下痢と嘔吐に襲われる．また，食中毒が原因の場合は同じ日に同じ店で食べた人が同時に発症する例が多く，発症時間が早く，同時に食べた人に異常が認められない場合は，食中毒の可能性は低いと考えられる．その場合の下痢はタンパク質や脂質を摂取しすぎた消化不良が原因のことが多い．米飯やパンなどは2〜3時間，魚類は3時間，天ぷらは4時間，肉類は4時間，ウナギは4〜5時間といったように，消化する時間は食べた物によっても異なる．ウナギは脂質が多いので消化時間は長いが，タンパク質は胃液のペプトンと腸液で，脂肪分は胆汁と膵液のリパーゼで消化される．胃の中の食物の滞留時間は炭水化物，タンパク質，脂質の順に長くなる．

　以下にいくつか中毒事例を紹介する．

　1984年，長野県でウナギの蒲焼きによる食中毒事件が発生した．ウナギの蒲焼き喫食者22名中17名，従業員12名中4名，ウナギの蒲焼きの残品および蒲焼き用タレから Salmonella を検出し，その他の食中毒菌として患者および従業員から Clostridium perfringens，蒲焼き用タレから S. aureus を検出した．この食中毒の発生要因として，従業員のウナギの Salmonella 汚染の実態に対す

る認識不足，一度に大量調理を行ったための加熱不足，加熱後の温度管理の不備があげられている[11]。ウナギは餌や環境から *Salmonella* に汚染されていることがあり，タレも作業中に *Salmonella* に汚染されるので，タレを付けた後は十分殺菌し，焼き上がった蒲焼きを密封容器に入れて積み上げるなどして温かいまま放置するのは避けるべきである。

1993年9月にウナギによると推定される血清型O16群の *Salmonella* serovar Gaminara食中毒が発生している[12]。

1997年7月31日，石川県の知的障害者更生施設の入所者が下痢，腹痛，発熱などの食中毒症状を呈した。施設ではウナギの蒲焼きを業者から購入し，再加熱することなく，施設で調製したタレを追加してウナギ丼を提供していた[13]。検査の結果，原因は S. Saintpaul の交差汚染であった。

2018年7月25日，愛媛県今治保健所に管内医療機関から産直市内テナント(A店)で調理・販売されたウナギ料理の喫食者複数名が胃腸炎症状を呈し，S. Saintpaul が検出された旨の報告があった。調査の結果，384名の喫食者のうち299名が下痢，腹痛，発熱などを呈し，患者便，従事者便およびウナギ料理残品から S. Saintpaul が検出されたことから，本事例は7月20日から22日にかけてA店が調理・販売したウナギ料理が S. Saintpaul に汚染されたことによる大規模食中毒事例であると断定した。白焼き，蒲焼きの担当者が生のウナギに接触後に焼いた後，ウナギに触って S. Saintpaul が移ったり，生のウナギを扱う人とほかの人が使用した手袋を同じ水で洗うなどして *Salmonella* が交叉汚染したことが原因と考えられる。S. Saintpaul は鶏卵，食肉のほか，養殖ウナギ，コイ，マスなどの淡水魚やスッポンなどの爬虫類からも検出され，それらに起因する食中毒事例が多数報告されている。土用の丑の日に合わせて屋外の臨時営業施設で調理したウナギ料理を原因とする大規模食中毒事件も発生している[14]。

2019年7月18日の長野県の報道資料によると，諏訪保健所管内の惣菜屋で調理されたウナギ蒲焼きを用いた弁当を7月7日に喫食した49グループ91名中の23グループ35名が7月8日午前0時ごろから下痢，発熱，腹痛などの症状を呈し，*Salmonella* Stanley による食中毒と判明した。松本保健所が行った検査により，本件では患者便および調理従事者から *Salmonella* が検出された。した

がって，この調理従事者が排便時に手指などを *Salmonella* で汚染させ，その手指を介して作業用の軍手などを汚染した可能性を完全に否定することはできない。しかし，ウナギの蒲焼きは，過去にも *Salmonella* 食中毒を数多く出している。ウナギは餌の魚粉などを介して *Salmonella* に汚染されていることがあり，ウナギをさばく際に使用した軍手がウナギの腸内容物で汚染され，その軍手で *Salmonella* を増菌させたことも考えられる。

また，福岡県柳川市の飲食店が製造したウナギのセイロ蒸しの *S. aureus* による食中毒の原因のひとつには，患者の購入後の取り扱いが不良であったことによって起こった購入後の温度管理の不備，外部からの二次汚染が考えられる。また前日の残品を翌日再調整して販売する際，加温販売しており，商品温度が40℃で最長12時間の条件下，付着した *S. aureus* が増殖して毒素を産生したものと思われる。当該販売店で再加熱されたウナギ蒲焼きの加熱温度が不十分なうえ，ホットワゴンコーナー（65℃以下）で増殖した。

同店ではウナギ弁当の *Norovirus* による下痢・嘔吐の食中毒も発生している。2020年9月12～13日，長野県上田市内でウナギ錦糸弁当による *Salmonella* 食中毒が発生した。同じ弁当を食べた21グループ60名中50名が下痢，腹痛，発熱などを呈し *Salmonella* による集団食中毒と断定された。

鹿児島県によると，ウナギ弁当店は2022年7月22日から23日に，ウナギ弁当や蒲焼きなど店頭や配達で約100食販売したが，これを食べた3歳から70歳代の男女75人に腹痛や下痢，発熱などの症状がみられ，そのうち53人が病院で治療を受け，5人が入院した。姶良（あいら）保健所が調べたところ，患者や調理した人の便から *Salmonella* が検出され，集団食中毒と断定された。

ウナギ弁当を摂食した1,019名中316名に *Salmonella* Panama による食中毒が発生した[15]。ウナギの蒲焼きは焼き上げ後，紙をかぶせて放冷した。従業員3名，患者77名の糞便，および木製のまな板より *S. Panama* が検出された。

このように，ウナギの *Salmonella* 汚染による食中毒の報告は多くなされている。

ウナギ料理の食中毒を表7.2に示した。

3）ウナギ丼の微生物変敗

白焼きウナギの生菌数は2℃，5℃の保存当初はいずれも 1.0×10^2/g と低

表7.2 ウナギ料理の食中毒

ウナギ料理	原因菌	症状	汚染源	発生日
ウナギ料理	*Salmonella* Saintpaul	下痢，腹痛，発熱，胃腸炎	交差汚染	2018年7月25日
ウナギ丼	*S.* Saintpaul	下痢，腹痛	交差汚染	1997年7月31日
ウナギ弁当	*S.* Panama	下痢，腹痛，発熱	まな板	1980年5月30日
ウナギ弁当	*S.* Stanley	下痢，発熱，腹痛	調理員	2019年7月7日
ウナギ錦糸弁当	*Salmonella*	下痢，腹痛，発熱	交差汚染	2020年9月12日
ウナギ弁当	*Salmonella*	腹痛，下痢，発熱	調理員	2022年7月22日
ウナギセイロ蒸し	*Staphylococcus aureus*	腹痛，下痢，発熱	購入者	2010年7月23日
ウナギ蒲焼き	*Salmonella*	下痢，腹痛	交差汚染	1985年7月29日
ウナギ弁当	*Norovirus*	下痢，嘔吐	交差汚染	2018年1月25日

い値を示し，5℃保存では2℃保存の場合よりも菌の増殖が速く，16日間の保存ではいずれの試料とも$1.0 \times 10^7/g$以上に達した。保存中における低温細菌，グラム陰性細菌，嫌気性細菌，大腸菌群は増加した[16]。また，タレを使用しない脱酸素剤封入包装に比べ，タレを塗布した脱酸素剤封入包装は保存性が向上した。

ウナギに付着する微生物によりウナギが変敗すると，酸を生成して酸敗する。新鮮時のウナギのpHは7.0であるが，1日後に6.65，腐敗初期には6.50になる[17]。このため，梅干しは，ウナギと一緒に食べてはいけないと言われてきた。変敗したウナギの蒲焼きとの区別がつかないためである。しかし，ウナギを食べる時に梅干しを食べると，梅干しはクエン酸を中心とする有機酸により胃酸を分泌するため，ウナギの脂肪を分解し消化を助ける。

4）ウナギ丼の微生物変敗制御

ウナギ，アナゴ，ウツボ，ハモなどのウナギ目の魚類には，共通の特徴として血液にイクチオヘモトキシンというタンパク質の毒が含まれている。厚生労働省の自然毒のリスクプロファイルには，ウナギの新鮮な血液を大量に飲んだ場合には下痢，嘔吐，皮膚の発疹，チアノーゼ，無気力症，不整脈，衰弱，感覚異常，麻痺，呼吸困難が引き起こされて死亡することがあると記載されてい

る。このタンパク質は60℃で5分間加熱すると完全に毒性を失うが，ウナギの料理人がウナギの血のついたままの手でウナギの蒲焼きに触れると危険である。生ウナギに触れた手でウナギの白焼きや蒲焼きに触れることなどがないように調理工程を管理する必要がある。ウナギの*Salmonella*汚染による食中毒は従業員の*Salmonella*汚染に対する認識不足並びに一度に大量調理を行ったための加熱不足，加熱後の温度管理の不備が原因となっている。ウナギの*Salmonella*食中毒を防止するためにはウナギの生産地において*Salmonella*汚染の防止対策を行うとともに，特にウナギ店では調理従事者のウナギの取り扱い方，ウナギの蒲焼きおよびタレからの*Salmonella*汚染を考慮する。

　変敗したウナギの蒲焼きはぬめりが出たり，白色や青色の*Penicillium*によるカビが発生することがある。また，糸を引く，異臭や異味が見られることもある。天然ウナギの微生物は川の水により，養殖ウナギの微生物はエサの種類や量により異なる。養殖したウナギを網付きの棚に入れて放つ半天然のものは川の水の影響を受ける場合が多い。ウナギはエサや養殖環境から*Salmonella*の汚染を受けることが多いため，次亜塩素酸ナトリウム，エタノール，オゾンで殺菌する。

7.2.2　天丼

（1）　天丼の歴史

　天丼の誕生については，江戸時代の末期とする説，新橋にあった橋善の前身であるソバ屋の屋台（1831年創業）を発端とするという説、浅草雷門の三定（1837年創業）を先駆けとするという説などがある。天ぷらという名称が文献上初めて登場したのは1669年の『食道記』で，天ぷらの作り方を示した文献としては1746年の『黒白精味集』，1748年の『歌仙の組糸』がある。天ぷらの語源はスペイン語のテンプロ（寺）であるという説が有力であるが，関西に始まり江戸で売り出されるようになった。

　天ぷらは江戸の三昧（寿司，ソバ，天ぷら）のひとつとされる江戸庶民の大衆的な食べ物で，屋台で食べられていた。天ぷらの屋台は1772～1781年ごろに現れ，野菜類や魚介類などの具材に，鶏卵と溶き汁を入れた小麦粉の衣をつけ

て油で揚げ，串に刺した天ぷらを天ツユやダイコンおろしで食べていた。揚げ油にゴマ油を使用していたので初期はゴマ揚げと言われていたが，間もなく天ぷらになった[1]。

　江戸庶民が屋台で食べていた江戸前天ぷらは，江戸の町でソバと出会って天ぷらソバになり，茶漬けと出会って天ぷら茶漬けが生まれた[1,3]。そして天ぷらを飯の上に載せて丼物にした天丼が誕生したのは明治7～8年（1874～1875）ごろである。白飯に天ぷらを載せた丼物は基本的にすべて天丼と呼ばれるが，単に天丼としてメニューに載る場合はエビ，イカ，キスなど魚介類の天ぷらをメインに，小エビ，小柱，イカ，ミツバなどを用いた小ぶりのかき揚げと，彩りとしてインゲン豆，ピーマン，ナス，カボチャ，レンコンなど季節に応じた野菜の天ぷらを1～2種添え，揚げ立ての天ぷらを煮立てた甘辛い丼ツユに浸して丼飯に載せるのが伝統的な江戸前天丼の作法である。全国的には天ぷらを載せてから丼ツユを回しかけるスタイルのほうが多く見られる。

（2）　天丼の特徴

　天丼は，丼に盛った飯の上に天ぷらを載せた丼物で，天ぷら丼の略称であるが，今日ではもっぱら天丼と呼ばれている。また食器を重箱としたものは天重と呼ぶ。

　天丼には野菜の天ぷらのみを使用した野菜天丼，かき揚げをひとつだけ載せたかき揚げ天丼，イカ，エビを団扇状に揚げて天丼にしたたぬき天丼，天ぷらを親子丼のように割下で煮て卵でとじた天トジ丼，味噌ベースのタレをかけた味噌天丼，塩味のタレ，あるいはゴマ塩や藻塩などをかけた塩天丼などがある。また天ぷら専門店においては，主となる天ぷらの種類によりエビ天丼，アナゴ天丼，イカ天丼などがある。丼ツユは通常，醤油，みりん，砂糖などを合わせて煮切った濃い目のものが使われる。

　天ぷらは具材の水気を拭きとってから衣をつけ，大量の油を用いて揚げる。天ぷらの衣には小麦粉と卵水が用いられるが，重曹を用いる場合もある。冷やした卵水と小麦粉をグルテンの粘りを出さないように少量ずつ軽く混ぜ合わせる。また，市販の天ぷら粉は加熱処理やタンパク質分解酵素を添加してグルテンが出ないようにしている場合がある。衣を混ぜる水の代わりに炭酸水を用い

表7.3　天丼の具材の揚げ温度と揚げ時間

具材	温度（℃）	時間（分）	特徴
キノコ	180	1	高温で素早く揚げる
エビ	180	0.5〜1	高温で素早く揚げる
イカ	180	0.5〜1	高温で素早く揚げる
サツマイモ	160	2〜3	中温で時間をかけて揚げる
カボチャ	160	2〜3	中温で時間をかけて揚げる
ゴボウ	160	2〜3	中温で時間をかけて揚げる
シソ	150	0.5〜1	色を残すように低温で揚げる
レンコン	150	3〜4	低温でじっくり揚げる
ジャガイモ	150	3〜4	低温でじっくり揚げる

ると衣がサクサクし，小麦粉にベーキングパウダーを加えると衣のボリューム感がアップし，卵ではなくマヨネーズを用いると衣をフワリと揚げることができる。

　天ぷらを揚げる温度は具材により決まっている。キノコ，エビ，イカ，キスなどの火の通りやすいものは180℃で30秒〜3分間の短時間で揚げる。サツマイモ，カボチャ，ゴボウなどの根菜類は160℃で2〜3分間，シソ，葉物野菜などの色を保持するには150℃で30秒〜3分間で揚げる。油の比熱は0.47で，水の比熱の約1/2であるため，油の量，揚げ材料の投入量により油の温度変化が著しく異なる。天丼の具材の揚げ温度と揚げ時間を表7.3に示した。

　天ぷらを揚げることによって減少した油を測定した結果，ジャガイモの素揚げ5〜6％，魚フライ，豚カツ10〜15％，イカリングフライ20％であった[18]。

（3）　天丼の微生物変敗と制御
1）　天丼の具材と微生物

　天丼によく利用されるエビの体表には1.0×10^5〜1.0×10^6/gの細菌が存在し，その細菌叢は *Vibrio, Pseudomonas, Moraxella, Acinetobacter, Flavobacterium-Cytophaga*（複合菌），*Arthrobacter, Micrococcus, Staphylococcus* で，これらの微生物は加熱に弱く，簡単に死滅する[19]。最も耐熱性があるのは *Acinetobac-*

ter, 次いで *Arthrobacter*, *Micrococcus* であった[20]。エビから分離した細菌の10℃における世代交代時間を比べてみると，*Vibrio*, *Pseudomonas* および *Moraxella* は比較的短時間で，増殖速度も速い[21]。

カキは内湾で養殖されるので流入河川による汚染を受けやすく，また鮮度保持も若干軽視される。しかし，わが国のみならず欧米諸国においては内臓ぐるみで生食する習慣がある。地まき式カキの体表には$1.0 \times 10^4 \sim 1.0 \times 10^5$/gの細菌が存在し，その細菌相は *Pseudomonas*, *Vibrio* 群が50％前後であるのに対して，垂下式では *Vibrio* が大部分を占めている[22]。広島カキの主要菌群は *Vibrio* であるが，その種は季節の推移とともに交替する[23]。

アナゴもよく天丼のネタとして利用されるが，脂分の少ない6〜8月が旬とされ，その細菌叢は *Lactobacillus*, *Streptococcus*, *Leuconostoc*, *Erysipelothrix* が中心である。加熱処理によりこれらの微生物は減少するが，その後の処理で増加する。

イカの切り身には発光細菌である *Vibrio fischeri* が付着しており，イカの煮汁のような栄養源があれば容易に増殖する。またイカには *Listeria* も付着しているが，多くは加熱処理により死滅する。

ハゼの体表面の細菌叢は *Pseudomonas fluorescens*, *Escherichia coli*, *Proteus morganii* が中心である。

また海産魚の体表面に付着する細菌はほとんどが低温細菌で，*Alteromonas haloplanktis*, *A. macleodii* が多い。カレイの体表面の生菌数は$1.0 \times 10^3 \sim 1.0 \times 10^5$/g，スルメイカは$1.0 \times 10^3 \sim 1.0 \times 10^4$/g，ベニズワイガニは$1.0 \times 10^3 \sim 1.0 \times 10^5$/gであった。

ピーマンには白カビである *Corticium curzi* と，黒かびである *Corynespora cassiicola* が付着していることがある。シイタケなどの食用キノコには暗緑色の *Cladosporium*，白色の *Fusarium*，緑色の *Penicillium*, *Trichoderma* が付着している。カボチャには主に茎や葉柄が白くなる *Plectosporium tabacinum*，果実斑点細菌病（実にツノ状の突起を生じる）を起こす *Pseudomonas syringae* pv. *syringae* が存在する。

卵には蛍光を発する *P. fluorescens*，黒色変敗となる *Proteus melanovogenes*，赤色変敗となる *Serratia marcescens* が付着していることがある。

これらの微生物が調理環境を汚染して天丼の変敗に関与することがある。

2） 天丼による食中毒

富山県高岡市の仕出し弁当店で製造された弁当を食べた20歳代から70歳代の男女33人が下痢や嘔吐など食中毒の症状を訴え，20人が病院で診察を受けた。販売されたのは幕の内弁当や炒飯，天丼などで，患者からは *Norovirus* が検出された。患者が共通して食べたのはこの店の弁当以外にないことから，提供された弁当が食中毒の原因と断定し，この店を3日間の営業停止とした。

また，天丼の食中毒は *Staphylococcus aureus* により生じる場合が多い。*S. aureus* はヒトの手や鼻に付着しているため，調理する際に食品を汚染することがある。食中毒症状は嘔吐，腹痛，下痢であるが，ほとんど1～2日で回復する。*S. aureus* の菌体は60℃以上，最低30分間の加熱で殺菌されるが，毒素（エンテロトキシン）は熱に強く，100℃，30分間の加熱でも破壊されない。

3） 天丼の微生物変敗

天ぷらは基本的には賞味期限ではなく，当日か翌日までの消費期限が付けられている。ただ，天ぷらは冷蔵庫で保存しても風味や食感が悪くなるので，おいしく食べられる可能性は低い。天丼は微生物増殖と油の酸化により保存性が悪い。天丼の微生物による変敗では，まず *Bacillus subtilis*, *B. cereus*, *Leuconostoc mesenteroides* により異臭が発生する。次に *B. subtilis*, *B. licheniformis*, *L. mesenteroides*, *Lactobacillus plantarum* によりヌルヌルして糸を引くようになる。また，*L. mesenteroides*, *L. plantarum*, *B. subtilis*, *B. cereus* により酸臭やすえた臭いがするようになる。消費期限を過ぎた天ぷらを食べてよいかどうかは，変敗の有無を外観や臭い，味で判断する。

野菜の天ぷらは変敗しやすい。変敗すると卵が変敗したような臭いがするが，それは *Salmonella* に由来し，酸っぱい味がして糸を引いている場合は *Lactobacillus*, *Bacillus* に由来する場合が多い。

エビ天丼では *Wickerhamomyces anomalus* が増殖すると異味とシンナー臭が生成する。半熟卵天丼は天カスとネギを入れるが，それを用いる容器に *Penicillium expansum* が増殖すると，それが天丼に移って緑色斑点が生成する。

飯が変敗するとすえた臭いがするが，それは *Bacillus* や酵母などが炭水化物を消化する過程で，菌体内でピルビン酸から α-アセト酢酸が生成するため

表7.4 天丼の微生物変敗

変敗現象	変敗原因菌
糸引き	*Lactobacillus plantarum*, *Bacillus subtilis*
ネト	*Leuconostoc mesenteroides*, *B. subtilis*
スライム	*B. subtilis*, *B. licheniformis*
すえた臭い	*B. subtilis*, *B. cereus*
酸臭	*L. mesenteroides*, *Enterococcus faecalis*
ムレ臭	*B. subtilis*, *B. licheniformis*
シンナー臭	*Wickerhamomyces anomalus*
エタノール臭	*Saccharomyces cerevisiae*
油臭	*Candida versatilis*
カビ臭	*Penicillium expansum*

である。米飯などからシンナー臭やセメダイン臭と表現される異常臭気が発生し，その原因が酵母の *W. anomalus* による汚染であった例が散見される。これは，アルコール製剤使用包装や工場用殺菌剤にエタノールを使用している場合，エタノールを一部の酵母が資化し，酢酸エチルを生成するためである。

　魚肉，獣肉など動物性食品の天ぷらはタンパク質や遊離アミノ酸など窒素化合物が大部分を占め，炭水化物などは比較的少ないのに対し，野菜などの植物性食品の天ぷらはでんぷんやセルロースなど炭化水素が主成分となるため，両者の変敗現象と発生する臭気は異なる。糸引きは *Lactobacillus plantarum*，ネトは *Leuconostoc mesenteroides*，スライムは *Bacillus subtilis*，*B. cereus* に起因し，すえた臭いは *B. subtilis*，*B. cereus*，シンナー臭は *W. anomalus*，アルコール臭は *Saccharomyces cerevisiae*，酸臭は *L. mesenteroides* に起因する。

　天丼の微生物変敗を表7.4に示した。

4）天丼の微生物変敗制御

　天丼の具が微生物により変敗すると，酸っぱい味や臭いがし，ヌルヌルして糸を引き，カビが増殖して白や緑の斑点が生成する。微生物以外による変敗としては油が酸化した状態になる。常温保存の場合は3～5時間まで，ラップでしっかりと密封し，直射日光の当たらない涼しい場所で保存する。

また，冷蔵で保存する場合は天ぷらと飯を別々に保存する。天ぷらは密封できる容器に入れ，飯はラップを被せて冷蔵する。冷蔵保存できる目安は2～3日である。

冷凍の場合も天ぷらと飯は別々に保存する。天ぷらはクッキングシートで包み，飯もラップで包み，ジップロックなどの密封できる容器に入れる。ナス，ニンジン，タマネギ，チクワ，かき揚げ，イカ，エビ，カボチャ，シイタケ，キノコ類，サツマイモなどの天ぷらも冷凍保存できる。冷凍保存できる目安は約25～30日である。

7.2.3　親子丼

（1）　親子丼の歴史

親子丼の起源は不明であるが，明治17年（1884）に神戸元町の「江戸幸」が出した新聞広告に親子上丼，親子並丼，親子中丼の記載がある。また明治20年ごろ東京の軍鶏料理店「玉ひで」では，店主が鶏鍋の締めにご飯を卵でとじる親子煮を，客が食べやすいようにご飯の上にかける料理として考案したという。これは，江戸町人文化が開花するとともにおかずを飯の上に載せる丼が普及したことによる[2]。ぶっかけ丼や汁かけ丼などにならい，その多様な色と形で盛り付ける親子丼が提供された。米との相性のよいふりかけ丼は親子丼の原型となっている[7]。親子丼はまず鶏料理店で出され，次いで洋食店，ソバ屋，デパートの食堂に出された。

親子丼は，割下などで煮た鶏肉を溶き卵でとじ，飯の上に載せた丼物の一種である。割下は，割り下地の略であり，下地とあるように，日本料理で多く使われる複数の材料や調味料を合わせた基本的な合わせ調味料のひとつである。主に鍋物，丼物に用いられる。この割下で鶏肉をネギやタマネギなどとともに煮て溶き卵でとじ，彩りにミツバやグリーンピース，刻み海苔などを飾ることが多い。親子という名称は鶏肉と卵を使うことに由来する。

（2）　親子丼の特徴

親子丼は煮物であるから，味付けはおよそ2％の塩味に見積もり，飯と具材

を合わせて塩味は0.7%とするが，関東と関西とでは異なり，関東風は醬油，みりんが効いたもの，関西風はダシ汁を効かせた薄味のものが多く，具材として青ネギなどが使用される。また親子丼の味は鶏肉と卵の質にかかっている。タマネギと鶏肉を薄切りにして，ダシ汁，醬油，みりん，砂糖を加えて火にかけ，タマネギと鶏肉を入れて火が通ったところで，溶き卵をかけて蓋をし，卵が半熟になったころに火を止めて蒸らす。

　鶏肉と卵を使用したもの以外にも親子丼と称する料理がある。北海道で親子丼と言えばサケ・イクラ丼のことを指すことがある。これは飯の上にサケの切り身を焼いたものや刺身を載せ，その上にイクラを載せたものである。博多では，水炊きのスープを利用した親子丼がある。鴨肉を卵でとじた鴨の親子丼を関西ではいとこ丼と呼ぶ。そのほかにも鶏肉，タマネギ，シイタケ，ニンジン，ダイコンと溶き卵を煮込んだスープを飯にかけた親子丼，チキンカツを卵でとじた親子カツ丼など[3]，丼物の様式は徐々に広がって受容され，さまざまな丼が提供されるようになっている[7]。また，福祉施設の行事食にも親子丼がよく提供されている。

(3) 親子丼の微生物変敗と制御
1) 親子丼の具材と微生物

　卵には低温性細菌や低温性カビがあり，低温性細菌では *Pseudomonas* による蛍光，緑色，*Enterobacter* による黒色あるいは混濁，*Flavobacterium* による黄色，*Serratia* による赤色，*Proteus* による黒色が知られている。鶏モモ肉は *Bacillus circulans*, *B. licheniformis*, *Paenibacillus macerans* により汚染されている場合がある。ネトの生成は，鶏肉および米飯の *B. subtilis*, *B. licheniformis*, *Leuconostoc mesenteroides* に，酸臭は *L. mesenteroides* に起因する。

　親子丼の特徴として，卵が半熟であることがよく条件としてあげられているが，卵がすでに調理する以前に *Salmonella*, *Staphylococcus aureus*, *Aeromonas*, *Pseudomonas*, *Alcaligenes*, *Flavobacterium* などに汚染されている場合がある。親子丼に用いるタマネギは，縦半分に切って切り口を下にして置き，繊維に沿って端から薄く切っていく。タマネギの繊維を直角に切ると水分が出てしまうので *Bacillus subtilis*, *Micrococcus luteus* が増殖して異臭が発生する場合

表7.5 親子丼の具材の微生物

具材	微生物	特徴
卵	*Pseudomonas fluorescens*	低温細菌，発光細菌，緑色細菌
卵	*Enterobacter*	黒色細菌，混濁細菌
卵	*Flavobacterium*	黄色細菌
卵	*Seratia marcescens*	赤色細菌
卵	*Proteus morganii*	黒色細菌
鶏肉	*Bacillus subtilis*	ネト生成菌
鶏肉	*Leuconostoc mesenteroides*	酸臭生成菌
鶏肉	*Salmonella*	食中毒菌
鶏肉	*Campylobacter jejuni*	食中毒菌

がある。

親子丼の具材の微生物を表7.5に示した。

2) 親子丼による食中毒

2009年9月，東京都港区内のA県のアンテナショップで，県産食材を使った料理を提供する飲食店において，親子丼を食べた客が腹痛や吐き気などの症状を訴える食中毒が発生し，糞便から *S. enteritidis* が検出された。発症者の届出数は24人である。親子丼は多い時で1日100食も出る人気メニューなので，使用した液卵はスピードに対応するため，翌日使う卵をあらかじめ前日夕方に割り，3℃以下に設定された冷蔵庫で保管する割り置きをしていた。

2016年2月1日18時ごろ，岐阜県大垣市のA高等学校から，1月27日に家庭科の調理実習で調理した親子丼を食べた生徒73人のうち20人が下痢，発熱等の食中毒様症状を呈し，10人が医療機関を受診したと西濃保健所に連絡があった。西濃保健所では，患者らに共通する食事は調理実習で調理された食品に限られること，患者から *Campylobacter jejuni* が検出されたことから，当該施設を原因とする食中毒と断定した。

生徒は親子丼を作るため鶏肉を切った同じ包丁でおひたしにするホウレンソウを切っており，鶏肉についていたと思われる *C. jejuni* がホウレンソウに移り，それを食べた生徒数人が食中毒を起こしたものと考えられた。

第7章　丼物の微生物変敗と制御

表7.6　親子丼の食中毒

親子丼	原因菌	中毒症状
調理実習親子丼（岐阜県）	*Campylobacter jejuni*	下痢，発熱
調理実習親子丼（東京都）	*C. jejuni*	下痢，発熱
従業員食堂の親子丼	*Salmonella enteritidis*	下痢，腹痛，発熱
飲食店親子丼	*S. enteritidis*	腹痛，吐き気

　東京都内でも高等学校の調理実習の親子丼で *C. jejuni* による食中毒が多く発生している。ある年の高等学校の調理実習では3校で発生し、原因として鶏肉を汚染していた *C. jejuni* が加熱不良により生き残ったものと考えられた。

　親子丼による *Salmonella* 食中毒も発生している。社員食堂で食事をした297名中139名が下痢、腹痛、発熱などの食中毒症状を呈し、患者の検便検査の結果、*S. enteritidis* が検出された。原材料の卵を汚染していた食中毒菌が、製造・調理の過程で増殖した可能性が高かった。親子丼の卵は半熟状態であり、十分な加熱が行われていなかった。

　親子丼の食中毒を表7.6に示した。

3）　親子丼の微生物変敗

　親子丼に欠かせない卵は *Salmonella* Saintpaul が繁殖する可能性が高いので、常温保存にはあまり適していない。また飯に具材を載せた状態で保存すると、飯が具材の水分を吸って飯にいる *Bacillus subtilis*，*Lactobacillus fructivorans* が増殖し、異臭が発生する。冷蔵保存する場合は親子丼は2～3日が限度であり、具材と飯は別々に保存し、具材は1食分ずつ保存容器に入れて食べる分だけ温め直す。また、できるだけ外気に触れないように、必ず密閉できる保存容器を使用する。

　親子丼のムレ臭は *B. subtilis*，アルコール臭は *L. fructivorans*，シンナー臭は *Wickerhamomyces anomalus*，チーズ臭は *Brochothrix thermosphacta* に起因する。

　深皿にラップをかけただけの状態で冷蔵保存すると、3日もたたないうちに *Bacillus* による異臭が発生する。3日以上保存したい場合は冷凍保存がよい。すでに飯の上に具材を卵でとじたものを載せている場合は、冷ましてから器に

ラップをかけて冷蔵保存しておく。卵を半熟状態で仕上げた場合は *Salmonella* が生きている可能性があるため，レンジで温めて黄身にも白身にもしっかり熱を通しておく。鶏肉に付着する微生物は低温性細菌が多く，代表的なものでは *Pseudomonas*, *Acinetobacter*, *Alteromonas putrefaciens*, *B. thermosphacta* が存在する。

卵は *Salmonella* に汚染されている可能性があるため，手で触わった後は手洗いをし，わずかな時間でも常温ではなく冷蔵庫に保存する。親子丼の具材を冷凍する場合は冷蔵保存と同じように，親子丼として完成する前の材料を合わせたものを保存する。鶏肉とタマネギを調味料で煮たものを冷ましてジッパー付きの密閉袋か密閉容器に入れる場合は，平らな状態にして保存する。冷凍保存期間の目安は1週間くらいであり，保存したものを食べる時は冷蔵室で自然解凍するか，冷蔵庫から出して解凍し，火にかけて温め，卵を加えてとじてから飯に載せる。親子丼の常温保存は3～5時間，冷蔵保存では1～2日である。

卵を割って常温で放置しておくと，細菌が増殖しやすい。また鶏肉の微生物変敗の種類は多く，ネトは *Bacillus subtilis*, *B. licheniformis*, *Leuconostoc mesenteroides*，異臭は *Lactobacillus fructivorans*，酸味は *L. mesenteroides*，変色は *L. viridescens* である場合が多い。

ネトには透明で臭いのないものと，強烈な臭いを持つものの2種類がある。前者は食品中の糖類から生成される粘り状の物質で，成分はデキストランである。水産練り製品に多く発生する。後者は食品中のタンパク質やアミノ酸から生成される粘性物質で，強烈な臭いがある。焼豚やハム等の鶏肉加工製品に多く発生する。鶏肉表面の保存温度とネト発生期間は大きく関係する。鶏肉のネトは菌数が多く，$1.0 \times 10^7 \sim 1.0 \times 10^8/g$ となる。原因菌はグラム陽性細菌，グラム陰性細菌，酵母，カビである。

親子丼の微生物変敗を表7.7に示した。

4） 親子丼の微生物変敗制御

鶏肉の変敗微生物はグラム陽性菌の *Lactobacillus*，乳酸菌の *Leuconostoc* が多く，ガス膨張の原因菌は乳酸菌である。また，鶏肉の食中毒細菌は *Campylobacter jejuni*, *Staphylococcus aureus* がほとんどである。乳酸菌は食肉工場の常在菌であるため，工場を適切な殺菌剤で殺菌する。ガスの発生量，ガス膨張

表7.7　親子丼の微生物変敗

変敗現象	変敗原因菌
ムレ臭	*Bacillus subtilis*, *B. licheniformis*
アルコール臭	*Lactobacillus fructivorans*, *Saccharomyces cerevisiae*
シンナー臭	*Wickerhamomyces anomalus*
チーズ臭	*Brochothrix thermosphacta*
ネト	*B. subtilis*, *B. licheniformis*, *Leuconostoc mesenteroides*
すえた臭い	*B. subtilis*, *B. cereus*
酸味	*L. mesenteroides*

の程度は乳酸および保存期間により決定される。このことは，乳酸菌の汚染は避けられないことを示している。対策としては保存温度をできるだけ低く，保存期間を短くする。

　親子丼の微生物変敗は鶏肉と卵の質にかかっている。また，親子丼の煮汁を多くすると微生物が増殖する速度が速くなり，仕上がりに清酒を振りかけると殺菌効果がある。

　ソボロ肉，炒り卵および米飯における *S. aureus* の増殖とエンテロトキシン産生に及ぼすグラム陰性細菌との共生の影響を検討した結果，*Enterobacter cloacae*, *Escherichia coli* は若干の抑制効果が認められ，*Klebsiella pneumoniae* は大きな抑制効果が認められた[24]。

　親子丼の微生物変敗制御を表7.8に示した。

7.2.4　牛丼

(1)　牛丼の歴史

　牛丼とは，薄く切った牛肉とタマネギなどを醤油などで甘辛く煮込み，丼に盛った飯の上に載せた料理である。すき焼き丼の名残りで，シラタキを一緒に煮込むこともある。

　牛肉をほとんど食べてこなかった日本では幕末の開国によって牛肉食が普及し，主に江戸時代の鶏肉鍋や軍鶏鍋の延長線上にある牛鍋というかたちで普及

7.2 主な丼物と微生物制御

表7.8 親子丼の微生物変敗制御

1. 親子丼製造場所の殺菌
親子丼製造場所では鶏肉油脂が多く床や壁に分散している。この油脂が微生物の汚染源である。油脂の量に比例して生菌数が増加する。つまり油脂量の増大により生菌数が増大する。これは親子丼製造場所には油脂を分解する *Pseudomonas fluorescens* が多いことに由来する。製造場の床等に付着した油脂を *P. fluorescens* が分解して環境が変化し、乳酸菌等のほかの微生物が増殖する。その結果、これらの菌が親子丼に二次汚染して製品を変敗させる。殺菌剤はエタノール、次亜塩素酸ナトリウム、オゾンが有効である。
2. 卵および調理器具の管理
卵は必要な量だけを割卵して調理する。鶏卵を触った手指、使用した器具類は洗浄・消毒をする。*Salmonera enteritidis* は極めて少ない菌量で食中毒を発症する。殺菌液卵は60℃で低温殺菌しているが、二次汚染する可能性がある。
3. 鶏肉の管理
鶏肉に付着する低温性細菌は多く、代表的なものとして *Pseudomonas, Acinetobacter, Alteromonas putrefaciens, Aeromonas, Brochothrix thermosphacta* が存在する。

した[1,2]。江戸時代初期は獣肉を食べることを嫌っていたが、後期になると牛肉を食べる風潮が広まっていった。また、文明開化の風潮に乗って、牛肉を食べない者は文明人ではないというような時代になった。牛鍋屋では飯を出していたので、鍋の残り汁を飯にかけて食べることから牛鍋を丼飯に載せる食べ方へと発展し、明治時代の中ごろには牛飯が誕生した。牛肉の煮込み売りの屋台でも飯を提供することはできるので、明治20年（1887）ごろには牛肉の煮込みを丼飯にかけた牛飯が売られていたが、当時は肉の臭みを消すために味噌味で煮たものであった。

　明治25年（1892）ごろには牛飯が流行していて、女性でも好んで牛飯を食べていた[1]。明治30年（1897）ごろになると牛肉を食べることが一般社会にも大流行して、浅草や上野にも多くの牛丼の屋台が出現した。しかし、大正12年（1923）の関東大震災で壊滅的な被害を受けた東京では、たくさんあった牛丼屋が閉店を余儀なくされ、復興の過程で関西風のすき焼きが持ち込まれて現在のような醤油味の牛丼になり、広く普及した。

（2） 牛丼の特徴

牛丼は牛鍋を丼飯にかけた料理が原型で，当時は牛飯と呼ばれ，明治時代に誕生した。ネギだくとはタマネギが多く入っている牛丼のことを意味する。牛丼の牛肉，醬油，酒，みりん，砂糖，ダシ汁で煮込み，タマネギは別鍋で煮る場合が多い。

牛丼は関東大震災を契機にして広く普及し，昭和30年代の高度成長期に入ってから吉野家が1959年に築地一号店を開店したのを皮切りに，松屋，すき家などが参入して牛丼のフランチャイズチェーン店化が展開され，第二次牛丼ブームが起こった。牛丼に使う肉は切り落とし肉でもよく，タマネギと一緒にダシ汁で煮ればできる簡易丼である。これまで牛丼チエーン店は模倣の連鎖により発展してきた。模倣は真似ることにより自社の商品やサービスを強化することにつながる。あるいは自社の商品やサービスに不足している部分や全体を補完することができる[25]。企業はこうしたことから同業リーダーや同業ライバルの商品やサービスの内容を分析し，自社の商品やサービスに反映している。これは単なる模倣ではなく，自社の商品やサービスの品質向上や改善にほかならず，企業として行う一般的な取り組みである。

（3） 牛丼の微生物変敗と制御

1） 牛丼の具材と微生物

2つの施設で調製された真空包装のブロック牛肉の細菌数の時間的推移を4℃で5週間まで検討した結果，A施設の製品については保存当初の菌数レベルは低く，検出限界値以下であった[26]が，その後保存日数が経過するに伴い増加し，5週間後には1.0×10^6/gであった。一方，B施設での製品は保存初発菌数が高く1.0×10^5/g後半の値を示し，徐々に増加して5週間後に1.0×10^8/gとなった。5週間後，A施設の製品からは *Lactobacillus curvatus* のみが検出され，B施設の製品からは保存当初から5週間後に至るまで *L. algidus* をはじめ多くの細菌が検出された。A施設での環境拭き取り試験では，好気的培養で種々の細菌，特に *Pseudomonas* が多く検出され，嫌気培養では種々の乳酸菌が検出されたが，製品より分離された *L. curvatus* は直接培養法では検出されず，増菌培養法により検出された。その結果，処理室，冷蔵庫，食肉作業室

表7.9 牛丼の具材の微生物

具材	微生物
牛肉	*Lactobacillus curvatus, L. algidus, L. fructivorans, Pseudomonas, Leuconostc mesenteroides*，大腸菌群
タマネギ	*Bacillus subtilis, Micrococcus luteus*
ネギ	*B. subtilis*
コンニャク	*B. circulans, B. subtilis, Staphylococcus aureus, Norovirus*
卵	*B. subtilis, M. luteus, S. aureus, Streptococcus lactis*

のすべてから *L. curvatus* のみならず *L. algidus* が検出されたことから，真空包装の乳酸菌による腐敗・変敗は環境によるものであると考えられた[26]。

牛丼の具材の微生物を表7.9に示した。

また，脱酸素剤を封入した嫌気包装貯蔵による牛肉の細菌数，菌叢についても検討されている[27]。貯蔵開始時の菌叢はグラム陽性細菌が85％以上を占め，10日間貯蔵後の菌叢において，嫌気包装試料では *Lactobacillus* が30％を占め，*Pseudomonas* や大腸菌群などのグラム陰性細菌は抑制された。一方，空気包装試料では，グラム陽性細菌が認められず，*Pseudomonas* が約40％を占めていた[27]。嫌気包装試料では，貯蔵10日目でも初期腐敗に至っていなかったが，臭いの感覚的検査では，弱い酸敗臭が感知された。これは，嫌気包装試料で，*Lactobacillus* が有意に増殖したためと考えられる。

タマネギの一般細菌数は$1.0 \times 10^6 \sim 1.0 \times 10^7$/gであり，その菌叢は *Bacillus subtilis, Micrococcus luteus* である。また，ネギの一般細菌数は$1.0 \times 10^5 \sim 1.0 \times 10^7$/gであり，その菌叢は *B. subtilis* が中心である。

牛丼に糸コンニャクを加える場合がある。糸コンニャクやシラタキは，*B. circulans, Staphylococcus aureus, Norovirus* に汚染されている場合がある。

殻付き卵の卵殻上に存在する微生物は，*Micrococcus, Staphylococcus, Streptococcus, Bacillus*，大腸菌群などが中心で *Alcaligenes, Flavobacterium, Pseudomonas* は少ない。

2) 牛丼による食中毒

牛丼を食べて嘔吐や下痢になることは少ないが，食中毒症状になる場合があ

る。その場合，ほとんどが卵とタマネギが原因である。

腸管出血性大腸菌（Enterohemorrhagic *Escherichia coli*：EHEC）は野菜に多く検出され，潜伏期間は2～8日である。*Campylobacter jejuni* は肉に多く検出され，潜伏期間は3～7日であり，*Staphylococcus aureus* は調理人の手指に多く検出され，潜伏期間は1～5時間である。

Campylobacter やEHECなどの細菌は家畜の腸にいる細菌なので，肉に付着する菌をゼロにすることは非常に困難である。また，重い肝炎を引き起こすおそれのあるE型肝炎ウイルスは，豚のレバーや肉の内部から検出されることもある。ただ，これらは熱に弱いため，十分加熱して食べれば，食中毒にはならない。

また，温泉卵を載せたゴボウ牛丼を食した老人ホームの入居者が下痢，腹痛の症状を呈した原因は *Clostridium perfringens* であった。

食中毒を防ぐためには，肉の生食をせず加熱が不十分な肉も使用しない。また，肉や脂をつなぎ合わせた結着肉や挽き肉，筋切りした肉，タレ等に漬け込んだ肉，牛や豚，鶏のレバーなどの内臓は，内部まで十分に加熱してから提供する。目安は，肉の内部の温度を75℃以上として1分間以上加熱することである。

3）牛丼の微生物変敗

牛肉が腐ると，なんとも強烈な腐敗臭がする。腐ると肉そのものの弾力も失われ，ドロドロになっていく過程で腐敗臭が発生するが，腐った肉は腐敗菌が活発化してタンパク質を分解していくので粘りが出るようになる。同じ粘り気でも糸を引くようになると，完全に変敗している。牛丼の肉の糸引き現象や粘り現象は乳酸菌である *Leuconostoc mesenteroides*，*Lactobacillus* が原因で，炭酸ガスが発生することもある。

牛肉の変敗には *Pseudomonas* の油脂分解による異臭，二次汚染菌の *Wickerhamomyces anomalus* によるシンナー臭，*Bacillus subtilis*，*B. cereus* によるアンモニア臭，*Brochothrix thermosphacta* による有機酸臭の生成がある。また *Weissella viridescens* による緑色化，*Lactobacillus alimentarius* によるバイオフィルムの生成がある。

牛丼の賞味期限は作ってから1時間以内であり，冷蔵して電子レンジで再加

表7.10　牛丼の微生物変敗

変敗現象	変敗原因菌
糸引き	*Leuconostoc mesenteroides*, *Bacillus subtilis*
異臭	*Lactobacillus fructivorans*
ネト	*B. subtilis*, *B. licheniformis*
油脂分解	*Pseudomonas fluorescens*
シンナー臭	*Wickerhamomyces anomalus*
アンモニア臭	*B. subtilis*, *B. cereus*
緑色化	*Weissella viridescens*
バイオフィルム	*L. alimentarius*, *L. plantarum*
有機酸臭	*Brochothrix thermosphacta*

熱すれば12時間はもつ。*Staphylococcus aureus*は65℃, 30分で死滅するが, 65℃で30分以上加熱した牛丼は食べられない。しかし, 熟成の仕方や期間などに明確な定義や規制がないため, 品質や安全管理がまちまちなのが現状で, 牛丼関係者によれば, いつもリスクと隣り合わせなのだという。

牛丼の微生物変敗を表7.10に示した。

4）牛丼の微生物変敗制御

牛丼を保存する場合は, 牛丼の具材, ツユ, 飯を分けて冷蔵・冷凍する必要がある。保存期間は常温では2〜3時間, 冷蔵で1〜2日, 冷凍で15〜30日である。

切り落とし肉を冷凍保存する際には, 牛薄切り肉の場合, 全体的に褐色がかったものは鮮度が落ちてきているので, 肉の表面が鮮やかな紅色をしているものを選ぶ。また, 時間が経つにつれて徐々に肉の水分が抜けるため, パック内に水分がたまっているものも避ける。

肉を扱った調理器具は洗剤で洗い, 熱湯やエタノール, 次亜塩素酸ナトリウム, オゾン水等の殺菌剤で消毒する。

7.2.5 豚丼

(1) 豚丼の歴史

中国では，肉と言えば豚肉を指すほど食卓には欠かせないが，日本で豚肉が一般的に食べられるようになったのは明治時代中ごろで，昭和40年（1965）以降，品種改良が進み，広く食べられるようになった。

北海道の十勝地方は，北海道開拓を目的として結成された晩成社によって開墾され，苦難の末に農業や畜産業が次第に根付いていった。開拓時代，寒さに強くてなんでも食べる豚が飼育されており，豚肉の塊は雪の中に埋めて保存したという。昭和8年（1933）に帯広の地に開店した食堂「ぱんちょう」の店主が，養豚業が盛んに行われていた十勝地方では身近で手に入りやすかった豚肉を使って地元の人々を元気づける料理を，と試行錯誤した結果，誕生したのが豚丼である。ウナギ丼をヒントにして，炭火焼きした豚肉に蒲焼き風のタレをからめて飯に載せた丼である。豚肉は主にロースやバラ肉を使う。フライパンで豚肉を焼いた後，砂糖醤油のタレをからめ，白髪ネギ，グリーンピースを載せる。

北海道の食品メーカーが「2（ぶた）・10（どん）」の語呂合わせから，2月10日を豚丼の日（日本記念日協会登録）と制定し，十勝の豚丼を味わう日，楽しむ日としてPRを行っている[28]。

また，黒豚で有名な鹿児島県鹿屋市(かのや)では2014年11月，鹿屋市内の飲食，畜産，食肉，観光分野の関係者が参加して，「豚ばら丼研究会」が発足した。豚ばら丼は鹿屋産の豚バラ肉と，鹿屋市の市花であるバラがコラボして丼の上で一つになったものである。

なお，米国で2003年，狂牛病が問題となって牛肉が調達できなくなった牛丼の代わりに，豚肉を使った豚丼が開発されたが，牛丼の代用品としての豚丼は2009年にはほとんどの店で提供を終了した。

(2) 豚丼の特徴

豚丼は米食文化が生んだ日本独特の簡便食である。具材が汁を多く含むため飯はやや硬めである。ショウガ焼き丼，ダシで煮込んだオーソドックスな豚丼，

甘辛いタレで焼いた帯広の豚丼等と種類も多い。

　豚丼で薄切り肉を使う場合は，脂がほどよく入った肩ロース肉がよく，豚バラ肉は脂が多い分，加熱すると脂が溶けて身が縮まり目減りしやすい。薬味以外の具材はほとんど入っていないが，トッピングに白髪ネギやグリーンピースなどを載せる場合もある。

　牛丼の代用品として販売開始された豚丼の場合，牛丼より価格が安いことや，味があっさりしていて食べやすいことから，牛丼の再開後も豚丼を好む客層がある。

（3）　豚丼の微生物変敗と制御
1）　豚丼の具材と微生物

　豚肉には *Salmonella*, *Campylobacter jujuni* や *Hepatitis E virus*（E型肝炎ウイルス）などが付着している可能性があり，一般細菌はグラム陰性細菌の *Pseudomonas* や *Achromobacter*，グラム陽性細菌の *Bacillus*, *Micrococcus*, *Aeromonas*, *Acinetobacter*, *Streptococcus*, *Leuconostoc*, *Lactobacillus*, *Enterococcus* が主である。

　このため，豚肉や豚の内臓などの生食（レバ刺しなど）は，新鮮なものでもリスクは変わらず，食中毒などを起こす危険があるので，中心部まで十分に加熱して食べる。豚肉や内臓は加熱用として販売・提供することが必要で，いわゆるレバ刺しなどの提供はできない。抵抗力の弱い乳幼児や妊婦，年寄りなどは，特に注意が必要である。

　豚肉の解体処理工程における枝肉汚染の主な原因としては，糞便の付着および外皮との接触といった直接的な汚染，および外皮によって汚染された機器や作業者の手指などを介した交差汚染がある。

　豚肉の微生物汚染と汚染細菌の影響を検討した結果，当初の分離菌の70％以上が *Flavobacterium*, *Achromobacter*, *Pseudomonas* などのグラム陰性細菌で構成され，貯蔵期間の経過に伴い，5℃貯蔵では *Pseudomonas* が増加し，7日目には分離菌の90％以上を占めた。これに対し，10℃貯蔵では *Pseudomonas* は45％にとどまった[29]。*Pseudomonas* は水を介しての汚染であった。当初の低温細菌数は$1.0 \times 10^5 \sim 1.0 \times 10^6$/g，pHは6.25であったが，5℃貯蔵

では7日目に1.0×10^8/gに達し，異臭の発生を認めたがpHの変化は認められなかった。これに対して10℃貯蔵では3日目に菌数は1.0×10^9/g以上になり，肉眼的変化が認められた。なお，7日目にはpHは7.5以上に達した。解凍直後の豚肉の菌数は60%が大腸菌群，*Micrococcus* などのグラム陰性細菌で占められ，その他 *Pseudomonas*，*Achromobacter* などで構成されていた。貯蔵後は2℃貯蔵10日目，10℃貯蔵7日目に *Pseudomonas* が圧倒的優勢を示した[30]。

白髪ネギの微生物は消費期限が過ぎると一般生菌数，大腸菌群ともに増加が見られ，特に消費期限を2日経過した後に菌数の増加が著しい。白髪ネギの部位別検査により，先端から末端に向けて汚染が増加し，末端部の菌数が最も多かった。先端で1.0×10^3〜1.0×10^4/g，末端で1.0×10^6〜1.0×10^7/gであった。菌叢はほとんどが *Bacillus* と *Micrococcus* であり，カビはネギの黒腐菌核病 *Scleotium cepivorum* であり，本菌は感染力が非常に強く圃場にネギがあると土壌中に生存した菌糸がネギに入り込み増殖を繰り返す。

エンドウマメは未熟の種子を食用する場合はグリーンピースと呼ばれ，豚丼に使用される。マメ類には土壌由来の細菌やカビが付着している。マメ類の水分は10.0〜15.0%と比較的少ないため，付着する微生物も少ない（1.6×10^2〜3.1×10^3/g）。しかし，耐熱性芽胞菌は必ず存在し，その付着量は貯蔵期間や品種によりやや異なるものの，おおむねマメ類ではほぼ一定している。耐熱性芽胞菌の種類は *Bacillus* と *Clostridium* であるが，圧倒的に *Bacillus* が多い。このほかに埃等の空中浮遊菌に由来する *Micrococcus* が検出される。貯蔵状態により菌数は著しく異なることが知られている[31]。

豚丼の具材の微生物を表7.11に示した。

豚丼の保存期間は保存方法や具材の種類，保存状態で異なってくるが，常温保存では2〜3時間，冷蔵保存では1〜2日，冷凍保存では1〜2週間である。

2） 豚丼による食中毒

豚は多くの場合，食中毒菌に感染しても症状を示さず，感染した食中毒菌は通常消化管内で生存・増殖するだけで，健康な豚の筋肉中に存在することはない。しかし，E型肝炎ウイルスは感染した豚の筋肉や内臓の内部にも存在しており，過去には豚の肉や内臓が原因と考えられる食中毒が発生している。

牛や鶏から検出される株は *Campylobacter jejuni* が多く，豚から検出される

表7.11 豚丼の具材の微生物

具材	微生物	特徴
豚肉	*Salmonella*	病原菌
	Campylobacter jejuni	病原菌
	Hepatitis virus	病原菌
	Pseudomonas	低温細菌
	Achromobacter	低温細菌
	Leuconostoc mesenteroides	ネト生成菌
	Lactobacillus	酸味
	Streptococcus	酸味
白髪ネギ	*Scleotium cepivorum*	黒腐菌核病菌
グリーンピース	*Bacillus*	ネト
	Clostridium	異臭

株は *C. coli* である。食中毒の原因となる菌種の95〜99％が *C. jejuni* であり，残りの数％が *C. coli* である。

　食中毒菌による豚肉の汚染は，食中毒菌に感染した豚の糞便が付着した体表から屠畜時に筋肉等に付着する，内臓摘出時に消化管が切れる，食道や直腸の結紮が不十分で消化管内容物が漏出する，非汚染豚肉が汚染豚肉と接触するなどで生じるため，豚丼においても感染することがある。これまでに *Salmonella*, *C. jejuni* 保有状況を調査した結果，*Salmonella* は0〜20％の農場から，*C. jejuni* は60〜100％の農場から分離された。豚肉を使用して食品を製造，加工または調理する場合，食中毒を防止するには肉の中心部まで加熱し，中心部温度が63℃で30分以上，もしくは75℃で1分以上加熱すれば，熱に弱い食中毒菌や変敗細菌である乳酸菌の多くは死滅する。

　豚コレラはウイルスによる豚の疾患で，急性・亜急性では肺炎を併発して呼吸器症状を呈するが，慢性では下痢と便秘を繰り返し，皮膚に湿疹や壊疽を認め，食欲が減退してへい死の転帰をとるか，ひね豚になる。2004年1月，韓国で552頭が豚コレラに感染したが，豚コレラに感染した豚を食べても人体には影響がなかった。

E型肝炎ウイルスによるE型急性肝炎患者は発病2～8週間前に豚レバーを食べていた。加熱不足の豚レバーはやや味や臭いに変敗臭がするが，これを食べるとE型肝炎ウイルスに感染する。

3）豚丼の微生物変敗

豚肉およびその加工製品では *Leuconostoc mesenteroides* の生育により酸味や酸臭がすることがある。真空包装やガス置換包装と2～4℃の冷蔵保存を併用すると *L. mesenteroides* が増殖してネト，膨張，エタノール臭などの変敗の原因となる[32]。豚肉の微生物は原材料に由来する細菌によって構成されるが，副材料や低温保存により *Lactobacillus*, *Leuconostoc*, *Enterococcus* などの乳酸菌が主となる。ほとんどの場合，*L. mesenteroides* が工場より二次汚染して有機酸やデキストランを生成したことによる。豚丼の不快臭（ランシッド臭）は *Pseudomonas*, *Bacillus*, *Achromobacter*, *Micrococcus*, *Campylobacter* に起因する。また，*Enterococcus facium* は耐熱性が高く，63℃，30分間処理で生残する。このため，本菌により豚丼が酸味や酸臭を呈することがある。

市販の豚生肉を10店舗よりおのおの5種類，総計50検体採取し，0℃，7℃，20℃，37℃で培養し細菌叢を調査した。その結果，各培養温度条件での細菌数は$1.0×10^3$～$1.0×10^8$/gであった。0℃および7℃培養で$1.0×10^6$/g以上の細菌数を示す試料には *Pseudomonas* が多く認められた。37℃培養では全試料とも *Micrococcus* 等のグラム陽性菌が多く検出された[33]。また，豚丼の豚肉が糸を引き，ネバネバになる現象は耐熱性芽胞菌の *B. subtilis*, *B. cereus* に由来する場合が多い。

豚丼の変敗微生物を表7.12に示した。

4）豚丼の微生物変敗制御

食肉工場では油脂が多く床や壁に分散している。この油脂が微生物の汚染源である。豚肉加工工場の油脂量および生菌数を拭き取りキットで分析すると，油脂の量に比例して生菌数が増加する。つまり油脂量が増大すると生菌数も増大する。これは食肉工場には油脂を分解する *Pseudomonas fluorescens* が多いことに由来する。工場の床等に付着した油脂を *P. fluorescens* が分解して環境が変化し，乳酸菌等のほかの微生物が増殖した結果，これらの菌が食肉製品に二次汚染して製品を変敗させる。一般的に肉を扱っている工場では，現在では

表7.12 豚丼の変敗微生物

微生物	変敗現象
Leuconostoc mesenteroides	ネトおよび酸味,酸臭
Bacillus subtilis, B. cereus	粘稠および異臭
Campylobacter jejuni	異臭および食中毒
Micrococcus luteus	異臭および黄色斑点
Salmonella enteritidis	食中毒
Enterococcus facium	酸味,酸臭
Pseudomonas fluorescens	蛍光

油脂が工場に分散している場合は少ないが昔は多くあり,製品の変敗の原因となっていた。本菌により豚丼に蛍光を呈したことがある。

豚丼の変敗を検討すると,圧倒的に乳酸菌による異味・異臭が多い。従来の殺菌剤では抵抗力があるので,殺菌機構の異なるオゾンを用いて殺菌すると効果がある[34]。

7.2.6 カツ丼

(1) カツ丼の歴史

カツ丼の誕生には諸説あるが,発祥は明治時代のソバ屋であると言われており,当時出前が主流であったソバ屋では器が1つですむ丼物が中心であったため,丼飯に載せるカツ丼が誕生した。明治時代のカツ丼はソースや醬油で調味されたソースカツ丼で,卵とじスタイルのカツ丼が登場したのは大正7年(1918),早稲田の三朝庵から,という説が有力である。

ソバ屋ではすでに天丼や親子丼を売り出していたので,天丼の天ぷらを揚げる技術や親子丼の鶏肉を卵とじする技術をトンカツに応用してカツ丼を作った。しかし,ソバ屋がカツ丼を提供するようになったのは関東大震災後で,今のような卵とじのカツ丼が主流になったのは,戦後の高度経済成長期以降のことである。カツ丼は戦後間もない時代の日本では最高のご馳走であった。

以前は警察や刑事の人情を感じさせるものとして警察の取り調べ室の食事に

第7章　丼物の微生物変敗と制御

カツ丼が出されたと言われるが，現在では警察が費用負担をしている場合には利益誘導として裁判の際に供述の任意性が否定されることがある。

また，現在ではロースカツを卵でとじたカツ丼がフリーズドライの製品として販売されている。

（2）　カツ丼の特徴

　カツ丼には大きく分けてソースカツ丼と卵とじカツ丼の2種類がある。ソースカツ丼は丼飯の上にトンカツを載せてソースをかけるか，ソースに潜らせたトンカツを丼飯の上に載せたもので，多くはせん切りキャベツを取り入れている。卵とじカツ丼は，トンカツとタマネギなどをダシ，醤油，砂糖を合わせた割下で甘辛く煮て，卵でとじ，それを丼飯の上に載せたものである[1]。食感を残すためにタマネギだけで卵をとじ，最後に揚げたてのトンカツを載せて仕上げる場合もある。

　多くの場合，カツ丼のカツにはトンカツを使用するが，ビーフカツ，チキンカツ，メンチカツ，エビカツといったカツを使用したカツ丼も存在し，それぞれ，ビーフカツ丼，チキンカツ丼などと呼ばれ，牛肉料理や鶏肉料理の専門店では，これらを単にカツ丼と呼ぶこともある。

　卵でとじるカツ丼は一度油で揚げたカツを，さらにダシ汁で煮含める方法であり，日本の丼の傑作である。豚肉を筋切りして，塩，コショウを振りフライにして適度な大きさに切り，合わせダシの天ツユを火にかけ，煮立ったらトンカツを載せ，ミツバを散らす。カツ丼のツユは，トンカツの衣が汁を吸うために少し薄いぐらいのタレと水を1：1くらいに調整しておく。溶き卵を糸状に一面に流し入れ，蓋をして弱火にして10〜30秒蒸らす。

　豚カツソースで味付けするスタイルのカツ丼はソースカツ丼と呼ばれ，味付け方法には上からソースをかけるもの，ソースを入れた容器にカツを浸けるもの，ソースで煮込むものなど複数の様式がある。トンカツの付け合わせとして一般的なせん切りキャベツを取り入れて，せん切りキャベツを敷いた丼飯の上にトンカツを盛り付けるものもある。一部の地域では，単にカツ丼と呼ぶとソースカツ丼を指しており，卵とじのカツ丼は卵カツ丼，上カツ丼，煮カツ丼などと呼ばれている。

名古屋には揚げたトンカツを煮込まず，味噌ダレをかけた味噌カツ丼がある。味噌カツ丼は，赤味噌のタレによって味が決まるので，豚肉を味噌漬けにして揚げれば風味が向上する。また，豚肉を醬油漬けにして揚げると醬油がパン粉にからまって香ばしい。

信州のソースカツ丼は，丼飯の上に刻みキャベツを盛り，そこに揚げ立てのトンカツを切ったものを載せ，独特のソースをかける。ソースはウスターソースに各種肉汁とリンゴ酢と香辛料を加えたものである。

新潟県のタレカツ丼はトンカツに醬油，酒，みりん，昆布を煮たてたタレを飯にかける。

山梨県のカツ丼はカツライス丼で，揚げたままのトンカツが丼に載っているだけである。卵とじのカツ丼は煮カツ丼と呼ばれる。

1958年の『飲食事典』には，「丼飯とは蓋つき丼に1人前の盛り切りの飯で団体生活または簡単な会食旅宿などで供する」とあるだけで，丼の代表として親子丼，ウナギ丼，天ぷら丼が記載されているが，カツ丼の記載はない[3]。

(3) カツ丼の微生物変敗と制御
1) カツ丼の具材と微生物

食肉は，食品衛生法で10℃以下で保存，もしくは細切りした容器包装に入れたものを凍結する場合は，-15℃以下で保存することと規定されている。好気条件で冷蔵された豚肉からは *Pseudomonas fluorescens, Moraxella, Acinetobacter, Lactobacillus, Brochothrix thermosphacta* が検出される。カツ丼の具材の微生物を表7.13に示した。

豚肉を炭酸ガス置換，窒素ガス置換および含気包装に分け，4℃で貯蔵して微生物の変化を検討した結果，5×10^6/g に到達する時間は炭酸ガス置換包装のほうが含気包装よりも7倍延長され，窒素ガス置換包装より2倍延長された[35]。

豚肉の加工工程中に検出される微生物は *Acinetobacter calcoaceticus*, non-fluorescent *Pseudomonas* と *Flavobacterium* であった。含気包装では7日貯蔵後に90％が，窒素置換包装では10日貯蔵後で70％が non-fluorescent *Pseudomonas* となり，そのほか fluorescent *Pseudomonas, Kurthia zopfii, Aeromonas*

表7.13 カツ丼の具材の微生物

具材	微生物
豚肉	*Pseudomonas fluorescens*, *Moraxella*, *Acinetobacter calcoaceticus* *Lactobacillus plantarum*
タマネギ	*Bacillus subtilis*, *Salmonella* Oranienburg
パン粉	*Wickerhamomyces anomalus*, *B. subtilis*
卵	*Salmonella* Enteritidis, *B. subtilis*
コンニャク	*B. circulans*, *B. subtilis*

hydrophila, *Lactobacillus plantarum* となった．炭酸ガス置換包装の場合はヘテロ発酵型乳酸菌とともに *L. plantarum* が検出され，貯蔵期間の延長に伴いヘテロ発酵型乳酸菌が増加した[35]．

豚肉を炭酸ガス5気圧，1気圧，含気1気圧で包装し，4℃と14℃で貯蔵して微生物菌叢の変化を測定したところ，5×10^6/gに到達する時間は5気圧炭酸ガス置換包装が1気圧炭酸ガス置換包装よりも3倍延長され，5気圧炭酸ガス置換包装が含気包装よりも15倍延長された[36]．

豚肉の加工工程中に検出される微生物は *Flavobacterium*, *Acinetobacter calcoaceticus*, *Pseudomonas*, *Micrococcus*, *Moraxella* であった．含気貯蔵では90％が *Pseudomonas* であった．炭酸ガス置換貯蔵では *Lactobacillus* が中心で，1気圧炭酸ガス置換では *L. xylosus*，5気圧炭酸ガス置換では *L. lactis*, *L. xylosus* が中心であった[36]．

せん切りキャベツは *Bacillus subtilis* と *Micrococcus luteus* が中心である．

パン粉用の原料パンはオーブン式か電極式で焼き上げられているが，電極式の場合は外側が焦げないように低温で焼くのが普通である．製造後数時間放冷後のパン粉には微生物変敗は生じないが，工場に一夜放置したパンを粉砕したパン粉にはシンナー臭が生成する場合がある．この原因は工場からの二次汚染菌である *Wickerhamomyces anomalus* である[37]．

鶏卵の微生物は *Bacillus*, *Micrococcus*, *Staphylococcus* が中心であるため，低温で保存することで卵黄膜が弱くなるのを防止することにより感染を防ぐ．

2） カツ丼による食中毒

カツ丼による食中毒は食事から1～3時間後に腹痛や吐気が生じる。この場合の原因はほとんどが具材に由来する *Staphylococcus aureus*，*Bacillus cereus* であるが，カツ丼用のカツは，薄く揚げたトンカツがよいので，微生物の残存する可能性は低い。しかしタマネギは薄切りにして，ダシ汁で煮てからトンカツを加え，3～4分煮た後に溶き卵を入れるので，微生物汚染はタマネギと卵に由来する場合が多い。特に溶き卵は放置と加熱不足により Enterohemorrhagic *Escherichia coli*（EHEC）O157（腸管出血性大腸菌O157），*Salmonella* が増殖することがある。

2002年9月，愛知県と岐阜県内の大手スーパー4店で購入したカツ丼弁当を食べた71人が *Salmonella* Enteritidis 食中毒になった。4店で共通していたのは液卵で，同じ茨城県の液卵工場で製造された未殺菌の全卵液卵を使用していた。4店以外での発生がなかったので，4店に配送された液卵のみが *S. enteritidis* に汚染されていたものと考えられた。*S.* Enteritidis の性状であるファージ型も同一であった。弁当の商品名に「軟らか」と書かれており，加熱不十分だったと考えられる。

2002年，岐阜県各務原市でカツ丼弁当を食べた24名中6名，柳津市でも71名中24名が *S.* Enteritidis の食中毒を発症した。いずれも飲食店で購入したカツ丼弁当であり，卵が原因であると考えられる。

2007年5月31日に料理店に出されたカツ丼を食べた3名が *S.* Enteritidis の食中毒を発症した。

2008年8月3日に大学のオープンキャンパスに参加してカツ丼等を喫食した136名が，下痢・腹痛等の食中毒症状を呈した。5府県28保健所管内で発生した広域食中毒であった。発症者の大部分が液卵を使用したカツ丼を喫食していること，および丼に使用しているその他の原料が加工・保存工程で *S.* Enteritidis に汚染される状況が認められないことから，液卵の汚染が考えられた。さらに，調理作業中の液卵の取り扱い不備や，加熱不足も被害を拡大させた一因と推察された[38]。

2023年8月13日，長野県千曲市で惣菜店が提供した卵とじカツ丼の弁当を食べた10歳以下から50歳代の男女7人が下痢や腹痛，発熱などの症状を起こした。

患者の便から *Salmonella* が検出され，卵とじカツ丼を原因とする食中毒とされた。鶏卵における *Salmonella* 汚染には，卵殻表面に付着した糞便等に存在する *Salmonella* が卵内部に侵入する on egg 汚染と，卵巣や卵管に保菌されている *Salmonella* が卵の形成過程で内部に取り込まれる in egg 汚染がある。*Salmonella* はヒトや家畜の糞便やネズミや昆虫が保菌しており，自然界に広く分布する。それらの *Salmonella* が鶏卵や豚肉を汚染するほか，直接的あるいは間接的に汚染されたカツ丼の具材からも検出される。On egg 対策としては，鶏卵を45～60℃の温水で洗卵し，100～200ppm の次亜塩素酸ナトリウムで卵表面を殺菌している。

　カツ丼の具材であるタマネギからも *Salmonella* が検出されている。2021年9月以降，米国とカナダでは900人近くがタマネギによる食中毒になり，その原因菌は S. Oranienburg であった。汚染されたタマネギはメキシコのチワワ州で収穫されたもので，米国とカナダ各地の卸売業者，レストラン，スーパーに出荷されていた。タマネギは貯蔵されている場合が多いが，S. Oranienburg は環境耐性が強く長期間生存するが，8℃以下の貯蔵では増殖しない。また乾燥や凍結には強いが，熱に対しては弱いので加熱は有効な手段である。しかし S. Oranienburg に汚染されたタマネギを調理した場合，菌がほかの具材や器具に二次汚染を引き起こすことがある。また，汚染経路のひとつが卵内汚染であることから，環境や具材，水からの二次汚染を防止するために殺菌を行う。また，ゴミや塵に付着した *Salmonella* は空気，調理人，用具および具材を介し，工場環境および設備内部に流入して定着・拡散し，工場内を循環していることが考えられるので，工場の殺菌が必要である。工場の寒暖差による結露の発生，または設備の老朽化による雨水の流入により *Salmonella* が増殖する場合もある。*Salmonella* は多くの場合，乳糖を発酵せず，クエン酸を利用してシステインから硫化水素を生成する。

　Salmonella による食中毒はソースカツ丼でも発生している。最高気温が常に20℃以下になれば，よく洗って清潔に調理しさえすれば，生のキャベツのせん切りを載せても大丈夫であるが，春・秋は涼しいようでも気温が安定しないため，食中毒の発生が多くなる。

　カツ丼を原因とした EHEC O157食中毒事例では，カツ丼を利用した13名中

表7.14　カツ丼による食中毒[40]

カツ丼の種類	原因菌	中毒症状	汚染源
カツ丼弁当	*Salmonella* Enteritidis	下痢，腹痛，発熱	液卵
カツ丼弁当	*S.* Enteritidis	下痢，腹痛	卵
カツ丼	*S.* Enteritidis	下痢，腹痛	液卵
卵とじカツ丼	*S.* Enteritidis	下痢，腹痛	卵
カツ丼	Enterohemorrhagic *E. coli* （EHEC）	下痢，腹痛	具材

6名に腹痛や水様下痢の症状がみられ，糞便からEHEC O157が検出された。このカツ丼店では調理器具と食材料を同じシンクで扱っており，特に共通の食材として使用されていたせん切りキャベツは未消毒のシンクに水を張り，その中で洗浄していたことから，二次汚染の可能性が考えられた[39]。

カツ丼による食中毒を表7.14に示した[40]。

3）カツ丼の微生物変敗

加熱食肉製品の殺菌条件は63℃，30分間であり，加熱後の残存菌はほとんどが *Bacillus* である。食肉のガス膨張菌は二次汚染菌である乳酸菌である。また，豚肉の初期は *Pseudomonas*，*Brochothrix* が優勢となり，貯蔵中にこれらの菌が減り，その後，乳酸菌である *Lactobacillus* や *Leuconostoc* が優勢となり，炭酸ガスを産生する。

カツ丼のネトの原因は主に細菌であるが，時には酵母も含まれる。これらの原因菌を総称して粘液菌と言い，*Staphylococcus*，*Streptococcus*，*Lactobacillus*，*Micrococcus*，*Pseudomonas*，*Achromobacter*，*Alcaligenes*，*Corynebacterium*，*Leuconostoc* などである。ネトはこれらの菌体集合によるもので，これらの微生物の分解物や両者の混合物である。ネト自体には透明なもの，白濁したものなど種々がある。

4）カツ丼の微生物変敗制御

食肉のpHは食肉製品の微生物変敗に大きく影響を与えるため，特定加熱食肉製品（ローストビーフなど）や非加熱食肉製品（生ハムなど）では，pH6.0以下の原料肉を使用することが食品衛生法で定められている。と殺されると呼吸が停止し，筋肉中ではグリコーゲンが分解し，乳酸として蓄積する。そのた

め，と殺直後で7.0付近にあったpHは徐々に低下し，最終的には牛肉で5.5付近になる。食肉製品には，微生物の増殖に抑制的に働く食塩，亜硝酸塩が塩漬剤として使用されている。また，亜硝酸ナトリウムの抗菌効果については，*Staphylococcus aureus*, *Bacillus subtilis*, *Yersinia enterocolitica*, *Salmonella* Enteritidis などに対する増殖抑制効果が認められている[41]。しかし，*Enterobacteriaceae*, *Brochothrix thermosphacta* などの乳酸菌類についてはほとんど亜硝酸ナトリウムの影響を受けないことが示されている[42]。

カツ丼の調理場は多くの具材を使用するので，環境殺菌する必要がある。また，環境殺菌剤は有機物存在下でも効果の減衰しないものを選択する必要がある。

7.2.7 海鮮丼

（1） 海鮮丼の歴史

海鮮丼は魚介類の刺身を飯に載せた日本特有の丼であり，その歴史は浅く冷凍技術が発達した戦後に誕生した。北海道や東北地方などの北日本から全国に広まったと言われている。江戸前の散らし寿司から派生したものという説もある。江戸前寿司における散らし寿司は，酢飯に握り寿司用の種を飾り載せた料理であるが，海鮮丼は一般的に酢を加えない温かい白飯を用いる。ただし酢飯を用いたものを海鮮丼と呼ぶこともあり，両者の区別は曖昧である。

海鮮丼の代表的な場所としては，北海道，三重県志摩半島，大分県日豊海岸がある。これらの地域には郷土料理から生まれた海鮮丼がある。そのほかにも神奈川県のスーパー三浦丼，千葉県の館山海鮮丼，静岡県の駿河丼，北海道の勝手丼，石川県の能登丼など，海鮮丼と言えるものは全国にある。北海道の海鮮丼はホタテ，ウニ，カニ，サケ，イクラ，タコの載った丼である。福井県には越前ガニ，アジ，タイ，ブリ，イカ，アマエビ，ウニ，サザエの載った海鮮丼がある。石川県の海鮮丼はエビ，カキ，カニ，アジ，ブリが載った丼である。酒粕やバターなどを加えてコクを出すこともあり，鮮度の高いウニやイクラ，ホタテを丼飯に載せる。薬味はネギ，シソ，ショウガ，刻み海苔などである。

表7.15　季節別海鮮丼の具材

季節	具材
春	エビ, カニ, カキ, ホヤ, マス, アンコウ, タコ
夏	カレイ, ホヤ, ホタテ, カキ, ウニ, イカ, エビ, シジミ, カツオ
秋	イカ, カツオ, サンマ, イワシ, スジコ, サケ, マグロ, サバ, アジ
冬	イカ, マグロ, ナマコ, アンコウ, タラ, ブリ, キス, ホッキ, カニ, フグ, タコ

（2）海鮮丼の特徴

　海鮮丼とは，飯の上に魚介類の刺身などを盛り付けた丼物の総称である。酢を加えない白飯を基本とする場合が多い。

　海鮮丼の具材にはイカ，エビ，ホタテなどの淡白な魚介類を選択することが多いが，タンパク質，ビタミン，ミネラルなどが含まれており栄養価が高いので，エネルギーカットするには飯の量を減らすか具材を選択することが大切である。

　味付けされていない生魚の刺身が用いられる場合は，ワサビ醤油を全体に振りかけたり，手塩皿に取った醤油を種にその都度つけながら食べる。
　東丼は醤油漬けにしたマグロの刺身を白飯に盛る。仙台づけ丼は醤油漬けにしたマグロ，カジキ，サワラの刺身を白飯に盛る。ウニ丼はムラサキウニ，バフンウニ等の生ウニを白飯に盛る。イクラ丼は塩漬けまたは醤油漬けのイクラ，カニ丼はズワイガニ，ケガニ等の剥き身の茹でたカニ，エビ丼はアマエビ，ボタンエビ等の剥き身の生エビ，イカ丼はヤリイカ，スルメイカの刺身，サバ丼は関サバを白飯に盛る。そのほかにも旬の魚介類を飯の上に載せた海鮮丼やコチュジャンを使った韓国風のユッケマグロ丼など，海鮮丼の種類は多い。

　海鮮丼の季節別の具材を表7.15に示した。

（3）海鮮丼の微生物変敗と制御

1）海鮮丼の具材と微生物

　海鮮丼の代表的な低温細菌には，*Pseudomonas* や *Vibrio* など変敗と関係する細菌が多い。冷蔵して腐敗した魚介類から多くのグラム陰性桿菌を分離したが，そのほとんどは *Pseudomonas* であった[43]。微生物の増殖は pH の影響を

強く受け，pH 5.5を境にして増殖できる微生物の種類が変化し，pH 5.0以下になると低温細菌の増殖は止まり，代わって低いpHでも生育が可能な *Lactobacillus* が増殖する。魚介類を酢で締めるとpHが下がり，変敗原因菌の *Pseudomonas* や *Vibrio* などは増殖できなくなるが，*Clostridium botulinum* はpH 4.6まで発育できる。

貝には *Vibrio parahaemolyticus*，*Norvirus*，が含まれているが，アサリ，シジミ，ホタテより多種類の *Clostridium* の菌種が分離され，特に *C. perfringens* が高率に検出された。また，*C. bifermentans*，*C. sporogenes*，*C. hastiforme*，*C. oceanicum* なども検出されており，貝類の鮮度の低下または保存条件によって変敗が早くなることが推察されるため，保存には注意が必要である。またこれらの *Clostridium* のほとんどは，75℃，15分でも耐熱性のある芽胞型であり，貝類に広く生息していることが示唆された[44]。

通常，エビの表面には$1.0×10^2$〜$1.0×10^6$/gの細菌が付着し，漁獲後内部に侵入する。またエラの中にも多くの微生物が存在し，内臓内には$1.0×10^2$〜$1.0×10^4$/gの細菌が存在し，死滅後急激に増殖する。新鮮なエビの体表面の粘液中および筋肉内に常に存在する細菌として *Achromobacter*，*Micrococcus*，*Flavobacterium*，*Pseudomonas*，*Escherichia coli* があるが，これらの微生物は環境や季節により変化する。特に頭を除去したエビは自己消化が激しいので微生物の増殖が著しい。エビなどの甲殻類の細菌には筋肉のみならず甲殻のキチンを分解する *Micrococcus*，*Mycobacterium* が存在する。

また，酢飯の上の甲殻類の腸内細菌叢は *Vibrio*，*Pseudomonas*，大腸菌群などの好気性または通性嫌気性の細菌が優先する[45]。

2） 海鮮丼による食中毒

海鮮丼などの生魚による食中毒は *Norovirus* や *Vibrio parahaemolyticus* が主原因となる場合がある。カキで起こる食中毒の原因として代表的なものが *Norovirus* である。*Norovirus* は二枚貝に存在しており，汚染された二枚貝を食べたり，感染者の糞便や嘔吐物から人の手などに付着し，二次的に経口感染してしまうことがほとんどである。原因となる貝類はカキ，アサリ，ハマグリが多い。*Norovirus* は海水中に存在し，これらの貝はエサであるプランクトンを摂取するために大量の海水を吸い込むが，この時に海水中の *Norovirus* を一

緒に身体に取り込む。Norovirus による食中毒はカキ以外の食品でも起こるが，カキが旬を迎える11〜2月を中心に発生し，Norovirus による食中毒のうち全体の約10％がカキが原因で引き起こされたと考えられている。Norovirus の潜伏期間は24〜48時間で，激しい腹痛や吐き気，嘔吐，下痢といった症状を引き起こす。健常人では軽い症状でおさまることが多く1〜2日程度で回復するが，子どもや高齢者，免疫力が低下している人は重症化しやすい。

このウイルスはヒトの腸管内で増殖し，非常に感染力が高いため，少ない菌数でも感染してしまう。現在，Norovirus に対する抗ウイルス薬はないため，感染してしまった場合には下痢や嘔吐による脱水症状を防ぎ，体力の消耗を抑えることが重要である。水分と栄養を十分に補給し，症状がひどい場合には病院で点滴などによる補給が必要である。

海鮮丼の Norovirus の感染経路は，汚染されたカキなどの二枚貝の摂食，海鮮丼調理人による食材の汚染，従業員からの汚染があるが，原因食品となりやすい貝類の生食を避け，85℃で1分間加熱することが効果的であり，また二次汚染制御には手洗いやうがいが有効である。

現在知られている Norovirus の唯一の保有体はヒトのみである[39]。

また，V. parahaemolyticus も海に生息する食中毒菌のため，魚介類やその加工品に存在している場合がある。潜伏期間は8〜24時間ほどで，感染すると腹痛や嘔吐，下痢，発熱を引き起こす。食中毒の原因となる具材はイカ，タコ，アジなどの近海産魚介類の刺身，寿司，たたきによるものが多いが，そのほかに魚の天ぷらやフライ，加熱不足の塩焼きでも発生する。低塩分のイカの塩辛（塩分2.0％）による食中毒も発生している。また生の魚介類を扱った調理器具，食器，手指を介して二次汚染の原因になる。

V. parahaemolyticus が原因となる食中毒は5〜6月から増加し，7〜9月に最も発生しやすくなる。5〜9月に集中しているのは，本菌が中温好塩性で，特に夏季の海洋に生息するためで，夏場の魚から汚染されたものが多い。また本菌の最適生育条件は30〜37℃，食塩濃度2〜3％，pH 7.5〜8.5であり，世代交代時間は10分以下と短い。対策は漁獲後に汚染のない海水で洗浄し，また加工には飲料に適した水を用い，調理前に真水で洗浄することも必要である。本菌は熱に弱く60℃，10分以内で死滅する。また10℃以下ではほとんど増殖で

きないので加工時に低温にすることも必要であるが，海鮮丼に調理された後の増殖や二次汚染も多く発生している。

またマグロ，サンマ，カツオ，アジ，サバ，イワシ，ブリなどの赤身の魚の筋肉中にはヒスチジンが多く含まれているが，魚肉中のヒスチジンをヒスチジン脱炭酸酵素によりヒスタミンに変換して食中毒を発生する代表的な菌として，*Morganella morganii*, *Raoultella planticola*, *Hafia alvei*, *Photobacterium phosphoreum* がある[46]。

3） 海鮮丼の微生物変敗

海鮮丼の飯に，*Penicillium* の青いカビが混入していた例がある。飯の上に載せる具材としてはマグロ，ホタテ，サケ，イカ，エビ，カニ，タコ，イクラ，ウニ，カジキ，サワラなど多くの種類があり，いずれも微生物は多いので鮮度が悪いと微生物変敗する。

鉄火丼はマグロの赤身を使った淡泊な味であるが，マグロの中落ちを丼に盛ったものもある。中落ちには醤油をまぶし，青シソのせん切り，ワサビ，もみ海苔を載せる。中落ちとは中骨に付いて残っている部分で，脂がのっている。骨から中落ちを取る工程があるので付着微生物は多い。

マグロの一般生菌数は$1.0 \times 10^3 \sim 1.0 \times 10^4$/g，その他の海鮮は$1.0 \times 10^4 \sim 1.0 \times 10^5$/g が多い。これはマグロがブロックから造りに加工されることが多いのに比べて，他の海鮮は皮ひき，三枚おろしなどの加工工程を経て造りに加工されることから，調理器具を介した細菌の二次汚染が多いためと考えられる。

低温で海鮮丼を保存すると *Pseudomonaas fluorescens* により卵の部分が発光し，低温細菌 *Photobacterium phosphoreum* が増殖し，青白い色の燐光を発する。健康な魚類の場合，筋肉や体液は無菌であるが，表皮やエラ，消化管内には多数の細菌が存在している。その数は漁場や季節，魚種などによって異なるが，一般に皮膚には$1.0 \times 10^2 \sim 1.0 \times 10^5$/cm^2，エラでは$1.0 \times 10^3 \sim 1.0 \times 10^7$/g，消化管の内容物では$1.0 \times 10^6 \sim 1.0 \times 10^{10}$/g 存在している。魚介類の表面に付着している細菌は生息水域のフローラを反映して *Pseudomonas*, *Alteromonas*, *Vibrio*, *Moraxella* が主である。また，消化管内の細菌は海産魚では *Vibrio*，淡水魚では *Aeromonas* と腸内細菌が多い。また一部の淡水魚では腸管内の優占種 *Cetobacterium somerae* や *Clostridium* などの細菌が検出され

る。

　ノッケ丼は青森魚菜センターで2009年12月にスタートした丼で，市場の中で丼飯を購入して好みの刺身や惣菜，肉などをノッケて作る丼である。市場内を歩くので，魚介類に由来する *Vibrio parahaemolyticus*, *Morganella morganii*, *Pseudomonas*, *Flavobacterium*, *Salmonella*, タレに由来する *Lactobacillus plantarum*, *Enterococcus faecalis*, *Bacillus subtilis* によって二次汚染される可能性がある。

　づけ丼はタレに漬け込んだマグロが載った丼であるが，仙台づけ丼は白身魚をメインとした地元産の魚介類を使用し，隠し味に仙台味噌を効かせたタレを使うのが特徴である。醤油をベースに昆布ダシ，みりん，酒などを加えた特製のタレで漬け込んだネタは，ギンサケ，ホッキ貝，ホタテなど，季節の食材を使用し，ネタと飯の間に敷いた刻みガリが特徴である。具材は200種以上と言われ，マコガレイ，キンメダイ，松川カレイ，ギンサケ，アイナメ，カンパチ，ホタテ，イクラなどであり，白身魚の代表種であるヒラメ，カレイ，スズキ，タイが特徴である。づけ丼は魚介類に起因する *Vibrio parahaemolyticus*, *Morganella morganii*, *Pseudomonas*, *Flavobacterium* によって二次汚染される。

　オラガ丼は，千葉県鴨川市の商工会が町おこしのために始めたご当地グルメの丼である。鴨川産の食材を3種類以上使用していればオラガ丼と名のることができ，地元で水揚げされたサワラ，イカ，アジに加えて，ホタテやマグロ，ウニなど8～9種類の魚介が飯が見えないほど載っている。魚介類を用いた海鮮丼が多く見られるが，鴨川産の食材を使用していればそれ以外は問わないため，鴨川産牛肉や鹿肉を用いたものもあるので *Campylobactr jejuni*, *Pseudomonas fluorescens*, *Flavobacterium*, *Enterobacter* の二次汚染を防止する必要がある。

　三浦丼は，特産のマグロとダイコンを盛り付けた丼で，マグロ基地である三浦市三崎港で誕生した。三浦丼は大きい丼にメバチマグロ，炙りメカジキ，釜揚げシラス，天ぷら（ナス・カボチャ），卵焼き，シソ，カイワレ，ワサビ，海藻が載るので微生物は多い。マグロの刺身には *Vibrio*, *Pseudomonas*, *Moraxella*, *Achromobacter*, シラスには *Vibrio parahaemolyticus*, *Pseudomonas*, 海藻には *Pseudomonas*, *Enterococcus*, *Micrococcus* が付着している可能性が

表7.16　海鮮丼の微生物変敗

変敗現象	変敗原因菌
発光	*Pseudomonas fluorescens*
青白い燐光	*Photobacterium phosphoreum*
酸敗	*Lactobacillus plantarum*
シンナー臭	*Wickerhamomyces anomalus*
酸臭	*Lactobacillus alimentarius*
ヒスタミン生成	*Morganella morganii*
酸味	*L. pentoaceticus*

ある。*V. parahaemolyticus* が作るタンパク質毒素である耐熱性溶血毒は，加熱によって菌が死滅してもその後の温度変化によっていったん失った毒性を回復する（アレニウス効果）。

また，釜揚げシラスを載せた丼ものは，一般にシラス丼と呼んでいる。カタクチイワシやマイワシの稚魚であるシラスはプランクトンが豊富な駿河湾の特産であるが，水揚げそのままの生シラスには微生物が多く，早く変敗するので調理後1～2時間しか保存できない。

テイクアウト丼は長時間魚介の切り身を持ち歩くため，食中毒菌が増えやすい温度帯（約20～50℃）におかれてしまう。特に夏場は気温が高いため，魚介類の切り身が *Vibrio parahaemolyticus*，*Streptococcus aureus*，*Pseudomonas*，*Flavobacterium* に二次汚染されて傷んでしまう原因になる場合がある。

海鮮丼の微生物変敗を表7.16に示した。

4） 海鮮丼の微生物変敗制御

Vibrio parahaemolyticus は海の河口部や沿岸部などに広く分布しているので，魚介類の表面やエラなどに存在し，3％前後の食塩水の常温で増殖する。しかし真水や熱に弱いという特徴がある。

Norovirus は熱に弱いので，食品の中心まで熱が通るように，中心温度85～90℃以上，90秒以上加熱する。カキなどを調理した際は，ほかに汚染しないよう配慮し，また調理器具は使用後に洗浄・殺菌する。80℃以上の熱湯で5分以上か，次亜塩素酸ナトリウム，オゾンによる殺菌が有効である。

表7.17 海鮮丼の微生物変敗制御

1．変敗しやすい魚介類は低温や凍結で保存
魚介類の皮膚には1cm²当たり$1.0×10^3$〜$1.0×10^5$の細菌が付着しており，それらは低温でも増殖できるものが多く，肉質が弱いために内部に細菌が侵入する。死後の筋肉のpHの低下が小さく細菌の増殖に適しているので，調理する直前まで低温で保存する。凍結貯蔵は−18℃以下で行うが，ドリップの発生，タンパク質変性，肉質の損傷など品質低下が起きる。
2．魚介類や刺身を脱水シートで包む
脱水シートはビニロンフィルムの間に浸透性の高い食品用糖類と糊料を挟んだ構造のものである。魚介類をこれで挟むと1時間程度で重量の3〜4％を脱水でき，鮮度や味を保持する効果が認められる。0〜5℃で，浸透圧の力と半透膜を使い，組織を破壊せず，魚介類の余分な水のみを均一に脱水するものである。刺身などを包むと，余分な水分とともに臭みも抜けて美味しく食べることができる。

海鮮丼の微生物変敗制御を表7.17に示した。

イカ，タコ，カツオ，サンマ，イワシ，マグロ，サバ，アジ，ブリ，キス，ホッキ，カニ，フグ，タコに付着する微生物は種々であるが，鮮度により菌数は大きく変動する。しかし魚介類はどれだけ新鮮なものでも，購入後はすぐに冷蔵庫に入れ，調理の際は必ず真水でよく洗う。

海鮮丼の保存期間は常温で1〜2時間，冷蔵で1〜2日，冷凍で1〜2週間である。

海鮮丼の微生物変敗は生の魚介類を扱った調理器具や手指を介して二次汚染された海鮮物が汚染源となる。これらの菌は多くは塩分を好み，真水では生育できないために真水で洗浄する。または熱に弱く60℃以上10分間以上の加熱で死滅する場合が多い。

マグロ，ブリ，ハマチ，カンパチ，タイ，エビなどは下味を付けて冷凍で保存する。カツオ，サバ，アジは微生物が多く早く変敗するので，その日にしか食べられない。イカ，タコ，ホタテは水分が少ないため冷凍に向いており，下味を付けて冷凍する。また，魚介類の殺菌にはオゾンが多く用いられている[34,47]。

文　献

1) 飯野亮一：『天丼，かつ丼，牛丼，うな丼，親子丼』，筑摩書房（2020）
2) 喜田川守貞著，宇佐美英樹校訂：『近世風俗志（守貞謾稿）』岩波書店（1996）
3) 本山萩舟：『飲食事典』，平凡社（1958）
4) プレジデント社：オールスター丼大会「dancyu」1993年11月号，p.57（1993）
5) 遠藤哲夫：『汁かけ飯快食学』，ちくま書房（2004）
6) 江原　恵：『実践講座台所の美味学』，朝日新聞出版（1983）
7) 神埼宣武：『「うつわ」を食らう』，NHK出版（1996）
8) 江草周三：ウナギの水生菌病に関する研究-Ⅰ，水生菌感染に対する抵抗性について，日水誌，29，27-36（1963）
9) 宮崎照雄，Miguel, G., 田中真二：ニホンウナギのパラコロ病の実験感染に関する研究，漁病研究，27，39-47（1992）
10) 保科利一：ウナギの鰭赤病に関する研究，東京水産大学特別研究報告，6，104（1962）
11) 村松紘一：ウナギの蒲焼によるサルモネラ食中毒，食衛誌，26，540-541（1985）
12) 金子通治，植松香星，岡田博志：ウナギによると推定される *Salmonella* serovar Gaminara 食中毒，日食微誌，12，39-42（1995）
13) 吉田守孝，久堂寛久，橋本喜代一，泉　紀子，松前千代子，藤崎一男，上谷博宣：集団給食施設で発生した *Salmonella* Saintpaul による食中毒事例—石川県 IASR，No12，1-2（1996）
14) 館野晋治，浅野由紀子，福田正幸，木村琴葉，余吾希望，北川之大，菊池理沙，仙波敬子，木村千鶴子，阿部祐樹，青野　学，四宮博人，内田和彦，武方誠二，烏谷竜也，富田直明：うなぎ料理が原因となった *Salmonella* Saintpaul による大規模食中毒事例，日食微誌，36，132-137（2019）
15) 土平一義：うなぎ弁当のサルモネラによる食中毒，食衛誌，23，489-490（1982）
16) 小柳津　周，萩原博和，成瀬宇平：白焼きうなぎに対する脱酸素剤およびたれの抗菌性および抗酸化効果について，調理科学，22，305-311（1989）
17) 谷　妙子，坂田由紀子，太田　馨：魚類の腐敗判定に関する研究（4），表皮粘質物の変化による検定について，食物学会誌，20，39-41（1967）
18) 殿塚婦美子編：『大量料理』，学建書院（2014）
19) Nielson, H.J.S. and Zeutheen, P.: Growth of pathogenic bacteria in slice vacuum packaged Bologna-type sausage as influenced by nitrite, J Food Technol, 19, 683-694（1984）
20) Lee, J.S. and Pfeifer, D.K.: Microbiological characteristics of Pacific shrimp (Padalus

jordani), Appl Environ Microbiol, 13, 853-859 (1977)

21) Cowell, R. R., and Liston, J.: Microbiology of shellfish. Bacteriological study of the natural flora of pacific oysters Crossostrea gigas, Apl Microbol, 8, 104-109 (1960)

22) Murchelano R.A. and Bishop J.L.: Bacteriological study of laboratory-reared juvenile American oysters (Crassotrea virginica). J. Invertebr Pathol., 14, 321-327 (1969)

23) 奥関昌世，中泉　洋，小池宏幸：カキの細菌フロラ，日水誌，45, 1189-1194 (1979)

24) 池亀公和, 持永泰輔, 寺田　厚, 徳重　進, 高野浩子, 内田和夫, 五十嵐秀夫, 潮田弘, 坂井千三：食品中におけるブドウ球菌の増殖とエンテロトキシン産生に及ぼすグラム陰性菌の影響，食品と微生物，2, 92-96 (1985)

25) 吉野忠男，吉田典敬：模倣の連鎖と脱却 (2)，大阪経大論集，66, 27-42 (2015)

26) 高橋敏子，北川詠子，黒川奈都子，井上伸子，石岡大成，星野利得：真空包装された食肉における乳酸菌の動態と汚染原因の検討，平成21年度地域保健福祉研究助成，公益財団法人大同生命事業団報告書，33-37 (2009)

27) 泉本勝利，梅谷　淳，三浦弘之：牛肉の細菌数および菌叢に及ぼす嫌気包装の影響，日畜会誌，53, 672-676 (1982)

28) 農林水産省：うちの郷土料理，北海道　豚丼，https://www.maff.go.jp/j/keikaku/syokubunka/k_ryouri/search_menu/menu/butadon_hokkaido.html

29) 小久保弥太郎，梅木富士郎，春田三佐夫：豚生肉を汚染する低温細菌に関する研究，食衛誌，12, 164-169 (1971)

30) 小久保弥太郎：冷凍豚肉を低温貯蔵した場合における細菌叢および肉質の変化，食衛誌，14, 451-169 (1973)

31) 内藤茂三：豆類加工品の微生物変敗と制御，アサマパートナーニュース，173, 1-3 (2016)

32) 内藤茂三：乳酸菌による工場汚染と食品変敗，SUNATEC e-Magagine 2008年9月号，1-6 (2018)

33) 砂川紘之，梅村康子，小笠原和夫：市販豚肉の細菌叢について，北海道立衛生研究所報，21, 129-134 (1971)

34) 内藤茂三：『増補食品とオゾンの科学』，建帛社 (2018)

35) Enfors, S. O., Molin, G. and Thrnstrom, A.: Effect of packaging under carbon dioxide, nitorogen or air on the microbial flora of pork stored at 4℃, J Appl Microbiol, 47, 197-208 (1979)

36) Blickstad, E., Enfors, S. O., and Molin, G.: Effect of hyperbaric carbon dioxide pressure on the microbial flora of pork stored at 4℃ or 14℃, J Appl Microbiol, 50, 493-504 (1981)

37) 内藤茂三：包装着色生パン粉の酢酸エチル生成菌に関する研究（第1報），愛食工試年報，23，36-45（1982）
38) 田口真澄，神吉政史，依田知子，河合高生，川津健太郎，山崎　渉，坂田淳子，原田哲也，勢戸和子，久米田裕子：2006〜2008年に大阪府で発生した*Salmonella enteritidis*食中毒事件，IASR，30，209-210（2009）
39) 食品安全委員会：食品健康影響評価のためのリスクプロファイル及び今後の課題—食品中のノロウイルス，2010年4月（2010）
40) 内藤茂三：カツ丼の微生物変敗と制御，アサマパートナーニュース，219，1-3（2024）
41) 東京都健康安全研究センター：腸管出血性大腸菌感染症・食中毒状況および分離菌株の疫学的解析成績（平成27年度），東京都微生物検査情報，38（1），1-7（2017）
42) Nielson, H. J. S.: Influence of nitrite addition and gas permiability of packaging film on the microflora in a sliced vacuum packed whole meat product under refrigerated atorage, J Food Technol, 18, 573-583（1983）
43) 奥関昌世，堀江　進，木村正幸，赤堀正光，川前正幸：冷蔵海産魚の腐敗細菌（第3報），グラム陰性桿菌の群別について，食衛誌，34，81-89（1973）
44) 小林とよ子，上野一恵：貝類における*Clostridium*属の分布に関する研究，食品と微生物，1，119-125（1984）
45) 上田龍太郎，杉田治男，出口吉昭：沿岸甲殻類から分離した*Vibrio*属細菌の分類学的研究，日本大学獣医学部学術研究報告，45，227-235（1988）
46) 神吉政史，石橋正憲，依田知子，塚本定三：赤身魚におけるヒスタミン生成菌の汚染状況，日食微誌，21，216-220（2004）
47) 原口達一，清水　潮：オゾンによる鮮魚の保存，日水誌，35，915-919（1969）

第8章　米飯弁当の微生物変敗と制御

8.1　米飯弁当の歴史と社会性

8.1.1　米飯弁当の歴史

　弁当とは，携帯できるようにした食事のことである。日本の伝統的な弁当は，それぞれの家庭でこしらえるものであり，家事のひとつとして重要な位置を占めていた。弁当の起源は平安時代まで遡ることができる。当時は屯食と呼ばれたおにぎりのほか，干飯（糒）という乾燥させた米飯が携帯用の食料として利用されていた。干飯は腐敗しにくく，小さな入れ物に保管できて，そのまま，あるいは水や湯で戻すなどして食べることができる。戦国時代の出征では，武士は干飯のほか炒めた玄米（炒米）や餅，味噌を焼き固めて丸めた味噌玉，味噌や醤油で煮しめたイモがら（サトイモの茎），米やきな粉，魚粉，梅干しなどを混ぜ固めた兵糧丸などの携帯食料を腰兵糧として腰に巻いて持参していた。「弁当」という言葉が使われるようになったのはこのころからである。「弁えて用に当てる」ことから，「弁当」という語が当てられた。

　江戸時代に入り，人々の生活が安定してくると，畑や仕事に出かける際におにぎりを笹や竹などの皮で包んだり，竹籠に入れて腰にぶら下げて出かける腰弁当から，肉類，魚介類，野菜類などを添えて漆器などの箱型の器（弁当箱）に入れる形態になり，花見や茶会などの場でも食べられるようになった。そして，江戸時代後期には歌舞伎や芝居見物の合間に食べる幕の内弁当が誕生する。初めは，役者や裏方のために作られた弁当が，やがて観客向けにも作られるようになり，きれいに詰めて楽しんで食べる弁当という文化が次第に根付いていき，おにぎりや稲荷寿司を詰めた弁当も出現してきた。

365

第 8 章　米飯弁当の微生物変敗と制御

　明治時代初期は近代教育法令による学制が発布されて間もなく，学校給食は実施されていなかったため，学校では弁当が必須であった。通学弁当のおかずは佃煮，煮マメ，卵焼き，塩サケのどれかと漬物を合わせる程度のものであった。この通学弁当の影響で朝粥食だった関西地域では朝から飯を炊くようになった。通学弁当は飯が脇役でおかずが主役である。小学校の遠足や運動会の弁当は寿司が多く，これに煮しめ，卵焼き，カマボコ，チクワ，煮マメ，ボタモチがついている場合がある[1]。遠足や運動会には弁当を通じて家族の協力がみられた。

　また明治時代には鉄道が敷設され，「駅弁」が販売されるようになった（当初は「汽車弁」と呼ばれた）。初の駅弁がどこの駅で販売されたかは諸説あるが，明治18年（1885），大宮―宇都宮間が開通した際に，宇都宮の旅館が駅で弁当を売り始めたのが最初の駅弁と言われている。非常にシンプルなもので，黒ゴマをまぶした梅干し入りのおにぎり2個とたくあん2切れが5銭であった。その後各地で売られるようになった駅弁も，地方の山間駅ではたいてい竹の皮やヘギ皮（経木（きょうぎ））に包んだ握り飯という姿であった。また，飯を主食とした和風の弁当だけでなく，サンドイッチが入った洋風の弁当も明治時代に初めて登場した。しかし国鉄が「米飯がないものは駅弁ではない」としたため，厳密にはサンドイッチやそばは国鉄末期まで駅弁とは認められなかった[2]。なお，駅弁において一般的な惣菜を使用した，いわゆる幕の内弁当は「普通弁当」，飯と惣菜の組み合わせではない寿司やそばなどの弁当は「特殊弁当」に分類される。

　昭和時代に入ると，それまでの竹皮や柳行李などの植物性の弁当箱に代わり，軽くて丈夫なアルミ製の弁当箱が登場した。当初の弁当はご飯の中央に梅干しを1個載せただけのもので，日本の国旗に似ていることから日の丸弁当と言われた。特に戦時中は国民精神総動員運動の一環として設定された興亜奉公日の食事として，通学弁当も日の丸弁当が奨励された。アルミ製の弁当箱は梅干しの酸で腐食して蓋の中央に穴があくため，酸化被膜でアルマイト加工して耐食性を高めた弁当箱が開発された。小学校ではストーブの上にアルマイト弁当箱を置き保温加熱が行われたりした。アルマイトの弁当箱は戦時中の1941年に発令された金属類回収令の対象となって供出され姿を消したが，戦後復興期には再び

登場し，工業が発展した昭和50年代にプラスチック製が台頭するまでは弁当箱の主流であった。やがてジャー式の保温弁当容器も開発され，作り立てのように温かいままの食事を携帯できるようにもなった。

平成から現在に至るまでの弁当文化には，さまざまな変化が起こっているが，1990年代以降に注目され始めたものにキャラ弁がある。子どもたちが喜ぶアニメや漫画などのキャラクターを模して作られ，見た目の楽しさだけではなく，栄養バランスなども考慮された，主に母から子への愛情表現とも言える弁当であるが，SNSの普及と相まって流行し，海外でも「Kyaraben」として知られるようになった。キャラ弁は時間をかけて作るため，微生物が増殖して変敗する可能性がある。

日本にコンビニ文化が広まり始めたのも1990年代で，営業時間の長いコンビニエンスストアで販売される弁当の製造工場は24時間休制で生産するようになった。

また，都心のオフィス街では，路上などで弁当を陳列して販売する行商弁当が見られるようになった。

1970年代に開発された保温弁当容器も進歩し，一昔前の大きな弁当箱というイメージは薄れ，近年では女性向けに小型化されたカラフルでおしゃれなタイプも登場している。

日本の弁当の種類を表8.1に示した。

8.1.2 米飯弁当と社会性

（1） 食育と自立のための弁当

弁当という言葉に期待を持つのは，ハレの日の楽しみであったという古くからの歴史があることによる。弁当は次第に生活に根付き，初午，雛祭り，端午の節句や先祖祭りなどの季節の行事には弁当や重箱に詰めた御馳走をいただくし[1]，畑仕事には野良弁当，桜見物には花見弁当，また，芝居・相撲見物，野球，潮干狩り，遠足，運動会などにもさまざまな弁当が作られてきた[3]。弁当で大事なのは，味や見た目のよさ，色のバランス，主食となる飯やパン，卵，肉，魚などの動物性タンパク質や野菜との栄養バランス，衛生面の安全性と保

表8.1　日本の弁当の種類

弁当の種類	具材	特徴
日の丸弁当	梅干し，白飯	白飯に梅干しを載せた弁当
幕の内弁当	焼き魚，卵焼き，カマボコ，揚げもの，白飯	白飯，俵型のおにぎり，各種具材
海苔弁当	白身魚フライ，海苔，チクワ，白飯	弁当箱に白飯を詰め，海苔を敷く
懐石弁当	刺身，焼き物，煮物	中に十文字の仕切りがある縁高弁当箱
三色弁当	鶏そぼろ，錦糸卵，野菜，海苔	白飯の上に三色になるように盛り付け
キャラ弁当	ウインナー，鶏そぼろ，海苔	キャラクターに似せた子ども向けの弁当
豚ショウガ焼き弁当	豚，ショウガ，白飯	焼いた肉にタレをかけ色よく焼く
チキンライス弁当	鶏肉，ケチャップ，ソース	鶏肉に切れ目を入れて塩，コショウ
鶏から揚げ弁当	鶏肉，片栗粉，タレ	鶏肉は皮目を下にして厚さを均等に

存性である。弁当はそれぞれの家庭で作られ，1つひとつが個性的・独自的であるため，弁当を多くの人と一緒に食べるということは，友人や同僚の弁当の中身から各家庭の食育を想像するということにもつながり，各自の開示や自立をも意味する。弁当と自立のための接点は，弁当具材と廃棄物との関係にも表れてくる。2014年秋に，あるレシピ集で紹介されて広がった「おにぎらず」は，にぎらないおにぎりで，大きな海苔の上に飯を広げて具材を載せ，四隅を折って畳むものである。これは簡単で実用的な自立のための弁当のひとつと言える。

（2）弁当の日

「弁当の日」は2001年，香川県綾川町の清宮小学校から始まった。子どもが育つ環境に「くらしの時間」を取り戻すための試みとして考案されたもので，子どもたちが材料の買い出し，調理，弁当詰め，片づけという一連の作業のすべてを行うことを通じて家庭や地域，社会のあり方を見つめなおすことを目的としている[4]。この試みは食育のプログラムとして位置づけられており，地域に根ざした食育推進協議会と農山漁村文化協会が主催する「地域に根ざした食

育コンクール2003」で最優秀賞を受賞している。弁当の日のホームページによると，2024年4月の時点で弁当の日実践校は1,990校に上っている。

（3） 持ち帰り弁当・宅配弁当などの普及

弁当は作ってすぐに食べるものではないため，冷めてもおいしい米や調理法の工夫がなされてきた。食べるまでの間に微生物による変敗が起こらないよう，食材は中心部まで加熱し，十分に冷めてから直接手で触れないようにして弁当容器に詰め，できるだけ低温で保管する必要がある。しかし1970年代後半になり，店頭で売られ，持ち帰る温かい弁当が誕生した。あらかじめおかずだけが持ち帰り用の箱に詰められていて，その場で温かい飯やおこわを詰めるものである。また，持ち帰り弁当は1990年代のコンビニエンスストアの登場でさらに普及し，納入業者は作ってから時間がたって販売される弁当の保存性にさらに注意をはらうようになった。

　超高齢社会を迎えた日本では，高齢者を対象とした弁当の宅配サービスも始まった。高齢者はすぐに全部は食べないので，放置する間に微生物が増殖する可能性がある。また療養食宅配弁当では，食事内容にも留意しなければならない。塩分が少ない食事や酸の少ない食事は変敗が早いため，詰め合わせた副菜の保存性が問題となる場合が多いからである。

　現在，弁当は，レトルト弁当，冷凍弁当，無菌包装弁当，チルド弁当，缶詰弁当など，さまざまに加工され，かつてないほど急速な成長を遂げている。その要因として，世帯人数の減少，単身赴任者の増加，女性の社会進出などによる簡便化ニーズの高まりや，美味しくて安い商品を販売するコンビニエンスストアの発達があげられる。さらに，消費者の健康志向，地域振興の観点などから産地銘柄を明確にした弁当の消費拡大により，生産量も大幅に拡大してきている。

（4） 行商弁当
1） 行商弁当の歴史

1995～1998年ごろから多くの都市では，昼食時近くになると，一般食堂やスナックバーなどで製造した弁当を，限定店舗を設けずに路上等で机を並べて販

売する行商人や食品営業自動車が見受けられるようになった。しかし，短時間の販売であるためその実態の多くは不明確で，中には直射日光に当たり高温になった弁当を販売するなど，ルールが守られていない例も多く見られるため，保健所が食品衛生法に基づく収去検査を行っている。東京都では，食品製造業等取締条例により，弁当等の販売については，コンビニエンスストア等の店舗販売を許可制である食料品等販売業として，また，人力による移動販売を届出制である行商として規制してきたが，温度管理の不備による衛生上の問題が提起されてきた[5]。

2015年には行商弁当の衛生管理を向上させるために，保冷容器及び温度計等の設備や食品衛生責任者の設置を義務づける「弁当等人力販売業」が規定され（2015年10月1日施行），これまでの営業の届出制度から許可制度になった。

全国の保健所では，これまでも苦情があれば現場を調査し，無許可や衛生基準違反，弁当に表示が貼られていない場合には，行商人等に対し販売中止や改善等の指導を行ってきた。また，東京都では2010年4月より，路上における弁当販売ルールの遵守を強化するため，路上弁当販売監視員を配置して定期的にパトロールを行っている。

また，2021年6月1日より，路上等で弁当を販売する場合には，食品衛生法により営業地の保健所に営業届を提出することが必要となった。許可制度ではないが，引き続き監視指導を行い，また，必要な場合は管轄警察署等と連携して監視指導を行っている。

東京都内の保健所に寄せられた行商弁当に関する苦情件数を見ると，2010年度126件，2011年度158件，2012年度80件で，これらの苦情の要因で見ると道路の専有や固定店舗の営業妨害，不衛生といった路上等の営業に関するものが2010年度116件，2011年度143件，2012年度73件であった[6]。

2） 行商弁当の衛生管理

昔の対面販売による弁当売りの時代には，弁当の包装は持ち運ぶための入れ物であり，身近にあるあらゆる材料，例えば木，竹，皮，わら，布，紙などが使われてきた。弁当容器についても仕入れ時点でその材質を問わず，微生物汚染の可能性が認められる。したがって容器包装材料は使用に際して殺菌処理を行い，衛生管理の徹底を図る必要がある[7]。

1972年通産省・日本包装技術協会商業包装適正化推進委員会から商業包装適正判断基準が出され，内容物の保護，品質保全が適切であることなどの以下の適正包装の7原則が示された。①内容物の保護，品質保全が適切であること，②包装材料および容器が安全であること，③内容量が適切であり，小売り単位として便利であること，④内容品の表示，説明が適切であること，⑤商品以外の空間容積が必要以上に大きくないこと（空間容積率15～20％以下），⑥包装費が内容品に相応して適切であること（小売価格に対し包装経費15％以下），⑦省資源および廃棄物処理上適当であること，である。

3） 行商弁当の微生物

行商弁当では，現在では廃止されているが当時の衛生規範に適合しないものがあったことから *Escherichia coli*, *Staphylococcus aureus*, *Salmonella*, *Bacillus cereus* については弁当製造時の衛生状態について改善の余地があると考えられる[8]。行商人の衛生基準では，行商に従事する者は身体を清潔にし，清潔な被服を着用し，年に少なくとも1回は健康診断および検便を受けるようにすることになっているので，行商人からの微生物汚染は少ないと考えられる。食料品等販売業等の取締条例による許可対象業種の営業者に対しては，取締条例の衛生基準により，許可施設ごとに食品衛生責任者の設置が定められているが，行商については食品衛生法及び取締条例の許可対象業種ではないため，食品衛生責任者の設置義務はなく，微生物管理に問題がある。

行商弁当は *Salmonella*, *Staphylococcus aureus*, *Bacillus cereus*, *Clostridium perfringens* などの食中毒菌に検査の重点をおいているが，一般変敗細菌も多い。米飯は100℃で炊き上げるために，炊飯直後の細菌数，すなわち耐熱性芽胞菌である *Bacillus* 芽胞が 1.0×10^2～1.0×10^3/g であるが，15時間後ぐらいから放置温度が50℃以下になれば増殖し，放置温度が30℃であれば12時間で 1.0×10^7～1.0×10^8/g となる。釜の蓋を開放しなければ微生物の増殖速度は抑制されるところから，炊飯後の空中より落下する *Micrococcus*, *Pseudomonas*, グラム陰性細菌，酵母，カビの影響も考えられるが，変敗した米飯を検討してみると，その原因菌は圧倒的に *Bacillus subtilis*, *B. megaterium*, *B. cereus* が多い。精白米に付着している *Bacillus* 芽胞以外に炊飯釜に付着する *Bacillus* 芽胞もその原因となっている。通常米飯は *Bacillus* のアミラーゼによって加

水分解されて軟化するとともに特有のすえた臭気を発生し、酸性化する場合が多い。*B. pumilus* と *B. cereus* の特異株のみは米飯をアルカリ性にする。このため米飯加工業者は加圧炊飯釜を用いて115〜120℃、15〜30分間で炊き上げ、米飯中の細菌をほとんど殺菌している。

4） 行商弁当の微生物管理

弁当等の調理を行う営業は飲食店営業として食品衛生法の許可が必要であるが、弁当等の販売を行う営業は食品衛生法上の許可対象業種外である。こうした状況をふまえて東京都は、1953年に食品製造業等取締条例を制定し、食品衛生法による規制のない業種について規制をしている。この条例において、弁当の固定店舗での販売は許可制である食料品等販売業として、人力により移動して販売する形態は届出制である行商として規制している。行商は固定店舗を持たない販売形態であることから、弁当の製造場所と販売場所の管轄保健所が異なる場合もあり、その実態の把握をより困難なものとしている。これを踏まえ、東京都は、路上における弁当販売の衛生確保等に係る検討会を設置し、弁当等の路上販売に係る衛生上の問題点と対応策を検討した。

都内で販売されている弁当の衛生状況を調べることを目的として、行商の弁当、コンビニエンスストアの弁当およびスポーツ大会のために収去された弁当について細菌検査を実施した結果、行商弁当の15.1%およびスポーツ大会の弁当の16.7%が、衛生規範または東京都の一斉収去検査成績に基づく措置基準に不適合であった[5]。このうち細菌数は行商弁当5検体（5.8%）、大腸菌では行商弁当2検体（2.3%）およびスポーツ大会の弁当1検体（4.2%）が衛生規範に不適合であった。行商弁当とスポーツ大会の弁当は、コンビニ弁当に比べて衛生指標菌の検出率がいずれも高かった。温度負荷試験では、細菌数の不適合率は行商弁当およびコンビニ弁当のいずれも上昇していたが、衛生指標菌の検出率は行商弁当ではすべて増加したのに対し、コンビニ弁当では *Escherichia coli*（糞便系大腸菌群）を除いて変化が認められなかった。行商弁当の不適合率は製造時33.7%（32/95）であり、行商弁当販売時36.8%（35/96）であり、製造時と販売時の不適合率を比較すると7.4%（7/94）から20.0%（19/95）と増加した[6]。屋外かつ施設を有しない移動販売は温度管理の不備等の衛生上の問題がある。しかし、東京都内では行商弁当による食中毒は発生していない。

表8.2 東京都中央区の行商弁当の衛生検査[11]

年　度		平成28年度	平成29年度	平成30年度	令和元年度	令和2年度	令和3年度[*2]
路上弁当	収去件数	21検体	16検体	17検体	15検体	16検体	14検体
	不良[*1]	11検体	10検体	8検体	3検体	8検体	5検体
	不良率	52.4%	62.5%	47.1%	20.0%	50.0%	35.7%
固定店舗	収去件数	80検体	45検体	64検体	82検体	44検体	10検体
	不良[*1]	26検体	14検体	16検体	22検体	11検体	0検体
	不良率	32.5%	31.1%	25.0%	26.8%	25.0%	0.0%

(細菌数・大腸菌群数・大腸菌・食中毒細菌の有無により判定．令和3年9月30日現在)
＊1：不良とは，中央区食品細菌検査指導基準に適合しない場合を言う．
＊2：令和3年度はオリンピック・パラリンピック対応のため収去検査事業を縮小した．

 $E.\ coli$ （糞便系大腸菌群）陽性の検体のうち大腸菌を検出したのは13.3%で，ほかは $E.\ coli$ 以外の大腸菌群であった。 $Staphylococcus\ aureus$ は行商弁当1検体から，$Bacillus\ cereus$ は行商弁当10検体から検出された。また，$Salmonella$ および Enterohemorrhagic $Escherichia\ coli$ O157（腸管出血性大腸菌O157）はすべて陰性であった[8]。$E.\ coli$ の検出率は，埼玉県で行った弁当の検査結果（43.33%)[9]よりもすべてよい結果であった。$E.\ coli$ が不適合となったのは行商弁当8検体（9.3%）および収去弁当4検体（16.7%）であった。行商弁当の細菌の不適合率（5.8%）は横浜市の路上販売弁当の調査結果の17.6%[10]より低かった。行商弁当は飲食店，食品店，コーヒー店の副業として製造する施設が多く，人が集まる場所を探して販売する傾向があるため，販売所や製造施設の変動が多いので微生物の二次汚染を受ける可能性が高い。

東京都中央区の路上で販売される弁当の細菌検査を行った結果を表8.2に示した[11]。

5）行商弁当の微生物変敗制御

夏季の場合，行商弁当の80～90%が25℃を超える温度で販売されている。25℃を超えると不良率が上がるので25℃を販売目安とする。また，行商弁当は無表

示であったり，名称，添加物，製造者氏名，製造所在地の表示が欠落しているもの，保存期間が不明であるなど，表示不適切なものが一部あるため，購入後すぐに食べる必要がある。ただし複合原材料の弁当に占める重量の割合が5％未満である場合は表示を省略できる。

行商弁当の製造施設の収去検査の結果，盛り付け前の製造段階で微生物汚染度が高く，使用器具・容器の使い分け不良，器具・手指の殺菌不良，露出保管等の危害要因が見られた[7]。路上販売弁当は，飲食店やレストラン等の副業として販売している場合が多く，人が多く集まる場所を探して販売しているので販売所や製造施設が大きく変動する。したがって路上等の屋外で弁当を販売する場合は，天候，環境の影響を受けない構造の容器や温度管理が必要である。米飯はでんぷんを主成分とし水分65％程度含有する食品であり，炊き上げて気温30～35℃の条件下におくと微生物変敗も生成しやすく，すえた臭気が発生して糸を引くようになり，軟化・溶解する。米飯は100℃で炊き上げるために，炊飯直後の細菌数は，耐熱性芽胞菌である $Bacillus$ 芽胞が $1.0 \times 10^2 \sim 1.0 \times 10^3$/g であるが，15時間放置し温度が50℃以下になると増殖し，さらに放置する温度が30℃であれば12時間で $1.0 \times 10^7 \sim 1.0 \times 10^8$/g となる[12]。

弁当等の屋外販売は気温，湿度，風力の調整が不可能であり，衛生上好ましい販売形態ではない。しかし，需要がある以上衛生的に管理して，微生物制御技術を駆使して対応しなければならない。行商弁当は購入後すぐに食べるので，販売時の気温を考慮すれば微生物変敗は起こりにくいと考えられる。

製造環境の殺菌にエタノール，次亜塩素酸ナトリウム，オゾンを使用し，米飯にはpH調整剤を使用し，微生物の増殖しにくい水分の少ない具材を選択し，油で揚げるなど加熱した具材を使用する。さらには包装資材の工夫や食品添加物等の利用も方策のひとつであるが，食品添加物が弁当とともに摂取された後に，ほかの成分と混ざり合うことで希釈され，その効果が低下することが問題となることもあるため，適切な使用方法や使用量を守ることも大切である。

8.2　代表的な米飯弁当

8.2.1　日の丸弁当

　日の丸弁当は，白飯に梅干しを載せただけのものである。梅干しを載せただけの弁当は戦前より存在していたが，日本の国旗に似ていることから生まれた日の丸弁当という名前は，戦時中には愛国弁当として特に奨励された。しかし育ち盛りの子どもたちには栄養面でも物足りなく感じられ，なかには子どもを思って飯の中におかずを隠して持たせた親もいたという[2]。また平成時代以降においては，全国各地で戦前を偲ぶ食物および安全性を教えることを目的として，定期的に日の丸弁当を昼飯としている学校もある。

　米は酸性食品に分類されており，梅干しは体内に入るとアルカリ性に変わることから，米の酸と梅干しのアルカリにより，体内で酸とアルカリのバランスを保つことができるとの意見がある。また，梅干しのアルカリが米の酸性を中和することで，米のカロリーのほとんどを吸収させる役割を果たし，食べてすぐにエネルギーに変わるので労働のための理想的な食事であるとの評価もある。また梅干しの酸味成分であるクエン酸は，食べ物のカロリーがエネルギーとして消費される際に必須であるため，梅干しとともに食べることで米が無駄なくエネルギーとして消費されるとの分析もある。クエン酸はグラム陽性細菌に対する抗菌活性を持っているため，食品の冷却期間における微生物の制御にも利用されている。特に米飯に多い *Bacillus subtilis*, *B. licheniformis*, *B. cereus* に対する抗菌効果は大きい。酢酸は食塩と組み合わせることによって，グラム陰性細菌に対し抗菌効果がある。有機酸の抗菌効果を評価するには各有機酸の塩基当量を考慮する。塩基当量が小さい有機酸は少量でpHを低下させる。フマル酸は，食用可能な塩基当量の最も小さい有機酸(塩基当量58)で，0.1～0.3%でグラム陰性菌に抗菌効果を示す。

8.2.2　海苔弁当

　海苔弁当は，海苔を飯のおかずとして用いたものである。弁当箱に飯を詰め，その上に醤油などで味付けした板海苔を敷き詰めたものが基本的な形式である。

海苔弁当が確立した時期は定かではなく，安土桃山時代に登場し，江戸時代中期に板海苔弁当が作られるようになったと言われている。1950年代にはカツオ節，醬油，海苔を飯に載せた海苔オカカ弁当が作られた。

海苔は食用海藻の中でも最も栄養的に優れた食品であり，タンパク質含量は乾物当たり25～50%で，アラニン，グルタミン酸，アスパラギン酸，グリシン，ロイシンなどのアミノ酸が多く存在するが，制限アミノ酸はリジンである。このため微生物による変敗が生成し，海苔工場ではタンパク質の変敗臭がする。海苔の脂質は乾物当たり2.1%であるが，全脂肪酸の約50%をイコサペンタエン酸が，約3%をパルミチン酸が占める。低温環境下で生育した海苔はリノール酸からイコサペンタエン酸に変換される。

乾海苔の製造は原藻のミンチ，熟成，スキ，脱水，乾燥等多くの工程があり[13]，原藻の摘採から製品化まで数時間の全作業を低温の条件下で行う。乾燥工程は30℃，2時間で，その水分変化は原藻90%，細断・洗浄95%，乾燥13%であるため微生物変敗は生じる。乾海苔の品質は色，艶（つや），香り，味，さらに焼いた時の焼き色が重要である。タンパク質（25～50%），糖質（40%）を含むため微生物の増殖は早い。このため，乾海苔の品質を保持するためには製造時の水分管理と温度管理が重要である。

生海苔を洗浄した後，板状にして板状海苔を形成し，乾燥させる。乾燥が不十分であれば *Saccharomyces* が増殖して白色変敗する場合があるが，水分含量が5～12%の範囲になるように乾燥し，板状海苔の表面温度を100～185℃で焙焼することにより，3.0×10^2/g 以下とすることができる。原藻の黄色斑点，赤色斑点　白色斑点の生成，軟化・崩壊は微生物に由来するが，表面には粘質物が存在し，多種多様の細菌等が付着しているため，原藻の微生物を減少させることはたいへん困難である。これまで原藻の殺菌に紫外線処理法，超音波処理法，抗生物質処理法，アルコール処理法，ヨウ素処理法，塩素処理法，オゾン処理法が行われてきた。

一般的には超音波処理により微細な付着物質を除き，複数の抗生物質混合液中で処理してヨウ素，アルコール，塩素で殺菌する。乾海苔の生菌数と菌数を検討した結果，生菌数は1.0×10^5～1.0×10^6/g で *Micrococcus*，*Bacillus*，大腸菌群，カビ，*Staphylococcus aureus* が検出される。焼海苔の生菌数は1.0×10^3

〜$1.0×10^4$/g で *Micrococcus*, *Bacillus* が検出される。海苔の微生物は多く，吸湿すれば変質する場合が多い。乾海苔の製造工程の菌数を検討すると脱水用スポンジで多くの微生物が汚染されている。

焼海苔は高温で加熱するため生菌数は原料の乾海苔よりかなり減少する。しかし原藻の生菌数の量がそのまま移行するため，原藻の菌数低減は極めて重要である。焼海苔の生菌数に及ぼす原藻の菌数の影響は大きい。焼海苔製造工程菌数の変化を検討すると，乾海苔：$6.0×10^5$/g，作業台：$3.0×10^3$/g，人の手：$2.0×10^2$/g，製品出口付近：$3.0×10^2$/g，焼海苔：$2.0×10^3$/g となった。また，味付海苔製造工程の菌数の変化は調味用液用ローラーに微生物が増殖して$2.0×10^6$/g となり，最終の包装味付海苔は$1.0×10^5$/g に増加した。

8.2.3 駅弁

駅弁の本質は旅情であり，郷愁である。旅の途中で列車の窓から見える風景をおかずにしながら食べる駅弁は，旅情をかきたてるスパイスに成りうるものである。それと同時に，その土地ならではの食材が詰まった駅弁を食べることは，たとえそれが現地から遠く離れた都会の駅弁大会で購入したものであっても，疑似体験として旅の雰囲気が味わえるものでもある[3]。

多くの駅の衛生管理にはHACCP（ハサップ，p.394参照）方式が採用され，従来の製造環境を清潔に保ち，微生物の検査などにより行われてきた安全確保が行われている。シュウマイ弁当は真空パックで安全性を確保し，マスの寿司は笹と木製の曲物の容器に密封することにより安全性を確保している。原料の入荷から製造，出荷までのすべての工程においてあらかじめ危害を予測し，その危害を防止するための重要管理点を特定している場合が多い。駅弁工場の微生物の移動や持ち込みを最小限に抑えることを目的とした作業区分けを行い，*Salmonella*, *Staphylocccus aureus*, *Campylobacter jejuni*, *Bacillus subtilis*, *B. cereus* の汚染防止を図っている。駅弁は調製してから購入・消費までに時間差があり，食中毒の防止のための調製方法などに厳しい基準が設けられ，製造から4時間以内に売り切らなければならないという衛生規範もあった。HACCPによる衛生管理が取り入れられ，規範は廃止されたが，現在も4時間以内の喫食が推奨されている。駅弁の総数は，1980年代の国鉄民営化の前後で

表8.3 日本の代表的な駅弁[14]

駅弁	地域	特徴
摩周の豚丼	北海道川上郡	秘伝のタレが豚肉にしみ込んだ駅弁
山形すき焼き弁当	山形県山形市	牛肉，シラタキ，タマネギを煮て白飯に盛る
だだちゃ豆おこわ	山形県酒田市	ダダチャマメを使ったおかずのいらない駅弁
サケハラコ飯弁当	宮城県仙台市	天然秋サケの身とイクラを使った弁当
仙台麩弁当	宮城県仙台市	仙台麩，タマネギ，調味料，溶き卵でとじ，白飯に盛る
だるま弁当	群馬県高崎市	茶飯，山菜，キノコ，タケノコ煮，シイタケ煮，コンニャク煮を盛る
スタミナ弁当	栃木県宇都宮市	豚肉のショウガ焼，マグロカツ，地鶏の照り焼き
印籠弁当	茨城県大洗町	炊き込み飯に錦糸卵，煮ハマグリ，シイタケ，豚肉
千住ゆば丼弁当	東京都北千住	あんかけ風のユバを用い，ホタテ，サケ，昆布を利用
能登たべまっせ	石川県金沢市	炊き込み飯の上にブリの煮物，カニ，エビを盛る
元祖特選牛肉弁当	三重県松阪市	黒毛和牛の内モモを厳選し，じっくり網焼き
ビリケン弁当	大阪府大阪市	ビリケンおにぎり，足形ニンジン，厚焼き卵焼き，串カツ
アナゴ弁当	広島県廿日市市	アナゴのアラを炊き込んだ醤油味飯の弁当
松江堀川遊覧弁当	島根県松江市	アゴの野焼き，白魚の酢味噌和え，ウナギの蒲焼き
元祖カニ寿司弁当	鳥取県鳥取市	酢飯にブレンドされたカニ，錦糸卵，ショウガ
たみこの夢弁当	大分県別府市	ジャコの高菜飯に卵焼き，鶏天，豊後牛の香味焼き
鮎屋三代弁当	熊本県八代市	焼きアユのダシ汁の炊き込み飯にアユの甘露煮

は1,200～1,400種類とされ，2000年には2,200種類，2023年には2,229種類である。そのうちの約2/3が1種類の食材を謳い出した特殊弁当で，残りの約700種類が普通弁当と普通寿司である。普通弁当では半数が幕の内弁当である。

日本の代表的な駅弁を表8.3に示した[14]。

8.2.4 幕の内弁当

(1) 幕の内弁当の歴史

　幕の内弁当の原型は武士階級の中で行われてきた本膳料理であると言われている。本膳料理とは武士が儀式の際に提供する料理で，懐石料理のように一品ずつ順番に出すのではなく，すべての料理を膳に載せて一度に出すものであった。歌舞伎は江戸時代の大衆娯楽であったが，舞台の幕が下がり，次の場面で幕が上がるまでの幕間の中飯として役者や裏方のために出されたものが，次第に本膳料理のように飯と副菜を一度にまとめて提供する弁当の形になり，幕の内弁当と呼ばれるようになって芝居見物の観客の間にも広まったと言われている。幕間の短時間で食べられるように，小さめの円形か俵形の握り飯におかずを組み合わせた一段重の弁当であった[15]。おかずには卵焼き，コンニャク，焼き豆腐，カマボコなどが詰められていた。

　駅弁の幕の内弁当は明治21年（1888），山陽線の神戸—姫路間の延伸に伴って姫路駅で作られ，その後の駅弁の原型となり[4]，時代が変化してもその様式は継承された。また，幕の内弁当は，芝居に限らず病人への見舞いや贈答にも用いられるようになった。白飯を主としておかずに卵焼き，煮物，カマボコ，焼き魚，揚げ物（鶏のカラ揚げ，海老フライなど），漬物，ハンバーグなどのメニューが定着していった。

(2) 幕の内弁当の特徴

　幕の内弁当は米飯を小さな俵型の握り飯にしてゴマ塩をつけ，おかずの種類を豊富に詰め合わせた弁当である。『守貞謾稿（もりさだまんこう）』には，「円扁平の焼き握り飯十個に卵焼き，かまぼこ，煮物（蒟蒻（こんにゃく），焼豆腐，干瓢，里芋）」と記されている[16]。幕の内弁当の条件として，以下の4点があげられているのは安全性の観点からでもある。①飯は小さな俵型に握ってあること，②俵型飯は握っただけでも，これをあぶってあってもどちらでもよい，③俵型飯の上に黒ゴマを振りかけてあることが関西では多く，江戸では必ずしもそうではない，④おかずに煮物がしっかりついていること，である[17]。しかし，幕の内弁当と名乗っても以上の条件に合わない弁当も多い。

第8章　米飯弁当の微生物変敗と制御

　幕の内弁当の食中毒の原因は，*Staphylococcus aureus*，*Vibrio parahaemolyticus*，*Salmonella* などの細菌であることが多いので，炒りゴマ，削り節などの水分を吸収しやすい食材，梅干し，シソ，ユカリなどの防腐剤の代わりになる食材を入れて安全性を確保する。飯を小さく俵型に握ることは，食べやすく，締まるため微生物が生えにくいこと，煮物も加熱しているため微生物変敗が少ない。また，『幕の内弁当の美学』[18]では日本人の美意識やものづくりなど，日本的発想の原点を幕の内弁当の成り立ちから読み解こうとした。それは，異質なものを取り込んで，それぞれの特性を生かすという幕の内弁当の美学に象徴されるものである。幕の内弁当に凝縮された美意識を「間に合わせの芸術」として性格づけているが，間に合わせとはつまり臨機応変ということであり，即時即興的な判断で時と場と，材料の入手難易，コスト，安全性との組み合わせ，そしてタイミングといった条件に，保存的，時間的，質的，量的に間に合わせる方法である。特に，幕の内弁当は多くの人が同時に食べるために食中毒を防止することが重要であると考えられる。つまり，レシピ通りに幕の内弁当を作っても予期しないことが起きるので，それにも対応する必要がある。

　幕の内弁当はバランスが重要であり，飯とおかず（卵焼き，煮物，カマボコなど）の栄養性と安全性を考慮する必要がある。また，おかずの種類が多いので栄養的バランスはよいが，カルシウム，ビタミン不足が生じる。また，煮物では根菜が多く入った，冷めてもおいしい筑前煮，カボチャの煮物，サトイモの煮ころがしなどが多く用いられている。おかずは汁気のないものを少しずつ詰め合わせるため微生物変敗は少ない。短時間で変敗する料理は避けられている。使用されている飯は白い飯であることが特徴のひとつである。仕出し弁当としてもよく用いられ，おかずが多いので幅広い世代が食べやすい弁当である。おにぎりでない飯が使用されたのは明治時代で，鉄道の普及と関係がある。

　幕の内弁当の表示すべき事項は，名称（幕の内弁当），原材料名，添加物，内容量，消費期限，保存方法，製造者である。内容量は外見上容易に識別できる場合は省略できる。また，保存方法は常温で保存すること以外，特段の事項がない場合は省略することができる。

表8.4 幕の内弁当の具材の微生物

具材	微生物
卵焼き	Aeromonas, Alcaligenes, Flavobacterium, Pseudomonas, Micrococcus, Bacillus
煮物	Bacillus, 大腸菌群, Micrococcus, Lactobacillus, Pseudomonas, Aeromonas
焼き物	Bacillus, 大腸菌群, Micrococcus, Lactobacillus, Enterococcus, Staphylococcus
刺身	Vibrio, Enterococcus, Staphylococcus, Norovirus, Salmonella, Campylobacter
カマボコ	Bacillus, Micrococcus, Achromobacter, Lactobacillus, Enterococcus

表8.5 卵焼きの微生物変敗

変敗現象	原因微生物	防止対策
黒変	Proteus vulgaris	二次汚染防止,初発黒化,泥褐色化
蛍光	Pseudomonas fluorescens	二次汚染防止,産経卵,検卵強化
蛍光,着色	Photobacterium phosphoreum	二次汚染防止,産経卵,検卵強化
緑変	Pseudomonas aeruginosa	二次汚染防止,産経卵,検卵強化
赤変	Serratia marcescens	冷却工程の二次汚染
灰色化	P. fluorescens	冷却工程の二次汚染
軟化,ネト	Bacillus subtilis	冷却工程の二次汚染
着色,ネト	Leuconostoc mesenteroides	冷却工程の二次汚染

(3) 幕の内弁当の微生物

　幕の内弁当調製時の Staphylococcus aureus の主な汚染源は調理器具および調理従事者の手指で,食品では卵焼きである。現在使用されている原材料は全卵,卵白,卵黄,でんぷん,砂糖,植物油脂,食塩,酢酸,カロテノイド色素,みりん,キサンタンガム,カツオダシ,β-カロテンの一部である。卵焼きの変敗原因菌は,冷却工程での二次汚染菌が多いので,製造工場をオゾン殺菌すると改善される場合が多い。

　幕の内弁当の具材の微生物を表8.4に,卵焼きの微生物変敗を表8.5に示した。

　幕の内弁当の細菌汚染のうち特に多いのは大腸菌群汚染である。加熱食品の大腸菌群陽性率は48.8％,非加熱食品72.7％であり,幕の内弁当としては53.6％であった[19]。このため幕の内弁当のおかずはしっかりと冷ましてから容器に蓋

をする。その原因としては，調理員の手指の汚れが製品や調理器具を二次汚染させることが考えられる。多くの具材が入った混ぜ飯は微生物が多いので幕の内弁当には適さない。また，野菜類，果物類，卵製品は *S. aureus*, *Salmonella* が付着しているので避ける。

濃厚に醬油で煮しめられた煮物は大量に作ることができ，しかも保存性がよいので前もって作り置きができる。安全性から言えば，醬油味の煮物は製造中に食塩や酢などを使うことにより保存性が向上する。また，味の濃い煮物は米飯の味を引き立てる。カマボコは後から切って詰めることができる。

マメ類は煮マメの原料として用いられるために微生物汚染が大きな問題となる。煮マメの水分は35％前後，pHは5.5前後で元来保存性に乏しく，開封後は特に薄味のものは夏期では短期間，比較的濃厚に調味されたものでも3～7日しか保存できない。市販煮マメの微生物は製造工程における二次汚染菌に由来するものもあるが，原料マメ中の微生物がそのまま生存して腐敗の原因となる場合がある。

原料マメ類の微生物汚染状況を検討した結果，マメ類の水分は10.0～15.0％と比較的少ないため，付着する微生物も少ない（$1.6 \times 10^2 \sim 3.1 \times 10^3$/g）。しかし，耐熱性芽胞菌が必ず存在し，その付着量は貯蔵期間や品種によりやや異なるが，おおむねマメ類ではほぼ一定している。耐熱性芽胞菌の種類は *Bacillus* と *Clostridium* であるが，圧倒的に *Bacillus* が多い。このほかに埃などの空中浮遊菌に由来する *Micrococcus* が検出される。貯蔵状態により菌数は著しく異なることが知られている。煮マメは金時マメ，ウズラマメ，インゲンマメ，トラマメ，大豆などの原料を用いて，砂糖，ブドウ糖，水飴，食塩，ソルビン酸などの調味液で煮込んだり，濃厚な糖液に蒸し煮したマメを漬けたりして製造するものであり，ほとんどの製品が水分含量を30～40％としたものであるために保存性が悪い。通常煮マメの保存性は1～3日であるが，現在，煮マメの貯蔵性を向上させる目的でソルビン酸などの保存料を添加してプラスチックフィルムを用いた脱気包装が行われ，80～85℃で数十分間加熱されている。それにもかかわらず煮マメ製品からは *B. pumilus*, *B. megaterium*, *B. cereus*, *B. subtilis*, *B. licheniformis*, *B. circulans*, *B. coagulans*, *Clostridium acetobutylicum*, *C. bifermentans*, *Staphylococcus aureus*, *Pseudomonas*, *Paracolobacterium*

表8.6　煮マメの変敗製品より検出した微生物[20]

変敗現象	1製品からの分離菌株数	菌種
アルデヒド臭，膨張	31株	*Enterococcus faecalis*
	3株	*Bacillus subtilis*
粘質物生成	6株	*E. faecalis*
	1株	*B. subtilis*
	25株	*B. cereus*

80℃，40分間加熱処理．

が検出され，特に腐敗した真空包装煮マメから原因菌として *B. cereus* が検出される場合が多い．大部分の煮マメの変敗原因菌はpH 5.8以下ならば，1,000 μg/mgのソルビン酸の添加により発育を防止できる．芽胞非形成菌はpH 5.8以下で，1,500μg/mgが必要である．ソルビン酸添加煮マメ製品の変敗したものについてソルビン酸含量を測定すると，ソルビン酸含量が著しく低下しているものがあり，分離された菌のソルビン酸分解能を測定すると *Bacillus* 属細菌に著しいソルビン酸分解能が認められた．*Bacillus*，*Pseudomonas*，*Clostridium* に属する菌株はソルビン酸分解能が大である[20]．ソルビン酸はカビ，酵母に対して0.05～0.2%（pH 5.5）の濃度で発育阻害効果を示すが，一般細菌に対しては抗菌力が弱く，カタラーゼ陽性細菌のほうが陰性細菌よりも感受性が高い．*Acetobacter*，*Lactobacillus*，*Clostridium* には抵抗性が大きい．脱気包装した煮マメの変敗菌を分離したところ，脱気包装（10～15mmHg）という嫌気的な環境下にあることから，80℃，40分間の加熱殺菌が不十分な製品には *B. cereus* よりも *Enterococcus faecalis* が多く検出されるが，殺菌が十分である製品からは *B. cereus* のみを検出する．脱気煮マメ変敗製品の多くはアルデヒド臭が生成し，ガス発生で製品が膨張する．表8.6に煮マメの変敗製品より検出した微生物を示した[20]．

　金時マメのネト生成については多くの事例がある．金時マメで生成したネトには粘りがあり，極めて長いのが特徴である．包装材料はKナイロンから非塩素系のバリアーのあるものに変えた．金時マメはヘッドスペースに空気が少し入り，調味液を入れて118～120℃，30～40分間殺菌している場合が多い．調

味液のpHは5.0〜6.0であり，酢酸などでpHを調整している。製造方法は金時マメを24時間浸漬後，水を切り調味液とともに約20分間加熱し，そのまま約1時間保持後，冷却する。製品の水分は30〜40%，Brixは45〜55度，糖濃度42%，pH5.0〜6.0である。煮マメの蒸し煮用のタンクの上部は開放でタンク壁を水冷で冷却している。製品の品温は24℃で保存しているが，流通時においては温度が上昇する。ネト生成製品では多くの菌が検出されるが，正常品からはほとんど菌は検出されない。煮マメのネトを伴う変敗はほとんどが *Bacillus* であり，*B. subtilis* が主原因菌となる。一般に製造直後煮マメの菌数は1.0×10^2〜1.0×10^3/gであり，通常原料中からは *B. circulans*, *B. pumilus*, *B. megaterium*, *B. cereus*, *B. subtilis*, *B. licheniformis*, *B. coagulans*, *Geobacillus stearothermophilus* といった *Bacillus* が多く検出される[21]。これらの菌はいずれも原料由来が中心であるので，原料をオゾン殺菌すると効果がある。マメ類の微生物はオゾン処理直後にはあまり減少しないが，貯蔵中に減少することが知られている。オゾンは日本では食品製造用材として古くから世界に先駆けて既存食品添加物リストにあげられている。2000年8月には，米国食品医薬品局（FDA）において，食品の貯蔵および製造に殺菌剤としてオゾンガスおよびオゾン水を用いることが許可され，2001年6月に公布された。なおオゾンは食品添加物であるが，残留しないので表示の義務はない。

（4） 幕の内弁当の微生物管理

　幕の内弁当は，食中毒統計上は複合調理食品として扱われている。複合調理食品は，卵焼き，煮物などの食品が2種以上の原料により，いずれも主とせず混合調理または加工されているもので，そのうちいずれかが原因食品であると判明しないものを言う（食中毒統計作成要領）。幕の内弁当に食中毒が起きた場合には，いずれの食品が原因であるか判明しにくい場合が多い。弁当製造業の追加施設基準（上乗せ基準）により，衛生的な盛り付け専用の台の設置が義務づけられ，調理後の食品は速やかに放冷し適切な温度での保存が必要である。具材の小分けは流水や氷水で冷却し，速やかに冷蔵庫に入れる。30分以内に20℃付近，または，1時間以内に10℃付近まで冷却する（大量調理施設衛生管理マニュアル）。また2時間以内に21℃以下に，さらに4時間以内に5℃以下に冷

却する（米国FDA フードコード2017）。

　幕の内弁当は保存性が低いので，購入後短時間で喫食するべきである。一般的には製造後5～8時間を限度にして3～4時間以内に喫食するのが望ましい。しかし，現状では温度管理により大幅に販売時間を延長している。また微生物による変敗を防止するために保存料，日持ち向上剤が利用されている。保存料は微生物の変敗を防止し，保存性を向上させる目的で使用されるものである。日持ち向上剤は保存性の劣る場合に日持ちを補助する目的で使用されている。
　幕の内弁当の細菌汚染状況は，最大値で一般細菌数$1.0×10^6$/g，大腸菌群$1.0×10^4$/g が検出され，構成具材中の細菌汚染の多かったものは，加熱食品では厚焼き卵，サケの塩焼き，天ぷら，ガンモドキの煮物であり，非加熱食品ではキャベツのせん切り，カマボコであった。また細菌汚染で特に大腸菌群汚染が多く，これは調理作業員の手指の汚染が原因である[9]。なお，ハム，チクワ，ウインナー，カマボコ，ハンペンなどの加熱不要な加工食品は，あらかじめ火を通しておくと大腸菌群などのグラム陰性細菌が死滅する。
　また，おかずの水漏れを防いだり，ほかのおかずに細菌が移るのを防ぐために仕切りや盛り付けカップを使用すると，長く保存できる。温かいうちにおかずを盛り付けてしまうと蒸気がこもって水分となり，*Bacillus subtilis* が増殖して異臭が発生する。

8.2.5　懐石弁当

（1）　懐石弁当の歴史

　懐石弁当は日本の伝統的な懐石料理を手軽に楽しめる弁当で，繊細で美しい料理が特徴である。懐石弁当には主に十字に仕切られた，被せ蓋のある縁の高い箱を用いた弁当箱が用いられ，今では松花堂弁当と呼ばれることが多い。この弁当箱はもともと農家の種入れであったが，松花堂弁当という呼び名は，江戸時代初期に書道家，画家として活躍した石清水八幡宮（現京都府八幡市）の松花堂昭乗が，この箱を絵具箱や薬箱，薬草盆にしていたことに由来する。この箱が料理に使用されるようになったのは昭和8年（1933）のことで，料亭「吉兆」の湯木貞一が料理の器としたらどうかと考え，この箱を愛用していた

松花堂昭乗に敬意をはらって松花堂弁当と名付けた。このように，懐石弁当は昭和の初めに湯木貞一という1人の料理人により，茶懐石を取り入れて料理の品格を高めたいと考案された格式の高い弁当である。湯木は日本人の食生活は茶道を通じて芸術にもつながっているとし，その茶道精神への深い傾倒が，懐石弁当を単なる弁当からおもてなし料理へと昇華させた[3]。

（2） 懐石弁当の特徴

懐石弁当は懐石料理を簡略にまとめたもので，一般的に刺身，煮物，焼き物，飯，お吸い物が小鉢を利用して盛り付けられている。飯は季節やその会合の趣向に合わせた物相（花や動物，幾何学模様などを型抜きしたもの）にし，白身魚の造り（刺身），ナマス，和え物，汁はすまし汁または味噌汁か煮物椀にする。料理は海の幸，山の幸を集めて偏らないようにし，生麩，ユバ，高野豆腐などの半調理品，乾物なども取り入れる。近年ではアスパラガス，フォアグラ，キャビアなどという新たな具材も懐石弁当に取り入れられるようになった。短い時間で食べられ，しかも箸さばきが簡単なもの，後に残らない料理にする。また，冷めてもおいしいものを第一条件にし，味付けはやや濃い目にする[22]。

懐石弁当は配膳しやすく工夫された弁当であるが，仕切られた四つの升に盛られている松花堂弁当は，向付（膾，酢の物もしくは刺身），煮物，焼き物の懐石の三菜と飯，これに汁椀を添えた一汁三菜を基本とし，旬の野菜や素材の持ち味を活かし，温かいものや冷たいもの，汁物が含まれるおもてなしの弁当である[3]。升の中に入れる器は料理の嗜好に合わせたふさわしいものを選ぶ。仕切りがあることで違う料理を盛り合わせても微生物の二次汚染の可能性が少なく，味移りや色移りもしない。弁当箱に蓋を付けたことで環境からの微生物の二次汚染や乾燥を防ぐ効果もあり，弁当の安全性に大きく寄与している。また，もてなし用の弁当箱には松花堂以外にも小判形，半月形，丸形，ひさご形，信玄弁当，わりご弁当などがある。信玄弁当は，組み合わせると1つにまとまるもので，底を飯腕に用い，蓋の中に組まれた皿に，おかずを盛るようになっている[22]。

（3） 懐石弁当の微生物

　盛り付けに杉板を使った弁当は，乾いたままの木地ではうるおいがなく料理に使っても映えないため，盛り付ける前に水で湿らせることから，料理が微生物変敗を起こす可能性がある。また料理の汁を吸って，盛り付けた跡がしみになってしまう。このしみが微生物汚染の原因になる。この時に汚染される微生物は製造時の二次汚染菌で，灰色の *Bacillus subtilis*，*B. licheniformis*，黄色の *Micrococcus luteus*，赤色の *Seratia marcescens* が多い。懐石弁当で使う白木の利休箸には杉の柾目を用いるが，使う前に必ずたっぷりの水に浸して水分を十分に含ませるので，増殖する微生物は多い。懐石弁当は一つの容器にすべての料理を盛り込むことができるが，仕切りの中の小鉢にはそれぞれ刺身，煮物，焼き物，飯が入っており小鉢内で微生物が増殖する。特に刺身には *B. cereus*，*S. aureus*，*Vibrio parahaemolyticus* が検出される場合があり，生菌数は$1.0×10^5 \sim 1.0×10^6$/gのものが多く，増殖速度も速いので安全性に注意を要する。しかし懐石弁当の容器は縁高で被せ蓋があり，十字に仕切られた枠内に小鉢を入れることで *V. parahaemolyticus*，*Norovirus* などの汚染を防止することができる。

（4） 懐石弁当の微生物管理

　懐石弁当の細菌汚染では，特に大腸菌群，*Staphylococcus aureus* の汚染率が高いが，これは調理人からの二次汚染と考えられる。素材では卵類の汚染が多い。懐石弁当は手指に触れる機会が多いため，調理従事者の手指の衛生管理，消毒の徹底，調理器具や施設の定期的な殺菌とともに具材の原材料の処理工程と弁当の詰め合わせ工程を明確に区別することが大切である。

　生食用の野菜，果物は洗浄し，次亜塩素酸ナトリウム，オゾン水などで殺菌した後，流水ですすぎ洗いをする必要がある。

　盛り付けは衛生的な盛り付け台で短時間で行えるよう，盛り付け台の大きさの許容を超える数量の注文を受けないようにする。

　同一内容の具材を同時に50食以上調理する場合は調理済み具材ごとに検食用に50g以上ずつ容器に入れて$-20℃$以下で2週間以上保存する。または10℃以下で72時間以上保存するように努める。卵焼きなどの惣菜は，10℃以下または

65℃以上で保存することが望ましい。

　懐石弁当に三段の重箱を使う場合は，下段におむすび，中段におかず，上段は果物を入れる。下段は飯を熱いうちに握っているので，時間がたつとよれる海苔は使わず，炒ったゴマをまぶす。熱い飯は湯気で湿度が上昇して微生物が増殖するがゴマが水分を吸収している。中段は高野豆腐，シイタケ，天ぷら，ゴボウ，干し湯葉などの煮しめで，汁がほとんど出ないように工夫されており，温度も上昇することはないので急激に微生物が増殖することはない。上段の果物は水分が多く変敗しやすいので早く食べてもらう必要がある。

　弁当が区分けや小分けによって構成されることは，それぞれを取り出して移動し，再構成されることが可能なため，微生物汚染の危険性が高い。特に空中に浮流している *Bacillus*，*Micrococcus*，*Lactobacillus*，*Enterococcus* などの汚染の可能性がある。

　また，海苔，昆布，カツオ，大豆でできた食べられるカップが利用されている場合は，さらに微生物変敗の可能性があると考えられる。

8.3　米飯弁当による食中毒

8.3.1　米飯弁当の食中毒菌

　厚生労働省の過去の食中毒事件一覧によると，2019～2023年の5年間において弁当を原因食材とする食中毒事件は234件で，そのうち原因菌が *Norovirus* である食中毒が125件，次いで *Staphylococcus aureus* が27件，*Clostridium perfringens* が31件であった。*Norovirus* は感染力が強く，集団感染のリスクが高い。カキなどの二枚貝の喫食による *Norovirus* 食中毒があるが，不顕性感染者の手指を介して食材を二次汚染し，食中毒につながるケースが多い。弁当は食中毒統計上，複合調理食品として扱われる。

　S. aureus は食品中で増殖する時にエンテロトキシンという毒素を作るが，この毒素を米飯と一緒に喫食すると食中毒が発生する。*S. aureus* 自体は加熱調理で十分殺菌可能であるが，毒素は100℃，20分間の加熱でも分解されない。弁当はその特性上，飲食店での飲食と比較して調理・製造から喫食までの時間が長くなるため，管理が悪かった場合，品質の劣化や食中毒を起こすことがあ

8.3 米飯弁当による食中毒

表8.7 弁当の食中毒菌と加熱殺菌時間

弁当の種類	食中毒菌	加熱殺菌時間
豚ショウガ焼き弁当	Staphylococcus aureus	75℃，60秒以上
チキンライス弁当	Campylobacter jejuni	75℃，60秒以上
牛丼弁当	Pathogenic Escherichia coli	75℃，60秒以上
チリソース弁当	Norovirus	80～90℃，90秒以上
肉団子弁当	Norovirus	80～90℃，90秒以上
ハンバーグ弁当	C. jejuni	75℃，60秒以上
ポテトサラダ弁当	S. aureus	75℃，60秒以上
ブリ照り焼き弁当	Norovirus	80～90℃，90秒以上
炊き込み飯弁当	S. aureus	75℃，60秒以上
幕の内弁当	Bacillus cereus	90℃，90秒以上
三色弁当	S. aureus	75℃，60秒以上
鶏のカラ揚げ弁当	Pathogenic E. coli	75℃，60秒以上

る。C. perfringens は給食病とも呼ばれ，100℃，1時間の加熱にも耐える熱に強い芽胞を作り，大鍋で大量に調理して作り置かれた場合に食中毒の原因となる。75℃，60秒以上の加熱時間が必要な菌は S. aureus, Campylobacter jejuni, Pathogenic Escherichia coli であり，80～90℃，90秒以上の加熱時間が必要な菌は Norovirus である。食中毒を引き起こす微生物はある時間が過ぎると急激に増殖する場合がある。Salmonella, Pathogenic E. coli, Vibrio, S. aureus, Bacillus cereus, C. perfringens, C. jejuni, Norovirus が食中毒原因菌となっている。また，幕の内弁当は副菜に雑多な食材が使用され，調理食材間での交差汚染が起こりうる。食中毒原因菌は Salmonella Typhimurium, Pathogenic E. coli, Enterohemorrhagic E. coli, V. parahaemolyticus, S. aureus, B. cereus, C. perfringens, C. jejuni, Norovirus が多い。発生要因は食品の取り扱いの欠陥が大半で，その中でも長時間放置や食品取り扱いの不衛生が大半を占めている。

弁当の食中毒菌と加熱殺菌時間を表8.7に示した。

8.3.2 米飯弁当による食中毒事例と対策

（1） 米飯弁当による食中毒の発生要因

米飯弁当による食中毒を起こした原因施設としては，飲食店と仕出し屋が上位にあげられる。月別発生状況についてはほかの細菌性食中毒と同様に6～10月に多発している。発生原因は食品の取り扱いの欠陥が多く，このうち長時間常温放置が多い。弁当はおかずに種々の食材が使用され調理食材間での交差汚染が起きる。弁当では食中毒原因菌と原因食品との間に一定の関連性がみられ，*Vibrio* は魚介類，Pathogenic *E. coli*, *Salmonella*, *Campylobacter* は食肉とその加工品，卵とその加工品，二次汚染の可能性の高い野菜とその加工品，*Staphylococcus aureus* は穀類とその加工品，*Clostridium perfringens* は食肉とその加工品，魚介類とその加工品，野菜とその加工品，*Bacillus cereus* は穀類とその加工品との関連性が高い。食中毒発生要因に関しては，いずれの食中毒菌でも原材料がそれらの菌に汚染されている場合が多い。弁当の食中毒の汚染食材を表8.8に示した。汚染食材は魚介類，ワカメ，海苔，焼き肉，卵焼き，鶏肉，カニ，握り飯である。

（2） 米飯弁当による食中毒事例

1991年4月，神奈川県川崎市においてカツカレーの仕出し弁当を食べた人が

表8.8 弁当の食中毒汚染食材

食中毒菌	弁当	汚染食材
Vibrio cholera	幕の内弁当	魚貝類，ワカメ，海苔
Pathogenic *Escherichia coli*	焼き肉弁当	焼き肉
Salmonella Enteritidis	三色弁当	卵焼き
Campylobacter jejuni	チキンライス弁当	鶏肉
Norovirus	カニ寿司弁当	カニ
Staphylococcus aureus	握り飯弁当	握り飯
Bacillus cereus	海苔タマ弁当	卵焼き，海苔
Clostridium perfringens	真空弁当	素材

下痢，腹痛を起こし食中毒となった。その原因菌は *C. perfringens* であった。

2008年1月9日，民設民営の全面委託方式での学校給食を原因とした食中毒事例が発生した[23]。当日の献立は飯，サケのチャンチャン焼き風，生揚げの五目煮，コーンサラダ，マンゴー（缶詰），牛乳で，摂食した1,648名中257名が発症した。生徒，教職員および事業所有症者の検便により20名，調理従事者36名中15名，調理従事者専用便所ドアノブの拭き取り試験検体から同型の *Norovirus*（GⅡ/4型）が検出されたこと，およびその他の状況から，学校給食が *Norovirus* で汚染されたことによる食中毒とされた。調査の結果，原因は調理従事者が *Norovirus* に不顕性感染していたこと，および手洗い設備の不備であるとされた。

2014年9月4日，東京都新宿区に食中毒患者2名の届出があり，患者の共通食として，8月8日に東京都千代田区内の飲食店（以下，当該飲食店）が調製した弁当を食べたことが確認された。この弁当は，患者らの仕事関係者が当該飲食店にて20食購入しており，2名の患者以外にも腸チフス患者1名と体調不良者2名がいるとの情報を得た。調査の結果，探知した3名の患者の共通点は，当該飲食店が調理した食事もしくは弁当を喫食したことのみであることが判明したため，感染場所の特定につながった。原因食品は，無症状病原体保有者によって二次汚染を受けた未加熱のサラダと推定された[24]。食中毒の症状は激しい腹痛，下痢，嘔吐である。

2020年6月12日，6月10日昼に鎌倉市内の飲食店が配達した弁当を喫食した10人中6人が，翌日から下痢，腹痛，発熱等の症状を呈している旨の連絡が鎌倉保健福祉事務所にあった。調査を行ったところ，この飲食店の弁当を喫食したほかのグループにも，体調不良を呈した人がいることが判明した。食中毒様症状を呈している人の共通の食事がこの飲食店が提供した弁当だけであること，症状が共通していること，患者を診察した医師から食中毒の届出があったことから，鎌倉保健福祉事務所では，この飲食店が提供した弁当を原因とする食中毒であると特定した[25]。

2020年8月31日，飲食店が調製した仕出し弁当を喫食した複数名が下痢，発熱等の症状を呈している旨の連絡が，2か所の事業所から東京都大田区保健所にあった。調査の結果，当該弁当の当日の喫食者数は37,441名，患者数は2,548

名で，全喫食者における発症率は6.8％だった。患者の発症期間は8月28日〜9月9日で，特に8月28日〜8月31日に集中していた。患者の主な症状は下痢，腹痛，発熱で，潜伏期間の平均は45時間であった。検査の結果，喫食者の検便のうち，104検体から毒素原性大腸菌O25（LT産生）が検出された。患者の喫食状況から，共通食は当該飲食店が調製した仕出し弁当のみだったことから，8月28日に調製した仕出し弁当のおかずを原因食品として特定したが，患者の詳細な喫食メニューについて統計学的解析を行ったものの，原因食品を特定する情報は得られなかった。また，8月28日の仕出し弁当の検食および施設の拭き取りからも毒素原性大腸菌O25（LT産生）が検出されず，原因となったおかずの内訳の特定には至らなかった[26]が，以上のことから，本食中毒事例の病因物質は毒素原性大腸菌O25（LT産生），原因食品は当該施設が8月28日に調製した仕出し弁当のおかずと断定した。

　2023年3月31日，滋賀県大津市で製造された桜おこわ，緑茶サケ飯の弁当を食べた複数人が食中毒とされた。原因菌は患者の便から検出された*Norovirus*であった。

　2023年12月11日，山梨県甲府市の飲食店で弁当を食べた複数の人が嘔吐や下痢を起こし*Norovirus*による食中毒とされた。弁当を喫食した者のうち，3名が喫食後3〜9時間以内に嘔吐，下痢の食中毒症状を呈した。この弁当は飯の上に若鶏の照り焼き，錦糸卵，漬物が盛り付けられており，原因菌は*S. aureus*とされた。手指より*S. aureus*が検出された調理従事者は，素手で鶏肉の照り焼きや錦糸卵を切断していた。

　2023年9月15日，青森県で製造された弁当を食べて食中毒と断定された人が，2023年10月6日の時点で29都道府県で521人となった。原因菌は*S. aureus*と*B. subtilis*の2種で，弁当の米飯に付着した菌が増殖したことによる食中毒であった。

　2024年1月15日，福井県は鯖江市の飲食店の弁当を1月9日に食べた20〜60歳代の男女17人が嘔吐，腹痛，下痢などの症状を訴え，食中毒と断定したと発表した。弁当を食べた人のうち少なくとも14人と調理従事者のうち3人の便から，*Norovirus*が検出された。

(3) 給食弁当の食中毒対策

　弁当は原材料として使用される具材の種類が多く，その調理過程もさまざまであり，調理後の放冷，盛り付けおよび盛り付け後のほかの調理品や弁当容器からの相互汚染など，食中毒菌の汚染を受ける機会が多い。

　給食弁当で発生している食中毒はほとんどが *Norovirus* によるもので，そのほか *C. perfringens*，*S. aureus*，*Salmonella*，ヒスタミンによる食中毒が発生している。給食弁当は提供数量が多いことから，食中毒が発生すると多くの患者が出る。おかずは中心部まで加熱し，清潔な調理用温度計を用いて確認し，卵焼きや茹で卵などの卵料理は半熟でなく，完全に固まるまでしっかり加熱する。火を通さなくても食べられるハムやカマボコなどもできるだけ加熱調理する。

　Norovirus は伝染性の消化器感染症を引き起こすウイルスで，手指や弁当などを介して経口感染し，ヒトの腸管で増殖し，嘔吐，下痢，腹痛などを引き起こす。健常な人は軽症で回復するが，子どもや高齢者などでは重症化することがある。学校給食パンでは，過去に *Norovirus* で汚染された手，あるいは手袋で製品を触ったことによる食中毒事故が発生しているため，注意が必要である。*Norovirus* による食中毒事故の80％は調理者が原因と言われている。炊飯直後の米飯には加熱によって *Norovirus* は存在していないが，その後の工程で *Norovirus* に感染した調理者を介して米飯に付着させてしまう可能性がある。ウイルス量が10〜100個と少量でも発症する一方で，感染しても発症しない不顕性感染者も存在するため，従業員の健康確認に加え，作業前の手洗いと手袋の着用を徹底し，手指などを介した交差汚染を防止する必要がある。また，カキなどの二枚貝が原因となることも多いため，*Norovirus* による食中毒を防ぐには，中心温度85〜90℃で90秒以上の加熱が必要である。

　B. cereus は土壌，空気，河川水などの自然環境をはじめ，農産物，水産物，畜産物などの食料・飼料にも広く分布している。*B. cereus* には下痢型と嘔吐型があり，下痢型は8〜12時間の潜伏期の後，下痢と腹痛が起きる。嘔吐型の潜伏期間は1〜6時間と短く，嘔吐を主症状とするが，いずれも症状は比較的軽く，一両日中にほとんどが回復する。この細菌は一般食品で通常みられる程度の菌数（1.0×10〜1.0×10^3/g）では発症しないが，耐熱性があるため，加

熱調理された食品でも室温で長時間放置すれば増殖し，嘔吐や下痢を引き起こす毒素を産生する。毒素は25〜30℃で産生され，126℃，90分の加熱でも無毒化されないため，①必要最少量の食品を調理し，調理後はすぐに喫食すること，②調理後の食品は55℃以上の品温を維持できるように取り扱い，保存期間を可能な限り短くすることが大切である。食中毒病原因子は嘔吐型，下痢型の両タイプとも本菌の産生する毒素によるが，嘔吐型食中毒のほうが多いのは，下痢型毒素よりも熱や消化酵素で分解されにくいためである。

　S. aureus は人や動物の傷口をはじめ，手指，鼻，喉などに広く存在しており，健常な人の20〜30%が保菌している。この細菌は米飯中で増殖すると熱に強い毒素のエンテロトキシンを作り，激しい吐き気，嘔吐，下痢，腹痛などを引き起こす。毒素は100℃，20分の加熱でも無毒化されないため，菌を米飯中で増殖させないことが重要である。炊飯後の加工工程などについては，作業前の手洗いと手袋の使用を徹底することが大切である。また，汚染微生物は種類別弁当では折詰弁当が24.1%，給食弁当が70.0%と給食弁当に高い汚染度が認められた。これは折詰弁当の容器が使い捨てで通気性に富んでいるのに対し，給食弁当の容器はほとんどがプラスチック製で繰り返し使用されることと，容器の洗浄不十分によるものであると考えられる[27]。

8.4　米飯弁当の微生物変敗と制御

8.4.1　弁当および惣菜の衛生規範の廃止と微生物管理

（1）　HACCP に基づく微生物管理

　HACCP（ハサップ）とは hazard analysis and critical control point の略で，食品の安全を確保するための衛生管理手法である。食品の製造や管理において危険要因となる事象を分析し，それらを低減または除去して安全を確保するものである。

　弁当が原因となった食中毒事例は古くからあり，その衛生の確保および向上を図るために「弁当及びそうざいの衛生規範」（昭和54年6月29日環食第161号）が定められていた。しかし，食品衛生法等の一部を改正する法律（平成30年法

律第46号）の施行に伴うHACCPに沿った衛生管理，営業許可制度の見直しと営業届出制度の創設等を踏まえ，「弁当及びそうざいの衛生規範」，「漬物の衛生規範」（昭和56年9月24日環食第214号），「洋生菓子の衛生規範」（昭和58年3月31日環食第54号），「セントラルキッチン/カミサリー・システムの衛生規範」（昭和62年1月20日衛食第6号），「生めん類の衛生規範」（平成3年4月25日衛食第61号）等が平成3年（2021）6月1日付けで廃止された。これは，すべての食品等事業者を対象にHACCPに沿った衛生管理に取り組むことが制度化されたために廃止されたのである。行政としてもHACCPに沿った衛生管理が適切に行われているかについて，定期的な立ち入り検査や営業許可の更新の際に確認・指導を行っていく。つまり，行政は今後，衛生規範を根拠とした基準では弁当について収去（抜き取り検査）は行わない。ただしHACCPに基づく衛生管理のための手引書，HACCPの考え方を取り入れた衛生管理のための手引書（小規模施設向け）等に基づいたHACCP管理（HACCPに基づく衛生管理もしくはHACCPの考え方を取り入れた衛生管理）を行っていく必要があり，行政としてもHACCPに沿った衛生管理が適切に行われているかについて，定期的な立入検査や営業許可の更新等の際に確認・指導を行っている。

　「衛生規範」とは，弁当など製造時において食中毒の原因となりやすく衛生上の配慮が必要となる食品を対象に，厚生労働省が作成した衛生的な食品の取扱いに関する目安であった。これまで微生物規格は食品衛生法と衛生規範により，食品分類ごとに定められていた。食品衛生法は，飲食によって生ずる危害の発生を防止するための日本の法律である。また衛生規範は食品衛生法のような法令ではないものの，それに準じる微生物基準としていままで扱われていた。2021年6月に廃止された「弁当およびそうざいの衛生規範」では，弁当のうち卵焼き，フライ等の加熱したものの細菌数は1.0×10^5/g以下，*Escherichia coli*および*Staphylococcus aureus*は陰性であること，さらにサラダ，生野菜等の未加熱処理のものの細菌数は1.0×10^6/gとされていた。

　衛生規範の廃止に伴い，弁当事業者に対し，原則として一般衛生管理に加えHACCPに沿った衛生管理の制度化が導入された。弁当は生原料の使用や低温加熱管理が多く，比較的保存性の低い製品である。つまり，弁当製造では食中

第8章　米飯弁当の微生物変敗と制御

毒や健康被害の原因となる事柄について製造中に管理することが重要になるため，HACCPの考え方を取り入れた衛生管理の活動が必要になる。HACCPによる弁当製造の衛生管理は具材の入荷から製品に至るまでの工程中に食中毒などの健康被害を起こす可能性のある微生物などの危害項目を除去または低減させるために特に重要な工程を管理し，安全性を確保する手法である。

　弁当および惣菜は，国民の食生活に密着した食品であること，また，加熱等の処理をすることなくそのまま摂食されるものであること，さらには，過去の食中毒事例から見てもこれら食品については細菌性食中毒が最も多く，特にその微生物制御が極めて重要な問題となっていること等，その製造等については特に衛生上の配慮が必要とされるところから，「弁当及びそうざいの衛生規範」が定められたものであった。2021年の廃止後，日本弁当サービス協会は「仕出し弁当のHACCPの考え方を取り入れた衛生管理手引書」を作成し，衛生管理に努めている。そこでは公的には廃止された「弁当及びそうざいの衛生規範」を併せて参考にする旨が記されている。

（2）　米飯弁当の変敗微生物と制御
1）　米飯弁当から検出される変敗微生物

　弁当は使用される具材が多趣多様であるため，検出される微生物も単一ではないが，冷却が不十分な場合に検出される *Micrococcus* やグラム陰性細菌が中心である。米飯はでんぷんを主成分とし水分を65％程度含有しているため，炊き上げてから気温が30〜35℃の条件下におくと，すえた臭気が発生して糸を引くようになり，軟化・溶解する。米飯は100℃で炊き上げるために，炊飯直後の細菌数は *Bacillus* 芽胞が$1.0×10^2$〜$1.0×10^3$/gであるが，15時間ぐらい放置し温度が50℃以下になれば増殖し，さらに放置し温度が30℃であれば12時間で$1.0×10^7$〜$1.0×10^8$/gとなる。釜の蓋を開放しなければ微生物の増殖は抑制されるところから，市販後の空中より落下する *Micrococcus*，*Pseudomonas*，グラム陰性細菌，酵母，カビの影響も考えられるが，変敗した米飯を検討してみると，その原因菌は圧倒的に原料である米由来の *Bacillus* が多い[12]。これまで弁当から検出された変敗微生物には *Flavobacterium*，*Erwinia*，*Enterobacter*，*Pseudomonas*，*Aerobacter*，*Lactobacillus*，*Leuconostoc*，*Pediococcus*，*Micro-*

8.4 米飯弁当の微生物変敗と制御

表8.9 弁当工場で検出される弁当の変敗微生物[12]

微生物の種類	菌名	変敗現象
大腸菌群	Erwinia, Citrobacter, Enterobacter, Klebsiella	不衛生，酸敗
乳酸菌	Lactobacillus fructivorans, Leuconostoc mesenteroides	酸敗
Bacillus	B. subtilis, B. cereus	軟化
	Paenibacillus polymyxa	軟化
Micrococcus	M. luteus, M. colpogenes	着色（黄色，灰色）
Kocuria	K. rosea, K. rhizophila	着色（赤色）
Pseudomonas	P. fluorescens, P. fragi	蛍光，異臭
Alcaligenes	A. faecalis	アルカリ化
Achromobacter	A. xylosoxidans	異臭（腐敗臭）
Serratia	S. marcescens	着色（赤色，ピンク色）
Wickerhamomyces	W. anomalus	異臭（シンナー臭）
Saccharomyces	S. cerevisiae	異臭（アルコール臭）
Cladosporium	C. herbarum	着色（深緑色，黒色）
Aspergillus	A. brasiliensis	着色（黒色）
Penicillium	P. cyclopium	着色（緑色）

coccus, *Alcaligenes*, *Achromobacter*, Coryneforms, *Chromobacterium*, *Proteus*, *Streptococcus* がある。

弁当の製造工程で発生する代表的な微生物変敗には，*Pseudomonas* による黄色蛍光色素産生，および軟化と異臭，*Serratia marcescens* による赤色色素産生，*Chromobacterium lividum* による紫色素産生，*Alcaligenes* による軟化，*Bacillus* による軟化・液化がある。検出される微生物の種類は大腸菌群，乳酸菌，*Bacillus*, *Micrococcus*, *Kocuria*, *Pseudomonas*, *Alcaligenes*, *Achromobacter*, *Serratia*, *Wickerhamomyces*, *Saccharomyces*, *Cladosporium*, *Aspergillus*, *Penicillium* である。

弁当工場において検出される弁当の変敗微生物を表8.9に示した[12]。

第8章　米飯弁当の微生物変敗と制御

　弁当類は食べる直前に加熱処理をすることなくそのまま摂取される食品であり，細菌による変敗を受けやすい。1997年から1999年にかけて大阪市内で市販されている弁当169件（給食弁当，折詰弁当，店頭調製弁当）を対象として生菌数，大腸菌群，*Escherihia coli*（糞便性大腸菌群），*E. coli*（大腸菌），*Staphylococcus aureus*，*B. cereus*，*Salmonella*，Enterohemorrhagic *E. coli* O157（腸管出血性大腸菌 O157：EHEC）について検査を行った[28]ところ，生菌数では1.0×10^4/g 未満が77検体（45.6%），1.0×10^4/g 台が43検体（25.4%），1.0×10^5/g 台が27検体（16.0%），1.0×10^6/g 以上が22検体（13.0%）であった。大腸菌群は114検体（67.5%），*E. coli*（糞便性大腸菌群）43検体（25.4%），*E. coli*（大腸菌）は6検体（3.6%）が陽性であった。*S. aureus*は40検体（23.7%）が陽性であり，*B. cereus*は43検体（25.4%）から1.0×10^2/g 以上が検出された。*Salmonella*および EHEC は検出されなかった。

2）米飯弁当の微生物による変敗

　米飯は水分，栄養ともに多いので，細菌の増殖しやすい食品である。炊いた飯をそのまま置いておくと，やがて変敗してすえた臭いがしてくるが，その変敗の様相は単純で，関係する菌群も限られる。その理由は，①米飯の主成分がでんぷんであること，②炊飯後に生残する細菌は少数の *Bacillus* 芽胞に限られること，③嫌気状態におかれることが少ないため通常は嫌気性菌の活動を考慮する必要がないこと，などである。精白米に付着している *Bacillus* 芽胞以外に炊飯釜に付着する *Bacillus* 芽胞もその原因となっている。通常米飯は *Bacillus* のアミラーゼによって加水分解されて軟化するとともに特有のすえた臭気を発生し，酸性化する場合が多い。*B. pumilus* と *B. cereus* の特異株のみは米飯をアルカリ性にする。このため米飯加工業者は加圧炊飯釜を用いて115～120℃，15～30分間炊き上げ，米飯中の細菌をほとんど殺菌している。そのうえ，炊飯後に米飯を60～70℃に保った容器に移して *Bacillus* の増殖を防いで二次汚染を防止している。表8.10に米飯の *Bacillus* による変敗を示した[12]。変敗の種類は異臭，黄色斑点，赤色斑点，液状化，すえた臭い，軟化，酸臭が中心である。これら変敗原因となる *Bacillus* 芽胞は多くが原料米に由来するので，日持ちをよくするにはその汚染の少ない原料米を使用することが重要である。原料玄米には1.0×10^6/g 程度の細菌が付着している。

表8.10 米飯の *Bacillus* による変敗[12]

米飯の変敗	原因 *Bacillus*
異臭	*Geobacillus stearothermophilus*
黄色斑点	*B. subtilis*
赤色斑点	*B. subtilis*
液状化	*B. subtilis, Paenibacillus polymyxa*
すえた臭い	*B. megaterium, B. mycoides, P. marcescens*
軟化	*B. subtilis, P. polymyxa*
酸臭	*B. subtilis, B. cereus*

米飯はでんぷんが主成分で水分活性（Aw）が0.99と、細菌の増殖のみならずカビも生えやすい。カビの生えた米飯の表面は黒色か緑色をしており、特に弁当はカビの生える時間が早い。カビの種類は限られており、*Penicillium* か *Cladosporium* であるところから、汚染源は米原料と製造環境である。*Penicillium* は米原料によることが多く、*Cladosporium* では製造環境での外気導入や塵埃によることが多い。弁当および惣菜については、先述の通り現在は廃止されたが、1979年に策定された衛生規範がある。その規範では微生物の制御を中心に原料の受け入れから製品の販売までの各過程全般に取扱い等の指針を示し、卵焼き、フライ等の加熱処理をしている製品については1.0×10^5/g以下、サラダや生野菜などの未加熱処理の製品については1.0×10^6/g以下のものを使用および製造することが望ましいとされていたが、実際に調査した169検体のうち27検体（16.0％）の生菌数は1.0×10^5/g台、22検体（13.0％）が1.0×10^6/g以上であった[28]。変敗現象はシンナー臭、酸臭、異臭、ネト、糸引きの生成である。

弁当の微生物変敗を表8.11に示した[29-31]。

2015年7月に山口市内で夕方から開催されたイベントにおいて、スタッフ用として提供された弁当の一部であるカレーピラフにネトが発生しており、現地で回収・配布中止となる事態が生じた。配布された弁当の大部分は喫食されていたが、健康被害の発生は確認されず、苦情食品対応として原因究明等を行っ

表8.11 弁当の微生物変敗[29-31]

弁当	主な原材料	変敗	変敗微生物
イクラ弁当	イクラ，サケ	シンナー臭	*Wickerhamomyces anomalus*
麩弁当	麩，卵	酸臭	*Lactobacillus fructivorans*
三色弁当	茶飯，山菜	異臭	*Bacillus subtilis, B. licheniformis*
牛肉弁当	牛肉，タマネギ	酸臭	*B. cereus, Paenibacillus polymyxa*
アナゴ弁当	アナゴ，タレ	異臭	*B. pumilus, B. cereus*
ウナギ弁当	ウナギ，タレ	異臭	*B. subtilis, P. polymyxa*
幕の内弁当	卵焼き，カマボコ	ネト	*B. subtilis, B. mycoides*
折詰弁当	カマボコ，レンコン	異臭	*B. subtilis, B. cereus*
給食弁当	卵焼き，ブリ照り焼き	ネト	*B. subtilis, B. mycoides*
海苔弁当	卵焼き，フライ	糸引き	*B. subtilis, B. licheniformis*

た結果，原因菌は *Bacillus* であった[32]。

弁当の変敗しやすい温度は25～35℃であり，この温度では30～60分しか持たない。判谷ら[33]および井上ら[34]は，持ち帰り弁当（いわゆるホットフーズ）について，その細菌検査所見から2時間以内または速やかに喫食する必要があると述べている。

3） 米飯弁当に利用できる殺菌・抗菌効果のある素材

日本には桜餅，柏餅，笹餅，朴葉餅（ほうば），柿の葉餅，シソ餅，椿餅など，植物の葉で餅を包んで作られる餅菓子がある。葉の抗菌作用による保存性向上を目的とする先人の知恵である[35]。弁当の保存性向上にも抗菌効果のあるシソ，梅干し，酢，ワサビ，カラシ，レモン，コショウ，トウガラシ，ニンニクなどの素材を活用する。シソは食中毒菌の殺菌効果があるが，殺菌効果があるのは接している部分のみなので，そのまま弁当の仕切りの代わりにしたり，豚肉やベーコンで巻いて焼くと日持ち効果がある。梅干しも殺菌効果があるが，接している部分以外には殺菌効果は期待できないので，炊飯時に一緒に入れて炊き込み，炊き上がったら種を取り除いて飯に混ぜ込むとよい。カレー粉，トウガラシ，ワサビ，ショウガなどの香辛料にも殺菌効果がある。また殺菌効果が見込める

表8.12 殺菌効果のある弁当素材

弁当素材	抗菌成分	対象微生物
大葉（青シソ）	ペリルアルデヒド，リモネン，ピネン	*Staphylococccus, Salmonella*
梅干し	クエン酸，リンゴ酸，コハク酸	*Staphylococccus, Salmonella*
ワサビ	アリルイソチオシアネート	*Vibrio, Salmonella*
ショウガ	ジンゲロール，ショウガオール	*Staphylococccus, Bacillus cereus*
トウガラシ	カプサイシン	*Salmonella, Escherichia coli*
カレー粉	クルクミン	*Staphylococccus, Salmonella*
醬油	有機酸，エタノール，塩分	*Salmonella, E. coli*

塩，砂糖，醬油などの調味料を使用するレシピを選ぶ。和え物や煮物などの水分の多いレシピではゴマ，カツオ節などを加えると水分の出過ぎを防止することができる。カレー粉を加えた調味料で魚や肉に下味を付け，加熱した後にユズ，コショウ，ワサビなどを添加する方法もある。酢にも殺菌効果があるので，照り焼きに酢を入れて焼くと保存性のあるおかずになる。

表8.12に殺菌効果のある弁当素材を示した。

4） 米飯弁当の微生物変敗制御

弁当の食中毒の原因は *Staphylococcus aureus*，*Vibrio*，*Salmonella* 等の細菌であることが多く，これらの菌は20～37℃で増殖するので，保存方法に注意する。弁当に用いる野菜および果物を加熱せずに供する場合には，流水で十分洗浄し，必要に応じて次亜塩素酸ナトリウム等で殺菌した後，流水で十分すすぎ洗いを行う。次亜塩素酸ナトリウム溶液またはこれと同等の効果を有する亜塩素酸水（キノコ類を除く），亜塩素酸ナトリウム溶液（生食用野菜に限る），過酢酸製剤，次亜塩素酸水ならびに食品添加物として使用できる有機酸溶液を使用する場合，食品衛生法で規定する食品，添加物等の規格基準を遵守することが必要である[36]。また生野菜と同様，調理から盛り付けに至るまでの過程で汚染されている場合があるため，加熱調理後の二次汚染防止には製造工程の衛生管理も重要である[37]。

行商弁当はコンビニ弁当に比べて衛生指標菌の検出率が高くなり，温度負荷試験では行商弁当およびコンビニ弁当のいずれも細菌数の不適合率が上昇した

が，衛生指標菌の検出率は行商弁当はすべて上昇したのに対し，コンビニ弁当ではEscherichia coli（糞便性大腸菌群）を除いて変化が認められなかった[8]。E. coli（糞便性大腸菌群）陽性の検体のうちE. coli（大腸菌）を検出したのは13.3%であり，E. coli（大腸菌）以外の大腸菌群を同定したところ75.5%がKlebsiella pneumoniae，10.7%がRaoultella terrigena，6.8%がPantoea，そのほかEnterobacter cloacae，Cronobacter sakazakii，R. ornithinolyticaが検出され，これらは弁当の食材や未加熱の惣菜に付着していた細菌であると考えられる[7]。しかし，E. coli（糞便性大腸菌群）の検査では元来の標的であるE. coli（大腸菌）以外にも自然界に存在するKlebsiella，Enterobacter，Citrobacterなどが44℃以上の高温条件下で発育可能であるため，E. coli（糞便性大腸菌群）が必ずしも糞便汚染の最適な指標菌であるとは言えない[38]。細かい作業が必要なキャラ弁は，手でおかずに触れる回数が多いので，手指に付着するS. aureus，E. coli，調理場からの二次汚染菌であるB. subtilis，Pseudomonasに注意する。一般生菌数についての加熱調理による菌数の減少はみられるが，放冷，盛り付けの工程を経ることで汚染が進行する[7]。

また，レタスなどの葉野菜でおかずを仕切ると見た目はよいが，時間がたつと葉野菜から水分が出て，接しているほかのおかずに微生物が移る可能性があるため，シリコンカップやアルミカップを活用する。変敗制御には保冷パックや保冷剤を活用し，日の当たらない涼しい場所に置くことも大切である。

8.4.2 弁当製造工場における微生物汚染制御

弁当は原材料として使用される食材の種類も多く，その調理過程もさまざまであり，調理後の放冷，盛り付け，および盛り付け後の他の調理品や弁当容器等からの相互汚染などにより細菌の汚染を受ける機会が多い。細菌汚染の少ない衛生的な材料を使用するとともに材料の受け入れから盛り付け，包装までの各過程全般において微生物管理の適切な取扱いが必要である。原材料は目視で外観検査を行い，専用の保管庫に保管する。米を計量し，洗米，水切り後，加水，浸漬を行い，炊飯する。炊飯は加熱温度，加熱時間を設定して記録する。ほぐし，放冷は手洗いをし，使い捨て手袋を着け，洗浄消毒した器具を使用する。炊き上がってほぐし，冷却した米飯は室温25℃以下で保管し，室温20℃以

下で盛り付ける．盛り付けまたは盛り付け直後に検食用に50gを取り，ビニール袋に入れて密封し，-20℃以下で2週間以上保存する．弁当の蓋をしたら室温20℃以下で保存し，配送車内の温度が20℃以下であることを確認して配送する．また炊飯蒸らし工程がある場合は，重要管理点（critical control point：CCP）の決定に含めることとする．多くの都道府県での米飯の指導基準は，細菌数は1.0×10^5/g以下，大腸菌群数1.0×10^2/g以下，*Escherichia coli*, *Staphylococcus aureus*, *Salmonella* はいずれも陰性となっている．

　給食弁当には，色々な種類のおかずが入っているので，これらの品目の調理における殺菌工程に着目すると，以下の5つの工程に分類することができる．①加熱調理：揚げ物，焼き物等，②加熱調理，冷却：カレー，ソース類，煮物等，③加熱調理がなく洗浄殺菌のみ：生野菜等，④加熱調理，洗浄殺菌がない：漬物，冷奴，⑤炊飯のみ：米飯，である．タレ付きの肉や煮物など，水分が多く含まれるものは，すりゴマや削り節といった水分を吸収しやすい食材とともに用いる．水分が多いと *S. aureus* が増えやすくなるので，おかずの汁気は十分切り，ほかのおかずに *S. aureus* が移るのを防ぐために仕切りや盛り付けカップを活用する．生野菜や果物は水分が多いので別の容器に入れる．飯やおかずが温かいうちに盛り付けると蒸気がこもり水分となり，細菌が増殖する．生菌数については，加熱調理によって菌数の減少がみられるが，放冷，盛り付け等の工程を経るごとに汚染が進むため[7]，加熱した料理もすべて冷却してから弁当箱に詰める必要がある．しかし料理数に対して真空冷却器の台数が少なく冷却能力も低いことから，実際には食中毒菌が増殖しやすい30℃までしか品温が低下していない場合が多い．また弁当箱に1食分ずつ盛り付ける作業が必要であるため，調理後2時間以内に食べることは困難である場合も多く，過去に学校給食用の弁当給食を調理して食中毒事件を起こした業者は，社会的信頼を失って経営が困難になり，廃業に追い込まれているケースもみられる．

　S. aureus は，鼻の穴などの粘膜，傷口に存在し，鼻をこすったり傷口をさわることにより手に付着する．また，手荒れも原因となるので，日ごろの手荒れ防止のケアも重要である．都内大型店の仕出し弁当従事者を対象にしたある調査では，手指から16%，鼻前庭から17%の率で *S. aureus* が検出されており，特に鼻炎患者からは50%，手が荒れ気味の者から21%，手に傷のある者からは

42%の検出率であった。

　弁当の保存性を高めるには，調理従事者の手指，調理器具を清潔にし，冷却時間を考慮して具材に火を通し，少し濃い目の味付けにする。また，仕切りカップなどでおかずを仕切ることにより水分の移動を制限して，異なるおかずが接触することによる変敗を防止できる。持ち帰り弁当についてはその細菌学的検査の所見より2時間以内かまたは速やかに喫食する必要がある[33,34]。

　弁当のpH調整剤の微生物変敗防止について検討した結果は，以下の通りであった[39]。米飯にpH調整剤を添加する場合は，混ぜ合わせ法よりも炊き込み法のほうがpHが一定していた。また無調整弁当におけるpH域は6.0〜6.7のものが多かったが，pH調整剤を0.3％添加するとpHは5.6〜6.0の範囲に分布し，官能的にも酸味は感じなかった。細菌汚染は，無調整弁当よりpH調整剤を添加した弁当のほうが不適率は低下し，一般細菌数，大腸菌群数の増殖を抑制することができた。しかし，pH調整剤はグラム陰性細菌に対して抑制効果があるが，殺菌作用は期待できない。

　有機酸を用いて米飯を保存する方法は古くから行われてきたが，用いられる有機酸の種類により同じpHでも微生物に及ぼす効果が異なる。有機酸の中でも酢酸は米飯の各種細菌に対して最も増殖阻止効果に優れ，pH 5.0での最小増殖阻止濃度（minimum inhibitory concentration：MIC）はグラム陰性細菌に対しては0.04％，多くのグラム陽性細菌に対しては0.1〜0.5％である。しかしカビや酵母は酸性に対する耐性が強く，酢酸0.5％では増殖に影響はなく，MICは3.5〜4.0と高い。

　弁当の微生物汚染は二次汚染が多いが，特にブドウ糖からクエン酸を産生し，菌体外に放出して米飯中に蓄積する酵母として *Saccharomyces*，*Pichia*，*Debaryomyces*，*Hansenula*，*Candida*，*Torulopsis*，*Trichosporon* 等がある。酵母や乳酸菌は保存料や殺菌剤に対して抵抗力のあるものが多いため，保存料等で増殖を阻止することは困難である。そこで最近，これらの酵母や乳酸菌に極めて即効性がある食品添加物としてオゾンが注目を浴びてきた。オゾンは環境の殺菌には適していると言える。オゾンはわが国においては古くから製造用剤として既存食品添加物リストに記載され，食品およびその製造に利用されてきたが，先にもふれた通り米国においては2000年8月に食品添加物として食品お

よびその製造，貯蔵にオゾンを使用することについて米国食品医薬品局（FDA）より認可を受け，2001年6月26日に公布された．

　折詰弁当には種々の弁当があり，一様ではないが，多くのおかずを詰め合わせた製品は食材の種類も多くなり，調理や放冷，盛り付けなどの過程で調理器具，施設設備や従業者から細菌の二次汚染を受ける機会が多い．給食弁当についても同様のことが言えるが，容器が使い回しされており，洗浄不足から汚染源となる可能性がある[40]．

　また，米飯の蒸らし工程が微生物の増殖に影響を与える．蒸らしとは消火後蓋を開けずに10～15分間おいておく操作である．消火すると鍋内の温度は低下していき，特に空間部で温度低下が進み，消火時に鍋空間内にあった水蒸気の一部が蒸発していき，一部は鍋内の温度低下により冷やされて水になり，飯粒に吸着する．蒸らしを行わない飯は水っぽく芯のあるものになる．また，15分よりも長く蒸らしを続けると，鍋内の温度はさらに低下していくために水蒸気が冷やされて水になり，蓋や鍋肌に付着するが，この水分は蒸発されることがないために最終的には飯に吸収され，*Bacillus* の生育を促進することになる．

　自動炊飯器では蒸らしが終了した途端に保温に切り替わり，一見蒸らしが継続されているように見えるが，蒸らしと保温とはまったく違った操作であり，蒸らしが終了したらすぐに蓋を開けて混ぜ合わせ，余分な水分を飛ばすことが *Bacillus* の増殖を遅らせることにつながる．

　弁当工場では多くの水を使用するため，工場からの二次汚染が多い．二次汚染微生物としては乳酸菌，酵母，大腸菌群，グラム陰性細菌が多い．夏季においては夜間は冷房を切るために工場内の温度が上昇して残存微生物が増殖し，清掃後に残存した水が水蒸気として上昇する際に床の微生物も同時に上昇して舞い上がるが，上部で冷却されて落下し，この菌が二次汚染菌となる[2]．二次汚染菌による弁当の典型的な微生物変敗は米飯の酸味・酸臭であるが，乳酸菌の *Lactobacillus plantarum*, *L. brevis*, *Enterococcus faecalis*, *Leuconostoc mesenteroides* に起因している場合が多い．

第8章　米飯弁当の微生物変敗と制御

文　献

1) 農文協：ふるさとの家庭料理19　『日本のお弁当』，農文協（2003）
2) 林　順信，小林しのぶ：『駅弁学講座』，集英社（2000）
3) 権代美重子：『日本のお弁当文化』，法政大学出版局（2020）
4) 加藤文俊：『おべんとうと日本人』，草思社（2015）
5) 平　公崇：路上弁当販売に係る規制の見直し―弁当等の行商販売を届出制から許可制へ―，日本調理科学会誌，48，439-440（2015）
6) 東京都食品安全審議会検討部会：弁当に関する食品販売の規制の在り方について（中間まとめ），東京都商品安全審議会検討部会（2013）
7) 渡辺剛一：監視指導マニュアル作成に係る弁当の検査結果について，食品衛生研究，39（8），63-68（1989）
8) 上原さとみ，加藤玲，松下秀，小林真紀子，鈴木康規，樋口容子，千葉隆司，高橋由美，山本浩平，平井昭彦，仲真晶子，貞升健志，甲斐明美：都内で販売されている弁当の細菌学的調査，東京健安研セ年報，65，121-127（2014）
9) 石川弘美，小窪美代子，福島浩一，阿橋幸恵：：彩の国まごころ国体食品衛生対策における試験検査結果，埼玉県衛生研究所報，39，141-145（2005）
10) 川端里咲，柴野智之，高木順二，相田剛，市川英強：路上販売弁当製造業者の監視および収去検査について：食品衛生研究，54（5），49-52（2004）
11) 東京都中央区保健所生活衛生課食品衛生係：弁当類の細菌検査実施状況，https://www.city.chuo.lg.jp/smph/kenko/hokenzyo/syokuhineisei/gyousyoukyouka.html（2021年10月3日）
12) 内藤茂三：『食品変敗の科学―微生物的原因とその制御―』，幸書房（2020）
13) 内藤茂三：海苔製品の微生物変敗と制御，アサマパートナーニュース，175，1-3（2016）
14) 上杉剛嗣：『駅弁読本』，枻出版社（2011）
15) 山上徹：『食文化とおもてなし』，学文社（2013）
16) 喜多川守貞著，宇佐美英樹校訂：『近世風俗志（守貞謾稿）』，岩波書店（1996）
17) 岡田村雄，林　若吉：『紫草：江戸商標集』（1916）
18) 栄久庵憲司：『幕の内弁当の美学』，朝日新聞社（2000）
19) 宮川豊美，千々和富子，松下真美子，川村一男：持ち帰り弁当の細菌汚染状況について，和洋女子大学紀要（家政系編），26，13-21（1985）
20) 横田　進，大橋籐五郎，砂川精作，島野　卓，林　幸一郎：煮豆食品（真空包装）の保蔵に関する研究，日食誌，15，233-239（1968）
21) 内藤茂三：豆類加工品の微生物変敗と制御，アサマパートナーニュース，173，1-3

(2016)
22) 千　澄子：『茶懐石のおべんとう』，主婦の友社（1982）
23) 日本スポーツ振興センターホームページ：民設民営の全面委託方式での弁当給食を原因とした食中毒事件，https://www.jpnsport.go.jp/anzen/Portals/0/anzen/kenko/jyouhou/pdf/jittaichosa/h20-03.pdf
24) 市川健介他：生サラダが原因とされたチフス菌による食中毒事例—東京都，IASR，36，162-163（2015）
25) 神奈川県ホームページ：令和2年県内食中毒発生状況（2020），https://www.pref.kanagawa.jp/docs/e8z/cnt/f6576/p1223654.html
26) 前園沙織：仕出し弁当調製施設で発生した毒素原性大腸菌食中毒例について，IASR，42，107（2021）
27) 安川　章，岡田陽一，北瀬照代，福島　猛：市販弁当の細菌汚染について，生活衛生，28，13-17（1984）
28) 北瀬照代，長谷　篤，春木孝祐，杉田隆博：市販弁当細菌汚染状況，厚生の指標，48，22-27（2001）
29) 内藤茂三：米飯の微生物変敗と制御，アサマパートナーニュース，171，1-3（2016）
30) 内藤茂三：乳酸菌による食品の変敗とオゾンによる防止技術，防菌防黴，27，171-181（1999）
31) 内藤茂三：農水産加工食品の酵母による変敗と防止技術，防菌防黴，28，473-484（2000）
32) 広島県獣医師会ホームページ：大量調理された弁当に生じた異常について，http://www.hiro-vet.or.jp/_src/98878/kousyuu-9-10.pdf
33) 判谷真白，小谷光男，福井保夫，麺谷秀美，松本康右：弁当の調理結果について—いわゆるホットフーズの持ち帰り弁当について，食品衛生研究，34，187-194（1984）
34) 井上和通，西垣睦夫，江原　弘，杉野善彦他：持ち帰り弁当の実態調査，食品衛生研究，35，329-336（1985）
35) 内藤茂三：餅菓子文化と微生物，アサマパートナーニュース，199，1-3（2020）
36) 大量調理施設衛生管理マニュアル：衛食第85号の改正：平成28年10月6日付け生食発1006第1号（2016）
37) 小沼博隆：調理施設と食品製造における衛生管理に関する研究（1），食品衛生研究，49（11），41-67（1999）
38) 浅尾　務：衛生指標菌に何を求めるのか，食微誌，30（2），83-88（2013）
39) 大野悌次：米飯に使用されるpH調整剤の細菌抑制効果についての一考察，食品衛生研究，32，899-903（1982）
40) 大阪市立環境科学研究所事業年報（昭和60年度），42-43（1986）

第9章 レトルト米飯および無菌包装米飯の微生物変敗と制御

9.1 レトルト米飯の歴史と特徴

9.1.1 レトルト米飯の歴史

　レトルト食品は1958年，米国陸軍NATIC研究所とSWIFT社が共同で，軍隊に使用する食品として試験的に製造したのが始まりで，缶詰に代わる新しい携帯食糧を目指して開発されたものである。わが国では1968年にレトルト食品のカレーが商品化され，レトルト米飯としては，1969年に釜飯の素が発売されたのを皮切りに，1970年にパックライスが製品化され，釜とり飯（1972年），赤飯（1973年），白飯（1975年）などが発売された。1974年には防腐・殺菌剤である食品添加物のAF2の使用が安全性に問題があるとして禁止され，魚肉・畜肉ソーセージ，ロースハム等がレトルト殺菌されるようになり，1975年，当時の農林省がこれらの食品をレトルトパウチ食品と名づけてJAS（日本農林規格）を制定し，1977年に容器包装詰加圧加熱殺菌食品の定義と製造基準が定まった。正式名称は容器包装詰加圧加熱殺菌米飯と言い，一般的には米を気密性のある容器に入れて調理した後，加圧加熱殺菌（121℃，4分以上）した米飯類のことを指す。また，1988年にレトルトパウチ食品のJASおよび品質表示基準が全面的に改正され，その後レトルト米飯の種類も多くなり，赤飯，五目飯，ピラフ，とり釜飯，サケ飯，ウナギ飯，玄米食などが開発されている。

　レトルト食品には四方がシールされたパウチ状のレトルトパウチ食品と，トレー状の容器に詰め，蓋をシールしたレトルト容器食品がある。米飯食品のレトルトパウチ食品には赤飯，五目飯，牛飯，とり釜飯，白飯，チキンライスがあり，レトルト容器食品（パックライス）にはウナギ飯，カニ飯，ピラフ，炒

第9章　レトルト米飯および無菌包装米飯の微生物変敗と制御

表9.1　レトルト米飯の歴史

発売年	開発事項	製品
1972	パックライス	釜とり飯
1973	パックライス	赤飯
1975	パックライス	白飯
1976	パックライス	五目飯，サケ飯，ウナギ飯，玄米食
1977	パックライス	チキンライス，炒飯，ピラフ
1978	パックライス	カニ飯，炊き込み飯，混ぜ飯

飯がある。

　農林水産省の食品産業動態調査では，2019年度の生産量（レトルト米飯と無菌包装米飯の合計）が21万271トンと過去最高を記録した。2009年の11万7,892トンから10年間で1.78倍に増加し，そのうちレトルト米飯は2009年の1万9,910トンから2019年には2万7,474トンと1.37倍に，無菌包装米飯は2009年の9万7,982トンから2019年の18万2,797トンへと1.86倍に増加した。2021年のレトルト米飯の年間生産高は前年比4.3%増の23万4,064トンになり，6年連続で過去最大を更新している。またこれらのパック飯の2022年の生産量は，前年度比5％増の24万5,800トンと，過去最大になっている（日本農業新聞2023年2月12日）。

　レトルト米飯の歴史を表9.1に示した。

9.1.2　レトルト米飯の製法と包装形態

（1）　レトルト米飯の製法

　飯を容器に入れて包装した後，加圧・加熱して殺菌処理を行ったものがレトルト米飯である。通常の炊飯に近い作業で製造されるため普通の白飯よりももち米を使用した赤飯や水分の多い粥に適している。炊飯時の加水が白飯より少なく米粒のつぶれが少ないのでレトルト米飯に向いていたことから，赤飯が最初に製品として導入された。しかし次第に製品の多様化が進んで赤飯製品は少なくなり，粥や混ぜ飯が伸びている。最近では赤飯は2／3を無菌充填包装製

品が占めている[1]。

　レトルト米飯は，高温・高圧殺菌時でも，酸素が通りにくい包装材料で包装されている。どの製品も115℃，50～60分間か，120℃，20～45分間レトルト殺菌されている。このような条件で殺菌すれば，米飯を変敗させる微生物は完全に死滅するので，常温でも3か月は保存できるはずである。

　レトルト米飯は充填，密封，殺菌，冷却の工程で行われる場合が多い。洗米，水浸漬した米をスチームで連続的に蒸し，蒸し上がって米全体が粘着しているものを解きほぐし，米の粘着物を水洗した後，パウチまたはトレーに一定量詰め，シール密封し，所定の条件（レトルト米飯は包装後に高温蒸気を30～40分間当てて殺菌）でレトルト殺菌を行った後，ピンホール検知器を通して製品化する。しかしレトルト米飯を製造するには多くの従業員が必要であるため，製造法と製造ラインを工夫して，炊き上げた米飯類をパウチやトレーに充填してレトルト殺菌する炊き上げ方式（一貫して製造できる）と，加圧加熱蒸気処理した生米を直接容器に充填した後に水や調味料を入れ，レトルト殺菌する中間方式が開発され，実用化している。

　中間方式は洗米，水浸漬した米をスチームで連続的に蒸し，なかば蒸し上がり，米自体が粘着しているものをときほぐして米の粘着物を水洗した後，計量包装し，パウチまたはトレーに詰めてシール密封し，所定の条件でレトルト殺菌を行った後，ピンホール検知器を通して製品化する。白飯になってしまうと計量，包装の工程，米飯の付着性や米粒のつぶれなどから，操作が非常に困難になるため，米飯を包装してレトルト処理を行うよりも蒸し米を使用し，レトルト処理時に最終炊き上げと殺菌を兼ねる方式が作業性の点で優れている。しかし，米飯粒がやや大きめとなったり，粘りが失われやすい欠点があり，浸漬米の水切り条件，蒸し米に吸水する時の温度条件が大切になる。また生米をパウチ内に水封し，レトルトで炊飯と殺菌を兼ねようとすると米飯が硬くボロボロ状の上層とグチャついた下層に分かれ，物性の異なる部分が混在するので密封せずにパウチ内で炊飯してから，パウチ開口部をシールしてレトルト殺菌を行う[2]。

　パウチに生米と水を入れ，リテーナーにセットして，水とグリセリンの混合液で連続的に高温殺菌する方法も採用されている。従来のレトルト米飯とは炊飯

表9.2　レトルト米飯の製造方法と殺菌方法

製造方法	殺菌方法
容器詰調理飯の加圧加熱法	加圧加熱殺菌内殺菌炊飯
容器内レトルト釜内炊飯製法	レトルト釜内殺菌炊飯
超高圧殺菌処理併用製法	加圧前処理超高圧処理
個食トレーレトルト釜内炊飯製法	レトルト釜殺菌炊飯
個食トレー微圧リテーナ内炊飯製法	微圧蒸気殺菌炊飯

とパッキングの順序が逆になっている。その装置により，パウチ粥や白飯が製造されている。

レトルト米飯の製造方法と殺菌方法を表9.2に示した。

レトルト米飯の最初の製品は赤飯である。後に白飯，混ぜ飯，粥なども製品化されたが，蒸気による予備加熱と加水，パウチ後の加圧・加熱という製造工程は白飯としては理想的ではなく，赤飯（もち米を含む）や粥（水分を多く含む）に適していた。以下に具体的な赤飯の製造工程を紹介する。

レトルト赤飯は，原料米の水浸漬時間，小豆の煮汁による着色状態，包装時の脱気状態，レトルト殺菌温度と時間などによって品質が左右される[3]。蒸し上がった赤飯は計量して脱気包装し，レトルト殺菌する。レトルト殺菌条件は120℃，25分間が普通であるが，赤飯にレトルト臭が付くのを防止するために115℃，50分間殺菌とする場合もある。また，前処理した赤飯をパウチ状のナイロン/ポリプロピレンの包装資材に入れてヒートシールをし，加熱熱水温度120℃でF値4にするための加熱時間は20分である。

レトルト赤飯の製造工程を図9.1に示した[4]。

（2）　レトルト米飯の包装形態

米飯袋詰方式は米飯の粘着性や塊りになる性質から一定量秤量する精度の保持，あるいはパウチやトレーに入れる作業性に課題がある。また，生米袋詰方式は秤量の精度，作業性の向上を図れるが，袋内の米飯水分の均一性などの品質むらに課題がある。

9.1 レトルト米飯の歴史と特徴

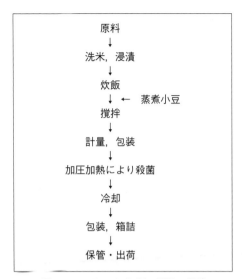

図9.1 レトルト赤飯の製造工程[4]

　レトルト米飯の包装形態にはパウチ（透明，アルミ箔）とトレーの2種類がある。透明パウチにはナイロン/ポリプロピレン，ポリエステルが，アルミ箔パウチにはポリエステル/アルミ箔/ポリオレフィンが用いられている[5]。トレー状のものにはポリプロピレン単体の容器とアルミ箔容器（外面保護膜/アルミ箔/ポリプロピレン）がある。

　透明パウチは内容物が見えるので好まれるが，レトルト殺菌中に酸素が透過するため，チキンライスやピラフには一般の透明パウチを使用することができなかった。しかし，バリヤー性に優れ，特に高温・高圧殺菌している間でも酸素を通しにくい塩化ビニリデンフィルムとエチレンビニルアルコールの共重合体フィルムが開発され，米飯類に用いられるようになった。

　また，米飯の微生物の資化程度によって内容物のpHが低下するのが一般的であるが，pHの低下がなく米飯の軟化のみが起こる場合がある。透明パウチを使用した場合は，細菌の増殖による外観の異常が判別できる。正常状態では澄んでいなければならないものが濁っていたり，白い沈殿物が底に付着していることで変敗が判明することがある。

電子レンジ向けの赤飯などは，ポリプロピレン/塩化ビニリデンまたはエチレン-ビニルアルコール共重合体/ポリプロピレンの容器に密封されてレトルト殺菌されている。粥などは，ポリエステル/ナイロン/アルミ箔/無延伸ポリプロピレンのスタンディングパウチに詰められてレトルト殺菌されている。特に脂肪を多く含む米飯類はバリヤー性のある包装材料を使う必要がある。

(3) レトルトの加熱殺菌対象となる微生物

レトルトによる適正な加熱殺菌はレトルト温度と包装米飯の受ける熱効果によって決定される。包装米飯はレトルト内で容器の外部より加熱されるため，熱伝導の一番遅い部分の温度をできるだけ早く上昇させる必要がある。レトルト米飯殺菌中における熱伝導に影響する要因には，包装米飯の形態，容器の大きさ，殺菌開始時の品温，レトルトの温度，撹拌の有無があげられる[5]。一般的には包装米飯は少なくとも110℃以上の温度で120℃，4分間相当の加熱殺菌が施されている。

レトルト米飯の加熱殺菌の対象となる微生物は細菌，酵母，カビである。カビの中には有性胞子を形成するものがあり，耐熱性を有する。有性胞子を形成するカビは *Byssochlamys*, *Neosartorya*, *Eupenicillium*, *Talaromyces* などがあり，これらを殺菌するには90～95℃で10分間以上の加熱が必要である。細菌では芽胞を形成する *Bacillus*, *Clostridium*, *Desulfotomaculum* が中心である。

9.1.3 レトルト米飯の特徴

レトルト米飯には赤飯，白飯，五目飯，粥などがあり，微生物が完全に殺菌されているため，長期間常温で保存できるという特徴を持っている。缶詰食品やレトルト包装食品は，食品を容器に充填した後，脱気，密封して加熱殺菌が行われる。この加熱処理によって当該食品中の変敗原因微生物が殺滅され，商業的無菌性が確保されて長期保存できるようになる。缶詰食品は食品衛生の見地から，pH 4.6を境に低酸性食品と酸性食品に分類され，これは耐熱性 *Clostridium boturinum* の発育最低 pH が4.6であることに基づいている。低酸性食品は *C. boturinum* や変敗原因となる耐熱性細菌芽胞を殺滅するために高温の加圧加熱殺菌を必要とするが，酸性食品では一般に無芽胞細菌や酵母，カビ等

を対象にした穏やかな加熱殺菌方法が取られる。

レトルト米飯の微生物的変敗には食品の特性，加熱殺菌，変敗原因，変敗微生物，原材料と製造工程等の衛生管理等，多くの要因が関連している。レトルト米飯は中身を詰めてから，袋内の空気を極力抜き，密封した後，加熱を行い袋内を殺菌している。微生物による変敗がなければ缶詰は2～3年，透明なレトルトパウチ食品は6か月～1年，レトルトパウチ食品は1～2年の保存が可能である。レトルト米飯は製造から1年前後の保存が一般的である[6]。

レトルト米飯の長所は保存性，簡便性，利便性に優れ，手ごろな価格であり，無菌化包装米飯と比べ常温保存，長期保存が可能であり，湯煎調理でも電子レンジでも調理できてすぐに食べられることである。欠点としては高温加熱殺菌によるレトルト臭やレトルト焼け，着色，米粒のブロッキングやほぐれの悪さなどがあげられている。このため，レトルト米飯の製造工程には蒸したもち米または炊き上げた米飯を袋詰した後に殺菌処理する方法と，生米，小豆等を袋詰しておいて炊飯と殺菌処理を行うという2つの方法がある。前者の米飯袋詰方式は米飯の上記のレトルト炊飯米飯の欠点以外に粘着性や塊になる性質から，一定量を秤量する精度の保持，あるいは袋詰の作業性に問題がある。一方，生米の袋詰方式は秤量の精度，作業性の向上は図れるが，袋内の水分の均一性等，品質むらに問題がある。現在ではこれらの問題についてそれぞれ工夫をこらした対応がなされている。

9.2　レトルト米飯と微生物

9.2.1　レトルト米飯の微生物による変敗様式

（1）　レトルト米飯の酸性型変敗

レトルト米飯は内容物が見えないため，変敗の徴候は袋や容器の膨張などの外観の変化から知ることが多い。内容物の異常は米飯の粘度の低下，外観や臭いにより知ることができる。

酸性型変敗とは袋や容器にほとんど変化がないにもかかわらず，内容物が酸性になる変敗を言う。通常，内容物のpHは4.8以下に低下する。変敗の有無

は開缶または開封しなければ発見できない。主な変敗原因菌には *Bacillus coagulans*, *Geobacillus stearothermophilus* がある。このうち *B. coagulans* は30～40℃で生育するが *G. stearothermophilus* は45～55℃で生育し，30℃では生育が遅い。発育に伴い乳酸が生成されるために酸性になる。

レトルト五目飯が保存中に初発 pH 6.1から5.3に低下した原因菌は *B. subtilis*, *B. licheniformis* であり，レトルト白飯が保存中に初発 pH 6.2から5.3に低下した原因菌は *B. circulans* であった。また，レトルトとり飯が保存中の初発 pH 6.1が4.6に低下したのは *Termoanaerobacterium thermosaccharolyticum* であった。

小袋詰ストレートスープの混濁および pH 低下の原因である *B. circulans* は40～50℃で良好に生育し，耐熱性は100℃における D 値（p.422参照）が4.0である[7]。本菌はレトルト米飯からも pH 低下および異臭生成菌として分離されている。また加温販売するミルクコーヒー，しるこ等の飲料缶詰で非膨張型変敗を起こす酸敗原因菌として古くから知られている *G. stearothermophilus*, *Moorella thermoacetica* は，レトルト五目飯，レトルトカレーからも pH 低下および異臭生成菌として検出されている。*M. thermoacetica* は高温性細菌で少量の酢酸を生成する。

レトルト食品の pH が低下する現象以外に製品の品質変化が官能的に認められない場合もある。これは乾燥キノコに付着した *B. coagulans* に由来するレトルトキノコ飯の変敗である[8]。この変敗が生じても正常品と外観はまったく変わらないが，缶の場合は打検棒で缶の蓋や底を叩くと音響に異常を検知できる。これを音響不良缶と呼んでいる。またレトルト米飯は *B. coagulans* によりでんぷんが分解されて液化することもある。

表9.3にレトルト米飯の酸性型変敗の原因菌を示した。

（2） レトルト米飯のガス発生型変敗

レトルト米飯の膨張は，袋内で発生したガスによるものである。レトルト米飯の密封が損なわれたり殺菌が不良であった場合に袋内で微生物が繁殖し，ガスを発生させる。また，レトルトパウチ米飯では包装袋のアルミニウムと内容物の酸が反応して水素を発生することによる膨張もある。

表9.3 レトルト米飯の酸性型変敗原因菌

原因微生物	変敗様式	pHの変化	米飯
Bacillus coagulans	液化，異臭，酸敗，混濁	6.2→5.2	カニ飯，キノコ飯
Geobacillus stearothermophilus	酸敗，異臭，混濁	6.1→5.6	五目飯，赤飯
Bacillus circulans	混濁，異臭	6.2→5.3	赤飯，おこわ
Moorella thermoacetica	酸敗，異臭	6.2→5.2	キノコ飯，赤飯
Thermoanaerobacterium thermosaccharolyticum	酸敗，混濁	6.1→4.6	アサリ飯，おこわ
B. subtilis	混濁，異臭，液化	6.1→5.3	五目飯，白飯
B. licheniformis	異臭，混濁	6.1〜5.3	混ぜ飯，炒飯

　酸性レトルト米飯の微生物によるガス発生変敗としては *Clostridium pasteurianum* がよく知られてきた。嫌気性酪酸菌の *C. pasteurianum* および *C. butyricum* は，pH 4.0付近のレトルトキノコ飯やレトルト野菜米飯の変敗原因菌で，時には袋が破裂することもある。中温性細菌であるが35℃で発育しない株もある。酸性レトルト炊飯米飯のガス発生変敗では，*Thermoanaerobacterium thermosaccharolyticum*，*C. pasteurianum*，*C. butyricum* の3種の酪酸菌が主原因である場合が多い。これらの酪酸菌と *Bacillus* が混在するとガス発生が促進される。特に，レトルトキノコ飯で増殖が速い *Paenibacillus polymyxa* が混在するとガス発生が促進される。これは *P. polymyxa* が好気性または通性嫌気性の有芽胞菌でありながら増殖に伴いガス（炭酸ガス）を産生するためである。酪酸を生成するために内容物には酪酸臭がある[9]。

　C. sporogenes はレトルト米飯を分解して変敗臭を生成する細菌で，最低増殖pHは5.0，最低増殖水分活性（Aw）は0.96であり，殺菌には121℃で4〜6分の加熱が必要である。

　レトルト五目飯では *Thermoanaerobacterium* による膨張変敗が生じることがある。また中温性細菌の *Sporolactobacillus inulinus* もレトルト五目飯の変敗原因菌であり，ガス発生型変敗を引き起こす。内容物中のクエン酸が発育に伴い消費されるために通常pH 3.5付近の製品がpH 4.0付近まで上昇し，乳酸

表9.4 レトルト米飯のガス発生型変敗原因菌

原因微生物	変敗様式	米飯
Clostridium pasteurianum	混濁，膨張	キノコ飯
Thermoanaerobacterium thermosaccharolyticum	異臭，酸敗，膨張	五目飯
Thermoanaerobacter manthanii	酸敗，膨張	五目飯
C. butyricum	異臭，酸敗，膨張	赤飯
Sporolactobacillus inulinus	酸敗，混濁，異臭，膨張	キノコ飯

と少量の酢酸が生成される。

表9.4にレトルト米飯のガス発生型変敗原因菌を示した。

(3) レトルト米飯の液化型変敗

レトルト米飯中に微生物が発育しても食品の種類によっては容器の外観や内容物の状態に顕著な異常が認められない変敗も多く，莫大な損害を招くことが多い。

レトルト米飯の液化変敗現象が業務用レトルト炊飯米飯で発生した。殺菌は120℃，55分間行っている。液化製品は夏季において製造30日後に発生した。35℃で14日保存では異常なしであった。正常品のpHは5.22，液化品のpHは5.34であった。原因菌としては *B. subtilis*, *B. licheniformis* が知られている。レトルト白飯の液化変敗現象は35℃，14日間保存後に生成する場合もある。原因菌は *B. subtilis*, *B. licheniformis*, *B. coagulans* であり，これらの微生物は顕著な α-アミラーゼを産生して流通段階で液化する。これらの菌はレトルトチキンライスをはじめ低酸性食品の変敗原因菌であるが，特にレトルト五目飯の原因菌となる。本菌の場合は通常，膨張しないことが多い。しかし菌の生育によってはガスの発生は少なく，内容物の状態としてはレトルトキノコ飯やレトルト五目飯では亀裂，萎縮，離水，液化が生じる。レトルトカレー等のように多くの小麦粉を含む食品ではでんぷんが分解され粘度低下を生じる。特に業務用の製品では液化の現象が多い。またレトルト米飯のでんぷんも分解されて液状になる。これらの微生物の最低増殖pHは4.5〜5.0，最低増殖Awは9.0

9.2 レトルト米飯と微生物

表9.5 レトルト米飯の液化型変敗原因菌[10]

原因微生物	変敗様式	米飯
Bacillus subtilis	異臭，液化	粥，雑炊，五目飯，白飯
B. licheniformis	異臭，液化	粥，雑炊，五目飯
Geobacillus stearothermophilus	異臭，チジミ	キノコ飯
Paenibaillus polymyxa	異臭，酸敗，液化	赤飯，おこわ
Clostridium tyrobutyricum	異臭，酸敗，液化	五目飯

であり，有芽胞細菌の中では最も低く，殺菌には121℃で1～3分間の加熱が必要である。

このように，*B. subtilis*，*B. licheniformis* はレトルト米飯の典型的な液化変敗を引き起こす。

表9.5にレトルト米飯の液化型変敗の原因菌を示した[10]。

また，米のペクチン物質は加熱により分解されて米の膨潤や液化を生じ，液化を助けている場合がある。米の総ペクチン含有量は0.44%であり，不溶性ペクチン含有量は0.22%である。米を水浸漬した場合の不溶性ペクチンの分解終了時間は2時間で，米のペクチン物質は炊飯中分解を続けるが加熱終了と同時に分解が終了する[11]。放冷してもペクチン物質の変化はない。レトルト米飯の液化の原因のひとつに米飯の加熱の延長に伴うペクチン物質の分解があり，微生物の生育を促進する場合がある。

（4） レトルト米飯の不完全密封

レトルト米飯の袋内に酸素が存在することは好ましくなく，これを排除する手段として米飯の品温を高めて充填する熱函充填が行われている。この際，湯気がシール面に凝縮して水滴となり，密封操作によってシール面に気泡が生成する。この気泡は条件により粗大化，あるいは連続化して密封性が阻害され，微生物に汚染される場合がある。この場合は2回加熱，1回冷却器を密封機に導入する。

レトルト米飯の一部商品に，加圧加熱殺菌処理がされていないものがあるこ

とが判明して回収された例もある。レトルト米飯で袋が膨張している商品が発見されたもので，レトルトパウチ袋の外観や袋内面の米飯の沈着状況から，これらの商品は加圧加熱殺菌未処理が原因であった。対策として加圧加熱殺菌前の製品の混入を発生させないため，小箱包装機等の調整には必ずダミー商品を用いることとしている。また表面に開いた1mm程度のピンホールによりパウチが膨張して異臭が生成して変敗する例も多くみられた。微生物により発生したガス圧により内容物がパウチ表面の1mmの穴を塞いだ結果，袋が膨張する。これらの膨張変敗は，ほとんどが *Bacillus* と *Clostridium* の共同作用により発生する。その主要原因菌の区別は開封時の臭気で判別が可能で，有機酸臭が強ければ *Clostridium* が主体の膨張である。初発菌数が多いと，加圧加熱殺菌処理を行っていてもわずかであるが膨張する場合がある。原因菌は *Bacillus* 属では *B. subtilis*，*B. licheniformis*，*B. coagulans*，*Clostridium* 属では *Termoanaerobacterium Thermosaccharolyticum* が多い。

レトルトパウチの材料であるラミネートフィルムは2～4層になっているが，透明フィルムは2層，不透明フィルムはアルミ箔を含む3～4層のものが多く，ピンホールはレトルト米飯を製造する際に袋表面を傷つけたことによる場合が多い。二次汚染に対する袋のピンホールについて試験した結果では，殺菌棚に袋を置く際に慎重な作業を行った場合の変敗率は0.06％であったが，乱暴に作業を行った場合は0.27％と，差があったと報告されている[12]。ピンホールは保管，輸送および店頭での取り扱いにおいても生成することがある。

また，*Clostridium boturinum* は米飯のpHを4.9以下にし，パウチ，カップ容器内のヘッドスペース中の酸素濃度を5％以上に保持すると生育できない[13]。

9.2.2 レトルト米飯と *Bacillus*

（1）原料米由来の *Bacillus*

レトルト米飯の変敗の原因となる *Bacillus* 芽胞は多くが原料米に由来するので，日持ちのよいレトルト米飯を製造するにはその汚染の少ない原料米を使用する必要がある。新米時には *Pseudomonas* や *Micrococcus* が中心で，もみ殻と玄米の間には *Pseudomonas* が生息している。玄米の微生物数は1.0×10^6

〜$1.0×10^8$/g であるが，玄米を貯蔵後に精米する時に多くの微生物が瞬間的な高温で死滅する。また，洗米時にも洗い流され，たとえ一部が残存しても炊飯時に死滅する。米の表面の糠成分には耐熱性芽胞菌も含まれるが，耐熱性の強いものは多くなく，精米や洗米することにより減少するため，Bacillus 芽胞のように高い環境耐性を持った微生物のみが白米上に残存することになる。

このように最初は Pseudomonas や Micrococcus が大部分であるが，菌叢は貯蔵中に変化し，翌年の梅雨期には Bacillus が優占するようになる。原料米から検出される Bacillus は B. subtilis, B. coagulans, B. licheniformis, B. cereus である。特に B. subtilis, B. coagulans は耐熱性が高く，米飯類の変敗の原因になる。Bacillus の占める割合は貯蔵条件（温度など）によって大きく左右されるので，貯蔵状態の良否を確認するために玄米の発芽率が調べられている。発芽率が80％以上の米には Bacillus が少なく，50％以下では汚染率が高い。また Bacillus は主に玄米の表皮に付着しているので，精白の程度によっても菌数は異なり，精白率89％以下で激減する。

（2） Bacillus によるレトルト米飯の変敗と制御

米飯はでんぷんを主成分とし，水分含量が多いので変敗を起こしやすい。20〜30℃の温度で米飯を保存すると，すえた臭いが出て pH が低下するようになり，米粒が軟化し溶解することは経験的によく知られている。米飯の成分組成はでんぷんを主体としたものであり，100℃で炊き上げるため変敗に関与する微生物は，好気性の耐熱性芽胞菌である Bacillus がほとんどである。しかし，米飯の水分含量が少ない時，および空気の乾燥した場所に保存して，Bacillus の増殖が遅れる時，または内部のみ変敗する時はカビによる変敗が見られることもある。米飯の変敗には炊飯後に空気中や器具から混入する二次汚染菌の影響も考えられるが，釜の蓋を開放せずそのまま保存すると変敗が遅れる点から，むしろ釜に付着して生残していた Bacillus 芽胞が変敗原因菌として重要であると言われている。種々の観点から米飯の変敗を考えてみると，衛生的な工場で生産された米飯の変敗原因菌はほとんどが Bacillus であると考えられる。その主な理由は上記で述べた以外に，米飯は水分含量が多いために酸化還元電位が高く，Clostridium などの嫌気性耐熱性芽胞菌が増殖する可能性は極めて

低いことがあげられる。*Bacillus* の中でもでんぷんを加水分解できない菌種は単独では米飯にほとんど影響を与えない。

米飯は *Bacillus* の α-アミラーゼによって加水分解されて軟化する際に特有のすえた臭気を発生し，酸性化する場合が多い。*B. pumilus*，*B. cereus* の特異株のみは米飯をアルカリ性にする。このためレトルト米飯は115〜120℃，15〜30分間処理して米飯中の細菌をほとんど殺菌している。

（3） *Bacillus* 芽胞の耐熱性

細菌の耐熱性を示す指標としてD値が用いられる。D値とは，ある一定の熱処理を行った場合，菌数を1/10に減少させるのに要する時間やエネルギーのことで，D値が大きいほど細菌はその処理に対する抵抗性が高いことを示している。*Bacillus* 芽胞は栄養細胞よりも種々の熱損傷に対して抵抗性を保持している。

また，*Bacillus* 芽胞の100℃における耐熱性についてのD値を表9.6に示した[14]。このように同じ *Bacillus* であっても菌株の違いにより耐熱性も異なる。湿熱による各種芽胞の死滅時間を表9.7に，また乾熱による各種芽胞の死滅時間を表9.8に示した[15]。しかし，どのような条件で耐熱性を調べたかが問題であって，*B. subtilis* の芽胞を数回遠心分離法で洗浄した後，蒸留水に浮遊して加熱し，普通寒天培地で集落を作らせた場合，90℃，30分間加熱で約9％が死滅する[16]。

代表的な耐熱性細菌である *B. coagulans* は pH 4.5以下の酸性食品，*Geobacillus stearothermophilus* は pH 4.6以上の低酸性食品中のフラットサワー型変敗原因菌として知られている。フラットサワー型変敗とは，容器の外観に異常が認められないにもかかわらず，内容物が酸っぱくなる変敗である。この種の変敗は開封してはじめて変敗に気づくことが多い。また，*G. stearothermophilus* は最も高い耐熱性を示すことから，通常，高圧蒸気滅菌用の指標菌として用いられている。一般に芽胞は乾燥状態では高い抵抗性を発揮する。米飯は115℃，50〜60分間，または120℃，20〜30分間レトルト殺菌されるので室温で3か月保存することが可能である。*Vibrio marinus* は22〜23℃，*Staphylococcus aureus* は45〜46℃，*G. stearothermophilus* は栄養細胞で70℃またはそれ以上の温度

9.2 レトルト米飯と微生物

表9.6 100℃における Bacillus 芽胞のD値[14]

微生物	D値$_{100℃}$（分）
Geobacillus stearothermophilus IAM 12043	339
G. stearothermophilus IAM 1001	46.8
Bacillus coagulans IAM 1194	4.79
B. subtilis IAM 12118	0.85
B. licheniformis IAM 13417	1.02
B. megaterium IAM 1166	0.19

表9.7 湿熱による各種芽胞の死滅時間[15]

微生物	各温度における死滅時間（分）							
	100℃	105℃	110℃	115℃	120℃	125℃	130℃	135℃
B. anthracis	2〜15	5〜10	—	—	—	—	—	—
B. subtilis	長時間	—	—	40	—	—	—	—
腐生性嫌気性菌	780	170	41	15	5.6	—	—	—
C. tetani	5〜90	5〜25	—	—	—	—	—	—
C. perfringens	5〜45	5〜27	10〜15	4	1	—	—	—
C. boturinum	300〜530	40〜120	32〜90	10〜40	4〜20	—	—	—
土壌細菌	長時間	420	120	15	6〜30	4	—	1.5〜10
好熱細菌	—	400	100〜300	40〜110	11〜35	3.9〜8.0	3.5	1
C. sporogenes	150	45	12	—	—	—	—	—

表9.8 乾熱による各種芽胞の死滅時間[15]

微生物	各温度における死滅時間（分）						
	120℃	130℃	140℃	150℃	160℃	170℃	180℃
Bacillus anthracis	—	—	〜180	60〜120	9〜90	—	3
Clostridium tetani	—	20〜40	5〜15	30	12	5	1
C. perfringens	50	15〜30	5	—	—	—	—
C. boturinum	120	60	15〜60	25	20〜25	1〜15	5〜10
土壌胞子	—	—	—	180	20〜25	10〜15	15

で死滅が始まる[5]。*Bacillus* 芽胞が油の中でも極めて高い熱抵抗性を示すことは，レトルト米飯の加熱処理において大きなマイナス要因になる。炒飯など表面を油でコーティングしてからレトルト殺菌をする場合，表面の微生物が油に巻き込まれて耐熱性を獲得することがあるためである。

(4) *Bacillus* 芽胞の耐熱性機構

芽胞に耐熱性のあることは芽胞内の主要な酵素そのもの，あるいは酵素の存在する core（芽胞の中心部の領域）が熱による傷害に耐えうる機構を備えていることにほかならない。

芽胞は，exosporium（外皮膜）のあるものと，ないものとに大別される。Exosporium のあるものとしては *B. cereus* や *B. anthracis* が，ないものとしては *B. subtilis* や *B. megaterium* が代表的である。したがって，exosporium が耐熱性に無関係であることは，これらの微生物の芽胞が一様に耐熱性を持っていることからも明らかである。

酵素そのものの耐熱性は一部のものに認められるにすぎないので，core の耐熱性の機構のみが問題となる[14]。

Core が脱水状態にあれば加熱によるタンパク質変性に耐えうるところから，core の脱水状態が成立するための仮説がいくつか提唱された。しかしそれらには実証されねばならない問題点が多く残っている。

Cortex（皮質）の形成に伴う core の脱水を論じた仮説のほか，core の構造は Ca-DPA（ジピコリン酸）のキレートを中心にした膠質（ゲル）によって安定しているという，core の物理化学的性状についての仮説，さらに一部の芽胞酵素そのものが耐熱性であるという事実を含め，いずれを取ってもそれのみで完全に芽胞の耐熱性の本態を説明しつくせるものではない[16]。

Core は芽胞の発芽後，生育期を経て栄養細胞へと成長する部分である。この部分には芽胞の生命を左右する重要な各種酵素を始めとする高分子物質の存在があり，芽胞の耐熱性の機構はこれらの重要物質を加熱による変性から防ぐことにある。芽胞が脱水状態にあることは耐熱性の本態であるという考え方は古くからあった。しかし，芽胞は必ずしも脱水状態ではないという考え方が示されている。いずれにしても，乾燥まではいかなくても自由水の少ない状態に

あるタンパク質は，熱変性に抵抗性がある。

芽胞の spore coat（芽胞殻）は外層と内層の 2 層からなり，内層はラメラ構造をしている。Exosporium のあるものでは，内・外層ともその厚さは薄い。Spore coat の化学的組成は主としてタンパク質よりなり，芽胞の乾燥重量の 30～60% を占め，そのほか炭水化物や脂質も存在している。

B. subtilis 芽胞の spore coat と core に挟まれた cortex 部分はペプチドグリカンであり，これは栄養細胞の cell wall（細胞壁）のものと極めて類似している。また cell wall に認められる teichoic acid（タイコ酸）は認められない。この cortex の化学物質が芽胞の耐熱性と無関係であることは，一般細菌の cell wall の化学構造が極めてよく似たペプチドグリカンであるにもかかわらず，まったく熱に対して抵抗性がないことからも明らかである。

芽胞の耐熱性の機構に関しては以下 3 点が考えられる[16]。
①芽胞の形態の中に熱の浸透を防ぐ機構がある。
②芽胞の細胞質である core が加熱に耐えうる物理化学的構造を有する。
③酵素タンパク質自体が加熱の傷害に耐えうる性質を持っている。

9.2.3 レトルト米飯の変敗微生物

（1） レトルト米飯の食中毒菌と制御

Clostridium botulinum はレトルト米飯のような酸素の少ない密閉状態で増殖して毒素を作る。*C. botulinum* による食中毒は米飯の pH を4.9以下にすることで低減されるが，カップ容器内のヘッドスペース中の酸素濃度もリスクの大きさに影響している[17]。このためレトルト米飯は120℃，4 分間または同等の方法で加熱する必要がある。また，冷蔵庫に保存することも対策のひとつである。

容器包装詰低酸性食品の *C. botulinum* による食中毒に対するリスク評価を行うため *C. botulinum* の汚染状況を検査し，芽胞の添加試験を行った[17]。アルミ容器，半透明容器および透明容器で包装した食品に芽胞を添加したところ，透明容器にも *Clostridium* の生育が認められた。

工場で炊飯された米飯の食中毒リスクはほとんどが *Staphylococcus aureus*

であるが，レトルト米飯の場合は本菌による食中毒は少ない。レトルト米飯の食中毒の可能性があるのは *Bacillus cereus* で，嘔吐型食中毒と下痢型食中毒がある。この食中毒の病原因子は本菌の産生する毒素であるが，嘔吐型食中毒が多いのは，嘔吐型毒素のほうが下痢型毒素より熱や消化酵素で分解しにくいためである。米飯のpHを5.0以下にすれば原料米の *B. subtilis* の耐熱性を低下させることができる[13]ため，レトルト米飯のpH調整剤としてグルコン酸，乳酸，クエン酸が用いられている。105℃で40分間以上，110℃で15分間以上の加熱で制御が可能である。

　レトルト米飯の内容量は150～200gが中心で，少ないもので130g，多いものでは300gあるが，食中毒を制御するには食べきることが前提である。

（2）　レトルト米飯の製造工程での微生物汚染

　米飯工場では多くの水を使用するので工場からの二次汚染が多い。工場洗浄後の水により，残存微生物が増殖する。二次汚染微生物としては乳酸菌，酵母，大腸菌群，グラム陰性細菌が多い。夏季においては夜間は冷房を切るために工場の温度が上昇し，清掃後に残存した水が水蒸気として上昇する。その際に床の微生物も同時に上昇して舞い上がり，上部で冷却されて落下した菌が二次汚染菌として工場を汚染する[18]。

　レトルト米飯は常温で長期間保存することができるので保存料，殺菌料を使用できないことが食品衛生法で定められている。わが国でレトルト米飯の生産が開始されたのは1973年で，まず赤飯，次いでおこわ，白飯，粥が製品化されたが，現在，レトルト米飯の主力製品は5分粥（米1：水10）であり，9割を占めている。このためレトルト炊飯米飯の変敗は大部分がレトルト粥である。レトルト粥の品質は使用原料である米と水によって左右されている。したがって良質な水を大量に確保できることがレトルト粥の工場立地の条件になる。

　レトルト粥は米や麦などを水で軟らかく煮てパウチにしたものであるが，保存状況によっては耐熱性芽胞菌である *B. subtilis* が増殖して異臭が発生したり液化することがあるため，粘度や米の膨潤を考えた場合，酸味を少し感じるpHで，できるだけ高めのpH 5.0～5.5程度に調整することにより *B. subtilis* の増殖を阻止することができる。

また，pH 4.6以下のレトルト粥を室温に貯蔵しておくと，1か月程度で米粒が白くなることがある[19]。レトルト粥のpHを6.1〜6.2から5.0〜5.5にすると熱抵抗性は著しく小さくなるが，その程度は菌種や使用する酸の種類により異なる。

レトルト米飯の生産は電子レンジ食品の普及とともに伸び，袋物だけではなく成形容器に入った含気レトルト製品も開発されている。しかし，加圧下で高温殺菌するので風味が劣化することや多少色が付くことなど，品質面から見て課題があり，無菌充填米飯の普及とともに生産が伸び悩んでいる。

レトルト米飯の賞味期限は現在，12〜15か月であり，一般に小売段階では製造から4か月を目安に販売されている[20]。

フラットサワー型変敗原因菌は通常，工場設備の原料処理中に混入する場合が多いが，もとは砂糖，でんぷん，土壌に由来し，主に低酸缶詰で変敗が起こる。フラットサワー型変敗を起こしたレトルトコーンスープ，レトルトコーンビーフ，レトルトカレー，牛肉すき焼および流動食の缶詰から B. coagulans が検出され，原因菌とされた。これらの菌の芽胞は耐熱性が極めて高く，0.01 M リン酸緩衝液（pH 7.0）中では121℃におけるD値が1.4〜1.6分，Z値（p.439参照）は7.2〜7.8であった[21]。

（3） レトルト米飯の変敗微生物制御

レトルト米飯はでんぷんを主成分とし水分を65%程度含有する食品であり，炊き上げて気温30〜35℃の条件下におくと微生物変敗を起こしやすく，すえた臭気が発生し，糸を引くようになり，軟化・溶解する。レトルト米飯の微生物による変敗原因は，殺菌前に細菌が発育して菌数が多い，殺菌不足，殺菌後の二次汚染，高温性細菌の増殖などである。初期変敗は，レトルトパウチに内容物を充填した後，レトルト殺菌前に長時間放置された場合に起きる。高温性細菌のタンパク質分解，でんぷん分解，脱窒素活性は中温性細菌の7〜14倍である[22]。

米の耐熱性芽胞菌数は$1.0 \times 10^3 \sim 1.0 \times 10^4$/gで，B. coagulans と B. subtilis が中心である。

米飯は100℃で炊き上げるために，炊飯直後の細菌数，すなわち耐熱性芽胞

菌である Bacillus 芽胞は $1.0×10^2$〜$1.0×10^3/g$ であるが，放置温度が50℃以下になれば15時間後ぐらいから増殖し，放置温度が30℃であれば12時間で$1.0×10^7$〜$1.0×10^8/g$ となる。釜の蓋を開放しなければ微生物の増殖速度が抑制されることから，炊飯後に空中より落下する Micrococcus, Pseudomonas, グラム陰性細菌，酵母，カビの影響も考えられるが，変敗した米飯を検討してみると，その原因菌は圧倒的に Bacillus が多い。精白米に付着している Bacillus 芽胞以外に炊飯釜に付着する Bacillus 芽胞もその原因となっている。通常米飯は Bacillus のアミラーゼによって加水分解されて軟化するとともに特有のすえた臭気を発生し，酸性化する場合が多い。

　レトルト白飯の pH 6.2 から pH 5.8 への低下による容器の外観の変化はフラットであり，原因菌は B. circulans であった[21]。やや膨張したレトルト炊飯鶏飯の pH 6.0 から pH 4.4〜5.5 への低下の原因菌は Thermoanaerobacterium thermosaccharolyticum であり，外観の変化のないレトルト雑炊の pH 6.0 から pH 4.8〜5.5 への低下の原因菌は B. subtilis, B. licheniformis であった[23]。

　B. pumilus と B. cereus の特異株のみは米飯をアルカリ性にする。このため米飯加工業者は加圧炊飯釜を用いて115〜120℃，15〜30分間炊き上げとし，米飯中の細菌をほとんど殺菌したうえ，炊飯後の Bacillus の増殖による二次汚染を防止するため，米飯を60〜70℃に保った容器に移している。

　一般的に炊飯工場における細菌汚染は少なく，特にほぐし等の炊飯ラインや従業員の手指からの汚染は少なく，細菌汚染が認められているのはライスボックスである場合が多い。

（4）　レトルト米飯の損傷菌

　レトルト米飯が夏季常温で長期間放置された場合，膨張変敗する現象が起きている。これらの原因は損傷菌に由来すると考えられている。レトルト米飯では，120℃，4分以上の加熱殺菌がなされているので，細菌の芽胞も死滅しているのが普通であるが，損傷菌は適切な条件（アミノ酸，糖，ペプチド，リン酸）が与えられれば増殖するが，不適当な条件下では増殖しないか死滅する可能性のある，不安定な状態の細菌である。レトルト米飯で耐熱性芽胞菌の損傷菌による変敗を防止する技術は困難ではあるが，検討されている。

9.2 レトルト米飯と微生物

　加熱損傷菌がレトルト殺菌後の米飯に生残すると，その後の保存中にその増殖・発育能を復活させて食中毒の発生や変敗をもたらす可能性がある。そこで，レトルト殺菌後の米飯の安全性と健全性を確保するためには，殺菌後の損傷菌の実態について把握する必要がある。

　米飯中の微生物は，加熱によって栄養要求性が一時的に複雑化する場合が多いため，検出培地の組成に注意すべきことが以前から指摘されていた。米飯に多い B. subtilis が炊飯により加熱された時にアミノ酸，トリプシン，酵母エキス，牛肉エキス，ピルビン酸，Mg^{2+}，などの培地への添加がコロニー形成能を回復させる効果がある。このうち B. subtilis にみられる損傷は，主として発芽機構の障害によるものと考えられているが，細菌が加熱損傷を受けると，発育できる pH や温度範囲が狭くなる場合が多いため，芽胞を用いて滅菌効率を測定する場合は留意すべきである。B. subtilis の栄養細胞は47℃，30分加熱で損傷するが，損傷の特徴は0.001％ポリミキシン B と 1 ％NaCl に感受性が増大し[24]，B. subtilis 芽胞121℃，8秒処理での損傷菌の特徴は $CaCl_2$ およびジピコリン酸塩要求性である[25]。

　105℃，12秒，または121℃，5〜12秒，あるいは90℃か100℃で元の菌の1/1,000〜1/10,000になるように加熱した時の Clostridium perfringens 芽胞は，いくつかの選択培地に感受性が認められる[26]。

　95℃，2時間の加熱による C. perfringens 芽胞の損傷菌はポリミキシン B，ネオマイシンあるいは2〜4.3％の NaCl，0.02〜0.05％の亜硝酸に感受性がある[27]。また，40.5℃，30分間処理による C. botulinum（E 型，栄養細胞）の損傷菌は0.06〜0.07％胆汁酸塩に感受性がある[28]。

　加工食品中で損傷を受けた細菌芽胞は発芽や生育のための要求性が複雑化し，また阻害剤に対しても感受性を高める[29]。特に加熱損傷芽胞の検出も D 値などの細菌の熱抵抗性を測る際の培養条件に関わり，食品の殺菌工学では特に重要な問題であり，B. cereus の芽胞を80℃，85℃または90℃で5〜80分間加熱すると，2％NaCl 感受性になる[30]。

　損傷芽胞の生成率は加熱温度，時間のほか菌株，加熱環境によって変わってくる。この加熱損傷芽胞はニュートリエント培地1L当たりリゾチーム50μgと $MgSO_4$ 0.5g を添加した培地で検出でき，0℃で120分まで加熱した B. sub-

表9.9 *Geobacillus stearothermophilus* 芽胞の生育阻害率に及ぼす培地のpHの影響[32]

pH	非加熱芽胞*		121℃, 1分加熱芽胞	
	クエン酸	グルコノ-δ-ラクトン	クエン酸	グルコノ-δ-ラクトン
6.7	18.0	12.6	24.29	16.16
6.5	31.2	19.1	46.83	39.90
6.2	55.0	31.9	75.80	49.30
5.9	—	42.6	—	—

*：15分熱活性化．

tilis 芽胞はポリミキシン B, NaOH, セチルピリジウムクロライドあるいはラウリル硫酸ナトリウムに感受性となった[31]。

Geobacillus stearothermophilus の加熱損傷芽胞（121℃, 1分）は検出培地のpHに感受性となり，pH 7.0では生育するが，pHが6.7～5.9と低くなる場合には検出される菌数の低下が著しくなる事例を表9.9に示した[32]。この場合，等しいpHであればグルコノ-δ-ラクトンよりもクエン酸で酸性化したほうが損傷芽胞の比率が高くなる。レトルト米飯のpH調整はグルコン酸かクエン酸で行っているが，グルコン酸よりクエン酸のほうが加熱芽胞の生育阻害率が大きくなることになる。

Clostridium の加熱損傷芽胞でも，*Bacillus* の場合と同様にリゾチームによる加熱損傷回復が明らかにされている。例えば *C. perfringens* B型菌の芽胞を90℃に加熱し，その熱死滅の経過を2種類の培地，すなわちトリプチケース，酵母エキス寒天培地とそれに卵白リゾチームを1μg/mLの割合で添加したもの（いずれも嫌気培養）で比較した場合，リゾチームを添加した場合は生存率が上昇する。これは，リゾチームは加熱で不活性化された芽胞固有の細胞壁溶解酵素の代わりになって作用するためと考えられている[33]。このリゾチームは25ng/mLの添加で効果があり，1μgの添加で *C. perfringens*（B，CおよびD）の芽胞のD90℃値を約2～3倍増大させた。

C. botulinum（非タンパク分解性）の芽胞を85℃で10分加熱するとペプトン，酵母エキス，グルコース，でんぷん寒天培地（PYGS）ではほとんど生菌が検

出できなくなるが，PYGSにリゾチームを添加すると回収される生菌数が増加した[34]。

リゾチームは0.1μg/mLで効果を示すが，実用的には10μg/gの添加が適切である。この場合は，リゾチームは加熱で破壊された発芽機構の代わりに作用するものと考えられる。

芽胞殻の透過性を高めるアルカリ性チオグリコレート処理は，リゾチーム添加培地での回復生菌数をさらに増加させる[35]。これはアルカリ性チオグリコレート処理により熱抵抗性のはるかに高い少数の芽胞にもリゾチームが透過できるようになったためである[36]。

(5) レトルト米飯の殺菌基準

レトルト米飯の殺菌はレトルト米飯の容器内で増殖することが可能な芽胞形成菌である C. botulinum type A 菌芽胞をターゲットに，これを殺菌するに必要なだけの加熱処理を最低限行うのが一般的である。

C. botulinum type A 菌芽胞の耐熱性結果を表9.10に示した。これによると110℃で32分間，115℃で10分間，120℃では4分間の加熱が必要である[37]。これは100株以上を試験し，最も好適な条件で生成させた芽胞をpH 7.0のリン酸緩衝液中で完全に死滅させるまで加熱し，得られた最大の耐熱性を示したものである。そのpHが4.6を超え，かつ水分活性（Aw）が0.94を超える容器包装詰加圧加熱殺菌食品は中心部温度120℃で4分間加熱する。

表9.10 *Clostridium botulinum* type A 菌芽胞の耐熱性[37]

温度（℃）	最大熱抵抗値（分）
100	330
105	100
110	32
115	10
120	4

「食品，添加物等の規格基準」（昭和34年厚生省告示第370号）の各条に記載されている規格基準の食品別では，容器包装詰加圧加熱殺菌食品は，当該容器包装詰加圧加熱殺菌食品中で発育しうる微生物が陰性でなければならない。この場合の微生物の試験法は，恒温試験と細菌試験となっている。これはレトルト炊飯米飯を35℃で14日間保存（恒温試験）して容器の膨張や内容物の漏洩などの異常がなければ内容物を無菌的に取り出し，10倍に希釈した試験液をTGC培地に接種して（細菌試験）35℃で48時間培養し，微生物の生育が確認されなければ，陰性（合格）となる試験方法である。

レトルト米飯の細菌はレトルト殺菌したもののうちF値（p.439参照）1.9と2.4の製品から30℃，28時間保存後，*B. subtilis* が$3.0×10$〜$8.0×10/g$ 検出されたが，F値3.4のものからは30℃，28時間保存しても細菌は検出されなかった[38]。このためF値4.0の殺菌条件であればレトルト米飯からは細菌は検出されない。

110℃の熱水で加熱するレトルト米飯の熱履歴を再現する耐圧加熱試験装置と飯粒をつぶす荷重試験装置を用いてレトルト米飯の最適炊飯時間を求めたレトルト米飯では，21.5分間であった[37]。加熱する時に単位体積当たりの菌数が多くなると熱抵抗性が高くなる。大腸菌の実験で$1.0×10^8/g$の濃度の細菌混濁液を加熱すると$1.0×10^7/g$の場合に比べてD値が2〜3倍となり，熱抵抗性が見られる[39]。このため，米飯のレトルト前の菌数を減らしておく必要がある。

9.3　無菌包装米飯の歴史と特徴

9.3.1　無菌包装米飯の歴史

無菌包装米飯は冷凍米飯やレトルト米飯とは異なる加工米飯として発達してきた。レトルト米飯は包装後に加圧，加熱（炊飯，殺菌）を行うが，炊飯前の米を短時間高温加熱殺菌，超圧力殺菌等の独特の無菌化を施した後，無菌室内で炊飯・調理した後，無菌状態のクリーンルームで密封包装した米飯類が無菌包装米飯である。無菌包装米飯は，正式名称を容器包装無詰無菌化包装米飯と言い，無菌技術の中では特殊なものに属している。白飯，雑穀米飯等が多く，

品質を保つためにpH調整剤を添加してpHを低下させている米飯もある。このような無菌包装米飯は無菌装置内で製造されるが，固形である米飯の無菌充填はクリーンルーム内で製造されている場合が多い。無菌包装米飯は完全に日本固有の技術として開発され発展したものであり，近年では海外にもその技術が輸出され，世界の食卓に供給されている。

無菌包装米飯の技術はレトルト米飯より少し遅れて1987年ごろに登場したが，炊飯前の米を殺菌して調理済み飯を無菌にしたもので加圧処理をしないため，より炊き立ての飯に近い。食糧庁（2003年7月に廃止された農林水産省の外局）資料によると，無菌包装米飯の生産量は1997年にレトルト炊飯米飯を追い抜いた。

無菌包装米飯の製品は新潟県の企業により研究開発されて1988年4月に発売されたのに続き，電子レンジカレーライス，白飯，赤飯，五目飯が相次いで発売された。深絞り包装形態の極薄の容器包装，大型容器，丸型容器と，種々の包装形態がある。当初は大釜炊飯製法に無菌包装を採用して，脱酸素剤を添付した技術であったが，1992年ごろからさまざまな新しい無菌包装米飯技術が開発されている。1994年には，個釜炊飯に加え，脱酸素剤を使わない製法，正確には脱酸素機能を持った容器を使用する製法が開発され，その後はインライン容器成型と高度ガス置換技術を採用した米飯，レトルト釜の中の容器内で炊き上げ，クリーンルームの中に送り込んで密封する米飯，微圧による容器内炊飯方式の米飯，加圧加熱とトレー内蒸気炊飯による米飯，小型レトルトRIC殺菌機と微圧蒸気炊飯による米飯などが登場したが，いずれも最大の特徴は脱酸素剤を封入する必要がないことである。1999年には麦飯，五穀，雑穀，玄米，発芽玄米，食物繊維入り，コンニャク入り飯と，健康系米飯の市場が拡大し，2000年には超高圧処理技術を導入した無菌包装米飯が開発された。2022年の加工米飯生産量は43万トンであったが，その約5割は無菌包装米飯であった。

無菌包装米飯の歴史を表9.11に示した[40]。

9.3.2 無菌包装米飯の特徴

無菌包装米飯は米粒に直接高温蒸気を30〜40秒当てて殺菌する。加圧処理を行わないため，通常の炊飯により近い食感を保つことができ，従来のレトルト

第9章 レトルト米飯および無菌包装米飯の微生物変敗と制御

表9.11 無菌包装米飯の歴史[40]

年次	開発事項	製品
1988	無菌包装米飯	カレーライス，白飯，赤飯，五目飯
1989	電子レンジ用米飯	カレーライス用無菌米飯
1990	低価格無菌包装米飯	白飯
1991	無菌包装赤飯	赤飯（せいろ蒸し製法）
1992	各種無菌包装米飯	深絞り形態白飯，大判無菌包装白飯
1993	マイクロ波殺菌米飯	カレーライス
1994	脱酸素剤容器付米飯	白飯
1994	無菌低タンパク米飯	白飯
1995	トレー無菌米飯	白飯
1998	無菌包装粥	白粥
1999	無菌包装雑穀米飯	雑穀米飯，玄米米飯，発芽玄米米飯
2000	超高圧無菌米飯	白飯，赤飯，豆飯

米飯に比べて色艶（いろつや）や香りがよく，熱による栄養価の破壊が少ない。そのためもあってか，登場して以来，徐々にレトルト米飯に取って代わりつつある。常温で保存可能な期間は5～8か月で，レトルト米飯よりも短い。1992年ごろからさまざまな無菌包装米飯技術が開発されてきたが，いずれも脱酸素剤を封入する必要がない。ラドファパック飯以外は容器によるトレー内炊飯によるものであり，包材や環境の衛生管理が大きく軽減され，自動化により生産性が向上し，コストも下がっている。

　無菌包装米飯は，より炊き立ての風味や食感，おいしさを味わえるので，家庭などでは通常通り炊飯した飯が足りない時や，飯を炊くのが面倒な時，飯を炊き忘れた時にもすぐに使える。また電子レンジや湯煎で温めるだけですぐに食べられるという時短や手軽さのため，アウトドアやキャンプなどの外出先でも利用でき，利便性にも優れている。最近では普段の食事でも無菌包装米飯を食べる家庭が増加してきた。

　無菌包装米飯の最大の特徴である米飯の風味と長期保存を活かすために，米

9.3 無菌包装米飯の歴史と特徴

表9.12 無菌包装食品の長所と課題[40]

長所
1. 食品に最も適した方法で殺菌できるので，熱に不安定な製品でも色調，風味，組織，栄養素等の質的な変化を最小にして包装できる
2. 食品と容器を別々に殺菌処理するので，容器の大小にかかわらず一定の品質の製品が得られ，缶詰，レトルト等では不可能な大型の包装製品を作ることができる
3. 自動化，連続生産方式を採用するのが普通であるので，省力かつ省エネルギー的
4. 内容物に適した包装材料が選択できるので包装材料のコストが安くなる。また容器成分の内容物への移行が少なく，容器からの異臭生成はほとんどない。さらに，耐熱性の必要がないため，各種プラスチック，紙，その複合体が選択でき，多くの包装材料の使用が可能

課題
1. 装置としての長期安定稼働が必要であり，各種条件の適正値を維持する以外に，機械的駆動関係の高精密化を図らなければならず，全自動タイプになる。また生産量が多量になり，少量生産は難しい
2. 装置が一般的に大型化し，部品，材料等に無菌仕様の特殊なものを使用するためイニシャルコストが高くなる。固形食品の場合，生産コストがやや高くなる
3. 機械トラブル発生時，一度停止すると無菌エリアのシールドを解除するため，再度事前殺菌を行う必要があり，再作業までに時間がかかる
4. 固形食品の場合は2～3か月に及ぶ常温長期間保存は比較的困難である

飯の品質保持という観点で材料の改良，殺菌手段の改良，米飯の無菌製法の新技術の開発が進められている。無菌包装米飯は多くの長所を有し大きな期待を寄せられているが，課題も多く存在する。

無菌包装食品の長所と課題を表9.12にまとめた[40]。

無菌包装の米飯の外観はレトルト米飯と同じだが，製造工程で炊き立ての飯を無菌状態で特殊フィルムでパックするところが異なる。無菌包装とは食品と容器包装とを別々に滅菌し，無菌の環境下で充填し，密封して製品を作る方法である。ここで言う滅菌とは，完全に微生物を殺菌することであり，米飯の無菌包装はあらかじめ炊き上げた米飯を無菌，あるいはそれに近い包装材料を用いて無菌の雰囲気で包装するのである。無菌包装米飯は米粒に直接高温蒸気を当てて殺菌するが，短時間であるため損傷が少なく，最初から無菌室の中で飯

を炊いて包装することで，余分な加圧・加熱処理をなくしたものである。米飯に残存する *Bacillus subtilis* の増殖を防ぐ目的で有機酸を添加してpHを低下させ，水歩合の調整および食品添加物の添加等により水分活性を調製し，保存温度を管理して微生物の増殖を抑制している[41]。

従来は表面の微生物を殺菌するために炊飯前に酸を添加してきたが，炊飯前の超高温短時間加熱処理によって食味を損なわずに商業的無菌を可能としている。特に麦飯は空気に触れると味が落ちるために，無菌包装は有効である。

課題としては，イニシャルコストが非常に高くなり，微生物に汚染された時のシステム全体の殺菌に時間がかかり，すぐに復旧ができないため，米飯のロスが多い。無菌包装米飯に欠かせない設備にはクリーンルーム，食品の無菌化のための殺菌・除菌設備，包装材料の無菌化のための設備，無菌包装機などが必要な点である。

一般に無菌充填システムは低粘度の液体食品を対象に開発されたものであり，加熱処理は微生物を死滅させ，貯蔵流通過程においても変敗することなく，商業的価値を保たせる目的で実施される。この目的に合わせて高温短時間殺菌法（high temperature short time：HTST処理法）と超高温瞬間殺菌法（ultra high temperature：UHT処理法）が開発され，前者はグラム陰性腸内細菌やカビ，酵母を対象に71〜72℃，15〜30秒間加熱の条件が適用され，後者は湿熱に対する抵抗力がある好気性および嫌気性芽胞形成細菌の耐熱性芽胞を不活化させる目的で135〜150℃，1〜4秒間加熱処理をする。しかし固形食品である米飯の場合は，耐熱性芽胞菌の生育を阻止するために，上記処理法以外にもpH調整，脱酸素剤使用，オゾン処理の利用など，さまざまな前処理が必要である。

オゾンを利用した食品向け無菌充填システムは下記の条件を満たす必要がある[42]。充填物は前工程で「完全殺菌」がなされてから充填へ供給されることが必要で，殺菌は一般的に加熱処理で行われる。微生物の芽胞は一定時間に一定の割合で死滅していき，この操作は対数で表すことができる。対数曲線は限りなく0に近づくが決して0にはならない。すなわち，理論的には完全殺菌はありえないが，処理前の生菌数1.0×10^n/mLが殺菌後1個生き残ったことを殺菌効果nとし，nが9〜11の場合を完全殺菌と言う。この場合の指標菌には，一般的に耐熱性の強い芽胞を形成する *B. subtillis*, *Geobacillus stearothermo-*

philus が使用される。また，充填開始後は，包装材料に付着している菌を完全に殺菌処理する装置を備えていることが必要であるが，包装材料は食品と異なり菌数が少ないので，食品よりも低レベルでの殺菌で十分である。最近は包装材料の製造工程もクリーンな状態で行われているので，工程を把握したうえで殺菌手段を決定する。一般的には，殺菌効果 $n=5\sim6$ が基準である。殺菌装置を含み，包装材料の供給から充填，蓋シールまでの工程において外部からの微生物の侵入を防止する構造を有していることが必要である。

　二次汚染をさせない環境はクリーンルームだけでは成立せず，空気の殺菌，すべての機器配管やフィルターの殺菌処理が系統的にコントロールされ，その状態が製造中も持続する必要がある。さらに無菌系内での包装資材の殺菌および加工，食品充填，密封加工を行う機械的因子も完全であることが要求される。また装置のプレ殺菌が可能であることも必要であり，充填包装開始前においては包装資材，容器の通過部および充填部を含む装置が完全殺菌されていなければならない。さらに，殺菌製品の無菌性に対する一定の評価基準および管理システムを有していることも必要である。

　なお，品質管理は細菌学的側面で考えるのが妥当である。サンプリング数は装置の種類，液体または固体の種類，生産能力に応じて決定されるが，通常の微生物検査は製品を30〜37℃で14日間保存し，外観に変化のない製品は，さらにTGC培地を用いて無菌試験を行う。

9.3.3　無菌包装米飯の製造方法

　無菌包装米飯の製造方法は炊飯の仕方により蒸気炊飯とガス炊飯に分けられ，ガス炊飯はさらに個食炊きと大釜炊きに分けられる。通常は白いプラスチックトレーに無菌状態で充填・密封された，ガス式連続炊飯システムにより作られる米飯であることが多い。無菌包装米飯の一般的な炊飯方式には個食炊き，大釜炊きのほかに，容器炊飯法もある。容器炊飯法は容器が釜を兼ねていて，炊飯後そのままトップシールをかければ米飯製品となるため炊飯釜の管理が不要で，微生物管理も容易である。しかし，米飯をほぐす工程がなく米飯に空気が入らないため，やや重い感じとなることから，家庭で食す際に電子レンジで加熱後に米飯をほぐす必要がある。

第9章 レトルト米飯および無菌包装米飯の微生物変敗と制御

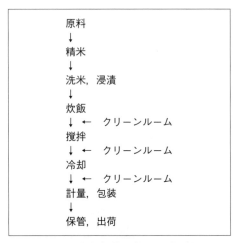

図9.2 無菌包装米飯の製造工程

　蒸気による予備加熱と加水，パウチ後の加圧・加熱というレトルト米飯の製造工程は白飯の炊飯過程としては理想的でなく，むしろ赤飯（もち米を含む）や粥（水分を多く含む）に適している。対する無菌包装米飯は，やや遅れて1987年ごろに登場した。

　具体的な炊飯方法は，通常の市販されている200gの容器の場合，浸漬・水切りした米110gをトレイに取り，炊き水90mLを加えて米を平らにする。これを蒸煮缶内に入れて20分間加熱する。加熱条件を米の温度が10分間で100℃に達するように蒸気を入れて炊飯し，その後10分間100～105℃を維持する。次いで10分間蒸気を止めて蒸らした後，釜より取り出して品温85℃以上でトップシールをかけて冷却し，製品とする。

　無菌包装米飯の製造工程を図9.2に示した。

（1）　無菌包装米飯の無菌化

　一般的に無菌包装米飯は米を炊飯前に殺菌し，炊飯後に無菌状態のクリーンルームで包装するため，無菌包装米飯の微生物的および理化学的変敗の抑制が必要であり，脱酸素剤や窒素ガス充填包装による微生物および酸化抑制，酸素透過および水蒸気透過を抑制する包装容器の開発が行われてきた。

9.3 無菌包装米飯の歴史と特徴

炊飯前の殺菌は，微生物の面からは米飯の無菌性を左右する重要な工程であると位置づけられる。米飯製造工程前までに一般微生物は$1.0×10〜1.0×10^2$/gまでに抑えられるが，この方法のみでは微生物の制御は不十分であり，包装後の加熱殺菌が必要になる。UHT処理は米粒表面に存在する*Bacillus*の芽胞を殺菌することを目的としている。米粒の表面の水を除去した後，4 kg/cm²を超える飽和高圧蒸気の環境下に数秒間さらし，米粒の表面だけを殺菌している。また，有機酸の添加は米飯の香りの変化と米飯が白くなるという色調の変化が起こる場合がある。

無菌包装米飯の微生物変敗を防止するためには，適正な原料米の管理と精白条件，洗米条件，適正な炊飯条件下で炊飯中の耐熱性芽胞菌を可能な限り死滅させ，さらに適正な包装条件の下で製造することが必要である。

米飯工場における製造工程の具体的な改良として，米の耐熱性芽胞菌の低減化のために玄米の精白率を高めること[43]，洗米方法を改良すること[44]，また個食蒸気炊飯装置の開発があげられる[45]。

芽胞が一定の温度で加熱された時，生残芽胞数を初発芽胞数で除したものの対数を加熱時間に対してプロットすると直線関係が得られる。この直線から芽胞数が1/10に減少するために要する時間をD値と言い，熱処理時間を1/10にするために必要な上昇温度をZ値と言う。

準無菌包装米飯の微生物に関する保存安定性について，より製造工程での改善を行った後，玄米より分離した*Bacillus subtilis*の耐熱性は$D_{100℃}=41.4$分，$Z=10℃$で，これにより炊飯加熱による殺菌加熱時間は$F=0.43 D_{100℃}$と推算された。商業的無菌性を達成するためには必要な加熱殺菌時間F（分）は，$F=2Di$であることが推奨される。そこで商業的無菌性を達成するためには105℃で18〜28分間，110℃で13〜14分間の炊飯で米飯の食味において問題はなかった。

その問題の解決方法としては，炊飯温度を高めるか，あるいは炊飯時間を延長し，さらに炊き水のpHを下げ，微生物の発育を抑えて耐熱性を弱め，微生物的保存性の向上と米飯の食味を両立できる110℃，14分間（$F_0=0.7$分）の炊飯操作が好ましい[46]。

また，玄米より分離した*B. subtilis*の耐熱性は$D_{121.1℃}=0.32$分で，これによ

り商業的無菌性を達成するための必要な加熱時間は $F_0 = 2D_{121.1℃} = 0.64$ 相当以上と推算される。したがって $F_0 = 0.7$ 分を達成するためには105℃で38分間以上，110℃で14分間以上の加熱炊飯が必要である。

米飯の食味に影響を及ぼさない pH 領域において pH 調整により微生物の発育抑制の効果，耐熱性測定による従来工程における殺菌時間（F_0値）を算出した後，従来の殺菌効果，さらに炊飯条件における米飯の食味への影響，炊飯条件による米の熱伝導性を検討した結果，準無菌包装米飯において pH を4.6に低下させた場合，微生物変敗防止が向上し，従来式炊飯条件とされる98～100℃で15分～20分の炊飯で有効であり[46]，準無菌包装米飯において保蔵安定性を向上し，かつ従来と同等の食味を有した高品質の製造工程として，pH 5.0に米飯を調整した場合には105℃で14～16分間（$F_0 = 0.18～0.27$），110℃では9～11分間（$F_0 = 0.18～0.36$分）の炊飯が有効であった[47]。

また，玄米より分離した *B. subtilis* の耐熱性は $D_{121.1℃} = 0.32$ 分で，これにより商業的無菌を達成するために必要な殺菌時間は $F_0 = 2D_{121.1℃} = 0.64$ 分相当以上と推算され，$F_0 = 0.7$ 分を達成するには105℃で38分以上，110℃で14分以上が必要である[47]。

（2） 洗米・浸漬工程

無菌米は原料うるち玄米を歩留り88～89％で精白した後，直ちに水洗工程に入る。水洗工程では単に米糠やゴミを洗い流すだけではなく，米粒に付着する微生物を一緒に流し去ることが必要である。米飯は比較的水分が高い製品であるため微生物除去が困難になることから，原料の選択や歩留り率だけではなく，水洗工程での除去も必要になる。水洗工程は極めて重要であり，物理的には水洗用水に細かい気泡をエジェクターにより強制分散した用水を使用し，この微小気泡の研磨効果により微生物を剥離除去する。化学的には，クエン酸やグルコン酸などの有機酸を加え，洗米用水の pH を低くして水洗する。用水の pH が低下するとグラム陽性細菌が流去しやすくなるため，*Bacillus* の除去に有効である。浸漬工程では，米の炊き上がりが均一になるように約2時間の浸漬を行う。

9.4 無菌包装米飯の微生物

表9.13 無菌包装米飯の製造方法[40]

製法	保存性
大釜ガス直下炊飯	精米洗米,ガス炊飯加熱,pH調整剤,脱酸素剤
個食釜ガス炊飯	精米洗米,UHT殺菌,ガス炊飯加熱,脱酸素剤
個食トレーレトルト釜内炊飯	精米洗米,レトルト釜内加熱炊飯
個食トレー微圧リテナー内炊飯	精米洗米,微圧蒸気炊飯,pH調整剤
ガス置換	精米洗米,炊飯加熱,高度ガス置換包装(脱酸素)
個食トレー炊飯	精米洗米,加圧加熱,蒸気炊飯加熱,pH調整剤
超高圧殺菌処理併用	精米洗米,超高圧処理,微圧蒸気炊飯,脱酸素剤
個食トレーレトルト釜	精米洗米,高温短時間加熱RIC・微圧炊飯,pH調整剤

(3) 炊飯・包装工程

浸漬後,水を切り炊飯工程に入るが,炊飯工程には大釜炊き方式と個食炊き方式がある。いずれの場合も,炊き上がりは使用原料米の2.1～2.3倍の米飯になるのが目安である。大釜炊き方式の場合,炊き上がった米飯は,ほぐしの工程から計量,充填包装の後,製品化される。個食炊き方式の場合は,個別の容器で直に炊飯され,包装工程を経て製品となる。炊き上がってから包装工程まではすべてクリーンルーム内で行われ,二次汚防対策が取られている。そのほか,浸漬米を直接包装容器に充填し,炊き水を加えて蒸煮缶内で20分間加熱炊飯した後,トップシールを行う場合もある。精白工程および水洗工程で原料米からの一次汚染防止対策が取られ,ついで炊飯以後はクリーンルームにて二次汚染防止対策が図られている[4]。

無菌包装米飯の製造方法を表9.13に示した[40]。pH調整,脱酸素,微圧蒸気炊飯,レトルト釜内加圧炊飯が中心となっている。

9.4 無菌包装米飯の微生物

9.4.1 無菌包装米飯の微生物による変敗様式

米飯は水分含量が多く,でんぷん質を主成分としているため酸生成による異

臭現象を生じやすい。また，20～30℃の温度で米飯を保存すると，すえた臭いが出て，pHが低下して食べられなくなるが，さらに変敗が進行すると糸を引くようになり，米粒が軟化・溶解することは経験的によく知られている。米飯は100℃以上で炊き上げるため，衛生的な工場で製造された米飯の変敗に関与する微生物は好気性の耐熱性芽胞菌である *Bacillus* がほとんどである。一般的にすえた臭気を与える原因菌としては *B. subtilis*, *B. megaterium*, *B. cereus*, *B. mycoides*, *Paenibacillus polymyxa*, *B. circulans*, *B. alvei*, *B. licheniformis* が多く検出されている。

　生米に含まれる還元糖量は洗米により減少し，炊飯とともに増加する。この原因としては米粒に含まれる酵素の分布や温度依存性が関与している。また，生米に含まれるアスパラギン酸，グルタミン酸は洗米により減少し，米の浸漬により炊飯液中に増加し，米粒では80℃～沸騰の間に増加した[48]。米飯の微生物変敗は還元糖量やアミノ酸量が影響するので炊飯条件により変化すると考えられる。

9.4.2　無菌包装米飯の変敗微生物と制御

（1）　無菌包装米飯の食中毒菌

1 ）　*Clostridium botulinum*

　容器詰米飯には加圧加熱殺菌した製品とクリーンルーム内で米飯を容器に充填し，脱酸素剤を入れた製品がある。後者には *C. botulinum* 芽胞の殺滅を意図して定められた加熱殺菌が施されておらず，これに代わる *C. botulinum* に対する安全性を確保する製造基準も設けられていない。つまり，レトルト米飯では，*C. botulinum* 芽胞の殺菌を意図して定められた容器包装詰加圧加熱殺菌食品の製造基準に従い，120℃で4分間相当の加熱殺菌が施されているが，無菌包装米飯にはこうした加熱殺菌が施されておらず，これに代わる *C. botulinum* に対する安全性確保の製造基準も設けられていないのである。*C. botulinum* はpH 4.7以上および水分活性（Aw）0.94以上で発育し，致死率の高い毒素を産生することが知られている。通常米飯のpHは6.0以上，Awは0.9以上である。そこで，米飯中における *C. botulinum* の発育および毒素産生と，

9.4 無菌包装米飯の微生物

米飯のpHが毒素産生に及ぼす影響について調べた[49]。

脱酸素剤とともに密封包装した米飯におけるAおよびB型 *C. botulinum* の毒素産生に及ぼすpHの影響と粥状米飯における芽胞の耐熱性について調査を行った。*C. butulinum* 62A，90A，213BおよびBIG 4の4菌株の芽胞液を混合し，種々のpHに調整した米飯に（芽胞数$1.0×10^6/g$）接種し，30℃で1～6か月貯蔵したところ，pH 5.0以上の米飯で毒素産生がみられた。炊飯加熱（99℃，19分間）によっては米飯のpHが5.0でも芽胞が生残した。

粥状米飯（pH 5.3）中で62株および213B株の *C. botulinum* の芽胞の耐熱性を測定したところ，100℃のD値はそれぞれ7分，Z値は10℃および9℃であった。原料米の *Clostridium* 芽胞による汚染を4銘柄について調査したところ，精白米では検出されなかったが，玄米では3～7/100gが検出された。

2） *Clostridium perfringens*

C. perfringens によるウエルシュ菌食中毒は，菌の産生する毒素のエンテロトキシンで起きる毒素型の食中毒で，*C. perfringens* が腸管内で芽胞を形成する時に産生される。*C. perfringens* は腸管内での定着性が弱いため，本菌による食中毒の発生には少なくとも$1.0×10^6/g$以上の大量の菌が一度に摂取される必要がある。*C. perfringens* は温度20～50℃，pH 5.5～9.0，Aw 0.95以上，酸化還元電位＋230 mv以下の条件が満たされた時に急激に増殖する。*C. perfringens* による米飯の食中毒を防止するには，汚染芽胞の発芽促進，酸化還元電位の低下，競合菌の死滅，温度環境の付与などの増殖に有利な環境にならないようにすることが必要である。

3） *Staphylococcus aureus*

S. aureus による食中毒は米飯が関連する食中毒としては重要である。主な発生要因としては，ヒト由来の菌が手指を介したことによる汚染が想定される。米飯に$1.0×10^2/g$の *S. aureus* を接種し，菌数とエンテロトキシン産生量を検討した結果，保存試験では24時間経過後に菌数が$1.0×10^6$～$1.0×10^8/g$に増殖し，エンテロトキシンの産生が確認された[50]。

（2） 脱酸素剤使用による無菌包装米飯の微生物変敗制御

無菌包装米飯は，レトルト米飯や冷凍米飯，あるいは乾燥加工米飯の普及の

第9章 レトルト米飯および無菌包装米飯の微生物変敗と制御

中で，従来のような緊急時の非常用や簡便性などの目的から家庭内調理食品の代替性の要素が大きくなり，品質やおいしさよりも新鮮さが求められるようになってきている。無菌包装米飯は，レトルト米飯の加熱過剰によるレトルト臭，包材臭，変色，冷凍米飯のでんぷん老化，乾燥加工米飯の乾燥中の品質劣化などの欠点を補い，炊飯時の物理的および官能的特性をできるだけ活かした米飯である。この無菌包装米飯製造時の重要なポイントは，炊飯後加熱殺菌工程を経ないので，微生物の汚染防止や増殖抑制をどのように達成するかである。

一般的に白米加工された時点では Bacillus megaterium, B. cereus, B. subtilis, B. licheniformis, Cladosporium, Aspergillus, Penicillium などの微生物が付着しているが，炊飯すると Bacillus 以外はすべて死滅する。しかし米飯の品質の劣化は炊飯終了直後から始まるため，酸素の除去による速やかな微生物生育阻止と酸化防止が必要である。酸素の存在による米飯の劣化は米飯の黄変，異臭の発生，微生物が二次汚染された場合の増殖である。したがって酸素の除去は無菌化包装米飯には必須の条件である。

脱酸素剤はこのような背景の中で，米脂質の酸化防止と好気性微生物の増殖防止あるいは風味保持に利用されている。無菌包装米飯の製造方法である大釜炊き方式，個食炊き方式および容器炊飯方式は，いずれも炊飯直後のクリーンルームとクリーンブース内で包装密封する時に脱酸素剤を投入する。脱酸素剤はあらかじめガンマ線殺菌を行い，自動投入機を用いて投入する時に表面を紫外線殺菌し，蓋材にホットメルトで貼り付けていく。クリーンルームで無菌化しても，脱酸素剤が微生物に汚染されていれば十分な効果がないからである。

実際には脱酸素剤と米飯を30℃で包装貯蔵した時の試験結果では，好気性細菌である Bacillus, Micrococcus, Pseudomonas が増殖し，米飯を変敗させることがある。これは包装内の酸素除去が不十分で，米粒間での残留酸素や気泡などの混入による酸素の残存に起因する場合が多い。酸素はヘッドスペースガスと米飯中の溶存酸素という形で存在している。これらの酸素を除去するためにはガス置換と加熱によりシール前に酸素濃度を0.1％以下に抑える必要がある。また，包装後の酸素の侵入を抑えるために酸素バリアー性のある包材を使用して，侵入酸素を除去するために脱酸素剤を添付するか，容器自体に酸素吸収能を有する容器を使用しなければならない。

脱酸素剤は酸素吸収能に優れているが，無菌包装米飯に使用する場合は脱酸素剤そのものの滅菌が必要であり，包材に起因するわずかの臭いがあり，米飯との直接接触を防止するために容器内での固定が必要であるなど，さまざまな問題がある。無菌包装米飯において特に問題となるのは，脱酸素剤を利用することで包装内環境が嫌気状態になることである。好気性細菌である *Bacillus*, *Micrococcus*, *Pseudomonas* などの微生物の増殖防止には効果があるものの，嫌気性細菌である *Clostridium* などにとっては好適な生育環境になる。そこで，脱酸素剤を使用した無菌包装米飯に *C. botulinum* を接種して菌の生育を検討したところ，*C. botulinum* が検出されたことから，炊飯原料米の *Clostridium* の芽胞の調査はすべての原料米に実施する必要があるという結果になった。

また，オキシガードという成形可能なシートは酸素吸収能を有しているため，脱酸素剤に要求される機能はほとんど解決しているが，酸素吸収速度は脱酸素剤と比較すると劣るので，ガス置換により初期の酸素濃度を下げておく必要がある[51]。

(3) オゾン使用による無菌包装米飯の微生物変敗

1) 米飯と *Bacillus*

米飯の無菌化充填包装を可能とするために，精白米にオゾン処理を行って米飯を製造するとともに，炊き上げた米飯に冷却工程でオゾンガス処理を行った。

炊飯直後の米飯中の *Bacillus* の芽胞数は1g当たり$1.0 \times 10^2 \sim 1.0 \times 10^3$/g 程度で，夏季には10数時間で$1.0 \times 10^7 \sim 1.0 \times 10^8$/gに達し，腐敗に至る。最近の米飯では初発菌数が300以下の例も多いが，それを30℃に置いた場合の菌数は，24時間後で$1.0 \times 10^4 \sim 1.0 \times 10^5$g，48時間後には$1.0 \times 10^6 \sim 1.0 \times 10^7$gになる。

米飯の変敗には炊飯後に空気中や器具から混入する二次汚染菌の影響も考えられるが，むしろ釜に付着して生残していた *Bacillus* 芽胞が変敗原因菌として重要であると言われている。無菌包装米飯では，原料米の耐熱性芽胞菌を少なくし，初発菌数を少なくすることが必須である。洗米工程では十分な水量を使用し，その後の浸漬工程では低温オゾン水（0.5mg/L）への浸漬が行われる[52,53]。また，炊飯工程の加熱処理で耐熱性芽胞菌の不活化が完全でない場合には，洗米工程でオゾン水が利用されている。

オゾン水で洗浄された原料米はクリーンルームに移され，UHT で炊飯後，紫外線で表面殺菌された酸素バリア性のあるトレーに盛り付けられ，スチームを噴射して米飯中の溶存酸素を追い出し，ヘッドスペースに窒素ガスを封入することにより残存酸素を0.3％以下にしてから脱酸素剤を封入し，蓋がシールされる。耐熱性芽胞菌 *Bacillus* はオゾン水濃度3 mg/L 以上では生存率が測定限界値の1/10,000以下に減少する。D 値（90％以上の死滅時間）は55秒であるが，加熱による121.1℃での D 値は3.33分である。耐熱性芽胞菌 *Bacillus* の不活化にはオゾン水濃度3.0mg/L 以上が必要である。

2) オゾンガス処理精白米で炊いた米飯

精白米に10～120分間オゾンガス処理を行い，種々の米・水歩合で米飯を炊き上げ，4時間後の微生物菌数を測定した結果を表9.14に示した[54]。

対照区に比較して，精白米はオゾンガス処理により微生物菌数が減少し，さらに炊き上げることにより減少した。これはオゾンガス処理と加熱処理を併用した効果により耐熱性芽胞菌である *Bacillus* が減少したためと考えられる。また精白米へのオゾンガス処理時間は60分間が適当であると考えられる。

精白米に60分間オゾンガス処理を行い，種々の米・水歩合で米飯を炊き上げた後，プラスチック容器に入れて25℃で保存した時の微生物菌数の変化を測定した結果を表9.15に示した[54]。

対照区はいずれの米・水歩合区も保存1～2日で1.2×10^4～6.5×10^5/gであったが3日後では1.2～3.4×10^7/gとなり，変敗臭が生成し，やや軟化した。米・水歩合1：1.2と1：1.3区は6日後に完全に変敗し，大部分が軟化した。オゾンガス処理精白米使用区は保存2日後まで変化なく，4日後やや湿潤となり，5日後に異臭が発生し，やや軟化した。官能検査を行った結果，外観，香り，硬さおよび総合については対照区とオゾン処理区との差異は認められなかった。対照区は，オゾンガス処理米で炊飯した米飯はいずれの米・水歩合でも微生物の増殖が抑制されていた。また，いずれの試験区においても，米・水歩合の水分含量の多い試験区ほど菌数の増殖が著しかった。なお，測定したところ米飯は水分が多く通気性があるため，嫌気性菌はほとんど増殖しておらず，上記微生物のほとんどが耐熱性芽胞菌であった。

炊飯後，蓋を開けずに3～4日保存することにより特有のすえた臭いがして

表9.14 オゾン処理米で製造した米飯の炊き上げ直後の菌数[54]

オゾン処理時間（分）	水歩合（米/水分比）			
	1：1.1	1：1.2	1：1.3	1：1.4
対照（0）	2.2×10^3	1.1×10^3	1.0×10^3	1.5×10^3
10	3.0×10^3	2.2×10^3	1.2×10^3	2.8×10^3
20	1.5×10^3	1.0×10^3	1.2×10^3	1.9×10^3
30	6.9×10^2	5.8×10^2	5.8×10^2	3.2×10^2
50	4.7×10^2	3.9×10^2	4.5×10^2	2.7×10^2
60	2.8×10^2	2.7×10^2	3.2×10^2	2.3×10^2
90	3.0×10^2	2.9×10^2	3.1×10^2	2.7×10^2
120	3.1×10^2	2.9×10^2	3.5×10^3	2.5×10^2

菌数：/g，炊き上げ後，釜で4時間保存したものを測定。
オゾン処理：温度10℃，流量100L/分，50ppm，オゾン照射自動濃度処理装置使用。

中心部が軟化し，次いで全体が軟化したところから，米飯の変敗は好気性の耐熱性芽胞菌である *Bacillus* に由来するものであった。また米飯を釜からプラスチック容器に移して同様に保存すると，上記よりも1日早くすえた臭いがした。これは一部，空気の混入と二次汚染菌が関与したことによる。米飯はどれほど清浄な状態で保存されても必ず変敗現象が起こる。また米飯は存在する *Bacillus* の種類により，アルカリ性になったり，酸性になったりすることも知られている[55]。

3） オゾン水処理精白米で炊いた米飯

通常玄米には生菌数1.0×10^4～1.0×10^6/gの微生物が付着しているが，精白米を洗浄する過程で1.0×10^2～1.0×10^3/gへと，菌数が著しく減少することが知られている。精白米の洗浄では大量の水による洗米後，オゾン水による洗浄で1.0×10^2/gレベルにすることは可能である[43,56]。

無菌包装米飯の製造にあたっては精白米の洗浄・浸漬水として10～20L/精白米1kgが必要となる。洗米の効果に関係する要因には，精白米の水分，水温，撹拌の程度，洗米時間が関係する。洗米の水温は25～40℃が適しており，

第9章 レトルト米飯および無菌包装米飯の微生物変敗と制御

表9.15 オゾン処理米で製造した米飯の保存中における変敗の変化[54]
対照区

保存期間（日）	水歩合（米／水分比）			
	1：1.1	1：1.2	1：1.3	1：1.4
初発	―	―	―	―
1	―	―	―	―
2	＋	＋	＋	＋
3	＋＋	＋＋	＋＋	＋＋
4	＋＋	＋＋	＋＋	＋＋
5	＋＋	＋＋	＋＋	＋＋
6	＋＋	＋＋＋	＋＋＋	＋＋＋
7	＋＋	＋＋＋	＋＋＋	＋＋＋

オゾン処理区

保存期間（日）	水歩合（米／水分比）			
	1：1.1	1：1.2	1：1.3	1：1.4
初発	―	―	―	―
1	―	―	―	―
2	―	―	―	―
3	＋	＋	＋	＋
4	＋	＋	＋	＋
5	＋	＋＋	＋＋	＋＋
6	＋＋	＋＋	＋＋	＋＋
7	＋＋	＋＋	＋＋	＋＋

―：異常なし，＋：湿潤，＋＋：異臭・軟化，＋＋＋：変敗臭・軟化．
米飯の保存温度：25℃．
オゾン処理：温度10℃，流量100L/分，50ppm，オゾン照射自動濃度処理装置使用．

米粒の割れもなく白度も向上する。また*Bacillus*を米粒から除くためには水洗時に米粒を研磨するか，水洗用水の粘性を調節して米粒から離脱させる，あるいはpH調整等を行って溶脱するかの方法を取る必要がある。

また，米粒付着菌である*Bacillus*を液体培地を用いて振とう培養した後，菌体を回収し，各種界面活性剤で洗浄して溶出成分を検討した結果，マグネシウムが多く検出されたことから，*Bacillus*は強いマグネシウム吸着性を有していることが確認できた。米粒に付着するマグネシウムを除去することは*Bacillus*を除去することでもあるため，マグネシウムの溶出性の高い洗浄剤を使用し，マグネシウム溶出時に菌体ごと溶脱流去させる方法も行われているが，精白米中のマグネシウム流去にはクエン酸等の有機酸が有効であった[57]。米飯を洗浄するのに適切な有機酸はクエン酸，フマル酸，グルコン酸であり0.05～0.5％を用いて水洗後の精白米を洗浄し，最後に水道水で洗浄するシステムが多く採用されている。

米の品質に大きく影響する微生物は米の水溶性タンパク質の量に大きく関係する。水溶性タンパク質が多いと微生物，特に*Bacillus*が急激に増殖する。洗米の効果に関係する要因には，精白米の水分，水温，撹拌の程度，洗米時間がある。水溶性タンパク質の除去に効果を示すのは水温であり，10～20℃で最も多く除去できる。また洗米時間は5分間前後が最も水溶性タンパク質の除去効果が大きい。5分以上洗米をしても大きな差異はなく，3分以下では洗浄不足である。

精白米を水道水で十分洗浄後，オゾン水で洗浄し，オゾン水に30分間浸漬後，各水歩合で炊き上げた直後の菌数を測定し，同時にオゾン水洗米のみの試験区も測定した。その結果，対照区に比較してオゾン水で洗米および浸漬した試験区，オゾン水で洗米のみを行った試験区はいずれも菌数が減少し，特に水歩合の多い試験区ほどその傾向は強かった。またオゾン水で洗米した試験区よりもオゾン水で浸漬した試験区のほうがやや菌数が少ないことを認めた。次に，上記条件で処理を行った後，炊き上げた米飯をプラスチック容器に盛り付け，これを25℃の恒温器で保存して保存中における菌数の変化を測定した結果，菌数の増加は精白米にオゾン処理を行った場合とほぼ同様の傾向を示し，それぞれの対照区と比較してみるとオゾン水使用区のほうが菌数の増殖がやや抑制され

第9章 レトルト米飯および無菌包装米飯の微生物変敗と制御

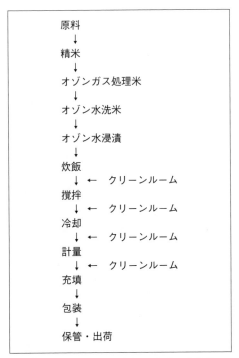

図9.3 オゾン処理米飯の製造工程[54,58]

た。これらのオゾン処理区は，いずれも対照区と比較して保存中におけるpHの低下がやや遅れる傾向を示した。また，米，水歩合の水分含量の多い試験区ほどpHの低下速度が速いことを認めた。なお，官能試験は精白米にオゾン処理を行った場合とほぼ同じであった[58]。

オゾン処理米飯製造工程を図9.3に示した[54,58]。

文　献

1) 石谷孝祐：『米の事典―稲作からゲノムまで―』，幸書房（2002）
2) 江川和則：米飯，『米の科学』（石谷孝祐，大坪健一編），朝倉書店（1995）
3) 横山理雄：レトルト炊飯方式と殺菌，包装技術の留意点，『HACCP管理による加工米飯

文　献

の製造システムと品質保証対策』, サイエンスフォーラム (1995)

4) 赤木弘道：レトルト米飯製品の市場現況と今後の展望, 食品工業, 20, 8月号上, 44-47 (1977)

5) 清水　潮, 横山理雄：『レトルト食品の基礎と応用』, 幸書房 (2005)

6) 内藤茂三：食品の微生物変敗と防止技術, (13) レトルト食品の微生物変敗と制御, アサマニュースパートナー, 174, 1-38 (2016)

7) 内藤茂三：小袋詰ストレートスープの耐熱性芽胞菌による変敗, 愛食工試年報, 25, 19-28 (1984)

8) 岡崎　尚, 角川幸治, 米田達雄：レトルトパウチ食品からの変敗菌の分離とその胞子の耐熱性, 広島食工技研報, 22, 35-38 (2000)

9) 内藤茂三：包装フルーツみつ豆の膨張とその原因菌について, 愛食工試年報, 36, 72-80 (1995)

10) 石原理子, 渡邊弥生, 青山康司：缶入り酸性食品からの変敗原因菌の分離とその性状, 広島食工技研報, 25, 33-36 (2009)

11) 中山葉子：炊飯における米のペクチン物質の変化, 家政誌, 21, 92-94 (1970)

12) Michels, M. L. M. and Schram, B. L.: Effect of handling procedures on the post process contamination of retort pouches, J Appl Bacteriol, 47, 105-111 (1979)

13) 深谷哲也, 佐久間欣也, 堤　隆一：無菌包装米飯を組み合わせた調理食品（カゴメデリ）の開発, 日本食品工学会誌, 11, 13-18 (2010)

14) 桑名利律子：細菌芽胞の損傷, 防菌防黴, 48, 279-284 (2020)

15) Sykes, G.: In Method in Microbiology, Vol. 1. ed., by Norrs, J. R. and Ribbons, D. W.: Academic Press, p. 84 (1961)

16) 蜂須賀養悦：芽胞（細菌胞子）の耐熱性の機構, 化学と生物, 18, 731-738 (1980)

17) 小熊恵二：容器包装詰低酸食品のボツリヌス食中毒に対するリスク評価, 厚生労働省科学研究費補助金健康安全確保総合研究分野食品の安全性高度化推進研究, 2002~2004

18) 内藤茂三：食品工場の乳酸菌汚染とオゾン殺菌, 防菌防黴, 38, 729-741 (2010)

19) 森　大蔵, 安福美幸, 稲има有美子, 高橋英史：お粥並びに雑炊飲料缶詰の開発, 東洋食品工業短大, 東洋食品研究所研究報告, 21, 15-27 (1996)

20) 米穀安定救急確保支援機構（米穀機構）情報部：米に関する調査レポート　H26-3, 加工米飯の動向（No2　レトルト米飯, 冷凍米飯）, 米穀機構 (2014)

21) 内藤茂三：*Bacillus* 属細菌による食品変敗と防止技術, SUNATEC e-mail 1-6 (2009)

22) Imsanecki, A., and Solnzeva, L.: The growth of aenobic thermophile bacteria, J Bacteriol, 49, 539-546 (1945)

23) 松田典彦, 駒木　勝, 市川良子, 後藤幸恵：缶詰食品の変敗原因有芽胞細菌の種と食品

の種類との関係, 日食工誌, 32, 615-621 (1985)
24) Miller L. L. and Ordal, Z. J.: Thermal injury and recovery of *Bacillus subtilis*, Appl. Microbiol., 24, 878-884 (1972)
25) Edwarda,, J. L. Jr., Busta, F. F.: Heat Injury of *Bacillus subtilis* Spores at Ultrahigh Temperatures, Appl. Microbiol., 13, 858-864 (1965)
26) Barach, J. T., Flowers, R. S. and Adams, D. M.: Repair of heat-injured Clostridium perfringens spores during outgrowth, Appl Microbiol, 30, 873-875 (1975)
27) Chumney, R. K., and Adams, D. M.: Relationships between the increased sensitivity of heat injured *Clostridium perfringens* spores to surface active antibiotics and to sodium chloride and sodium nitrite. J Appl. Bacteriol, 49, 55-63 (1980)
28) Pierson, M. D., Payne, S. L. and Ades, G. I.: Heat injury and recovery of vegetative cells of *Clostridium botulinum* type E, Apppl Microbiol, 27, 425-426 (1974)
29) Andrew, M. H. and Russell, A. D. (eds.): The revival of injured microbes, Academis Press, (1984)
30) Faille, C., Lebret, V., Gavini, F. and Maingonnat, J. F.: Injury and lethality to heat treatment of *Bacillus cereus* spores susuppended in butter and in poultry meat. J Food Protect, 60, 544-547 (1997)
31) Williams, N. D. and Russell, A. D.: Increased susuceptibility of injured spores of *Bacillus subtilis* to cationic acid other stressing agents. Lett Appl Microbiol, 15, 253- (1992)
32) Fernandez, P. S., Gomez, F. J., Ocio, M. J., Sanchez, T., Rodrigo, M. and Martinez, A.: Influence of acidification and type of acidulant of the recovery medium on *Bacillus stearothrmophilus* spoe conts, Lett Appl Microbiol, 19, 146-148 (1994)
33) Labbe, R. G. and Chang, C. A.: Recovery of heat-injured spores of *Clostridium perfringrns* type B, C and D By lysozyme and an initiation protein. Lett Appl Microbiol, 21, 302-306 (1995)
34) Peck, M. W., Fairbrairn, D. A. and Lund, B. M.: The effect of recovery medium on the estimated heat-inactivation of spores of non-proteolytic *Clostridium boturinum*. Lett Appl Microbiol, 15, 146-151 (1992)
35) Peck, M. W., Fairbrairn, D. A. and Lund, B. M.: Factors affecting growth from heat-treated spores of non-proteolylic *Clostridium boturinum*. Lett Appl Microbiol, 15, 152-155 (1992)
36) Peck, M. W., Fairbrairn, D. A. and Lund, B. M.: Heat-resistance of spores of non-proteolytic *Clostridium botulinum* estimated on meidium containing lysozyme. Lett

Appl Microbiol, 16, 126-131 (1993)

37) Esty, J. R. and Meyer, K. F.: The heat resistance of the spores of *C. botulinum* and allied anaerobes, J Infect Dis, 31, 650-664 (1922)
38) 久延義弘, 中野和子, 樋口香織, 末松伸一：レトルト米飯の最適炊飯時間, 東洋食品工業短大・東洋食品研究所研究報告書, 23, 91-99 (2000)
39) Watkins, J. H. and Winslow, C. E.: Factors determining the rate of mortality of bacteria exposed of alkalinity and heat, J Bacteriol, 24, 243-265 (1932)
40) 増田敏郎：無菌包米飯, 日本包装学会誌, 20, 447-458 (2011)
41) 斉藤　隆：米飯加工品の動向と将来―フードシステム・エンジニアリングの萌芽―, 食品工業, 34, (17), 60-65 (1991)
42) 内藤茂三：オゾンを利用した食品向け無菌充填包システム, 食品流通技, 19 (12), 26-32 (1990)
43) 江川和徳：耐熱性菌低減のための洗米方法, 北陸農業研究成果情報, 140-141 (1991)
44) 石谷孝祐, 江川和徳, 横山理雄：HACCP管理による加工米の製造システムと品質保証対策, サイエンスフォーラム (1995)
45) 景山源三郎：HACCP管理による加工米飯の製造システムと品質保証 (石谷孝祐, 江川和徳, 横山理雄：HACCP管理による加工米の製造システムと品質保証対策), サイエンスフォーラム, 205-225 (1995)
46) 佐久間欣也, 河東田冶彦, 深谷哲也, 城斗志夫, 伊東　章, 渡辺敦夫：準無菌包装米飯 (Cooked Rice Packed Under Semi-aseptic Condition from the Viewpoint of Cooked Co9ndition) の商業的無菌性を確保する炊飯条件の検討, 日本食品工学会誌, 8, 295-304 (2007)
47) 佐久間欣也, 河東田冶彦, 深谷哲也, 城斗志夫, 伊東　章, 渡辺敦夫：準無菌包装米飯の製造における炊き水のpHが及ぼす商業的無菌性への効果, 日本食品工学会誌, 9, 157-165 (2008)
48) 香西みどり, 石黒恭子, 京田比奈子, 浜園貴子, 畑江敬子, 島田淳子：米の炊飯過程における還元糖および遊離アミノ酸量の変化, 家政誌, 51, 579-585 (2000)
49) 風間明弘, 牟田智英, 松田典彦：密封包装米飯におけるAおよびB型ボツリヌ菌の毒素産生に及ぼすpHの影響と耐熱性, 日食微誌, 11, 166-171 (1994)
50) 梅田　薫, 松林雄一, 中村寛海, 松浦義治, 吉岡磐子, 奥原　潤：工場で炊飯された米飯の食中毒リスク調査, 日食微誌, 39, 70-76 (2022)
51) 駒村弘一：第4章第1節　米飯の無菌化充填包装, 高野光男, 横山理雄, 近藤浩司：無菌包装の最先端と無菌化技術, サイエンスフォーラム (1999)
52) 横山理雄, 矢野俊博：『食品の無菌包装』, 幸書房 (2003)

53) 横山理雄：世界の食品の無菌化包装はどう動いているか，IPI Journal, 36(8), 4 (1998)
54) 内藤茂三：食品保存へのオゾンの利用に関する研究（第12報），米飯およびすし飯のオゾン処理効果，愛知食品工技年報, 31, 71-87 (1990)
55) 中島正博：各種食品に8種の細菌を混合接種，千葉大腐敗研報, 2, 4-35 (1999)
56) 内藤茂三：オゾンを利用した無菌充填・包装システム，食品と科学, 19, 102-109 (1990)
57) 江川和徳：洗米技術と除菌効果の判定，有機酸洗浄と除菌効果（石谷孝佑, 江川和徳, 横山理雄：HACCP管理による加工米飯の製造システムと品質保証対策），サイエンスフォーラム, 139-140 (1995)
58) 内藤茂三：第3章第3節　オゾン水の除菌効果(石谷孝佑, 江川和徳, 横山理雄：HACCP管理による加工米飯の製造システムと品質保証対策) サイエンスフォーラム, 141-157 (1995)

第10章　チルド米飯および冷凍米飯の微生物変敗と制御

10.1　チルド米飯の歴史と特徴

10.1.1　チルド米飯の歴史

(1)　コールドチェーンの整備とチルド米飯

　日本で最初にチルド食品に関連した調査報告書をまとめたのは，1965年の科学技術庁資源調査会による『食生活の体系的改善に資する食料流通体系の近代化に関する勧告』（通称　コールドチェーン勧告）であると思われる。この勧告では食生活の改善，食料資源の有効利用といった観点から，低温保存食品の広域流通を行うためにコールドチェーンの整備が必要であることを提案し，品質保持のためには T.T.T. (Time, Temperature, Tolerance) の考え方を導入して，保存温度と食品品質の関係を調査する必要性があることを取り上げた[1]。この報告書では保存温度帯を2～10℃（冷蔵），-2～2℃（氷温冷蔵），-18℃以下（冷凍）の3種に分類し，品質保持のためにそれぞれの流通設備を整備する必要性を指摘している。この場合の低温とは常温より低い温度を指しており，いわゆるクール（常温～5℃），チルド（-5～5℃），フローズン（-15℃以下）の温度帯を含むとしている。このうち，冷蔵と氷温冷蔵は，チルド米飯の場合は米飯を冷却するだけであるので，冷却，冷蔵と呼び，冷凍は特別にされる場合が多い。食品の低温保存における温度帯については必ずしも統一されていない。このためチルド米飯の温度帯は-2～2℃の氷温冷蔵の温度を指すことになるが，日本の倉庫業法では空気温度10℃以下のものを冷蔵庫と言うので，チルド温度帯は保存温度-2～10℃のものを指すことになる。しかし，スーパー

チルドやパーシャルフローズン（部分凍結）のように氷結点付近を利用して保存性を延長する米飯を含めると，チルド米飯では−5〜10℃の温度帯を指すのが妥当と考えられる。クールは10℃以下，フローズンは−15℃以下の温度で，チルドは両者の間の温度を指す[2]。フランスでは第1回冷凍会議において低温で取り扱われる食品の呼称を統一し，チルド食品は品温−1〜1℃のものを言うとした[3]。

（2）　チルド米飯製品の開発

レトルト米飯は便利な点が多いが，高温で長時間調理することによる食味や栄養価の低下，保存性を高めるための添加物の使用，長期保存による味や香りの劣化などの欠点がある。チルド米飯はレトルト米飯よりも品質のよい，炊き立ての味を保った商品として，1988年に無菌包装技術を応用して開発された。

チルド米飯は米飯の凍結点と変敗微生物の生育限界温度の間で流通させることによって品質の保持が図られている。保存性向上のためには，米飯の初発菌数を少なくすること，適切な包装によって二次汚染を防止すること，製造，配送，販売の各段階で一貫した温度管理を行うことが重要である。チルド米飯は外食産業の利用で拡大してきたが，家庭用としても拡大され，消費者に認知された。このため種々のタイプの米飯や米飯原材料を生産する工場が各地に作られ，また流通時間の長時間化に伴い，これらの製品の大量生産技術，衛生管理技術が重要視されるようになってきた。

チルド米飯は炊飯後の米飯の温度を急速に下げて細菌の増殖を抑制した後に成形される米飯で，15℃以下の冷却保存で，24時間経過しても硬くならない。おこわや赤飯に利用されているほか，白粥，玄米粥，小豆粥などが賞味期間45日で市販されている。保存後の米飯を殺菌して利用するまで5〜10℃で保存し，保存期間は2か月ぐらいである。また弁当，おにぎり，寿司などのチルド米飯は10〜15℃を基準に管理されており，再加熱なしで食されるため，衛生管理が重要である。一般的にチルド米飯の3〜5℃の製品はβ化が激しく，硬化して水分蒸発が多い。合わせ酢と食品添加物を含むチルド寿司飯は15℃までが限界である。多くのチルド米飯は細菌を抑えるために調味酢を入れて炊き，米飯の芯熱を20℃まで急速に冷却している。

10.1.2 チルド米飯の特徴

(1) チルド米飯に適した米(低アミロース米)

　チルド米飯とは,炊き上がった米飯を3～4℃という氷温に近い温度帯で急速に冷却・保存後,電子レンジ等で再加熱して食べるものである。真空冷却と氷温冷蔵(ブラストチラー)によって「外硬内軟」型の米飯品質を保持するとともに鮮度・日持ちが向上し,炊飯後3～6日間保存できるため,作り置き等の計画生産が可能になる。チルド米飯は,低温下で微生物の増殖速度が遅くなることを利用して,米飯を10℃以下のチルド流通にすることで,米飯の変敗を遅らせている。日本では海外に比較してチルドの設定温度が高く,微生物が増殖する危険性がある。

　チルド米飯は冷凍処理と違って米飯の内部構造を壊すことなく保存できるため,再加熱後は炊き立てに近い美味を再現できる特徴がある。ただし通常のうるち米の米飯をチルドにすると水分が抜けやすく,やや硬くパサついた食感になりやすいなどの難点がある。うるち米の味は米飯の粘りと大きく関係しており,粘りが強いほどおいしいと感じ,粘りが少ない米飯はパサパサしておいしいと感じない場合が多い。これを解決するために,半もち特性を持つアミロース含量の少ない低アミロース米をチルド米飯に使うと,軟らかすぎてベチャついてしまい,外硬内軟型の触感が求められる業務用米飯には適さない。また低アミロース米は米質がもろいため,精米時に割れ米が多発し,良質米が低下しやすいほか,既存の品種は収量性が低い。品質面でもコスト面でも,実需が求めるニーズにマッチした米を供給できていない現状がある。

　しかし粘りが強く,モチモチふっくらとした触感で,冷めても硬くなりにくい品種の米がチルド米飯には適している。米飯の粘りは米に70%含まれるでんぷんで決定される。でんぷんにはアミロースとアミロペクチンの2種類があり,この2種類のでんぷんの含有する割合によって餅になったり米飯になったりと,特徴が大きく変化し,アミロースの割合が少ないほど粘りが強い米飯になる。

　アミロース含量には品種特性が深くかかわっていることが知られており[4],でんぷん中のアミロース含量に基づいて,もち米(0～5%),低アミロース米(5～14%),中アミロース米(15～24%),高アミロース米(25%以上)に

分類されている。同一品種において米のでんぷんは，登熟（とうじゅく）温度（穀物が成熟する過程で必要とされる温度）が高いほど低アミロースになる傾向がある[5]。アミロース含量は栽培環境，特に登熟期の気温により変動しやすく，含量が低いともち臭が強くなるので，品質の安定した生産のためには品種の選定と適地栽培が重要になる。低アミロース米としてはスノーパール，ミルキークイーン，ゆめぴりか，おぼろづきなどの品種が育成されているが，チルド米飯に最適な米はミルキークイーンで，アミロース含量は9～12%，玄米がやや白く濁って見えることから「ミルキークイーン」と名づけられた。一方，コシヒカリなどの日本の一般的なうるち米のアミロース含量は17～23%である。

米のタンパク質はでんぷんを覆うような形で細胞中に存在しているが，アリューロン層（胚乳を取り囲む最外層に位置する細胞層）の近くにタンパク質が局在しているため，搗精（とうせい）歩合によりタンパク質量が異なる。タンパク質量が多いと吸水が悪く，粘りのない硬い炊飯米になる。逆に粘りと弾力がある米飯はタンパク質が5～6%と少なく，7%以上になると食味が低下する。

（2） チルド米飯の利用と品質管理・保存

超多収で加工適性に優れたチルド米飯用の低アミロース米系統の安定生産のためには，ゲノム育種と計量化学手法を組み合わせた育種法による早期育成が必要で，併せて炊飯成形特性および低温流通特性の解明と米胚乳酵素活性量の解析により，コールドチェーンに適する低アミロース米新規育成系統の加工技術を確立することも重要である。そのため，コンビニエンスストア向けチルド米飯用の超多収（玄米収量750kg/10a）低アミロース米系統を5以上育成し，低アミロース米に最適な炊飯・加工技術を開発することが行われている。

低アミロース米は炊飯すると光沢がよく，アミロース含量は9～12%とコシヒカリより45%ほど低いため，粘りが強くモチモチ感があって，冷えた後も硬くなりにくいが，通常の米より軟らかくなりやすいため，加水量を10～15%ほど減らすと適度な硬さが得られる。チルド米飯は白飯やおにぎり，炊き込み飯のみならず，膨化性や風味がよく，もともと大半が業務用であったが，最近はその品質の向上により家庭用も徐々に増加している。しかし，米飯供給全体に占める炊飯事業の位置が低下し，米飯事業の持つ性格も変化してきている。米

飯の場合，保存，鮮度維持といった点で限界があるため，拡大できる範囲が限定されている。

20℃のチルド米飯は幕の内弁当，パック弁当，フィルムパックおにぎりに使用されている。これらの米飯は細菌の増殖を抑制するために調味酢を入れて炊き，変敗防止のために米飯の芯熱が20℃になるまで急速冷却されており，次の工程の成形包装と仕分け室，配送，販売冷蔵ショーケースまでは一貫した18～20℃の流通温度帯で維持されている。

チルド米飯の保存温度の明確な定義はないが，広義には10℃から氷結点までの低温度帯で保存・流通される米飯全体を意味する。いわゆる冷蔵温度帯で微生物の増殖を抑制し，比較的短期間の賞味期限を保証する米飯に用いられることが多い。チルド米飯は本質的に日持ちしない保存期間の短い商品であるため，品質管理の基本となるものは，米飯の変敗を防止し，鮮度を長く保つために低温で保持し，生産・流通の各段階で徹底して品質管理をする必要がある。さらに微生物が増殖しにくい環境を作り出す各種の基本技術を効果的に組み合わせていくことも必要である。チルド米飯は，調理加工した米飯を包装後冷蔵のみで保存するもので，もともと業務用に開発されたが，現在ではコンビニやスーパーなどに弁当と一緒に白飯だけのものが置かれている。多くのチルド米飯は微生物の増殖防止の対応をしており，包装前の米飯をpH調整して微生物の増殖を抑制し，さらに冷却して微生物の増殖を抑制しているが，最近では販売期間を延長するために保存温度を低くする傾向にあり，老化防止が課題になっている。

10.2　チルド米飯加工の科学

10.2.1　チルド米飯における米の洗浄と浸漬

米飯の微生物的品質にとって米の洗浄は重要である。米は1回目に水を注いだ時に最も水分をよく吸収するので，最初は水道の蛇口からではなく，ボウルなどの容器にためた水を一気に注ぐ。そして底のほうから大きくかき混ぜてすぐに水を捨て，同じことをもう1回繰り返す。特にチルド米飯用の米を炊く時は，この最初の水では米を研がない，水を注いでから何度もかき混ぜてゆっく

り洗浄していると，糠から溶け出した水を米が吸い込んでしまうので微生物数が増加し，糠臭く色艶(いろつや)の悪い米飯となる。この水を捨てたら初めて研ぐ作業に入るが，研ぐというのは米をこすり合わせて糠を落とす作業であるので，水を捨て切ってしまう。

　効率よく米を洗う技術として，ザルに米を入れ，ボウルには常に新しい水を用意し，水を流しながらザルの中で米を研いではボウルに浸けて振り洗いし，ザルを引き上げるという作業を水が澄むまで繰り返す。昔は収穫後のもみ米を自然乾燥していたが，現在ではほとんど火力乾燥されており，胚乳部がもろくなっているので何度も研ぐと米が割れてくる。また，最近の米は精白度がよいため糠はあまり多く残っていないので，何度も力を入れて研ぐ必要はない。

　洗米した米は表面のでんぷんが流出してしまい，細胞質のみの部分が多くなる。洗った米はザルに上げ，30〜40分間おいて米に十分水分をいきわたらせることが必要であるが，水に浸けたままでもよい。ザルに上げた場合は米粒が一粒一粒しっかり炊き上がるのに対し，水に浸けておくとしっとりと炊き上がるので，目的によって使い分ける必要がある。個人客用の場合はザルに上げておいたほうが高級感が出るが，給食用などで大量に炊く場合は少し水分が多くなるが手間を省くために水に浸けておく。

10.2.2　米の洗浄による微生物制御

　チルド米飯に用いられる米を洗浄する場合，1回目および2回目の洗浄水は研がずに捨てると米に付着している微生物は優先的に流去される。米には乳化作用を持つオリザノールが含まれているため，米を洗米することで水と一緒に表面の微生物も除去される。乾燥した白米を水で洗うと，1回目の吸水量は著しく多く，白米の重量の約10%近くの水を吸収する。このため最初の洗浄の際に長く水に浸けておくと糠の成分が米に吸収されて微生物が多くなり，臭いがつく。特に夏季などでは耐熱芽胞菌である *Bacillus subtilis* が増殖して炊き上げ後の米飯が変敗しやすくなる。1回目の洗浄で米に付着している微生物および糠の30〜50%が除去され，3回の洗浄で80〜90%が除去できる。しかし，米を激しく研ぐと傷つけて微生物の汚染を進行させるので，米を洗う回数は5〜6回が適切である。洗米後の米は20℃で20〜30分，10℃で1時間，5〜6℃で

2～3時間の浸漬が適切である。付着微生物の増殖を少しでも遅らせるために最小の浸漬時間で行う。

　吸水を完了した米は，初めの重量の20～30％の水を吸収しているが，これを炊くと，でんぷんを糊化する時に大量の水が吸収され，最終的に元の米の重量の2.2～2.3倍の米飯が炊き上がるので，その分の水をあらかじめ加えて加熱をする。あまり吸水時間が長引くと，米の組織が弱まって形がくずれやすく，微生物の増殖が早い米飯になるので，洗ってから一晩置くような場合には水をやや少なめにする。急いで炊く時は，水温が高いと吸水も早いので，水の代わりにぬるま湯を使い，火にかけた当初はなるべく弱火にして沸騰までの時間をやや長めにとる湯炊きをすると，B. subtilis の増殖が抑制される。最近ではすぐにスイッチを入れても一定時間予熱（前炊き）ができるような自動炊飯器も出てきた。

10.2.3　米の浸漬と水加減

　炊飯の前処理は洗米と浸漬，水加減で，浸漬は30～60分間が基本である。米の水分は一般的には白米で15.5％程度であるが幅があり，市場に出ているものは13～17％である。水分は白米を貯蔵している間に蒸発するため，新米は水分が多く，古米は少なくなる。米を十分吸水させたものは，新米，古米にかかわらず，ほぼ一定の水分量に落ち着き，乾燥の進んだ古米のほうが，水分を多く含む新米よりも当然吸水量は多いので，付着微生物が増殖しやすい。炊飯では容積で米の約20％増しの水分を加えるが，新米は10％程度減らし，水分の少ない古米では逆に増やして25％増しにする。米飯の保存性は水分含量により著しく異なる。また米に醤油などの調味料を入れると初期の吸水が遅くなり，微生物の増殖が促進される。夏季は浸漬時間が長くなると米の成分が溶出してきて微生物の増殖が促進され，変敗を招くことが多い。

　でんぷんを α 化するにはでんぷんの30％の水が必要であるが，米にはでんぷんだけが存在するのではなく，その他の成分とともに米粒という一つの組織を作っている。細胞膜に包まれた一つの組織の中にでんぷん粒が含まれており，でんぷん粒の中にでんぷん分子がある。でんぷん細胞は重なっており，外側にでんぷん細胞膜がある。この膜が米を炊いた時に，でんぷん粒の膨潤を制限し，

米粒の膨張・崩壊の程度を決定する大きな役割を果たす。米を水に浸けると最初の10～25分間の間に急激に吸水が進み，2時間経過すると飽和状態になり，米重量の20～25％を吸水する。

　米の吸水率や吸水速度については多くの報告があるが，まとめると水洗によって約8％の水を吸収し，飽和状態ではうるち米が20～30％，もち米は30～40％を吸水する。米を水に浸けておくと，水は徐々に米粒内に侵入し，でんぷん内の非結晶部分と水が結合を起こす。そのため米粒は多少の膨潤を起こして体積が増す。米粒に十分吸水させておくと米のでんぷんのα化が行われる。吸水が不十分だと炊き上がった後の脱水速度が速い[6]。したがって，少なくとも30分は浸漬させたほうがよいと考えられる。

10.2.4　米の加熱および蒸らしと微生物

　米の加熱処理は温度上昇速度と沸騰するまでの時間が重要で，最大20分間の加熱で微生物の増殖が抑制される。後処理の蒸らしはチルド米飯の品質を左右するため，最も重要であるが，10～15分間の蒸らしが微生物の増殖を抑制する。

　米は加熱中にデキストリン，遊離アミノ酸，遊離糖が浸出されて米飯の味がよくなるが，同時に加熱後の米飯の微生物変敗も促進される。釜内の水が沸騰するまでを温度上昇期と言うが，この時間は水温，米の量，気温，火力によって異なり，米の水の吸収が不十分な場合は火力を弱くして吸水を助ける。十分に吸水した米のでんぷんの糊化が始まるのは60～65℃からであるが，この時間が長いと糊化したでんぷんが水に溶けて，いわゆる煮くずれが起きて微生物が増殖するので，早く沸騰点に達するようにする。しかしこの時間が短すぎると米の中心部の吸水量が不足して芯のある米飯になるので，8～10分程度が適当である。

　沸騰初期には水の対流に伴って米が浮動し，吸水・膨潤がさらに進行する。沸騰が続いている間は釜内の温度は100℃になっているから，火力は沸騰が維持される程度に調節するが，火を弱くすると香りの悪い米飯になり，耐熱性芽胞菌が生残する。米は沸騰が続いている間に糊化が進み，米粒に粘りが生じて徐々に動かなくなり，残った水分は沸騰しつつ米粒の間をぬって上下する。

　沸騰後期は水分が少なくなり，米粒は糊化し粘着しているので，いままで水

が上下していた道は蒸気の通路となって穴があき，蒸らされている状態となるので，火力を弱くして遊離の水がなくなったら火を止める。蒸らすとは，高温中に一定時間おくことで，この期間に米粒の中心部のでんぷんの糊化が行われる。同時に米粒の周囲に付着していたわずかな水が完全に米粒に吸収され，ふっくらとした米飯ができる。そのためにはできるだけ高温を保持することが重要である[7]が，蒸らし工程により微生物が増加する。炊飯直後の米飯中の *Bacillus* の芽胞数は$1.0×10〜1.0×10^3$/gであるが，蒸らし中に水分を吸収して$1.0×10^3〜1.0×10^5$/gになる。

10.2.5 チルド米飯の冷却温度と微生物

糊化したでんぷんを低温に置いておくと，でんぷん分子が再結晶化して規則性を持つようになり，次第に硬くなっていく。この現象をでんぷんの老化と言う。また再加熱によってでんぷん分子が再配列する際には老化熱が発生して軟らかさを失い，食感が変化する。チルド米飯は5℃前後の低温，水分30〜50％の範囲で老化が最も起こりやすい。

チルド米飯で生育する細菌の至適温度は明確にされていない。検出される細菌は *Chromobacter*, *Flavobacterium*, *Pseudomonas*, *Achromobacter*, *Alcaligenes* が中心である。米に多い *Bacillus* や *Clostridium* も低温細菌として検出される場合がある[8,9]。低温性の *Chromobacterium* は *C. Lividum* と言い，ビオラセインという紫色の色素を産生する。低温細菌の大部分はグラム陰性の桿菌であり，チルド米飯の変敗をもたらす。チルド領域は−2〜2℃である。チルド米飯の冷蔵での変動には蒸発に伴う重量の減少，水分量の変化に伴う硬さ，体積，型などの変化，香気成分の変化などがあるが，実際の品質に関わるものとしては乾燥が大きな問題となる。

低温細菌が変異によって低温での生育能力を喪失することはほとんどないが，*Bacillus* のような中温性菌は変異によって生育の下限の温度が変わることがある。増殖を続けている細菌を低温にさらすと大部分が増殖能力を失うが，必要な栄養と十分量のマグネシウムなどの2価イオンがあると細菌は回復して低温ショックタンパク質を形成して増殖を始める。*Echerichia coli*, *B. subtilis*, *B. cereus*, *Salmonella* Enteritidis, *S.* Typhimurium, *Lactobacillus lactis*, *L. plan-*

tarum などの細菌が発見されている[10]。低温細菌の場合は温度によって栄養要求性が変わることがあり，特に低温細菌は一般的な生理学的性質が中温域と低温域で変化する可能性がある。

　米飯の変敗には炊飯後に空気中や器具から混入する二次汚染菌の影響もあり，炊飯釜に付着して生残している *Bacillus* 芽胞のみが変敗原因になるとは限らない。チルド米飯の変敗は空気中から混入してくる低温細菌が重要であると考えられるが，微生物の増殖温度によっては低温に米飯を保持することで増殖を抑制することができる。これは，微生物の生命活動を担っている酵素系の代謝が温度によって強い影響を受けているからである。また，冷凍保存前の米飯の水分含有率は冷凍保存後自然解凍してもほとんど変化していない[11]。このため，微生物の増殖に及ぼす水分の影響は少ないと思われる。

10.2.6　チルド米飯の老化と制御

　種類によっても異なるが，精白米は水に浸けると常温では自重の40〜60％吸水する。この大部分は多孔質の非結晶部分に吸水されるもので，結晶部分には水はほとんど入らない。これは結晶部分の水素結合が強固で，糊化するためには加熱してこの結合を切断しなければならないからである。糊化するには十分な水と熱が必要であるが，加熱を糊化点よりやや低い温度で保持するか，少量の水分で高温処理すると，精白米の性状が変化する。これは精白米のでんぷんの構造が糊化点以下の温度でも不可逆的に変化し，構造の再編成が進行することによる。糊化はでんぷんの水和現象であるから，微生物の増殖が促進される。

　米飯は炊飯直後から老化が始まり，その進行は米飯の硬さ，粘りの減少等として現れる。米飯の老化とは膨潤した米飯が収縮して硬化することである。このため加工米飯は老化しないことが必須である。糊化は吸熱反応であり，老化は発熱反応であるので老化が促進されると微生物の増殖は促進される傾向にある。米飯の老化に関係する条件として温度，水分，pH，共存物質があげられる。米飯の β 化，すなわち老化は55℃以上では起こらないが，温度を下げるに従い老化の速度は速くなる。これは水素結合が低温であるほど安定化するためで，硬化するには側鎖が移動しなればならず，移動に必要な水が凍結しない0℃付近が最も速く β 化する。老化は水分が30〜60％の時に最も進行するが，

米飯には水分が50〜70％あるため，老化速度が速い。しかし米飯を−20℃以下の低温凍結状態で保存すると米飯中のでんぷんの糊化状態は保持され，老化の進行は抑制されると考えられている。

精白米が糊化すると，でんぷんに水和した水は老化によりさらに強く結合して増加する。餅菓子では砂糖を多量に添加することにより，パンではショ糖エステルの添加により老化は防止される。一般に塩類は量が多くなるほど老化を遅らせるが，硫酸イオンは逆に老化を促進する。このように老化と糊化は表裏の関係にあるため，糊化の程度は老化に大きく影響する。米飯はチルド温度帯である−1〜1℃において α でんぷんの β 化，いわゆるでんぷんの戻り（すなわち老化）が最も速く進行する。この温度帯に置かれていた期間が短時間であれば問題ないが，長時間であると問題となる。またチルド米飯の温度帯では，空気中の湿度が低い場合には乾燥の進行が速くなるため，老化等が原因になる前に乾燥によって商品価値を失う。このため適当な加湿の工夫も必要である。いずれにしてもチルド米飯の特色を生かした満足な品質のものを供給するためには，品温がチルド状態に置かれている期間をできるだけ短くすることである。

電子レンジと電気炊飯器で炊いた米飯を比較すると，炊飯直後の α 化度は同一であるが，放置しておくと前者のほうが老化しやすい。これは電子レンジで炊いた米飯には糊化が不十分な部分が存在しており，老化の核または始まりとなるためと考えられている。そこで米飯に α−アミラーゼやソルビトールを添加することにより，老化促進を改善することができる[12]。

10.2.7 チルドの温度帯区分

チルド温度帯で長期間保存すると水分が減少するためカビや酵母が生育する場合があるので，消費者向けのチルド米飯は高温短時間殺菌されている場合が多い。チルド米飯の製造工程を図10.1に示した[13]。チルド米飯を製造するには付着微生物の少ない原料および副原料の使用，原材料の保管中の微生物汚染の防止，原料の表面に付着している微生物の除去が必要であり，衛生的な環境と製造装置で製造しなければならない。また，加熱処理と冷却は連続的に衛生的に短時間で行う必要がある。

日本においてチルド米飯と呼ばれて流通しているものは業務用がほとんどで

第10章 チルド米飯および冷凍米飯の微生物変敗と制御

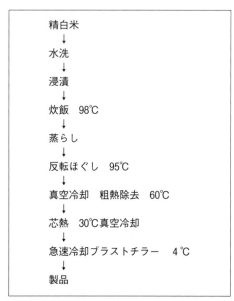

図10.1 チルド米飯の製造工程[13]

−5～5℃までに品温を保持して取り扱われている米飯を意味している。この温度帯の上限の5℃は有害細菌を阻止する効果の温度と考えられる。下限の−5℃は、いわゆる最大氷結晶生成温度帯（−5℃～−1℃の品温の範囲）の下限温度と同じである。したがって氷結点（凍り始める品温）がほぼ−1℃の米飯の場合、品温が−5℃であると氷結率は80％になるので物理的には凍結状態を呈しているということになる。

氷結点が−1℃よりも低くなる場合は、同じく−5℃の時でも氷結率は80％よりも減ってくる。例えば氷結点が−3℃のものは40％、−4℃のものは20％になるから、これらは半凍結の状態になる。したがって−5～5℃の温度範囲内で米飯が呈する物理的状態としては、未凍結、半凍結、凍結の三様のものがありうる。この中で半凍結の状態は、米飯中の水分のいく分かが凍結している状態であるから、部分凍結と言い、また−1～1℃をチルドとした場合には−1℃よりも低く−5℃に近いものは、チルドが過度になった状態という意味でスーパーチルドという場合もある。一般的には低温貯蔵では2～10℃をクーリ

ング，−2〜2℃をチルド，−18℃以下をフローズンという3つの温度帯に区分けして管理されているが，チルド領域の低いほうの領域，つまり−5〜0℃の温度帯をスーパーチルドとしている。スーパーチルドは，0℃以上の冷却貯蔵では米飯貯蔵期間が短く，−18℃以下の凍結貯蔵では米飯は品質低下がある。またフローズンチルド米飯は，冷凍保存した米飯を必要の都度解凍し，チルド温度帯で流通させるものを言う。

10.3 チルド米飯と微生物

10.3.1 原料米由来の微生物

米飯は糠等に微生物的に汚染された白米を洗米・浸漬するのに90〜120分かかり，加熱に25〜30分，蒸らしに30分，合計3時間程度かかっている。このため微生物的には汚染度が進行した日持ちの悪い，早く変敗する食品でもある。無洗米や早炊き米，または調理済みの無菌包装米飯を使用すれば米飯生産に使用する時間はかなり節約できるし，微生物的にも汚染菌が減少して，変敗するまでの時間がいくらか長くなり日持ちが改善する。

原料米から検出される微生物としては，*Pseudomonas*, *Bacillus*, *Micrococcus*, *Erwinia*, *Aerobacter*, *Brevibacterium*, *Achromobacter* などが知られている。原料米由来の微生物を表10.1に示した。特に *B. subtilis*, *B. coagulans* は耐熱性が高く，米飯類の変敗の原因となっている。米飯食品の変敗現象では製品の膨張，ネトの発生，軟化・液化，独特の臭気などが発生する。*Bacillus* と *Clostridium* が併存している場合は水素ガスが生成して膨張する。貯蔵中における原料米の菌数は$1.0 \times 10^5 \sim 1.0 \times 10^6 /g$で，当初は大部分が *Pseudomonas* や *Micrococcus* であるが，貯蔵期間が長くなると貯蔵中に菌叢が変化して *Bacillus* が優占するようになる。チルド米飯の変敗原因となる *Bacillus* 芽胞は多くが原料米に由来するので，保存性を向上させるためにはその汚染の少ない原料米を使用することが重要である。*Bacillus* の占める割合は貯蔵条件（温度など）によって大きく左右されるが，発芽率が80％以上の米は *Bacillus* が少なく，50％以下では汚染率が高い。また *Bacillus* は主に玄米の表皮に付着しているので精白の程度によっても菌数が異なり，精白率89％以下では激減する[14]。

第10章 チルド米飯および冷凍米飯の微生物変敗と制御

表10.1 原料米由来の微生物

微生物の種類		菌名
細菌	*Bacillus*	*B. subtilis, B. coagulans, B. licheniformis, B. cereus*
	Crostridium	*C. perfringens*
	Pseudomonas	*P. fluorescence*
	Micrococcus	*M. luteus*
	Kocuria	*K. varians, K. rhizophila*
	Aerobacter	
	Brevibacterium	
	Enterobacter	
	Achromobacter	
カビ	*Aspergillus*	*A. glaucus, A. versicolor, A. candidus, A. restrictus, A. oryzae*
	Wallemia	*W. sebi*
	Eurotium	*E. repens, E. amstelodami, E. rubrum*
	Penicillium	*P. citreonigrum*
	Alteraria	
	Cladosporium	
	Fusarium	*F. nivale*

また貯蔵中のカビは米の水分によって変化し，水分14〜15％では *Aspergillus glaucus*，15〜15.5％では *A. versicolor* や *A. candidus*，15.5〜16％では *A. ochraceus*，16％以上では *A. oryzae*，17％以上では *Fusarium nivale* が知られている。また，*Wallemia sebi*，*Eurotium repens*，*Penicillium citreonigrum* も検出される。

10.3.2 チルド米飯の変敗微生物

（1） チルド米飯の低温細菌

厚生労働省の食品衛生検査指針では生菌数測定の便宜性を考慮して5〜7℃で7〜10日以内に認められるコロニーを形成する細菌を総称して低温細菌と呼

表10.2 チルド米飯の変敗の原因となる細菌

米飯の変敗	原因細菌
異臭	*Geobacillus thermolevorans*
赤色斑点	*Bacillus subtilis*
ピンク色斑点	*B. subtilis*
オレンジ色斑点	*B. subtilis*
黄色斑点	*B. subtilis, Micrococcus luteus*
赤色斑点	*Serratia marcescens*
アルカリ性化	*B. pumilus, B. cereus*
ネト	*Leuconostoc mesenteroides*
酸性化	*B. subtilis, B. licheniformis, Paenibacillus polymyxa*
すえた異臭	*B. megaterium, B. mycoides, P. macerans*
腐敗臭	*B. subtilis, B. licheniformis*
刺激臭	*Clostridium perfringens*
酸味	*Lactobacillus brevis*

んでいる。チルド米飯には *Bacillus*, *Paenibacillus*, *Lactobacillus*, *Leuconostoc* などが存在しており，チルドだけでは微生物の増殖を抑制できない。

チルド米飯の微生物的安全性に関しては低温領域で増殖する低温性芽胞菌が問題となる。チルド米飯の変敗の原因となる細菌を表10.2に示した。チルド米飯の変敗の中心は異臭，着色斑点，アルカリ性化，酸性化，すえた異臭の生成であり，原因菌は *Bacillus*, *Micrococcus*, *Clostridium*, *Lactobacillus*, *Leuconostoc*, *Serratia* である。

チルド米飯は調理した米飯を包装した後，殺菌し，利用するまで冷蔵庫などで低温で保存する。保存期間は2か月くらいで，主にデパートなどの食品売場ででき立てを販売するおこわや赤飯などに利用されている。0℃以下－10℃程度までの低温下で細菌が増殖したという事例は多く，チルド米飯の変敗菌となる低温性芽胞菌としては *Achromobacter*, *Micrococcus*, *Pseudomonas*, *Flavobacterium*, *Bacillus*, *Sporosarcina*, *Paenibacillus*, *Clostridium*, *Proteus*, *Serratia* などが検出されている。増殖最適温度が低い菌は増殖最低温度も低いと

表10.3 チルド米飯の真菌による変敗

チルド米飯の変敗		真菌
酵母	赤色斑点	*Rhodotorula glutinis*
	白色斑点	*Candida versatilis*
	アルコール臭	*Saccharomyces cerevisiae*
	シンナー臭	*Wickerhamomyces anomalus*
	産膜形成	*Debaryomyces hansenii*
カビ	黒色斑点	*Aureobasidium pullulans*
	濃緑色斑点	*Cladosporium cladosporioides*

いう傾向があるが，5℃以下で増殖するのは一般細菌では *Sporosarcina globispora* のみである。

5℃以下での増殖が確認されている食中毒菌は *Clostridium botulinum*, *Aeromonas hydrophila*, Enteropathogenic *Escherichia coli*, *Enterobacter*, *Salmonella*, *Listeria monocytogenes*, *Vibrio cholerae*, *Vibrio parahaemolyticus*, *Yersinia enterocolitica* である。

低温下で生育する酵母としては *Rhodotorula*, *Torulopsis*, *Trichosporon*, *Candida*, *Saccaromyces*, *Hansenula*, *Wickerhamomyces* があり，カビは *Penicillium*, *Chrysosporium*, *Rhizopus*, *Aureobasidium*, *Cladosporium*, *Sporotrichum* である。

チルド米飯の真菌による変敗を表10.3に示した。

（2） 細菌によるチルド米飯の変敗

チルド米飯の細菌による変敗現象を表10.4に示したが，異臭・変敗臭は *Bacillus subtilis*, *B. cereus*, *Pseudomonas fluorescens*, *Lactobacillus plantarum*, 酸臭は *Enterococcus faecalis*, *L. brevis*, 紫色の着色は *Janthinobacterium lividum* が中心である。

またチルド米飯の膨張変敗を引き起こす微生物には嫌気性菌の *Clostridium* がある。真空包装する場合が多いチルド米飯は製品の内部が嫌気状態になり，本菌が増殖するとガスを発生して膨張変敗する。検出される菌株としては *C.*

表10.4 チルド米飯の細菌による変敗現象

チルド米飯	変敗現象	原因微生物
炒飯	異臭	*Bacillus cereus*
ピラフ	軟化	*Alcaligenes faecalis*
握り飯	紫着色	*Janthinobacterium lividum*
稲荷寿司	腐敗臭	*B. subtilis, Pseudomonas fluorescens*
巻き寿司	酸味，酸臭	*Enterococcus faecalis*
五目飯	粘稠性	*B. subtilis, B. licheniformis, B. cereus*
五目飯	酸臭	*Lactobacillus brevis, B. subtilis*
散らし寿司	異臭	*L. plantarum*
オムライス	腐敗臭	*B. subtilis, Salmonella*
チキンライス	異臭	*B. cereus*

butylicum，*C. pasteurianum*，*C. acidisoli* があり，原料の米の汚染に由来する場合が多い。これらの菌は耐熱性が強く，生育にはpHの影響を受ける。

(3) 酵母によるチルド米飯の変敗

チルド米飯の酵母による変敗はほとんどが異臭生成と着色で，*Hanseniaspora guilliermondii*，*Wickerhamomyces anomalus*，*Candida versatilis*，*Saccharomyces cerevisiae*，*Zygosaccharomyces rouxii* に起因する。チルド米飯の酵母による変敗現象を表10.5に示した。

巻き寿司は多くの具材を使用するので微生物が多い。特に砂糖，醤油，みりんで甘辛く煮付ける場合は酵母が増殖しやすく，キュウリ等の野菜にも酵母が多い。巻き寿司の具材のキュウリは太めにカットするのでカット後の水洗の際に吸いこんだ水分が米飯に滲み出し，チルド帯で保存すると巻き寿司の海苔の表面に酵母の *S. cerevisiae* が増殖して白斑点になる場合がある。

10.3.3 チルド米飯における食中毒

食中毒細菌の増殖および毒素産生の最低温度は通常3～100℃である。しか

表10.5 チルド米飯の酵母による変敗現象

チルド米飯	変敗現象	原因微生物
五目散らし寿司	シンナー臭	*Hanseniaspora guilliermondii*
太巻き寿司	シンナー臭	*Wickerhamomyces anomalus*
炒飯	異臭	*Candida versatilis*
ピラフ	変色	*C. curiosa*
混ぜ飯	シンナー臭	*W. anomalus*
混ぜ飯	ムレ臭	*C. versatilis*
握り寿司	異臭	*Saccharomyces cerevisiae*
散らし寿司	異臭	*Zygosaccharomyces rouxii*

表10.6 チルド米飯の食中毒菌

食中毒菌	チルド米飯
Campylobacter jejuni	炊き込み飯
Clostridium botulinum	炊き込み飯
Bacillus cereus	炒飯
Staphylococcus aureus	炒飯
Norovirus	炒飯
Escherichia coli	炒飯
Listeria monocytogenes	ピラフ
Yersinia enterocolitica	焼きおにぎり
Salmonella	卵炒飯

し *Listeria monocytogenes*, *Aeromonas hydrophila*, *Yersinia enterocolitica* などは0℃付近でも増殖する。*Clostridium botulinum* の中のE型菌と呼ばれる *C. butyricum* は，3℃で増殖と毒素産生が行われ，B型菌のタンパク質非分解菌も3～4℃で増殖と毒素産生が行われる。それ以外のA，B（タンパク質分解菌），C型菌については増殖，毒素産生の下限温度は10℃付近であると考えられている[15]。またヒスタミン生成菌の中には *Photobacterium phosphoreum* のように0℃付近で増殖できる細菌もある。低温性微生物が低温域で増殖できるのは，細胞膜脂質の物理的状態が重要であると考えられている。また，低温下でもタンパク質合成活性が維持され，酵素活性低下を酵素量で補うような代謝調節機能も作用している。

チルド米飯の食中毒菌を表10.6に示した。

10.4 チルド米飯の微生物変敗制御

10.4.1 チルド米飯の微生物変敗対策

　チルド米飯で用いられる変敗対策としては加熱殺菌，pH 調整，ガス置換，静菌剤の使用があるが，*Bacillus* の一部には85℃以上で殺菌しても残存する低温菌が存在するため，加熱殺菌とチルド流通のみでは米飯の変敗を完全に抑制することはできない。このため pH 調整剤などの利用が必要になる。また，チルド米飯のガス置換方法は，賞味期限を延長する方法として行われているが，*Bacillus subtilis*, *B. cereus*, *Paenibacillus polymyxa*, *P. macerans*, *Clostridium perfringens* などの耐熱性芽胞形成細菌や乳酸菌などは嫌気下でも増殖する。

　食中毒や米飯変敗の原因菌である *Bacillus* は大部分が低温では増殖速度が遅いので，5℃以下にしておけば防止できる。*Clostridium botulinum* は3℃以下にしておかなければ効果がなく，低温細菌は－5℃でも繁殖できるが，米飯の場合は *C. butulinum* や低温細菌の生育する可能性は少ない。空気中の湿度が多い時は水分活性が高くなるため，チルドの状態が長く続くと *Bacillus* の繁殖による変敗が生じる。微生物に対して安全な目安となっている品温は－20～－10℃であるから，チルド米飯は変敗しやすい。このためチルド米飯は最初の微生物汚染度をできるだけ少なくしておき，極めて衛生的な環境で製造する必要がある。品質的な面では，化学反応や蒸発のような物理的現象の進行が低温によって抑えられる程度は，凍結米飯（－18℃以下）の温度帯に比べてチルド米飯の温度帯のほうが著しく劣っているので，変色，風味抜け，異臭，脂質の酸化，乾燥とそれに伴う目減りは，同期間で比べると凍結米飯よりも激しくなる。

　チルド米飯の物理的変化は蒸発に伴う重量の減少，水分の状態変化に起因する硬さ，体積，香気成分の拡散，乾燥があるが，いずれも微生物の増殖には抑制的に働く。

10.4.2 チルド米飯の二次汚染による微生物変敗と制御

　米飯はでんぷんを主成分とし水分65％程度を含有する食品であり，炊き上げ

表10.7 チルド米飯の微生物変敗に関与する *Bacillus*

米飯の変敗様式	*Bacillus*
軟質化	*B. subtilis*, *B. licheniformis*
異臭	*Geobacillus stearothermophilus*
着色化	*B. subtilis*
酸性化	*B. subtilis*, *B. licheniformis*
アルカリ化	*B. pumilus*, *B. cereus*
異臭	*B. mycoides*, *Paenibacillus polymyxa*
液状化	*B. subtilis*, *B. circulans*

て気温30～35℃の条件下におくと微生物変敗を生成しやすく，すえた臭気が発生して糸を引くようになり，軟化・溶解する。米飯は100℃で炊き上げるために，炊飯直後の耐熱性芽胞菌である *Bacillus* 芽胞数は$1.0×10^2$～$1.0×10^3$/gであるが，15時間後ぐらいから放置温度が50℃以下になると増殖し，放置温度が30℃であれば12時間で$1.0×10^7$～$1.0×10^8$/gとなる。釜の蓋を開放しなければ微生物の増殖速度は抑制されるところから，炊飯後に空中から落下する *Micrococcus*, *Pseudomonas*, グラム陰性細菌，酵母，カビなどの影響も考えられるが，変敗した米飯を検討してみると圧倒的に *Bacillus* が多く，*Bacillus* 芽胞は精白米に付着しているもの以外に炊飯釜に付着しているものもその原因となっている。通常米飯は *Bacillus* のアミラーゼによって加水分解されて軟化するとともに特有のすえた臭気を発生し，酸性化する場合が多いが，*B. pumilus* と *B. cereus* の特異株のみは米飯をアルカリ性にする。チルド米飯の微生物変敗に関与する *Bacillus* を表10.7に示した。

　米飯加工業者は加圧炊飯釜を用いて115～120℃，15～30分間炊き上げ，米飯中の細菌をほとんど殺菌している。そのうえ，炊飯後の米飯を60～70℃に保った容器に移して *Bacillus* の増殖による二次汚染を防いでいる。米飯の変敗速度と温度の関係は極めて大きく，米飯変敗菌の生育最適温度は30～37℃で，50℃付近以上や4℃以下では増殖が抑制される[16]。米飯はでんぷんの単一成分で，100℃で炊き上げるため，残存微生物は *Bacillus* に限られ，通気性があるので嫌気性菌は増殖しないことによる[17]。

10.4 チルド米飯の微生物変敗制御

電子ジャーへの入飯試験の結果，グリセリンカプリル酸エステルを含む配合剤を内容器内壁に最低25mg付着残存させることにより，変敗臭を著しく減少させることが可能であることを認めた[18]。また，チルド米飯は常温流通のものと比べ保存性の確保，加熱やpHの設定緩和などができ，米飯本来の風味を活かすことができる。しかしチルド米飯は保存温度10℃以下にすることによって変敗を防止しているものの，*Bacillus*，*Paenibacillus*，乳酸菌は低温でも増殖するため低温とその他の防止方法を併用する必要がある。チルドでの米飯の保存性を高めるためには，Leistnerらが提唱するハードル理論がある[19]。この考え方は，チルド以外の保存要素，すなわちpH，水分活性，酸化還元電位，保存料などが微生物の発育抑制のハードルになり，この高さを変化させることによりチルド米飯の保存期間を延長することができるというものである。

チルド米飯の微生物変敗制御には加熱殺菌やpH調整，ガス置換，静菌剤の利用が考えられる。チルド米飯で課題となる乳酸菌やグラム陰性細菌の多くは80℃以上の加熱で死滅するが，*Bacillus*，*Paenibacillus*の一部には80℃以上に加熱しても残存する低温菌がある。このため加熱殺菌とチルド流通のみでは米飯の変敗を防止できない。米飯の容器内の酸素を窒素や二酸化炭素に置換する方法もあるが*Bacillus*，*Paenibacillius*，*Clostridium*，乳酸菌が増殖して変敗することがある。これを防止するために静菌剤が使用されている。チルド米飯の保存料や日持ち向上剤は乳酸菌に効果があるが，二次汚染による混入が懸念されるグラム陰性菌や真菌には静菌効果を示さない場合が多い。

米飯に使用されているpH調整剤による細菌抑制効果では，米飯に添加する場合は混ぜ合わせ法よりも炊き込み法のほうがpH値が一定する。無調整弁当におけるpH域は6.5〜6.7であったが，pH調整剤を0.3％添加して5.6〜6.0に低下させると一般細菌数，大腸菌群の急激な増殖を抑制することができた[20]。なおpH調整剤の成分は氷酢酸，酢酸ナトリウム（無水），ポリリン酸ナトリウム，グリシン，その他の天然物である。

チルド米飯の保存性に関与する微生物の下限生育pHはpH3.0前後である。米飯にみられる*Escherichia coli*，*Enterobacter*，*Pseudomonas*，*Bacillus*などの下限生育pHは4.0〜5.0である。また，*Lactobacillus*，*Enterococcus*などの乳酸菌の下限生育pHは3.5〜4.0であり，*Wickerhamomyces anomalus*，*Sac-*

表10.8 チルド米飯の微生物変敗制御

チルド米飯	殺菌目的菌	制御
炒飯	Bacillus cereus	米の殺菌，米飯のpH調整，環境殺菌
オムライス	B. cereus	米の殺菌，米飯のpH調整，環境殺菌
ピラフ	Alcaligenes faecalis	副材料の殺菌，環境殺菌
おにぎり	Staphylococcus aureus	手指の殺菌，pH調整，環境殺菌
五目飯	Geobacillus stearothermophilus	副材料の殺菌，環境殺菌
握り寿司	Pseudomonas phosphoreum	副材料の殺菌，環境殺菌
巻き寿司	Enterococcus faecalis	手指の殺菌，環境殺菌
散らし寿司	S. aureus	手指の殺菌，環境殺菌
タケノコ飯	P. fluorescence	副材料の殺菌，環境殺菌
混ぜ飯	Lactobacillus fructivorans	副材料の殺菌，環境殺菌

charomyces cerevisiae の下限生育 pH は1.0〜3.0である。

　酢酸 pH 調整米飯中での細菌数の変化を検討した[21]。10%酢酸水により水道水を pH 3.02，3.40，3.68および4.77に調整した炊飯水を使用して炊き上げた米飯の pH は，それぞれ pH 4.56，5.00，5.42および6.00となった。対照の水道水による炊飯米飯は pH 6.44であった。これに，E. coli と Staphylococcus aureus を接種して室温に放置し，経時的に細菌数を検討した結果，pH 4.56の米飯については3日後でも E. coli も S. aureus も検出されず，直後からの変化は認められなかったが，pH 5.0の米飯の一般細菌数は2日後で1.0×10^6/g のオーダーに上昇し，S. aureus も 1.0×10^5/g まで増殖した。これに反して E. coli は3日目になっても増殖は抑制され，変化は認められなかった。また pH 5.42以上の米飯では両菌種に対してほとんど抑制効果は認められなかった。

　チルド米飯の微生物変敗制御を表10.8に示した。

10.5　冷凍米飯の歴史と特徴

10.5.1　冷凍米飯の歴史

　冷凍米飯は炊いたり調理した米飯を−40℃以下で急速凍結したもので，電子

レンジで数分間加熱処理して食べる加工米飯で，-18℃以下で保存すれば1年間は品質保持できる。冷凍米飯は1970年代に登場し，その後は加工・冷凍保存技術の改善などにより次第に加工食品市場に浸透していった。1980年代後半以降，冷凍米飯の販売量は増大した。冷凍米飯と競合する加工米飯は無菌包装米飯，レトルト米飯，チルド米飯，乾燥米飯，缶詰米飯などがあるが，それらの中でも炊き立ての味がするなどの理由で冷凍米飯の販売量が多い。冷凍は古くから用いられてきた保存方法であり，栄養成分損失を最小限にして変敗微生物の増殖を防止することができる。

冷凍米飯では1990年代前半に日本水産が焼きおにぎりを売り出し，炒飯やピラフ中心の冷凍米飯の中で和風という新分野を開拓した。2000年代初めにソバ飯（焼きソバと炒飯を混ぜたもの）が活発化し，2001年に家庭用冷凍炒飯として，連続生産ラインで大量の飯を炒めた冷凍炒飯が初めて登場した。2013年には日本で32万4千トンの加工米飯が生産され，そのうちの約5割が冷凍米飯で，その種類も炒飯，ピラフ，炊き込み飯と豊富になった。2015年には各社が冷凍炒飯を開発して冷凍炒飯戦争と呼ばれた。2018年5月14日の米麦日報によると，冷凍米飯では炒飯が48.8％，ピラフが17.2％，焼きおにぎりが16.3％であった。

10.5.2 冷凍米飯の特徴

食品衛生法では，冷凍食品とは「製造し，または加工した食品および切り身またはむき身にした鮮魚介類を凍結させたものであって，容器包装に入れられたもの」とされている。冷凍食品は食品を冷凍して保存することを目的としており，-18℃以下に保つことで微生物の増殖を抑え，長期間の保存を可能にしている。

冷凍米飯は品質の経時的変化が少なく，細菌の増殖が抑制され，流通上の取り扱いも容易で，計画生産，長期保存，廃棄ロスの削減にメリットがあるなど，加工米飯の中でも優位性が認められており，米飯のおいしさを最もよく出せるのは冷凍米飯であるとも言われている。主力製品は急速凍結法によるピラフ，焼きおにぎりなどの米飯類であり，でんぷんのα化，β化転移点以上の高温再加熱調理を必要とし，味付けと喫食時の温度により味を再現させている。

冷凍米飯としての適性はゆきひかり，きらら397，あきほ，ほのか224など，

第10章 チルド米飯および冷凍米飯の微生物変敗と制御

北海道産米の多くの品種が適合している。冷凍米飯の加工適性の中で最も重要な要因にあげられている粒離れについては，アミロース含量の多少による品種間差異がみられた。一方，タンパク質含量の多少が米飯の付着性に強く関与しており[22]，粒離れのやや劣る品種でもタンパク質含量の多い米は粒離れがよい[23]。

設備面でもバラ状，ブロック状の製品によって，炊飯，冷却，成形，盛り付け，凍結，計量，包装等の設備，生産方式工程が異なるため，冷凍機械で急速に冷凍する機械方式と，液体窒素や炭酸ガスなどを使用するガス方式の二通りに大別・専用ライン化されている。

凍結設備は急速凍結装置，または一部付属機器を取り付けて使用している。凍結装置は凍結設備の種類とバラ状冷凍米飯用凍結設備により特徴づけられている。米飯はほかのバラ状冷凍凍結食品とは異なり粘着力があり，1粒当たりの体積，重量が小さく，圧縮衝撃等の外力に弱く，比重，大きさの異なる具材の混入等，バラ化が困難な条件がそろっているが，ダマがあると均一に加熱できないので完全なバラ化が要求される。

白飯，寿司飯は生産計画，長期保存，外国への輸出等の利点があり，米飯商品の中でも優位性が認められている。急速凍結法により生産されているが，再現性が悪いため，種々の界面活性剤，保水剤，酸素処理剤等の添加剤を使用している場合がある。これらを使用しないと食感，食味，香りの再現性が悪く，解凍後に硬い，パサつく等の現象が発生する。しかし現在では，これらの問題についてそれぞれ工夫をこらした対応がなされている。急速冷凍食品は凍結状態で生産，流通，販売され，しかも容器包装されているため外観上からの品質判定は困難である。したがって流通保管中の保存温度と成分規格が食品衛生法等で定められている。

冷凍米飯の変敗に関与する細菌を表10.9に示した。

冷凍米飯の変敗は異臭，軟化，着色斑点，酸性化，すえた臭いの生成が大部分であり，原因菌は *Bacillus*，*Micrococcus*，*Serratia* である。凍結過程における微生物への影響としては，一般にグラム陽性菌よりもグラム陰性菌の菌数が減少する[24]。カビの発生，酸敗臭，変敗臭の発生では大腸菌群や *Campylobacter*，*Clostridium* などの食中毒菌の発生の問題がある。冷凍米飯のシール部分，結索部分にカビが発生したり，解凍後の米飯がネトを引く場合がある。凍結状態

10.5 冷凍米飯の歴史と特徴

表10.9 冷凍米飯の変敗に関与する細菌

冷凍米飯の変敗	原因微生物
異臭	*Bacillus subtilis*
軟化	*B. licheniformis, B. pumilus*
赤色斑点	*Serratia marcescens*
黄色斑点	*Micrococcus luteus*
酸性化	*B. subtilis, Paenibacillus polymyxa*
すえた臭い	*P. macerans, B. megaterium, Lactobacillus brevis*

における微生物の死滅程度は微生物の種類によって異なり，*Vibrio* や *Pseudomonas*，*Alteromonas* などは冷凍に対して弱いが，*Flavobacterium*，*Micrococcus*，*Staphylococcus* などは耐凍性がある．食中毒菌で凍結によって死滅しないのは *S. aureus*，*C. botulinum* である．

　微生物の持つ水が凍結すれば微生物の増殖は停止し，徐々に，あるいは急速に死滅する．凍結による微生物の死滅速度は微生物の種類により，また凍結条件により異なる．凍結による微生物への損傷は主に凍結・融解の過程で起こるので，凍結・融解を繰り返すと死滅は加速される．細菌芽胞は細菌細胞に比べて凍結に対して高い抵抗性を示す．

　凍結時の冷却速度も微生物の生残に大きく影響し，急速凍結の場合は，細胞内に生成した微細な氷結晶が解凍時に成長して細胞を破壊し，細菌の死滅をもたらす．緩慢凍結の場合は細胞外に大きな氷結晶が生成し，細菌細胞が脱水されると同時に細胞の周りの溶質が高濃度に濃縮され，菌が損傷を受けて死滅する[24,25]．

　冷凍白飯は，米粒表面の粘りを抑えて加工適性を高めたり，米粒に艶を出させるために天然添加物が使用されている場合がある．また－30～－10℃での凍結では β 化しやすいので，液体窒素等を使用して－80～－60℃の極低温で急速に凍結する必要がある．微生物は凍結保存された時のストレスによって死滅に至らないまでの損傷を受けても，解凍後に適当な条件に短時間置かれれば回復する．一般的に冷凍米飯の細菌数は多く，解凍中に細菌が増殖して変敗することもある．その原因はブランチングおよび冷却による二次汚染，冷却不足お

よび緩慢凍結による細菌の増殖，作業工程中の二次汚染，凍結ラインからの二次汚染がある。しかし，長期間凍結保存する場合，大腸菌群は減少する。

冷凍米飯製造工程では冷却した米飯を冷凍保存しているため，冷却工程の有無に着目していないが，冷却速度を速くすることで品質の低下が抑制されることが報告されている[26]。また冷却工程を経ず，直ちに冷凍すると電子レンジ解凍時の最終到達温度が約90℃の場合，解凍後の含水率，硬さのすべてにおいて炊き立ての数値と有意差がないこと，冷却工程を施す場合は，冷却工程時にラップで包装することで，炊き立ての品質に近い冷凍米飯を調製できることが示唆された[27]。

10.5.3　冷凍米飯の製造工程

冷凍米飯は米飯加工品の中でも生産量が多く，冷凍保管による品質管理の容易さと電子レンジ加熱復元の容易さから，業務用のみならず一般消費者向けにも需要が増加している。中でもピラフ類は米飯に油脂を使用するため，ほぐれが良好となり，ほぐしながら薄い層状に凍結できることから，冷凍中の乾燥による傷みも少なく冷凍性に優れており，生産量が多い。

冷凍米飯の凍結方式としては冷凍機を使用した機械方式または液体窒素，炭酸ガスなどを用いたガス方式がある。米飯の凍結条件としては極低温であり，短時間で最大氷結晶帯を通過するガス方式が優れている。しかしランニングコストなどを含めた経済的な総合評価は機械方式が有利である。

冷凍米飯の製造工程は，一般に精白米→水洗→浸漬→炊飯→蒸らし→冷却→予冷→凍結→製品である。

冷凍米飯の製造工程を図10.2に，冷凍焼きおにぎりの製造工程を図10.3に示した[28]。

凍結後に単粒化，計量，包装，梱包して製品とする。冷凍米飯を形状によって分類すると，バラ状の冷凍米飯（ピラフ，炒飯，バターライス，炊き込み飯，混ぜ飯，白飯など）と，ブロック状の冷凍米飯（焼きおにぎり，ドリア，白飯，寿司など）に大別できる。ピラフ，炒飯の代表的な品目としてエビピラフ，チキンピラフ，カニピラフ，高菜ピラフ，チキンライス，バターライス，オムライス，炒飯，炙り炒め炒飯がある。同様に設備面でもバラ状とブロック状では

10.5 冷凍米飯の歴史と特徴

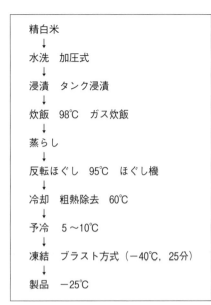

図10.2 冷凍米飯の製造工程

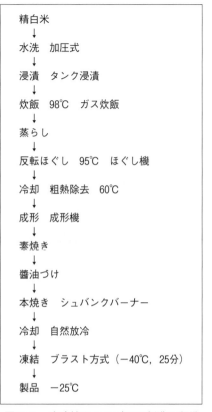

図10.3 冷凍焼きおにぎりの製造工程[28]

製品によって炊飯,冷却,成形,盛り付け,凍結,計量,包装の設備,生産方式,工程が異なるため,別々に専用ライン化されている。またエビピラフ,カニピラフなどは具材の均一分散が要求されるので,個包装ごとに一定量の具材を手充填したり,機械で分割供給する必要がある。

炊飯方式には蒸気炊飯と釜炊飯の2種類がある。蒸気炊飯は同一の製品を大量に生産するのに適し,釜炊飯は多種類の米飯の生産や,日によって生産量が異なる製品の場合に用いられる。いずれの方式にしても,米飯量は使用原料米量の2.1～2.3倍重量になるように炊き上げ,炊き上がった米飯は,ほぐし機でほぐされる。この工程で具材の混合が一緒に行われ,次に予冷工程に入り米飯

481

品温を 5 ～10℃に冷却する。冷却後，フリーザーで凍結し，凍結過程で回転櫛などで，ほぐしながら凍結していく。凍結には液体窒素や液化炭酸ガスを用いる方法やエアブラストで行う方法がある。凍結温度は－35℃が適温で，－80℃で凍結すると解凍時に米飯が粘りすぎる場合がある。凍結，凍結保存および解凍の過程では氷結晶点の生成，成長や再結晶化，あるいは各種の化学反応によって物理的・化学的構造の変化が生じ，解凍後の米飯品質が低下することがある。氷結晶の生成・成長は解凍から米飯の品質を損なう主な原因のひとつであるが，氷結晶の成長は主に凍結速度と凍結温度に依存しているため，氷結晶が生成しにくい急速凍結がよいと言われている。

　ピラフ類の凍結は，厚くなると表層と下層で凍結温度に差異が生じ均一な凍結体とならず品質にムラができるため，厚さを 1 cm 以下にすることが重要である[29]。

　氷の熱伝導率は水と比べると約 4 倍で，食品と加熱源，冷凍源の温度差が同じであれば，解凍は凍結よりも約 2 倍の時間が必要になる。一般的に食品の有効熱伝導度は凍結状態では非凍結状態のほぼ 2 倍の値になる。凍結は表面から凍り始め，熱伝導度のよい氷の状態が次々と成長する。解凍では逆に表面から融解し，熱伝導度の悪い水が次々と生成されるからである。チキンライスのようにケチャップなど，糖度や粘度の高い調味素材を用いる場合は凍結点が低下し，かつ粘りを生じるので超急速凍結がよい。また，炊き込み飯は冷凍保存すると 1 か月は日持ちする。

　米飯は凍結後，計量，包装され製品となり，製品はすぐにストッカーに保存される。冷凍米飯では糖含量の高いほうが加熱復元時に完全復元しやすい性質があるので，白飯よりも調理済み米飯などの味付け飯が適している。白飯は糖含量が少ないため冷凍による損傷を受けて粘性が失われやすいので，もち米を 5 ％程度混入するか低アミロース米が適しているが，うるち米の香りよりもち米の香りに近くなるため，好みが分かれる。また成分的に炭水化物が多く残渣が機械に付着しやすいことから，微生物汚染になりやすい。冷凍米飯は洗米，浸漬，炊飯，冷却，保存および凍結など，多くの工程により構成されており，微生物の二次汚染が生じやすい。また，凍結中に乾燥して，復元不能となる劣化が生じやすいので水分が蒸散しにくい包装材料を使用し，ストッカーの温度

変化が生じないように注意する[29]。冷凍米飯の品質を維持するためには前処理,凍結処理,貯蔵処理のすべての工程において適切な管理が必要である。

10.6　冷凍米飯加工の科学

10.6.1　冷凍米飯における米の洗浄と浸漬

　冷凍米飯の味に大きな影響を与える因子に洗米・浸漬時の温度と時間,炊飯米の冷却がある。米は洗米工程ですでに吸水を始め,温度と時間の観点から見ると洗米も浸漬も同様であると考えられる。浸漬温度と精白米の吸水量の経時的変化は,浸漬開始90分前後までは浸漬温度が高いほうが吸水量は多い。90分以降は,浸漬温度の低いほうが水分を多く吸収する。これらの浸漬米を炊飯すると,浸漬時間120分までは各浸漬温度において水分,物性,食味が不安定であるが,120分前後で安定する。特に浸漬温度が高いと,開始より安定するまでの120分間は変化する。低温では洗米・浸漬の各装置での細菌の繁殖,油の酸化が抑制されるが,洗米時に水温が高いと米の初期吸水速度が速いため,糠の成分が米内部に浸透して炊飯米に糠臭が現れる。洗米から浸漬終了までの5℃前後が米飯の安定した条件となる。

　冷凍米飯の品質には米の洗浄による差はない。しかし古米を洗浄して水洗し,冷凍米飯にする場合は洗浄の差により品質に差が出る。米粒の表面の変質した部分を洗浄により取り除くことができれば品質が向上する。

　米粒には12〜20%の水分があるが,四季の乾湿期でも,新米か古米かでも水分は異なる。1月,2月という冬季の最も空気の乾燥している時期の水分は12〜13%であるが,梅雨で空気が湿っている時期は17〜19%の水分を含んでいることがある。米の水分含量により付着する微生物の菌叢および菌数は異なるので,米の洗浄と浸漬にも変化を付ける必要がある。米を炊く場合,炊く直前に洗うか,前もって洗って浸漬しておくかによっても吸水量は異なり,微生物も異なることになる。

10.6.2 冷凍米飯の冷却

（1） 予冷

　冷凍米飯の製造において，蒸煮米飯を熱い状態のまま直ちに凍結することは困難であるので必ず予冷を行うが，その状態いかんで微生物の二次汚染を受け，でんぷんの老化進行度が異なり，加熱復元時の風味にも影響が出てくる。緩慢凍結では氷結晶が成長・肥大するため，一般に予冷後10～15分程度で－15℃以下の品温になるように急速凍結される。この場合に生成される氷結晶は微細である。凍結までの予冷では蒸発に伴う重量の減少，水分の状態変化に起因する硬さ，体積，形態，香気成分の変化が起こる。緩慢凍結ではでんぷんが β 化しやすいが，液体窒素を使用して極低温で急速凍結すると β 化を防止できる。また boil-in-bag でなくとも，アルミ箔や特殊加工紙でも，保管中の氷の昇華乾燥を防止しうる。

　ピラフなどの場合は添加したサラダ油，マーガリン等の油脂分の影響で α でんぷんのまま凍結が可能である。米飯の品質は短粒化の工程の良否によって左右される。短粒化されていると火の通りも均一で迅速になり，米飯の固まりの中心に冷たい部分がなくなる。代表的方法としては，米飯と冷媒液化ガスを円筒ドラム中で撹拌する方法，冷却空気を循環しながら振動コンベアーと回転軸を組み合わせてほぐす方法がある。いったんブロック状に凍結した後，ほぐしてバラ状にする方法では米粒が破砕されやすい。

（2） 冷凍温度と品質基準

　真空冷却では，送風冷却よりも水分含量の変化が少なく，硬度が高く，粘度は低くなる。送風冷却の場合，浸漬温度が同じであれば温度が低いほうが炊き立ての米飯の食味に近似する。炊飯米の冷却は低温送風冷却が望ましいが，米飯の一部老化，細菌の汚染，装置のコストアップ等の問題がある。

　冷凍米飯には－18℃以下の冷凍温度が必要で，輸送や店頭保管時の温度管理が不備の場合は，氷結晶成長が起きやすく，包装袋の中で米飯に霜が付着してバラ凍結した米飯が固まってしまうこともある。また，いったん解凍したものは再凍結しても元の米飯の品質には戻らない。

冷凍米飯の外観は米粒の形がそろっており，砕けや潰れなどの損傷がないこと，バラ凍結したものは塊がないこと，成形したものは形がそろっており，崩れがないことが必要で，表面の乾燥，酸化等による外観の変化がなく，色沢が良好であることも必要である。冷凍下では微生物の増殖は見られないが，はじめから存在していた微生物は一部が死滅するだけで大部分は生き残っており，一度解凍されれば自家酵素の作用が促進され，増殖を開始する。このため，製造工程の衛生管理と温度管理が重要になることから，冷凍食品にはそれぞれ細菌規格および保存温度の基準が設定されている。

冷凍調味米飯の冷凍貯蔵による老化は−15℃以下の貯蔵温度では認められないが，−10℃で貯蔵したものは1週間経過後から老化が進行した[30]。

10.7 冷凍米飯の微生物変敗と制御

10.7.1 冷凍米飯の微生物変敗

（1） 冷凍ピラフ類の微生物

冷凍ピラフは液体窒素の凍結装置を使い，急速凍結後に米粒をパラパラにほぐしたバラ凍結品として1971年に開発されたもので，業務用で喫茶店やレストランに販売されており，フライパンで解凍できる。冷凍ピラフ類における原材料由来の微生物危害では，原料米の *Corynebacterium*, *Staphylococcus aureus*, *Bacillus cereus*, 混合具材では剥きエビの *Vibrio parahaemolyticus*, *S. aureus*, 食肉の *Salmonella*, 野菜類からの *Bacillus* などの汚染・増殖がある。*Bacillus* 以外は加熱工程で制御されるが，*Bacillus* は死滅が困難であるため，原料受け入れ段階でのチェックが必要となる。また米飯の加工工程では原料，仕掛品の保管温度と時間の管理不良による細菌の増殖，加熱工程および加熱後の冷却工程における温度と時間の管理不良による細菌の残存・増殖，機械装置の洗浄・殺菌不良による二次汚染や増殖等の問題があり，いずれも温度，時間管理と洗浄殺菌の徹底と制御手段が主体となる[31]。米飯からの *B. cereus* の検出率は6〜91％であり，全工程に *B. cereus* が存在し，しかも嘔吐型毒素産生菌が多い。おにぎりの *B. cereus* の検出率は2〜7％の範囲であり，炒飯，ピラフ類に使

用されるスパイスからの検出率は10〜53%で[32]，*B. cereus* が増殖して，食中毒を起こすことが知られている。一般的な炒飯以外にもガーリック炒飯や海鮮炒飯においても *B. cereus* は良好に増殖する。炒飯とピラフは，使用原料や味付けが異なるだけで製造工程はほぼ同じである。エビピラフは１袋ごとにエビの配合率が決められており，バラ状で凍結保管されたエビを計算して冷凍米に－５℃の環境下で充填・包装されているが，二次汚染微生物が検出されることが認められた。冷凍米飯で起こりやすいその他の食中毒菌は *S. aureus* であり，従業員の手指に由来する毒素型食中毒である。

流通保管中の保存温度と成分規格が食品衛生法等で定められているが，冷凍食品（凍結前未加熱）となっているため生菌数は300万以下/g，*Escherichia coli* 陰性（/0.01g）（冷凍食品の食品衛生法成分規格），*Salmonella* 陰性（/1g），*S. aureus* 陰性（/0.01g）（東京都指導基準）とされ，焼きおにぎりに比べて基準がやや緩くなっている。

（２）　細菌による変敗

冷凍米飯より検出される *B. cereus* は土壌・空気・河川水などの自然環境をはじめ，農産物などの米などに広く分布している。この細菌は一般食品で通常見られる程度の菌数（$1.0\times10 \sim 1.0\times10^3$/g 程度）では発症しないが，耐熱性があるため，加熱調理された米飯でも室温で長時間放置すれば増殖し，嘔吐や下痢を引き起こす毒素を産生する。毒素は25〜30℃で産生され，126℃，90分の加熱でも無毒化されないため，①必要最少量の米飯を炊飯し，炊飯後はすぐに喫食する，②炊飯後に米飯を保存する場合は55℃以上（事業者で使用されている温蔵庫・保温庫で保存する場合），あるいは８℃以下で保存し，保存期間は可能な限り短くする，などの対策を徹底する必要がある。

冷凍米飯の変敗現象は軟化，異臭，着色斑点，酸臭が中心で，*B. subtilis*，*B. cereus*，*Alcaligenes faecalis*，*Serratia marcescence*，*Lactobacillus plantarum*，*Enterococcus cloacae* に起因する場合が多い。冷凍米飯の細菌による変敗現象を表10.10に示した。

表10.10 冷凍米飯の細菌による変敗現象

冷凍米飯	変敗現象	原因微生物
ピラフ	軟化	*Alcaligenes faecalis*
炒飯	異臭	*Bacillus cereus*
焼きおにぎり	異臭	*Staphylococcus aureus*
オムライス	異臭	*B. cereus*
バターライス	異臭	*B. cereus*
炊き込み飯	赤色斑点	*Serratia marcescence*
イカ飯	酸臭	*Lactobacillus plantarum*
五目飯	酸臭	*L. plantarum*
ドリア	酸臭	*B. subtilis*
白飯	粘稠性	*B. subtilis*
握り寿司	酸臭	*Enterococcus cloacae*
肉飯	異臭	*B. subtilis*

(3) 酵母による変敗

冷凍米飯を低 pH で調整すると低 pH でも増殖可能な酵母が問題となる場合がある。冷凍米飯の酵母による変敗現象には異臭，シンナー臭，アルコール臭，着色斑点生成などがある。酢を用いる寿司飯でも酵母による変敗が生じる場合があるが，海苔巻きの表面に白斑点が生じる現象は *Saccharomyces cerevisiae* が原因であり[33]，稲荷寿司のシンナー臭生成の原因は酵母の *Wickerhamomyces anomalus* である[34]。

冷凍米飯の酵母による変敗現象を表10.11に示した。

実際にカビの中には，-10℃の低温域でも生育できる好冷性のカビも存在する。冷凍アナゴの握り寿司は塩を振って味わう場合もあるが，基本的には「つめ」と呼ばれる甘ダレを使用する。甘ダレは醤油，みりん，砂糖でアナゴを煮た後の煮汁にアナゴの頭や骨を炙ったものを入れて煮詰めるので，酵母が増殖してわずかな異臭が生成することがある。原因となる酵母は *S. cerevisiae* と *Zygosaccharomyces rouxii* で，環境からの二次汚染である。

表10.11 冷凍米飯の酵母による変敗現象

冷凍米飯	変敗現象	原因酵母
炒飯	異臭	*Candida versatilis*
ピラフ	異臭	*C. versatilis*
海苔巻き	白斑点	*Saccharomyces cerevisiae*
稲荷寿司	シンナー臭	*Wickerhamomyces anomalus*
散らし寿司	異臭	*S. cerevisiae*
混ぜ飯	アルコール臭	*S. cerevisiae*
五目ちらし寿司	シンナー臭	*W. anomalus*

10.7.2　冷凍米飯による食中毒

　多くの食中毒細菌は5℃以下では増殖しない。しかし，*Clostridium botulinum* の中のE型菌では約3℃でも増殖と毒素産生が起こりうる。*Bacillus cereus* の増殖最低温度は5℃，*C. perfringens* および *Staphylococcus aureus* は6.5℃，*Salmonella* は5～7℃，*Vibrio* は3～4℃である。また *Yersinia enterocolitica*，*Listeria monocytogenes* は3～4℃で生育できる。

　S. aureus は人や動物の傷口をはじめ，手指，鼻，のどなどに広く存在しており，健常人の20～30％が保菌している。この細菌は米飯中で増殖すると熱に強いエンテロトキシンという毒素を産生し，激しい吐き気・嘔吐，下痢，腹痛などを引き起こす。この毒素は100℃，30分の加熱でも無毒化されないため，菌を米飯中で増殖させないことが必要である。これらの菌は冷凍には極めて強い性質があるため，炊飯後の加工工程などについては，作業前の手洗いと手袋の使用を徹底する必要がある。

　冷凍炒飯では炒飯シンドロームと言う，*B. cereus* が生成する毒素を含んだ炒飯を食べたことによって生じる食中毒が発生する。2011年のScallanの報告によれば，米国では *B. cereus* により年間63,400件の食中毒が引き起こされていると推定され，しかも患者の死亡につながる重度の感染症例が少ないため報告されていないケースが多い[35]。水分含量の多い海鮮炒飯などは特に気を付け

10.7 冷凍米飯の微生物変敗と制御

る必要があり，容量が多い場合には，電子レンジの温めむらに注意する。

食品衛生法では病原微生物により汚染された食品を販売した場合，保健所は販売業者に対して営業停止処分を出すことができると定めているが，当該微生物が検出されない場合には処分の根拠は得られないため，販売された食品を複数の客が食べて腹痛や嘔吐を起こし，食品に異常な臭いがしても，食中毒の原因菌が便や食品から検出されなければ食品衛生法ではその店を営業停止にすることはできない。東京都では1978年に稲荷寿司を食べて食中毒を起こした事例を最後に45年間，食品の腐敗を理由にした行政処分は行われていない。

10.7.3 冷凍米飯の微生物変敗制御

（1） 冷凍による微生物の減少

冷凍加工米飯は boil-in-bag で，連続耐熱温度および包装容器の熱変形温度を考慮して設計されているので，微生物による変敗では耐熱性芽胞菌のみが問題となる。耐熱性芽胞菌の増殖は解凍方法に大きく関係するが，冷凍赤飯の加熱解凍法の場合，熱湯で7～10分，電子レンジで3～5分，蒸し釜で7～10分となっているため，解凍時に *Bacillus* が増殖する可能性がある。

焼きおにぎりは急速凍結直前に焼き工程で加熱されており，加熱後摂取冷凍食品（凍結前加熱済み）に分類されるので，生菌数は1.0×10^5以下/g，大腸菌群陰性（/0.01g）（冷凍食品の食品衛生法成分規格），*Salmonella* 陰性（/g），*Staphylococcus aureus* 陰性（/0.01g）（東京都指導基準）とされている。一方，冷凍ピラフ類は最終の具材の混合の際に加熱していないものが含まれるので，加熱後摂取するようにする。

米飯に対する品質保証は最終製品の試験・検査に重点を置いた方式では不十分であり，原材料から製造工程，製品，さらには貯蔵，流通を含めた全体のシステムとして考えなければならない。冷凍によって米飯に含まれる細菌は速やかに死ぬこと，その後の冷凍保存中にも死滅数が増加することが知られている。寿司飯のような酸性の米飯よりも中性に近い米飯のほうが冷凍状態では生残する細菌数は多い。低温細菌は冷凍米飯の品温が$-7 \sim -2$℃の間で増殖するが *Salmonella* Enteritidis, *Staphylococcus aureus*, *Clostridium buturinum* などの

表10.12 冷凍米飯の微生物変敗制御法

冷凍米飯	対照微生物	制御法
ピラフ	Bacillus subtilis	具材の殺菌，環境殺菌
炒飯	B. cereus	米飯のpH調整，環境殺菌
焼きおにぎり	B. subtilis	手指の消毒，米飯のpH調整，環境殺菌
白飯	B. subtilis, Escherichia coli	手指の消毒，米飯のpH調整，環境殺菌
寿司	E. coli	手指の消毒，米飯のpH調整，環境殺菌
チキンライス	B. cereus, Clostridium perfringens	具材の殺菌，環境殺菌
炊き込み飯	B. subtilis, B. cereus	具材の殺菌，環境殺菌

食中毒菌は増殖しない。

急速凍結した食品中に生残する4種の大腸菌の菌数を，凍結前後で比較した結果，大腸菌群の生残菌数は凍結直後に凍結前の菌数の70〜83％に減少した[36]。

（2） 冷凍米飯の二次汚染防止

冷凍米飯の製造工程では炊飯した飯に調味料や具材を添加し，急速冷凍するために二次汚染微生物が多い。白飯や寿司類はバラ状，ブロック状にかかわらず，食味や食感の再現性に問題があるので生産量は極端に少ない。食味を向上させるためにでんぷんの老化が最も早い4℃前後の滞留時間を短くしている。解凍時に高温にまで再加熱できる白飯は加熱直後は食感がよいが，その後は経時的に大きく劣化することが知られている。また寿司類は常温近くの解凍になるが，解凍後の食感に硬い，パリつくなどの現象が発生する。このため種々の界面活性剤，保水剤などの添加剤が使用され，食感の改良がなされている。

ピラフ類，炒飯の冷凍米飯は多くの人手を介して生産流通しているので二次汚染微生物は多く，製造流通上の適正基準を守る必要がある。二次汚染微生物は，工場の床，壁，天井，冷蔵庫内，冷凍庫内に存在するので，次亜塩素酸ナトリウム，エタノール，有機酸，オゾン，紫外線などで殺菌する必要がある。また，従業員の行動を適格に制御して行動判断を軽減することも重要である。表10.12に冷凍米飯の微生物変敗制御法を示した。副材料の殺菌，環境殺菌，pH調整が中心である。

(3) 有機酸による微生物変敗制御

酢酸,乳酸,クエン酸をはじめとする有機酸には食品の変敗を防止する作用のあることが古くから知られてきた。硬めに炊き上げた白飯に重量6～7％の酢を加えると保存性が向上する。また,果汁を加えた調味酢はクエン酸が含まれているのでさらに微生物の生育を抑制する。酸を用いて微生物を制御する方法は古くから使用されてきたが,用いる酸の種類によって,同じpHでも微生物の増殖に及ぼす効果は異なる。有機酸の中でも酢酸は各種細菌に対して最も増殖阻止効果に優れ,pH 5.0におけるMIC(最小増殖阻止濃度)はグラム陰性細菌に対しては0.04,多くのグラム陽細菌に対しては0.1～0.5である。しかし,カビや酵母は耐性が強く,酢酸0.5％では増殖にほとんど影響はなく,MICは3.5～4.0と高い。また,有機酸の種類ごとに増殖を阻害するpHは異なり,*Escherichia coli* の場合,酢酸ではpH 5.0,乳酸ではpH 4.5,クエン酸ではpH 4.0付近で増殖が阻害される。酢酸は,比較的pHが高い領域で微生物の増殖を阻害できる。

有機酸の抗菌性はpH低下によるものと,解離していない有機酸の比率(非解離型が殺菌力が強い),有機酸自体の有する抗菌力によるものとがある。食品添加物としての有機酸,例えばソルビン酸,プロピオン酸,安息香酸などの酸性保存料の効果はpHにより著しく異なり,pHが低いほど抗菌力が増大して容易に微生物を殺菌できる。これは有機酸の解離度がpHにより変化するためで,pHが低下して水素イオン濃度が増加すると解離は抑制され,非解離分子の割合が多くなる。非解離分子は解離した分子よりも細胞膜透過性が大きいために強い抗菌力を示すようになる。したがって有機酸の使用技術は濃度ではなくpHが重要であると言われてきた。また有機酸の効果は対象微生物により異なることも指摘されてきた。最近ではpH 4.9の酸性下で0.25％のソルビン酸,プロピオン酸を資化する酵母や酢酸を資化するカビが出現し,食品の変敗の原因となっている。

脂肪族有機酸の抗菌性についてpHの変化による非解離分子の影響を除去して比較するために,各有機酸を0～0.5％の範囲に添加後,pHをすべて5.0に調整して検討した結果, *Bacillus megaterium* に対する抗菌効果は酢酸＞乳酸・コハク酸＞リンゴ酸＞酒石酸・クエン酸＞塩酸の順で,酢酸が著しく強いのに

対しリンゴ酸以下は微弱であり，塩酸ではほとんど認められなかった[37]。この抗菌力の強さはpH 5.0における各有機酸の非解離型分子の濃度比率の大小とよく一致しており，解離恒数の小さいものほど抗菌性が強い。また変敗細菌の生育抑制効果を検討した結果，pH 5.0における抗菌力は酢酸が最も強く，次いでコハク酸，乳酸の順であり，グラム陰性細菌やグラム陽性細菌に対して効果があった。

有機酸と同様にソルビン酸，プロピオン酸，安息香酸等の酸性防腐剤や次亜塩素酸ナトリウム等の殺菌剤は低pH域で抗菌力や殺菌力が大きい。有機酸の*Bacillus*に対する抗菌力は酢酸＞アジピン酸＞コハク酸＞乳酸＞リンゴ酸＞クエン酸＞酒石酸＞塩酸の順で大きい。またいずれの有機酸もpHが低下するほど非解離型分子の割合が増えるので低pHほど殺菌力は強い。しかし，冷凍米飯では低pHで生育できる酵母や乳酸菌が問題となる。

クエン酸はグラム陽性細菌に抗菌活性を持ち，肉製品の冷却期間におけるほかの微生物の制御に利用されている。酢酸は食塩と組み合わせることによって，グラム陰性細菌に対し抗菌効果を発揮する。有機酸の抗菌効果を評価するには各有機酸の塩基当量を考慮し，有機酸の塩基当量が小さいものは少量の有機酸でpHを低下させる。フマル酸は，食用可能な塩基当量の最も小さい有機酸（塩基当量58）で，グラム陰性菌に対して0.1〜0.3％という少ない量でpHを低下させることができ，抗菌効果を示す。pH 5.0における抗菌力は酢酸が最も強く，次いでコハク酸，乳酸の順であり，グラム陰性細菌やグラム陽性細菌に効果がある。しかし，現実には米飯ではグルコン酸かクエン酸がpH調整に多く使用されている。その他の有機酸の塩基当量は酢酸，乳酸，クエン酸，リンゴ酸，コハク酸でそれぞれ60，90，64，67，59である[38]。有機酸による*Salmonella*増殖の最低のpHを表10.13に示した[39]が，酢酸のpH 5.40が*Salmonella*の増殖最低pHである。

（4） 有機酸の殺菌機構

有機酸による殺菌効果は，非解離状態で微生物の菌体内部に侵入した有機酸が菌体内のpHにより解離されて菌体内のpHを低下させることで酵素等が障害を受け，修復不可能な状態にすることによって起こる。この機構はそれぞれ

表10.13 有機酸による *Salmonella* 増殖の最低 pH[39]

有機酸	*Salmonella* が増殖する最低の pH
塩酸	4.05
クエン酸	4.05
酒石酸	4.10
グルコン酸	4.20
フマル酸	4.30
リンゴ酸	4.30
乳酸	4.40
アジピン酸	5.10
酢酸	5.40

の有機酸の微生物菌体への付着性,細胞膜透過性,有機酸の親水性,有機酸の疎水性によって影響を受ける。有機酸は解離した状態ではイオンの形となり微生物菌体の表面に吸着する。細菌の表面の膜を構成している脂質二重層は,外からのイオンの侵入に対して防壁となり,イオンは細胞の中には侵入できないが,非解離状態では細胞膜を透過して菌体内に容易に侵入する。つまり解離している酸は菌体内に侵入せず(アルカリ側),解離していない有機酸は菌体内に侵入(酸性側)する。菌体内に侵入した非解離型有機酸が解離してプロトンが生成すると菌体内の pH が低下し,酵素が不活化して菌が死滅する[40]。また,生き残った菌も細胞内のプロトン排除にエネルギーを消費するため,増殖が遅れる。有機酸はそれぞれ固有の解離定数を有し,解離定数により非解離状態が予測できる。弱酸は強酸より非解離分子が多いので抗菌作用は強い。有機酸の解離状態は pH により影響され,弱酸は高い pH でよく解離し,強酸は低い pH でよく解離する。各有機酸が半分解離した pH を pKa(酸解離定数)と言い,それぞれの有機酸について pH と解離度の関係は定まっている。酢酸は低い pH でも解離の度合いは小さく,pH 4.0 では80%が,pH 5.0 でも40%が解離しない状態である。このため酢酸は微生物の増殖抑制に高い効果を持っている。

文　献

1) 林　弘道, 和田隆宜, 大久保敬直：『チルド食品』, 光琳 (1988)
2) 好井久雄, 金子安之, 山口和夫：『食品微生物ハンドブック』, 技報堂出版 (1995)
3) 加藤舜郎：食品冷凍の立場からみた氷温貯蔵, フリーズフロー, チルド, パーシャル・フリージングの特質, 冷凍, 60, 1005-1025 (1985)
4) 稲津　修：北海道産米の食味向上による品質改善に関する研究, 北海道立農試報, 66, 1-89 (1988)
5) 日本作物学会北陸支部：北陸育種談話会編：『コシヒカリ』, 農山漁村文化協会 (1995)
6) 松元文子：『調理学』, p100, 光生館 (1972)
7) 山崎清子, 島田キミエ, 渋川祥子, 下村道子：『新版　調理と orne
8) Sinckair, N. A. and Stokes, J. L.：Isolation of obligately anarrobic psychrophilic Bacteria, J. Bacte., 87, 562-565 (1964)
9) Larkin, J. M. and Stokes, J. L.：Isolation of psychophilic of Bacillus, J Bact, 91, 1667-1671 (1966)
10) 清水　潮：『食品微生物の科学』, 幸書房 (2012)
11) 貝沼やす子：米の種類, 炊飯条件が異なる冷凍保存米飯の解凍時の性状 (第2報), 室温での自然解凍の場合, 家政誌, 47, 1099-1107 (1996)
12) 鈴木綾子, 堀越フサエ, 檜作　進, 二国二郎：電子レンジによる炊飯法, タカジアスターゼとソルビトールの添加効果, 家政誌, 18, 84-87 (1967)
13) http://maruko-denshi.jp/img/pdf/20200107.pdf：チルド米飯の定義
14) 内藤茂三：米飯の微生物変敗と制御, アサマパートナーニュース, 171, 1-2 (2016)
15) 全国食品衛生監視員協議会：『食品苦情処理事例集』, 中央法規 (1992)
16) 高井道子：米飯の腐敗及び保存について (2), 家事と衛生, 10, 10-14 (1934)
17) 内藤茂三：加工米飯の微生物変敗と制御, アサマパートナーニュース, 203, 1-2 (2021)
18) 毛利善一, 西沢一徳, 葛見　衛：グリセリン脂肪酸エステル配合剤による米飯の変敗防止効果, 栄養と食糧, 28, 263-269 (1975)
19) Leistner, L. and Gorris L.G.M.：Food preservation by hurdle technology, Trends Food Sci Technol, 6, 41-46 (1995)
20) 大野悌治：米飯に使用されているpH調整剤の細菌抑制効果についての一考察, 食品衛生研究, 32, 899-903 (1982)
21) 渡邉昭宣：米飯の腐敗および食中毒防止対策としての有機酸の効果, New Food Industry, 35, 65-78 (1993)
22) 大村邦男：原料米の品質と冷凍米飯の加工適正, 北海道立農試集報, 76, 27-34 (1999)

23) 大村邦男：冷凍米飯の官能評価と北海道産米の加工適性，北海道立農試集報，76，35-41（1999）
24) 好井久雄：低温による静菌，日食工誌，39，564-570（1992）
25) 高野光男：低温，凍結と微生物，コールドチェーン研究，3，16-25（1977）
26) Yu, S., Ma, Y. and Sun, D. W., Effects of freezing rates on starch retrogradation and textural properties of cooked rice during storage, LWT— Food Science and Technology, 43, 1138-1143 (2010)
27) 柴田（石渡）奈緒美，廣瀬純子，宇田川瑛里，中澤暁輝，松田寛子：冷凍米飯の品質に及ぼす炊飯後の冷まし工程と冷凍保存条件の影響，日本調理科学会誌，50，264-271（2017）
28) 内藤茂三第4章第3節 米飯食品，田中芳一，丸山務，横山理雄，『食品の低温流通ハンドブック』サイエンスフォーラム，280-287（2001）
29) 江川和徳：米飯，竹生新治郎監修，石谷孝祐，大坪研一編『米の科学』朝倉書店（1995）
30) 白川慎一，角 勇悦，長根幸人，小泉正機，山日達道：冷凍調味米飯の品質に及ぼす貯蔵温度の影響，青森県ふるさと食品研究センター研究報告，5，47-51（2008）
31) 熊谷義光：第3章 冷凍米飯の製造システムとその管理，第2節 HACCP方式による冷凍倍版の微生物管理，『HACCP管理による加工米飯の製造システムと品質管理』，サイエンスフォーラム（1995）
32) 上田成子：乳製品および米飯製品の*Bacillus cereus*による汚染と制御，防菌防黴，30，321-327（2002）
33) 藤井建夫，谷口由美子，奧積昌世：のり巻き白斑の原因菌の分布と由来源について，東京水産大学研究報告，79，15-23（1992）
34) 牧野哲三：酵母による食品の異常臭（シンナー臭）について，食品衛生研究，32，1071-1976（1982）
35) Scallan E., Hoekstra R.M., Angule F.J., Tauxe R.V., Widdowson M.A.: Foodborne illness acquired in the United States-Major pathogens, Emerg Infect Dis, 17, 7-15 (2011)
36) 堀江 進，山形 誠，井上広志，和泉 力：冷凍魚介類における大腸菌群と腸球菌の測定の意義に関する比較検討，食衛誌，15，110-115（1974）
37) 山本 泰，東 和男，好井久雄：有機酸類の抗菌性，日食工誌，31，525-530（1984）
38) 内藤茂三：食品工場の微生物制御への有機酸の利用技術，SUNATEC e-Magagine，2012年4月号（2012）
39) Chung, K. C. and Goepfert, J. M.: Growth of *Salmonella* at low pH. J Food Sci, 35, 326-328 (1970).
40) 内藤茂三：酸性食品の微生物変敗と有機酸類による制御，防菌防黴，41，691-699（2013）

索　引

＜数字・欧文＞

＜数字＞
16S rRNA 遺伝子配列 ……………73
2価イオン ……………………463

＜欧文＞
ATP ……………………………195
boil-in-bag ……………………484
　　―foods …………………237
Ca-DPA ………………………424
core ……………………………424
cortex …………………………424
dimethyl sulfide ………………195
DMS ……………………………195
D値 ……………………………144
EHEC ………………66, 144, 153

exosporium ……………………424
F値 ………………………………432
HACCP …………………377, 394
high temperature short time ……436
HTST 処理法 …………………436
MIC …………………………248, 404
minimum inhibitory concentration
　……………………………………404
myxobacterium ………………133
PFGE ……………………………40
SN 効果 ………………………195
T.T.T. …………………………455
UHT 処理法 …………………436
ultra high temperature ………436
Z値 ………………………………439

＜和　文＞

＜あ＞
アーキア ………………………102
青板海苔 ………………………307
あおさ海苔 ……………………307
青シソ …………………………143
青ばら海苔 ……………………307
赤貝飯 …………………………113
赤身の寿司ネタ ………………55
あきたこまち …………………188
揚げ湯葉巻き寿司 ……………45
アザミ飯 ………………………115
アサリ缶詰 ……………………201

アサリ水煮缶詰 ………………255
アサリ飯 ………………………104
アジ寿司 ………………………30
小豆粥 …………………232, 236
あずま寿司 ……………………20
東丼 ……………………………355
アデノシン三リン酸 …………195
アナゴの握り寿司 ……………54
アナゴ飯 ………………………111
油揚げ寿司 ……………………26
アフラトキシン ………………271
甘納豆入りの赤飯 ……………284

497

索　　引

甘納豆を赤飯に入れる風習 ……… 273
甘海苔の巻き寿司 ……………………45
アミノグリコシド ………………… 147
アミ飯 ……………………………86, 115
アメノイオ飯 ……………………… 110
アメノウオ飯 ……………………… 113
アユ寿司 ………………………………9
アユナレ寿司 …………………… 10, 11
アユ飯 ……………………………… 115
アルギニン ………………………… 119
α 化 ………………………………… 278
　　―したもち米の β 化 ……… 292
アワ茶粥 …………………………… 236
アンコ寿司 ……………………………28
安息香酸 …………………………… 230

<い>
イオ飯 ……………………………… 113
イカ寿司 ………………………………31
イカの握り寿司 ………………………55
イクラ ……………………………… 355
石切り寿司 ……………………………30
飯寿司 …………………………… 4, 12
いずみや ………………………………21
いちほまれ …………………… 188, 190
一定時間余熱 ……………………… 461
田舎寿司 ………………………………34
稲荷寿司 ……………………………3, 26
イバラ飯 ………………………… 74, 77
イブリガッコ ……………………… 179
イモ茶粥 …………………………… 236
イリドイド配糖体 ………………… 291
岩国寿司 ………………………………29
イワナの飯寿司 ………………………18
岩海苔の巻き寿司 ……………………45

インド型品種 ……………………… 190
印籠寿司 ………………………………4

<う>
魚寿司 …………………………………30
魚飯 ……………………………………65
ウグイ寿司 ……………………………18
ウグイの飯寿司 ………………………18
ウコギ飯 ………………………………68
ウナギ蒲焼き ……………………… 322
ウナギ丼 …………………………… 318
ウナギ弁当 ………………………… 323
うな玉焼き飯 ……………………… 142
ウニ粥 ……………………………… 232
ウニ飯 ……………………………66, 102
卯の花寿司 ……………………… 4, 20
梅炒り飯 …………………………… 142
梅干し ……………………………… 400
　　―入り黒豆飯 ……………………82

<え>
エアブラスト ……………………… 482
衛生規範 …………………………… 395
液化炭酸ガス ……………………… 482
液体窒素 …………………………… 482
駅弁 …………………………… 366, 377
エクアドル茶米菌 ……………………37
エタノール ………………………… 341
江戸の三昧 ………………………… 325
エノハナ飯 ………………………… 102
エビ炒飯 …………………………… 133
エビ天 ……………………………… 179
　　―丼 …………………………… 329
エリスロマイシン ………………… 147
延喜式 …………………………………1

索　　引

エンテロトキシン ……………152
　　―産生量 ………………443

<お>

黄色卵 ……………………140
嘔吐型食中毒 ……………394
大阪寿司 …………………28
大村寿司 …………………29
オカベ寿司 ………………20
おから寿司 ………………20
おこわ ……………………288
　　―缶詰 ………………304
押し寿司 …………………27
オセ寿司 …………………23
オゾン …………57, 135, 301
　　―ガス ………………446
　　―処理 ………………92
　　―水 ……37, 51, 447, 449
尾花粥 ……………………236
おぼろづき ………………458
朧八粥 ……………………228
オマン寿司 ………………20
おもぶり …………………83
赴粥飯法 …………………228
親子丼 ……………………331
オラガ丼 …………………359
オリザノール ……………460
折詰弁当 …………………405
オルニチン ………………119
温度負荷試験 ……………372

<か>

加圧加熱殺菌 ……………409
懐石弁当 …………………385
海鮮丼 ……………………354

外皮膜 ……………………424
貝飯 ………………………80
海洋性細菌 ………………31
柿の葉寿司 ………………29
かき混ぜ ………………77, 82
かき回し …………………77
カキ飯 ………………101, 108
角寿司 ……………………28
カシチー …………………274
カシワ飯 …………………85
風さやか …………………189
歌仙の組糸 ………………325
固粥 ………………………227
カタラーゼ ………………296
カツオ飯 ………………78, 83
勝手丼 ……………………354
カット野菜 ………………168
カツ丼 ……………………347
カテ飯 …………………70, 96
カニ丼 ……………………355
カニ飯 …………………66, 112
蕪寿司 …………………3, 15
芽胞の中心部の領域 ……424
釜揚げシラスを載せた丼 …360
釜飯 ………………………104
カモ肉の五目飯 …………70
カヤク飯 ………………79, 111
粥寿司 …………………3, 13
カラシ ……………………400
辛子明太子炊き込み飯 …120
カレー炒飯 ………………143
変わり寿司 ………………4
缶入り粥 …………………242
完全殺菌 …………………436
缶詰弁当 …………………369

499

索　引

<き>

キクラゲ粥 …………………………232
きぬむすめ …………………………190
キノコ雑炊 …………………………253
キノコ炒飯 …………………………135
キノコ飯………68, 71, 76, 103, 107
黄飯 …………………………………290
キャラ弁 ……………………………367
給食弁当 ………………………393, 403
牛肉飯…………………………………65
牛ひき肉炒飯 ………………………140
行商弁当 ………………………367, 369
キラズマ寿司…………………………20
切干しダイコンの混ぜ飯……………72
銀河のしずく ………………………191
金時マメのネト生成 ………………383
ギンナン飯……………………………63
ぎんぶろう寿司………………………34

<く>

枸杞子粥 ……………………………232
クコ飯…………………………………71
クサギ菜飯……………………………82
クサリ寿司……………………………11
クサレ寿司……………………………10
クチナシ…………………………65, 291
グリーン炒飯 ………………………137
グリーンピース ……………………344
　　―飯………………………97, 109
クリおこわ …………………………290
グリセリンカプリル酸エステル
　　　　　　　　　　………35, 475
グリセリン脂肪酸エステル配合剤…37
クリ飯……………………………63, 103
クリンダマイシン …………………147

<こ>

グルタミン酸 ………………………119
クルミ入り太巻き寿司………………44
クロセチン……………………………65
黒マメ飯 ……………………………110
クロラムフェニコール ……………147
鶏飯 …………………………………116
ゲニピン ……………………………291
ゲニポサイド ………………………291
ゲンナリ寿司…………………………28

<こ>

コイヘルペスウイルス病……………74
高温短時間殺菌法 …………………436
コウシ飯………………………………83
コウタケ飯……………………………67
高度好塩細菌 ………………………240
酵母，カビの最小生育 Aw ………242
コーン粥 ……………………………243
糊化 …………………………………464
　　―点 ……………………………464
こがねもち …………………………266
黒色卵 ………………………………140
黒白精味集 …………………………325
コケラ寿司……………………………28
古細菌 ………………………………102
コシヒカリ …………………189, 234
コショウ ……………………………400
コノシロ寿司 …………………20, 33
コハク酸 ……………………………119
コハゼ寿司……………………………32
小袋詰ストレートスープ …………416
ゴボウ牛丼 …………………………340
ゴボウ混ぜ飯…………………………79
ゴボウ飯………………………………85
ゴマ粥 …………………………232, 233

索　引

米の耐熱性芽胞菌数 …………427	サワラのコウコ寿司…………33
米のでんぷんのα化…………462	山海おこわ ……………………288
五目寿司……………………4, 38	酸化還元電位……………298, 301
五目炊き込み飯 ………………100	山菜おこわ ……………………289
五目炒飯 ………………………132	三色赤飯 ………………………274
五目ぶかし ……………………288	酸性型変敗 ……………………415
強飯 ……………………………288	酸性食品 ………………………375
混濁卵 …………………………140	酸性レトルト米飯 ……………417
コンニャク入り飯 ……………433	サンマの寿司……………………25
昆布巻き寿司……………………45	山薬粥 …………………………232

<さ>　　　　　　　　　　　　　　　<し>

搾菜 ……………………………133	次亜塩素酸ナトリウム ………341
細菌の最小生育 Aw …………241	シイタケワカメ飯………………67
細工寿司…………………………27	塩昆布粥 ………………………232
最小生育阻止濃度 ……………248	塩引き寿司………………………27
最小増殖阻止濃度 ……………404	シジミ粥 ………………………233
最大氷結晶生成温度帯 ………466	シジミ雑炊 ……………………251
サイラ寿司………………………25	シシャモ寿司……………………31
サエラ寿司………………………25	シソ ……………………………400
魚粥 ……………………………232	シタジ飯……………………74, 77
桜粥 ……………………………236	篠田寿司…………………………3
酒寿司……………………………35	地海苔の巻き寿司………………27
サケ炒飯 ………………………136	シバ寿司…………………………24
サケの飯寿司……………………14	ジピコリン酸 …………………424
ササニシキ ………………188, 189	脂肪族有機酸 …………………491
笹巻けぬきすし…………………32	島原混ぜ飯………………………85
サツマイモ飯……………………76	ジャコ寿司………………………24
サツマスモジ……………………35	ジャコ炒飯 ……………………143
サトイモ飯………………………63	シャブシャブ雑炊 ……………251
サバ寿司……………………21, 22	シュウ酸塩 ……………………320
サバの散らし寿司………………23	シュウマイ弁当 ………………377
サバ飯 …………………………111	準無菌包装米飯 ………………440
サヤエンドウ飯…………………83, 84	松花堂弁当 ……………………385
サヨリ飯 ………………………106	ショウガ飯 ……………………108

501

索　引

ショウガ焼き丼 …………………342
しょうけ飯 ………………………115
醤油おこわ ………………………289
醤油飯 ……………………………108
食道記 ……………………………325
シロハタ寿司……………………… 21
白身の寿司ネタ ………………… 55
シンナー臭………………………26, 159

＜す＞
酢 …………………………………400
スーパーチルド ………………455, 467
姿寿司 ……………………………… 4
スギタケの炊き込み飯 …………107
すき焼き雑炊 ……………………251
須古寿司 ………………………… 34
スサ飯 …………………………… 85
寿司皿鉢 ………………………… 34
雀寿司 …………………………… 27
ストレプトリジンO ……………207
　―S ……………………………207
スノーパール ……………………458
スパイシー炒飯 …………………143
スパム ……………………………179
　―むすび ………………………179
スブテノリン …………………… 37
スモジ …………………………82, 84
スローフード ……………………178
生体内毒素産生型 ………………148
赤色卵 ……………………………140
赤飯缶詰 …………………………287
赤飯のβ化 ………………………278
赤飯弁当 …………………………282
セチルピリジウムクロライド …430
セメダイン臭 ……………………159

ゼンナ飯 ………………………… 70
煎餅おこわ ………………………288

＜そ＞
臓器別汚染調査 …………………172
藻菌類 ……………………………182
ソウルフード ……………………178
ソースカツ丼 ……………………352
ソルビン酸 ………………………230
　―分解能 ………………………383
損傷芽胞 …………………………429

＜た＞
ダイコン寿司 …………………… 15
ダイコン葉飯 ……………………101
ダイコン飯 ………………………101
大山おこわ ………………………290
大東寿司 ………………………… 31
高菜 ………………………………180
　―飯 …………………………… 87
タケノコ飯 ……………………80, 107
田子寿司 ………………………… 33
タコ飯 ……………………………110
だて正夢 ………………………188, 191
卵粥 ………………………………232
卵炒飯 ……………………………139
ダミー商品 ………………………420

＜ち＞
チトクローム系の呼吸鎖 ………296
炒飯シンドローム ………………488
中華おこわ ………………………290
中華ちまき風おこわ ……………293
腸管出血性大腸菌 ……………… 66
　―O157：H7 …………………144

索　引

超高温瞬間殺菌法 ……………436
腸内細菌……………………………31
散らし寿司 ……………………4
チルド米飯 ………455, 457, 463
チルド弁当 ……………………369

＜つ＞
ツクシ飯……………………………63
づけ丼 ………………………359
ツトッコ ……………………104
ツボ飯 ………………………105
つめ …………………………54
つや姫 ………………188, 191, 234

＜て＞
低アミロース米 ………………457
テイクアウト丼 ………………360
手捏ね寿司 ……………………30
鉄火丼 ………………………358
手作りおにぎりフィルム …………203
天丼 …………………………325

＜と＞
糖アルコール……………………92
トウガラシ ……………………400
東京都の混ぜ飯 …………………71
凍結 …………………………466
唐寿司 ………………………20
豆腐粥 ………………………232
特殊弁当 ……………………366
毒素型食中毒 …………………486
鶏ゴボウ混ぜ飯 ………………79
鶏飯 …………………………74, 79
トロロ昆布 …………………180
トンボ飯 ……………………114

＜な＞
ナス寿司 ……………………32, 33
七草粥 ………………………234
ナバ飯 ………………………112
生サケ肉………………………14
ナマズ飯 ……………………114
ナマナレ寿司 ……………………4
ナラジャコ飯 …………………78
南関あげ巻き寿司 ……………45

＜に＞
２価イオン ……………………463
握り寿司………………………3, 4, 52
にこまる ……………………190
ニゴロブナ ……………………5
ニシン寿司……………………3
蜷川親元日記 …………………6
煮干し飯 ……………………106
日本型品種 …………………190
日本的ファストフード ………316
ニンジン飯 …………………105
ニンニク ……………………400

＜ね＞
ネオマイシン …………………429
ネギ油風味炒飯 ………………142
寝寿司 ………………………3
熱湯 …………………………341
ネマリ寿司……………………23
粘液菌 ………………………133, 353

＜の＞
ノイチゴ飯……………………83
ノッケ丼 ……………………359
能登丼 ………………………354

索　　引

| 海苔オカカ弁当 …………………376 |
| 海苔弁当 ………………………375 |

〈は〉

パーシャルフローズン …………456
バイオフィルム …………………153
はえぬき …………………189, 234
ハエ蜂飯 …………………………106
はくちょうもち …………………267
箱寿司……………………………2, 29
ハサップ …………………377, 394
ハタハタ寿司………………… 3, 17
八宝粥 ……………………………232
はちみつ米 ………………………189
パックライス ……………………409
発光性細菌………………………… 53
八朔の日 …………………………236
バッテラ寿司……………………… 22
ハトムギ粥 ………………………232
ハマグリ飯………………………… 71
ハモ寿司…………………………… 33
ハヤ寿司…………………………… 18
ハラコ飯…………………………… 67
パラコロ病 ………………………320
パルスフィルド電気泳動………… 40
葉ワサビ寿司……………………… 23
バンコマイシン …………………147
半凍結 ……………………………466

〈ひ〉

ヒートショック …………………144
ビオデルジン ……………………269
非解離状態 ………………………219
ヒジキ炒飯 ………………………136
ヒジキ飯…………………………… 87

皮質 ………………………………424
ヒスタミン産生菌………………… 31
常陸国風土記 ……………………177
ヒタン寿司………………………… 35
ヒデコモチ ………………………267
ひとめぼれ ………………………189
ヒノヒカリ ………………………234
日の丸弁当 ………………366, 375
姫飯 ………………………227, 288
ヒメノモチ ………………………266
日向飯……………………………… 83
氷結点 ……………………………466
ヒヨクモチ ………………………267
ピラフ類 …………………………480
　―の凍結 ………………………482
蒜山おこわ ………………………290
ピンホール ………………………420

〈ふ〉

ファストフード …………………178
ファットスプレッド ……………164
フェニールアラニンアンモニアリアーゼ ……………………………166
深川飯 ……………………………104
フキ飯……………………………… 78
ふくまる …………………………191
豚丼の日 …………………………342
普通弁当 …………………………366
太巻き寿司 ………………… 27, 44
フナ寿司…………………………… 4
吹雪寿司…………………………… 20
部分凍結 …………………………456
フマル酸モノナトリウム ………200
プラーカ …………………………127
フラットサワー型変敗 …………422

―原因菌 ……………201, 427
ブランチング ……………………93
フリーズドライ粥 ………………239
フリーズドライ雑炊 ……………254
フローズンチルド米飯 …………467
プロピオン酸 ……………………230
糞便性大腸菌 ……………………402

＜へ＞
米飯の β 化 ……………………464
米飯袋詰方式 ……………………412
β 化 ………………………………278
pH 調整剤 …………………35, 217
ヘシコ ……………………………21
　　―寿司 ………………………22
ヘテロ発酵型乳酸球菌 …………14
紅藻スサビノリ葉状体 …………47
ヘボ飯 ……………………72, 106
変色米 ……………………………269
弁当の日 …………………………368

＜ほ＞
棒寿司 ……………………………27
ボウゼの姿寿司 …………………34
包装昆布巻き ……………………197
ホタテ貝炒飯 ……………………141
ホタルイカ飯 ……………………76
ホッキ貝の炊き込み飯 …………103
ホッキ飯 …………………………67
ほほほの穂 ………………………189
ホモ発酵型乳酸球菌 ……………14
ボラ飯 ……………………………113
ポリフェノール …………………166
　　―オキシダーゼ ……………166
ポリミキシン B ……………429, 430

ホンナレ寿司 ……………………4

＜ま＞
マイタケ飯 ……………76, 103, 108
前炊き ……………………………461
巻き寿司 ……………………4, 43
幕の内弁当 …………………379, 381
枕草子 ……………………………272
マコモタケの炊き込み飯 ………107
マス寿司 …………………………26
マツタケ …………………………179
祭り寿司 …………………………34
まぶし ……………………………318
ママカリ寿司 ……………………20
まむし ……………………………318
マメ粥 ……………………………243
マメ茶粥 …………………………236
マメ飯 ……………………………63
マラカイトグリーン ……………320
丸寿司 ……………………………21
マンゲツモチ ……………………267
万年寿司 …………………………11

＜み＞
三浦丼 ……………………………359
味噌粥 ……………………………232
未凍結 ……………………………466
ミョウガ飯 ………………………108
ミルキークイーン …………189, 458

＜む＞
ムカゴ飯 …………………………63
麦茶粥 ……………………………236
無菌包装米飯 ………………432, 438
無菌包装弁当 ……………………369

索　　引

蒸し寿司……………………………33
結びの神……………………………189
無調整米飯…………………………217

＜め＞
〆寿司…………………………………7
めのは寿司…………………………34

＜も＞
望粥…………………………………236
餅粥…………………………………236
餅茶粥………………………………236
もぶり…………………………………80
守貞謾稿………………………………3
森のくまさん………………………190
モロコ寿司…………………………29

＜や＞
焼きおにぎり………………………186
焼きサバ寿司………………………23
焼豚炒飯……………………………137
山芋粥………………………………232

＜ゆ＞
有機酸…………………………………92
ユッケマグロ丼……………………355
湯通し…………………………………93
湯葉…………………………………50
　　一巻き寿司……………………45
夢しずく……………………………190
ゆめぴりか……………………189, 458
百合根粥……………………………232

＜よ＞
容器包装詰低酸性食品……………425

容器包装無詰無菌化包装米飯……432
養老律令………………………………2
米沢牛の混ぜ飯……………………68
予冷…………………………………484
弱飯…………………………………288

＜ら＞
ラウリル硫酸ナトリウム…………430
落花生おこわ………………………290
ラミネートフィルム………………420
ランチョンミート…………………179

＜り＞
緑色卵………………………………140
緑豆粥………………………………232

＜れ＞
冷凍アナゴの握り寿司……………487
冷凍白飯……………………………479
冷凍ピラフ…………………………485
冷凍米飯………………………476, 480
冷凍弁当……………………………369
レジスタントスターチ……………178
レタス炒飯…………………………142
レトルト粥…………………………426
レトルトキノコ飯…………………417
レトルト五目飯……………………416
レトルト殺菌………………………411
レトルト赤飯………………………412
レトルトパウチ粥…………………237
レトルトパウチ食品………………409
レトルトパウチ雑炊………………251
レトルト白飯………………………416
レトルトパックおこわ……………303
レトルトパック赤飯………………286

索　引

レトルト米飯 ……………413, 416
レトルト弁当 ………………369
レトルト容器食品 …………409
レモン ………………………400
レンコン粥 …………………232

＜ろ＞
老化 …………………………463

ろくたや……………………21
路上販売弁当 ………………374

＜わ＞
ワカメ寿司…………………45
ワサビ ………………………400
ワッパ飯……………………69

＜学　名＞

Aeromonas hydrophila ………470, 472
Aeromonas salmonicida ……………34
Alcaligenes faecalis ……………38, 210
Alicyclobacillus acidoterrestris ……93
Alternaria citri ……………………72
Alteromonas putrefaciens …………335
Aspergillus glaucus ………72, 240, 242
Aspergillus ochraceus ……………468
Aspergillus restrictus ………………270
Aspergillus versicolor ……………270
Aureobasidium pullulans ……………69
Bacillus ……………………………156
　—*cereus* ……………36, 42, 144
　—*circulans*…………………80
　—*laterosporus* ………………36
　—*megaterium* ………………36
　—*mycoides* ……………38, 210
　—*sphaericus* …………………50
　—*subtilis* …………………36, 42
　—*thiaminolyticus* …………113
Brevibacterium brevis ………………36
Brevundimonas vesicularis…………33
Brochothrix thermosphacta
　…………………334, 335, 337

Burkholderia pseudomallei…………33
Campylobacter jejuni ……66, 131
Candida versatilis…………72, 79, 90
Citrobacter freundii ………………31
Cladosporium cladosporioides ……247
Cladosporium herbarum ……………246
Clostridium …………………………5
　—*botulinum* …………………9
　—*botulinum*（E型菌）…………472
　—*butyricum* ……………18, 472
　—*parabotulinum*………………113
　—*perfringens* ……68, 79, 148, 443
　—*sporogenes* ……………101, 113
Corynespora cassiicola ……………328
Cronobacter sakazakii ……………402
Debaryomyces hansenii………………9
Edwardsiella tarda ………………320
Enterobacter aerogenes ……………31
Enterobacter agglomerans ……270
Enterobacter cloacae …………31, 55
Enterobacter faecalis ………………5
Enterococcus faecium ………………5
Enterohemorrhagic *Escherichia coli*
　……………………66, 144, 153, 470

507

索　引

Epicoccum nigrum 270
Erwinia carotovora 246
Erysiphe mayori 115
Eurotium amstelodami 240
Eurotium chevalieri 270
Eurotium repens 240, 242, 468
Eurotium rubrum 240, 242
Flavobacterium psychrophilum 110
Fusarium nivale 271, 468
Geobacillus thermoleovorans 38, 91
Geotrichum candidum 67
Hafnia alvei 31
Halobacterium salinarum 241
Hanseniaspora guilliermondii
　　161, 230, 471
Janthinobacterium lividum 38
Klebsiella oxytoca 25, 85, 88
Klebsiella pneumoniae 402
Kocuria rhizophila 468
Kocuria varians 81, 248
Lactobacillus 5
　—*acetotolerans* 7, 14
　—*acidipiscis* 6
　—*algidus* 338
　—*alimentarius* 6, 9
　—*amylovorus* 5
　—*brevis* 20
　—*buchneri* 5
　—*coryniformis* 8, 9
　—*curvatus* 13, 338
　—*fermentum* 6, 9
　—*fructivorans* 42
　—*kefiri* 6, 9
　—*otakiensis* 24
　—*parabuchneri* 7
　—*paracasei* 6
　—*pentoaceticum* 5
　—*plantarum* 5
　—*sakei* 6, 7, 9
　—*sanfrancisco* 6, 9
　—*viridescens* 335
Leuconostoc gasicomitatum 16
Leuconostoc mesenteroides 8, 9
Leuconostoc mesenteroides subsp.
　cremoris 12, 14, 136
Listeria monocytogenes 120
Micrococcus luteus 79
Micrococcus lysodeikticus 241
Moorella thermoacetica 245, 246, 247
Morganella morganii 25, 31
Norovirus 47, 155
Paenibacillus macerans 38
Paenibacillus polymyxa 132
Paracolobacterium anguillimortiferum
　　320
Pasteurella pneumotropica 33
Pediococcus acidilactici 199
Pediococcus parvulus 6, 9
Pediococcus pentosaceus 22
Pediococcus urinaeequi 22, 24
Penicillium aurantiogriseum 270
Penicillium citreonigrum
　　270, 271, 468
Penicillium cyclopium 72, 283
Penicillium glaucum 141
Photobacterium damselae 75, 85
Photobacterium phosphoreum 54, 85
Plectosporium tabacinum 328
Podosphaera fusca 115
Proteus melanovogenes 328

508

Pseudomonas syringae pv. *syringae* ……328
Pythium ……182
—*myriotylum* ……11, 108
Raoultella ornithinolytica ……402
Raoultella planticola ……31
Raoultella terrigena ……402
Rhizobacter dauci Goto and Kuwata ……105
Saccharomyces acidifaciens (Nickerson) ……198
Saccharomyces cerevisiae ……12
Salmonella ……154
—Enteritidis ……35, 154
—Saintpaul ……322
—Stanley ……322
—Typhimurium ……48
Sclerotium rolfsii ……115
Serratia fonticola ……33
Serratia marcescens ……37, 132
Shigella sonnei ……53, 55
Sporolactobacillus inulinus ……239, 417
Staphylococcus albus ……241
Staphylococcus aureus ……19, 150, 443
Staphylococcus epidermidis ……23, 24
Streptococcus lactis ……8
Streptococcus pyogenes ……207
Streptococcus thermophilus ……5
Tetragenococcus halophilus ……22
Thermoanaerobacter mathranii ……239
Thermoanaerobacterium themosaccharolyticum ……200, 239, 417
Trichoderma viride ……67, 72
Vibrio parahaemolyticus ……53, 69, 470
Wallemia sebi ……468
Weissella viridescens ……241
Wickerhamomyces anomalus ……26
Yersinia enterocolitica ……470, 472
Zygosaccharomyces bailli ……199
Zygosaccharomyces rouxii ……22

【著者略歴】

内藤　茂三（ないとう　しげぞう）

三重県出身　農学博士，技術士，社会福祉士，調理師
　三重大学大学院農学研究科修士課程修了
　鈴鹿大学大学院国際学研究科修士課程修了
　三重大学農学部農芸化学科卒業
　日本福祉大学社会福祉学部社会福祉学科卒業
　三重短期大学法経科第二部卒業
　名古屋調理師専門学校卒業
　愛知県産業技術研究所　食品工業技術センター
　愛知学泉短期大学食物栄養学科教授
　現在：食品・微生物研究所所長，食品腐敗変敗防止研究会代表，地域福祉食文化研究会代表，米飯行事食研究会代表，オゾンラジカル研究会代表，食品オゾン研究会代表

学会賞等
　日本オゾン協会推進賞，日本オゾン協会論文賞，日本オゾン協会功労賞，日本食品工業学会技術賞，日本防菌防黴学会研究奨励賞，中部公設試験研究機関研究者表彰産業技術総合研究所中部センター所長賞　ほか

主な著書
　「バイオフィルムの発生メカニズムと評価・対策」（共著，R&D 支援センター）
　「洋菓子製造の基礎と実際」（共著，光琳）
　「HACCP 管理による加工米飯の製造システム」（共著，サイエンスフォーラム）
　「食品変敗防止ハンドブック」（共著，サイエンスフォーラム）
　「食品腐敗変敗防止ハンドブック」（共著，サイエンスフォーラム）
　「菓子変敗の科学」（幸書房）
　「食品の変敗微生物」（幸書房）
　「食品変敗の科学」（幸書房）
　「食品とオゾンの科学」（建帛社）
　「水ハンドブック」（共著，水ハンドブック編集委員会編，丸善）
　「水の特性と新しい利用技術」（共著，エヌティ・エス）
　「オゾンハンドブック」（共著，日本オゾン協会）
　「オゾン利用の理論と実際」（共著，リアライズ社）
　「オゾン年鑑」（共著，リアライズ社）
　「新版オゾン利用の新技術」（共著，サンユー書房）
　「新殺菌工学実用ハンドブック」（共著，サイエンスフォーラム）
　「Ozone IN Food Processing」（共著，Wiley-Blackwell）
　「食品とオゾン」（共著，食品化学新聞社）　ほか多数

米飯変敗の科学
―微生物的変敗とその制御―

2025年（令和7年）3月15日 初版発行

著　者　内　藤　茂　三
発行者　筑　紫　和　男
発行所　株式会社　建 帛 社
　　　　　　　　　KENPAKUSHA

〒112-0011 東京都文京区千石4丁目2番15号
　　　　　TEL(03)3944-2611
　　　　　FAX(03)3946-4377
　　　　　https://www.kenpakusha.co.jp/

ISBN 978-4-7679-6228-3　C3047　　　　　亜細亜印刷／常川製本
Ⓒ内藤茂三, 2025.　　　　　　　　　　　　Printed in Japan
（定価はカバーに表示してあります）

本書の複製権・翻訳権・上映権・公衆送信権等は株式会社建帛社が保有します。

JCOPY 〈出版社著作権管理機構 委託出版物〉

本書の無断複製は著作権法上での例外を除き禁じられています。複製される
場合は，そのつど事前に，出版社著作権管理機構（TEL 03-3513-6969, FAX
03-3513-6979, e-mail : info@jcopy.or.jp）の許諾を得て下さい。